U0679084

《医用物理学(第二版)》编委会

主　编　王芝云

副主编　刘　萍　田蓬勃　袁小燕　兰冰洁

编　者　(按姓氏拼音排序)
　　　　　荆彦锋(长治医学院)
　　　　　兰冰洁(山西医科大学汾阳学院)
　　　　　李海玲(山西医科大学汾阳学院)
　　　　　李普选(西安交通大学)
　　　　　刘　萍(西安交通大学)
　　　　　马文强(延安大学)
　　　　　牛晓东(长治医学院)
　　　　　强蕴蕴(西安交通大学)
　　　　　田蓬勃(西安交通大学)
　　　　　王芝云(西安交通大学)
　　　　　俞晓红(西安交通大学)
　　　　　喻有理(西安交通大学)
　　　　　袁小燕(长治医学院)
　　　　　朱小敏(延安大学)

普通高等教育"十一五"国家级规划教材

医用物理学

（第二版）

主　编　王芝云

副主编　刘　萍　田蓬勃

　　　　袁小燕　兰冰洁

科学出版社

北　京

内 容 简 介

本书是普通高等教育"十一五"国家级规划教材,是在前一版的基础上结合目前学生特点、融汇多年教学经验、汲取先进教学理念编写而成的.内容包括刚体力学基础、物体的弹性、流体力学基础,振动与波、声、超声和超声成像,气体分子动理论,液体的表面现象,静电场,直流电,恒定磁场,电磁感应、电磁场和电磁波,波动光学,几何光学,狭义相对论基础,量子物理基础,激光、X射线及X射线成像,原子核、磁共振成像、放射性核素成像共15章内容.

本书适合普通高等学校医药学专业学生学习使用,也可供相关人员参考使用.

图书在版编目(CIP)数据

医用物理学/王芝云主编. —2 版. —北京:科学出版社,2010
普通高等教育"十一五"国家级规划教材
ISBN 978-7-03-028858-5

Ⅰ.①医… Ⅱ.①王… Ⅲ.①医用物理学-高等学校-教材

Ⅳ.①R312

中国版本图书馆 CIP 数据核字(2010)第 171269 号

责任编辑:胡云志 窦京涛 / 责任校对:郑金红
责任印制:赵 博 / 封面设计:无极书装

科学出版社 出版
北京东黄城根北街 16 号
邮政编码:100717
http://www.sciencep.com

北京厚诚则铭印刷科技有限公司印刷
科学出版社发行 各地新华书店经销

*

2001 年 7 月第　　一　　版　　开本:787×1092 1/16
2010 年 9 月第　　二　　版　　印张:21
2025 年 1 月第二十三次印刷　　字数:576 000

定价:46.00 元
(如有印装质量问题,我社负责调换)

前　言

本书以教育部高等学校非物理类专业物理基础课程教学指导分委员会制定的《非物理类理工学科大学物理课程教学基本要求》为依据,考虑到医学专业的培养目标和教学实际,在总结作者并吸收了众多同行教学改革经验和教学实践体会的基础上编写而成.

医用物理学课程的任务是使学生打好必要物理基础的同时,对学生进行能力培养、增强创新意识并提高科学素质.本书较系统完整地介绍物理学的基本理论、基本概念、基本原理和基本规律,并适当介绍物理知识在医学实际中的典型应用,具有理论基础宽厚、经典强化、近代突出的特点.在基本保证经典内容系统性的前提下,适当加强和拓展了近代物理内容,并适度介绍现代物理理论和技术在医学研究及临床实际中的一些应用实例,例如超声诊断、X射线断层成像、磁共振成像等.书中还附有一些反映物理知识在科研、生产生活特别是医学中具体应用的图片和照片,以使图文并茂.因此,本书有利于开阔学生观察思维的视野,激发学生的学习热情和求知欲望,培养学生的分析问题和解决问题能力,增强学生的探索精神和创新意识,从而全面提高学生的科学素质.

为了增强适应性,满足不同教学选择的需要和学有余力学生的需求,本书还安排了一些以"＊"号为标识的弹性内容,作为正文的延伸或补充.各学校可根据各自的专业特点、培养目标和教学条件以及教学实际,适当选择讲授."＊"号内容无论讲授与否,都不破坏知识的系统性和连贯性.此外,本书还精选了较多应用所学理论解决实际问题的例题.在求解例题的过程中,注重解题思路和方法的分析、归纳和总结.各章后都有一定数量的思考题和习题.

本书由王芝云统稿任主编,刘萍、田蓬勃、袁小燕和兰冰洁辅助统稿任副主编.刘萍编写第1章和第3章,王芝云编写第2章,田蓬勃编写第4章和第12章,李海玲编写第5章,袁小燕编写第6章,荆彦锋编写第7章,牛晓东编写第8章,喻有理编写第9章,俞晓红编写第10章,朱小敏、马文强编写第11章和第13章,强蕴蕴编写第14章,兰冰洁编写第15章.李普选绘制全部插图.全书由15章组成,适合作为高等院校五年制和七年制医药学各专业60～100学时物理课程的教材使用,也可供基础医学研究人员和临床医务工作者以及生命科学和生物学等相关专业师生参考使用.

本书的编写得到了西安交通大学的大力支持以及各位编者学校的热情关心,得到了科学出版社高等教育出版中心数理出版分社领导和责任编辑的真诚帮助,在此表示衷心的感谢.在本书的编写过程中,编者们参考了许多国内外优秀教材和教学参考资料,恕不一一列出,谨在此致以诚挚的谢意.

由于编者水平有限,书中疏漏和欠妥之处在所难免,敬请读者谅解并指正,恳请专家批评并赐教.

编　者

2010年6月18日

目　　录

第1章 刚体力学基础 物体的弹性

受外力作用时,大小和形状保持不变的物体称为刚体.研究刚体机械运动基本规律的物理分支称为**刚体力学**(mechanics of rigid body).实际物体在外力作用下大小和形状发生变化的现象称为形变,物体形变的性质称为物体的弹性.

本章先介绍刚体平动的规律和刚体定轴转动运动学规律,然后讨论刚体定轴转动的转动定律,转动惯量,转动动能定理,以及刚体定轴转动的角动量定理和角动量守恒定律等刚体转动的动力学规律,最后讨论物体的弹性规律并简单介绍生物材料的力学性质.

1.1 刚体运动学

当受外力作用时,物体的大小和形状变化较小,而忽略这些变化对所研究问题影响不大时,则该物体可以视为刚体.实际刚体的运动通常都比较复杂.然而,刚体的任何复杂运动都可以看成是平动和转动两种基本运动的合成.因此研究刚体的平动和定轴转动是研究刚体复杂运动的基础.

1. 刚体的平动

如图 1.1(a)所示,刚体在运动过程中,若其上任意一条假想的直线 l 始终保持彼此相互平行,则刚体的这种运动称为**平动**(translation).物体的平动运动随处可见,行驶的汽车车厢的运动,游乐车车厢的运动都是平动.

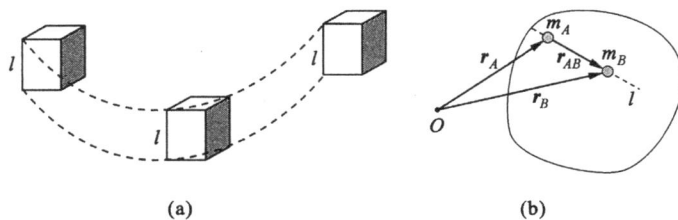

(a)   (b)

图 1.1

如图 1.1(b)所示,考虑做平动的刚体上,任意直线 l 上的任意两个质点 m_A 和 m_B.设 r_A 和 r_B 分别为两质点相对于参考点 O 的位矢,r_{AB} 为质点 m_A 指向质点 m_B 的矢量,显然有 $r_A = r_B - r_{AB}$.按照速度的定义,质点 m_A 的速度

$$\boldsymbol{v}_A = \frac{\mathrm{d}\boldsymbol{r}_A}{\mathrm{d}t} = \frac{\mathrm{d}\boldsymbol{r}_B}{\mathrm{d}t} - \frac{\mathrm{d}\boldsymbol{r}_{AB}}{\mathrm{d}t}$$

根据刚体平动的特点,在刚体运动过程中,r_{AB} 保持其大小和方向不变,故 r_{AB} 为常矢量.即 $\dfrac{\mathrm{d}\boldsymbol{r}_{AB}}{\mathrm{d}t} = 0$.则有

$$\boldsymbol{v}_A = \frac{\mathrm{d}\boldsymbol{r}_A}{\mathrm{d}t} = \frac{\mathrm{d}\boldsymbol{r}_B}{\mathrm{d}t} = \boldsymbol{v}_B$$

按照加速度的定义,质点 m_A 的加速度

$$\boldsymbol{a}_A = \frac{\mathrm{d}\boldsymbol{v}_A}{\mathrm{d}t} = \frac{\mathrm{d}\boldsymbol{v}_B}{\mathrm{d}t} = \boldsymbol{a}_B$$

由于质点 m_A 和 m_B 是任取的,因此可知,**刚体平动时,组成刚体的各个质点的速度和加速度都相同**.因此,只要知道刚体上任一质点的平动规律,就可以确定整个刚体的平动规律.所以,刚体的平动就可以归结为质点的运动.

2.刚体的定轴转动

刚体运动时,若组成刚体的各个质点都绕同一直线做圆周运动,则刚体的这种运动称为**转动**(rotation),该直线称为**转轴**.物体的转动运动随处可见,门窗的开关运动,行驶的汽车车轮的运动,陀螺的运动,电机转子的运动等都是转动.

刚体转动时,若转轴相对于所选定的参考系固定不动,则刚体的这种转动称为**定轴转动**.刚体的定轴转动是刚体转动中一种最简单、最基本的转动.本章我们只研究刚体的定轴转动.

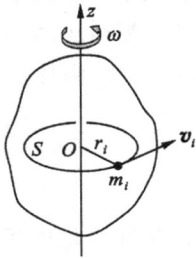

图 1.2

由于受外力作用时,刚体的大小和形状都不变,因此,刚体可以看成是由许多相互之间即使是受外力作用时也没有相对位移的质点系组成.如图 1.2 所示,刚体绕定轴 z 以角速度 ω 转动.垂直于转轴 z 的平面 S 称为转动平面.组成刚体的所有质点都在各自所在的转动平面上,以与 z 轴为交点的圆心 O 做圆周运动,并在相同的时间内,各个质点的角位移相同.因此,刚体上质量为 m_i 的任意质点的圆周运动规律就反映刚体的定轴转动的规律.

例 1.1 半径为 0.2m 的飞轮、以 $150 \text{ r} \cdot \text{min}^{-1}$ 的转速转动,因受制动而均匀减速,经 30s 后停止转动.试求:

(1)飞轮在制动过程中的平均角加速度和角位移;

(2)制动开始后 $t = 6\text{s}$ 时,飞轮的角速度;

(3)制动开始后 $t = 6\text{s}$ 时,飞轮边缘上任一质点的速度、切向加速度和法向加速度的大小.

解 (1)依题意,$\omega_0 = \frac{2\pi \times 150}{60} = 5\pi \text{rad} \cdot \text{s}^{-1}$,$\omega = 0$,$\Delta t = 30\text{s}$.飞轮在制动过程中的平均角加速度为

$$\bar{\beta} = \frac{\Delta \omega}{\Delta t} = \frac{\omega - \omega_0}{\Delta t} = \frac{0 - 5\pi}{30} = -\frac{\pi}{6}(\text{rad} \cdot \text{s}^{-2})$$

根据质点匀变速圆周运动规律 $\omega^2 = \omega_0^2 + 2\beta\theta$,可得飞轮在制动过程中的角位移为

$$\theta = \frac{\omega^2 - \omega_0^2}{2\bar{\beta}} = \frac{-(5\pi)^2}{2 \times (-\pi/6)} = 75\pi(\text{rad})$$

(2)由于制动过程是均匀减速的,制动开始后 $t = 6\text{s}$ 时,飞轮的角速度为

$$\omega = \omega_0 + \beta t = 5\pi - \frac{\pi}{6} \times 6 = 4\pi(\text{rad} \cdot \text{s}^{-1})$$

(3)制动开始后 $t = 6\text{s}$ 时,飞轮边缘上任一点的速度、切向加速度和法向加速度的大小分别为

$$v = r\omega = 0.2 \times 4\pi = 2.5(\text{m} \cdot \text{s}^{-1})$$

$$a_t = r\bar{\beta} = 0.2 \times \left(-\frac{\pi}{6}\right) = -0.105 (\text{m} \cdot \text{s}^{-2})$$

$$a_n = r\omega^2 = 0.2 \times (4\pi)^2 = 31.6 (\text{m} \cdot \text{s}^{-2})$$

1.2　刚体定轴转动的转动定律

力矩作用于物体上可以改变物体的运动状态,那么,力矩与物体运动状态参数之间有怎样的关系呢?

1.2.1　力对轴的力矩

如图 1.3 所示,刚体的转动平面 S 与 z 轴的交点为 O,S 上的任意点 P 相对于 O 点的位矢为 r,转动平面 S 内的力 F 作用于 P 点. r 与 F 的矢积称为力 F 对 z 轴的**力矩**(moment of force),用 M_z 表示,即

$$M_z = r \times F \tag{1.1}$$

若 F 与 r 之间的夹角为 α,则力 F 对 z 轴力矩的大小为

$$M_z = rF\sin\alpha = hF$$

式中,h 为 O 点到力 F 的作用线间的垂直距离,称为力臂,$h = r\sin\alpha$.

对于定轴转动的刚体而言,力矩的方向只有两种:沿 z 轴正方向或负方向. 因此,可以认为力对定轴的力矩是代数量. 通常规定,若 $r \times F$ 的方向沿 z 轴正方向,力矩为正;反之力矩为负.

如图 1.4 所示,如果力 F 不在转动平面 S 内,可将 F 分解为平行于 z 轴的分力 $F_{/\!/}$ 和垂直于 z 轴的分力 $F_\perp$. 由于 $F_{/\!/}$ 与 z 轴平行,不改变刚体的转动状态,$F_{/\!/}$ 对 z 轴的力矩为零. 因此,力 F 对 z 轴的力矩就等于 F 在垂直于 z 轴平面上的分力 $F_\perp$ 对 z 轴的力矩. 所以,当力 F 不在转动平面 S 内,应以 $F_\perp$ 替代式(1.1)中的 F.

在国际单位制中,力矩大小的单位为牛顿·米(N·m).

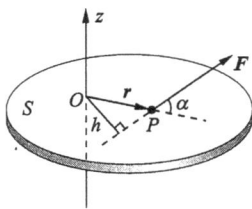
图 1.3

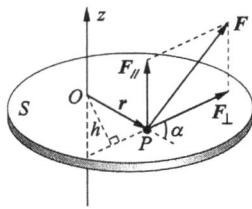
图 1.4

1.2.2　刚体定轴转动的转动定律

在质点力学中,力的作用可以使质点产生加速度,牛顿第二定律给出了质点获得的加速度与质点所受合力之间的关系. 对于定轴转动的刚体,力矩作用可以使刚体产生角加速度,那么,刚体获得的角加速度与刚体所受的合力矩之间有何关系呢?

如图 1.5(a)所示,刚体绕定轴 z 以角速度 ω 转动. 设任意时刻 t,刚体的角加速度为 β. 考虑转动平面 S 上质量为 m_i 的任意质点,m_i 相对于 O 的位矢为 r_i、速度为 v_i. 如图 1.5(b)所示,质点 m_i 做半径 r_i 的圆周运动,作用于质点 m_i 上的所有外力的合力为 F_i、所有内力的合力

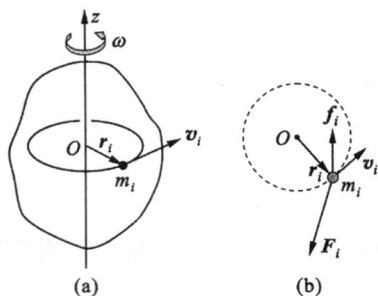

图 1.5

为 f_i. 根据牛顿第二定律,有

$$\boldsymbol{F}_i + \boldsymbol{f}_i = m_i \frac{\mathrm{d}\boldsymbol{v}_i}{\mathrm{d}t}$$

上式在质点 m_i 的圆轨迹切线方向上的分量形式为

$$F_{i\tau} + f_{i\tau} = m_i a_{i\tau} = m_i r_i \beta$$

以 r_i 同乘上式两端,并对整个刚体求和,可得

$$\sum_i F_{i\tau} r_i + \sum_i f_{i\tau} r_i = \sum_i m_i r_i^2 \beta$$

式中,左端第一项为作用在刚体上所有外力相对 z 轴的**合外力矩**,用 M_z 表示;第二项为所有内力相对 z 轴的合内力矩.由于内力总是成对出现,而且大小相等、方向相反,且在同一条直线上,因此所有内力相对 z 轴的合内力矩必然等于零.上式右端 $\sum_i m_i r_i^2$ 称为刚体相对 z 轴的转动惯量,用 J_z 表示.即

$$M_z = J_z \beta$$

考虑到刚体获得的角加速度与刚体所受合外力矩的方向相同,上式可以写成如下的矢量形式

$$\boldsymbol{M}_z = J_z \boldsymbol{\beta} \tag{1.2}$$

可见,**刚体定轴转动时,作用在刚体上所有外力相对某一轴的合外力矩,等于刚体相对该轴转动惯量与刚体角加速度的乘积**.这一结论称为刚体定轴转动的**转动定律**(law of rotation).

刚体定轴转动的转动定律是解决刚体定轴转动动力学问题的基本方程之一.

1.2.3　刚体相对定轴的转动惯量

在讨论刚体的转动定律时,我们引入了刚体相对定轴的转动惯量.组成刚体的每一个质点的质量与该质点到定轴垂直距离平方的乘积之和,称为刚体相对某一定轴的**转动惯量**(moment of inertia).质量不连续分布的刚体,相对某一定轴 z 的转动惯量为

$$J_z = \sum_{i=1} m_i r_i^2 \tag{1.3}$$

质量连续分布的刚体,相对某一定轴 z 的转动惯量为

$$J_z = \int \mathrm{d}J_z = \int r^2 \mathrm{d}m \tag{1.4}$$

在国际单位制中,转动惯量的单位为千克·米²(kg·m²).

将刚体的转动定律 $M_z = J_z \boldsymbol{\beta}$ 与质点的牛顿第二定律 $\boldsymbol{F} = m\boldsymbol{a}$ 比较可知,刚体的转动惯量 J_z 与质点的质量 m 相对应.质点的质量 m 是质点运动惯性的量度,刚体的转动惯量 J_z 是刚体转动惯性的量度.

表 1.1 给出了几种常见的均质且形状规则的物体相对于给定轴的转动惯量.

根据转动惯量的定义及表 1.1 可见,刚体的转动惯量与刚体的总质量、刚体质量的分布以及转轴有关.

实际物体通常是非均质的,而且形状往往不规则,用积分的方法求其转动惯量是很困难的,常用实验的方法测定.

表 1.1　物体的转动惯量

细直棒:质量 m、长 l 转轴:过一端与棒垂直 转动惯量:$J_z = \dfrac{1}{3}ml^2$	细直棒:质量 m、长 l 转轴:过中心与棒垂直 转动惯量:$J_z = \dfrac{1}{12}ml^2$
细圆环:质量 m、半径 R 转轴:过中心与环面垂直 转动惯量:$J_z = mR^2$	细圆环:质量 m、半径 R 转轴:过中心与环面平行 转动惯量:$J_z = \dfrac{1}{2}mR^2$
薄圆盘:质量 m、半径 R 转轴:过中心与环面垂直 转动惯量:$J_z = \dfrac{1}{2}mR^2$	薄圆盘:质量 m、半径 R 转轴:过中心与环面平行 转动惯量:$J_z = \dfrac{1}{4}mR^2$
球面:质量 m、半径 R 转轴:沿任意直径 转动惯量:$J_z = \dfrac{2}{3}mR^2$	球体:质量 m、半径 R 转轴:沿任意直径 转动惯量:$J_z = \dfrac{2}{5}mR^2$

例 1.2　质量为 m、长为 l 的均质细棒,试求:

(1) 棒相对于通过棒一端点与棒垂直的定轴的转动惯量;

(2) 棒相对于通过棒中心与棒垂直的定轴的转动惯量.

解　如图 1.6 所示,取 Ox 轴,设定轴 z 通过坐标原点,且与棒垂直.设棒的左端距离原点 O 为 $-x_0$、右端点距离原点为 $l-x_0$.考虑距 O 点为 x 的线元 $\mathrm{d}x$,其质量 $\mathrm{d}m = \dfrac{m}{l}\mathrm{d}x$. $\mathrm{d}m$ 相对 z 轴的元转动惯量为

$$\mathrm{d}J_z = x^2\mathrm{d}m = \frac{m}{l}x^2\mathrm{d}x$$

整个棒相对 z 轴的转动惯量为

$$J_z = \int \mathrm{d}J_z = \int_{-x_0}^{l-x_0} \frac{m}{l}x^2\mathrm{d}x = \frac{m}{3l}\big[(l-x_0)^3 + x_0^3\big]$$

(1) 棒相对于通过棒一端点与棒垂直的定轴,$x_0 = 0$,转动惯量为

$$J_z = \frac{1}{3}ml^2$$

(2) 棒相对于通过棒中心与棒垂直的定轴,$x_0 = \dfrac{l}{2}$,转动惯量为

$$J_z = \frac{1}{12}ml^2$$

例 1.3　如图 1.7 所示,质量为 m、长为 l 的均质细棒,可绕通过其上端垂直于纸面的定轴 z 在铅垂面内自由转动.开始时,棒静止在水平位置.试求棒转到与水平方向成 θ 角时的角加速度和角速度.

解　沿棒方向建 Ox 坐标如图 1.7 中所示,在棒上 x 处取一质点,其质量 $\mathrm{d}m = \dfrac{m}{l}\mathrm{d}x$. 则该质点相对 z 轴力矩的方向垂直纸面向里,大小为

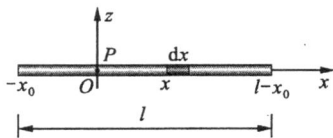

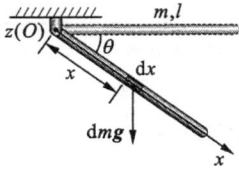

图 1.7

$$dM_z = x\,dmg\cos\theta = \frac{m}{l}g\cos\theta x\,dx$$

由于棒上所有质点对 z 轴力矩的方向相同,则棒相对 z 轴力矩的方向垂直纸面向里,大小为

$$M_z = \int M_z = \int_0^l \frac{m}{l}g\cos\theta x\,dx = \frac{1}{2}mgl\cos\theta$$

z 轴对棒的支承力通过 z 轴,对 z 轴的力矩为零. 棒自由转动,摩擦力对 z 轴的力矩为零. 因此,在与水平方向成 θ 角时,棒所受的合力矩就是重力矩 $M_z = \frac{1}{2}mgl\cos\theta$. 棒相对于 z 轴的转动惯量 $J_z = \frac{1}{3}ml^2$. 设棒转到与水平方向成 θ 角时的角加速度为 β,根据转动定律,有

$$\frac{1}{2}mgl\cos\theta = \frac{1}{3}ml^2\beta$$

解得棒转到与水平方向成 θ 角时的角加速度

$$\beta = \frac{3g}{2l}\cos\theta$$

由 $\beta = \dfrac{d\omega}{dt} = \dfrac{d\omega}{d\theta}\dfrac{d\theta}{dt} = \omega\dfrac{d\omega}{d\theta}$,而 $\beta = \dfrac{3g}{2l}\cos\theta$,可得

$$\omega\,d\omega = \frac{3g}{2l}\cos\theta\,d\theta$$

依题意,棒在水平位置时静止,即 $\theta_0 = 0$、$\omega_0 = 0$. 设棒转到与水平方向成 θ 角时的角加速度为 ω. 上式两端积分

$$\int_0^\omega \omega\,d\omega = \int_0^\theta \frac{3g}{2l}\cos\theta\,d\theta$$

可得棒由水平位置自静止开始转到与水平方向成 θ 角时的角速度为

$$\omega = \sqrt{\frac{3g}{l}\sin\theta}$$

例 1.4　如图 1.8(a)所示,质量为 M、半径为 R 的薄圆盘,可绕通过盘心垂直盘面的水平定轴 z 在铅垂面内自由转动. 固定在盘边缘的轻绳的下端分别系有质量为 m_1 和 m_2 的两个物体($m_1 < m_2$). 设绳与盘间无相对滑动,绳不可伸长. 试求两物体的加速度和滑轮的角加速度.

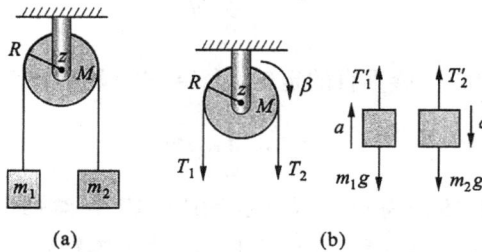

(a)　　　　　　　　　　(b)

图 1.8

解　以圆盘为研究对象,设圆盘的角加速度为 β,圆盘受力如图 1.8(b)中所示. 由于 z 轴对圆盘的作用力及圆盘的重力都通过 z 轴,相对 z 轴的力矩为零. 圆盘所受的外力矩就是两个

拉力 T_1 和 T_2 形成的,考虑到 $J_z = \frac{1}{2}MR^2$. 根据转动定律,有

$$(T_2 - T_1)R = J_z\beta = \frac{1}{2}MR^2\beta \qquad ①$$

　　以两物体为研究对象,两物体受力如图 1.8(b)中所示. 绳不可伸长,两物体加速度相等,设为 a. 因为是轻绳,有 $T'_1 = T_1$,$T'_2 = T_2$. 根据牛顿第二定律,分别有

$$T_1 - m_1g = m_1a \qquad ②$$
$$m_2g - T_2 = m_2a \qquad ③$$

又由于绳与滑轮间无相对滑动,有

$$a = R\beta \qquad ④$$

式①~式④联立求解,可得两物体的加速度和滑轮的角加速度分别为

$$a = \frac{(m_2 - m_1)g}{\left(m_1 + m_2 + \frac{1}{2}M\right)}, \quad \beta = \frac{a}{R} = \frac{(m_2 - m_1)g}{\left(m_1 + m_2 + \frac{1}{2}M\right)R}$$

1.3　刚体定轴转动的动能定理

　　转动定律描述的是力矩作用于物体上改变物体运动状态的瞬时规律. 当力矩持续作用于物体上时,同样可以改变物体的运动状态. 力矩的持续作用与物体运动状态之间的关系如何呢? 本节我们讨论力矩对物体持续作用在空间产生的效果.

1.3.1　力矩的功

　　如图 1.9 所示,设力 $\boldsymbol{F}$ 作用于刚体转动平面上的任意点 P,使刚体绕定轴 z 转动. 在刚体转过元角位移 $\mathrm{d}\theta$ 的过程中,P 点的元位移为 $\mathrm{d}\boldsymbol{r}$(大小等于 $\mathrm{d}s$). 根据功的定义,力 $\boldsymbol{F}$ 对刚体做的元功为

$$\mathrm{d}A = F_\perp \,|\mathrm{d}\boldsymbol{r}|\cos\varphi = F_\perp \,\mathrm{d}s\cos\varphi$$

式中 φ 为力 $\boldsymbol{F}$ 在转动平面上的分力 $\boldsymbol{F}_\perp$ 与 $\mathrm{d}\boldsymbol{r}$ 之间的夹角. 因为 $\alpha + \varphi = \frac{\pi}{2}$,所以 $\cos\varphi = \sin\alpha$. 而 $\mathrm{d}s = r\mathrm{d}\theta$. 并利用式(1.1),可将元功表示为

$$\mathrm{d}A = rF_\perp \sin\alpha\mathrm{d}\theta = M_z\mathrm{d}\theta$$

　　上式两端积分,可得刚体由角位置 θ_1 转动到角位置 θ_2 的过程中,力矩 M_z 对刚体所做的功

$$A = \int_{\theta_1}^{\theta_2} M_z\mathrm{d}\theta \qquad (1.5)$$

图 1.9

　　可见,**刚体定轴转动时,力矩对刚体所做的功就是力对刚体所做的功**.

1.3.2　刚体定轴转动的转动动能

　　刚体定轴转动时,组成刚体的各个质点都在做圆周运动. 各个质点都具有动能,整个刚体也具有动能. 定轴转动的刚体,组成刚体的所有质点的动能之和就是刚体的**转动动能**(rotational kinetic energy).

　　如图 1.10 所示,刚体绕定轴 z 以角速度 ω 转动. 转动平面上质量为 m_i 的任意质点做半径

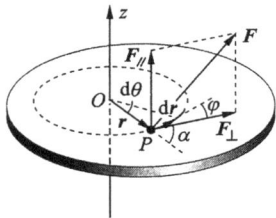

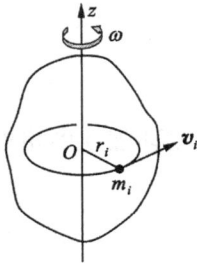

图 1.10

为 r_i 的圆周运动. 设任意时刻, 该质点的速度为 v_i, $v_i = r_i \omega$. 则该质点的动能为

$$E_{ki} = \frac{1}{2} m_i v_i^2 = \frac{1}{2} m_i r_i^2 \omega^2$$

对上式求和, 可得刚体的转动动能

$$E_k = \sum_i E_{ki} = \frac{1}{2} \left(\sum_i m_i r_i^2 \right) \omega^2$$

式中 $\sum_i \Delta m_i r_i^2$ 为刚体相对于 z 轴的转动惯量 J_z. 因此, 刚体的转动动能为

$$E_k = \frac{1}{2} J_z \omega^2 \tag{1.6}$$

上式表明, **刚体的转动动能与刚体的转动惯量成正比, 与刚体角速度的平方成正比.**

1.3.3　刚体定轴转动的转动动能定理

刚体在转动过程中, 组成刚体的质点之间不发生相对位移. 可见, 刚体是一个特殊的质点系. 可以证明, 各个质点间没有相对位移的质点系中, 内力做功的总和为零. 因此, 根据质点系的动能定理, 合外力对质点系做的功等于质点系动能的增量, 即

$$A = \Delta E_k$$

设相对定轴 z 转动惯量为 J_z 的刚体, 在对 z 轴合外力矩 M_z 的持续作用下, 由角位置为 θ_0、角速度为 ω_0 的初始状态转动到角位置为 θ、角速度为 ω 的末了状态. 在这一过程中, 合外力矩对刚体做的功为

$$A = \int_{\theta_0}^{\theta} M_z \mathrm{d}\theta$$

刚体动能的增量为

$$\Delta E_k = \frac{1}{2} J_z \omega^2 - \frac{1}{2} J_z \omega_0^2$$

由 $A = \Delta E_k$, 有

$$\int_{\theta_0}^{\theta} M_z \mathrm{d}\theta = \frac{1}{2} J_z \omega^2 - \frac{1}{2} J_z \omega_0^2 \tag{1.7}$$

上式表明, **刚体定轴转动时, 合外力矩对刚体做的功等于刚体转动动能的增量.** 这一结论称为刚体定轴转动的**动能定理**(theorem of kinetic energy).

例 1.5　如图 1.11 所示, 质量为 m、长为 l 的均质细棒, 可绕通过其一端垂直于纸面的定轴 z 在铅直面内自由转动. 开始时, 棒静止在水平位置. 试求棒转到与水平方向成 θ 角时的角速度.

解　根据例 1.3 结论, 棒在与水平方向成 θ 角时, 棒所受合外力矩 (重力矩) 的大小 $M_z = \frac{1}{2} mgl \cos\theta$. 则棒由水平位置自静止开始转到与水平方向成 θ 角的过程中, 合外力矩对刚体做的功为

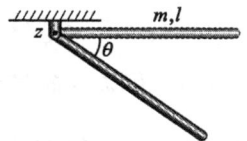

图 1.11

$$A = \int_0^{\theta} M_z \mathrm{d}\theta = \int_0^{\theta} \frac{1}{2} mgl \cos\theta \mathrm{d}\theta = \frac{1}{2} mgl \sin\theta$$

由水平位置自静止开始转到与水平方向成 θ 角,棒转动动能的增量为

$$\frac{1}{2}J_z\omega^2 - 0$$

根据刚体定轴转动的动能定理,有

$$\frac{1}{2}mgl\sin\theta = \frac{1}{2}J_z\omega^2$$

将 $J_z = \frac{1}{3}ml^2$ 代入,可得由水平位置自静止开始转到与水平方向成 θ 角时,棒转动的角速度

$$\omega = \sqrt{\frac{3g\sin\theta}{l}}$$

上述结果与例 1.3 中使用转动定律求解的完全一致.

1.4 刚体定轴转动的角动量 角动量守恒定律

本节我们讨论物体受力矩在时间上持续作用与物体角动量变化之间的关系,即力矩对时间的持续作用效果.

1.4.1 刚体对轴的角动量

如图 1.12 所示,刚体绕定轴 z 以角速度 ω 转动. 转动平面上质量为 m_i 的质点,相对于 O 点的位矢为 r. 若某一时刻,该质点的速度为 v_i,则 r 与 m_iv_i 的矢积称为该质点对 z 轴的**角动量**(angular momentum),用 L_{zi} 表示,即

$$L_{zi} = r_i \times m_iv_i$$

角动量的方向沿 z 轴正方向,大小为

$$L_{zi} = m_iv_ir_i = m_ir_i^2\omega$$

由于组成刚体的所有质点对 z 轴的角动量的方向相同,因此,整个刚体对 z 轴的角动量 L_z 的大小应为各质点对 z 轴的角动量大小之和. 即

$$L_z = \sum L_{zi} = (\sum_{i=1}^{n} m_ir_i^2)\omega = J_z\omega$$

考虑到角动量 L_z 与角速度 ω 方向相同. 上式可以写成如下的矢量形式:

$$L_z = J_z\omega \tag{1.8}$$

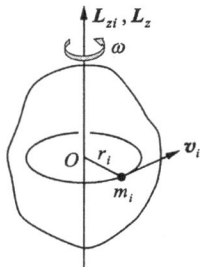

图 1.12

上式表明,**定轴转动的刚体,对定轴角动量的大小等于刚体对该轴转动惯量与刚体角速度大小的乘积,角动量的方向与角速度的方向相同.**

在国际单位制中,角动量的单位为千克·米²·秒⁻¹(kg·m²·s⁻¹).

与牛顿第二定律可以用动量表述类似,转动定律可以用角动量表述为

$$M_z = J_z\beta = \frac{d(J_z\omega)}{dt} = \frac{dL_z}{dt} \tag{1.9}$$

上式表明,**定轴转动的刚体所受合外力矩等于刚体角动量随时间的变化率.** 上式是转动定律的另一种表达式. 这一形式不仅适用刚体,也适用于相对于定轴转动惯量变化的非刚体.

1.4.2 刚体对定轴的角动量定理

由式(1.9),有

$$M_z dt = dL_z = d(J_z\omega)$$

上式左端 $M_z \mathrm{d}t$ 称为刚体所受所有外力对 z 轴的合外力矩在 $\mathrm{d}t$ 时间内的元角冲量. 上式两端积分,可得刚体由 t_1 时刻角速度为 ω_1、角动量 L_{z1},变化到 t_2 时刻角速度为 ω_2、角动量为 L_{z2} 的过程中,刚体所受所有外力对 z 轴的合外力矩的角冲量

$$\int_{t_1}^{t_2} M_z \mathrm{d}t = \int_{L_{z1}}^{L_{z2}} \mathrm{d}L_z = \Delta L_z = \int_{\omega_1}^{\omega_2} J_z \mathrm{d}\omega = \Delta(J_z \omega) \tag{1.10}$$

上式表明,**定轴转动的刚体,在一段时间内,作用在刚体上的合外力矩对定轴的角冲量,等于这段时间内刚体对该轴角动量的增量**. 这一结论称为**刚体的角动量定理**(angular momentum theorem).

在国际单位制中,角冲量的单位与角动量的相同,为千克·米^2·秒$^{-1}$($\mathrm{kg \cdot m^2 \cdot s^{-1}}$).

1.4.3　刚体定轴转动的角动量守恒定律

刚体定轴转动时,如果 $M_z = 0$,根据式(1.10)可知, $\Delta L_z = \Delta(J_z \omega) = 0$,可得

$$L_z = J_z \omega = 常矢量 \tag{1.11}$$

可见,**当刚体所受的所有外力对某一定轴的合外力矩为零时,刚体对该轴的角动量保持不变**. 这一结论称为刚体定轴转动的**角动量守恒定律**(law of conservation of angular momentum).

由于刚体对定轴的转动惯量不变,当作用在刚体上所有外力对 z 轴的合力矩为零时,刚体的角速度保持不变,即刚体做惯性转动.

例 1.6　如图 1.13 所示,质量为 m_1、长为 l 的均质细杆,可绕通过其中心垂直纸面的定轴 z 在铅垂面内自由转动. 开始时杆静止在铅垂位置. 质量为 m_2 的子弹沿水平方向以速度 v_0 射入并嵌在杆的下端内. 试求子弹射入后与杆一起转动的角速度.

解　(1)以子弹和杆为研究对象,由于子弹入射时间很短,可以认为杆在铅直位置没有动. 因此,杆所受重力和子弹所受重力相对 z 轴的力矩为零, z 轴对杆的力相对 z 轴的力矩也为零. 所以,在子弹入射过程中,系统相对 z 轴所受的的合外力矩为零,系统对 z 轴的角动量守恒. 设子弹入射后与杆一起转动的角速度为 ω,角动量守恒,有

$$\frac{l}{2} m_2 v_0 = J_z \omega$$

式中, J_z 为杆和子弹相对于 z 轴的转动惯量, $J_z = \frac{1}{12} m_1 l^2 + m_2 \left(\frac{l}{2} \right)^2$,代入上式整理,可得子弹射入杆后与杆一起转动的角速度

$$\omega = \frac{6m_2}{(m_1 + 3m_2)l} v_0$$

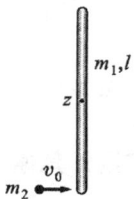

图 1.13

1.5　刚体的进动

如图 1.14 所示,陀螺由于质量对称分布具有对称轴 z_s. 实验表明,在重力场中,如果陀螺绕 z_s 轴高速转动,且对称轴 z_s(称为自转轴)与竖直轴 z_p 之间有一定的夹角时,陀螺的自转轴 z_s 将绕竖直轴 z_p 转动,这一现象称为**进动**(precession).

陀螺进动的机理是什么呢? 如图 1.15 所示,设陀螺绕自转轴 z_s 高速转动的角速度为 ω_s,其方向沿 z_s 轴正方向,大小为 ω_s;自转角动量 L_{z_s} 的方向也沿 z_s 轴正方向,大小为 L_{z_s}. 进动角速度 ω_p 的方向沿竖直轴 z_p(称为进动轴)正方向,大小为 ω_p;则进动角动量 L_{z_p} 的方向沿

z_p 轴正方向,大小为 L_{z_p}. 由于同时参与自转和进动两种运动,陀螺的角速度和角动量分别为两种运动的矢量和. 因为陀螺高速自转,有 $\omega_s \gg \omega_p$,$L_{z_s} \gg L_{z_p}$,因此,陀螺的角速度和角动量分别为

$$\boldsymbol{\omega} = \boldsymbol{\omega}_s + \boldsymbol{\omega}_p \approx \boldsymbol{\omega}_s, \quad \boldsymbol{L} = \boldsymbol{L}_{z_s} + \boldsymbol{L}_{z_p} \approx \boldsymbol{L}_{z_s}$$

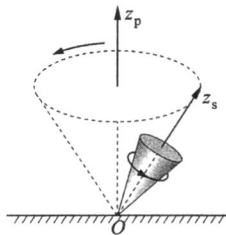

图 1.14

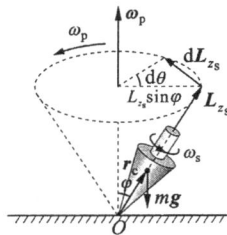

图 1.15

设陀螺所受合外力矩为 $\boldsymbol{M}_{z_s}$、$\mathrm{d}t$ 时间内陀螺角动量的增量为 $\mathrm{d}\boldsymbol{L} = \mathrm{d}\boldsymbol{L}_{z_s}$. 根据刚体的角动量定理,有

$$\mathrm{d}\boldsymbol{L}_{z_s} = \boldsymbol{M}_{z_s}\mathrm{d}t$$

支点 O 对陀螺的支持力对自转轴 z_s 的力矩为零,忽略摩擦力矩,陀螺只受重力矩作用. 设陀螺的质量为 m、陀螺质心相对 O 点的位矢为 $\boldsymbol{r}_c$. 则陀螺所受合外力矩为 $\boldsymbol{M}_{z_s} = \boldsymbol{r}_c \times m\boldsymbol{g}$,代入上式,可得

$$\mathrm{d}\boldsymbol{L}_{z_s} = (\boldsymbol{r}_c \times m\boldsymbol{g})\mathrm{d}t$$

$\mathrm{d}\boldsymbol{L}_{z_s}$ 与 $\boldsymbol{M}_{z_s}$ 的方向相同且与 $m\boldsymbol{g}$ 垂直. 这表明,陀螺角动量的大小不变而方向变化,因此形成绕 z_p 轴的进动.

进动现象具有什么规律呢? 设 $\mathrm{d}t$ 时间内,陀螺在合外力矩 $\boldsymbol{M}_{z_s}$ 作用下进动的角位移为 $\mathrm{d}\theta$. 由图 1.15 可见,陀螺角动量增量 $\mathrm{d}\boldsymbol{L}_{z_s}$ 的大小为 $L_{z_s}\sin\varphi\mathrm{d}\theta$. 根据刚体的角动量定理,有

$$L_{z_s}\sin\varphi\mathrm{d}\theta = M_{z_s}\mathrm{d}t$$

于是,陀螺进动的角速度为

$$\omega_p = \frac{\mathrm{d}\theta}{\mathrm{d}t} = \frac{M_{z_s}}{L_{z_s}\sin\varphi} \tag{1.12a}$$

将 $L_{z_s} = J_{z_s}\omega_{z_s}$ 代入上式,陀螺进动的角速度可表示为

$$\omega_p = \frac{M_{z_s}}{J_{z_s}\omega_{z_s}\sin\varphi} \tag{1.12b}$$

可见,**陀螺进动的角速度与陀螺所受的外力矩成正比,与陀螺的自转角速度成反比**.

陀螺进动现象的规律是研究原子核进动的基础. 陀螺的进动现象在工程技术上有广泛的应用. 例如,利用陀螺原理制成的导航装置已成为飞机、飞船等飞行器和轮船、军舰等航海器的精密导航仪器.

1.6　物体的弹性

若当外力撤去后物体可以恢复原状,则物体的形变称为**弹性形变**,只发生弹性形变的物体称为**弹性体**(elastic body). 一般说来,弹性体并非均匀且各向同性. 为简单起见,我们只讨论均匀且各向同性的弹性体.

1.6.1　应力

弹性体在外力作用下发生形变时,组成弹性体的微观粒子的相对位置就会发生变化,因此,物体内部各个相邻的宏观部分之间便产生相互作用的弹性内力. 弹性内力的大小与物体所受的外力的大小相等. 由于弹性内力的存在,物体具有恢复原状的趋势. 单位面积上的弹性内力称为**应力**(stress). 应力的大小反映物体恢复原状的趋势. 应力有正应力、切应力和体应力三种.

1. 正应力

如图 1.16 所示,一弹性细棒,在法向拉伸(或压缩)外力 ΔF_n 的作用下长度发生变化. 在棒内任意点 P 处取与棒轴垂直的横截面 ΔS,ΔS 上的弹性内力均与截面垂直,其大小与外力 ΔF_n 相等. ΔF_n 与 ΔS 之比在 $\Delta S \to 0$ 的极限称为任意点的**正应力**,用 σ 表示,即

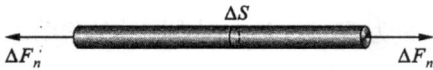

图 1.16

$$\sigma = \lim_{\Delta S \to 0} \frac{\Delta F_n}{\Delta S} = \frac{\mathrm{d}F_n}{\mathrm{d}S} \tag{1.13}$$

当棒受拉伸外力作用时,相应的正应力称为**张应力**;当棒受压缩外力作用时,相应的正应力称为**压应力**.

2. 切应力

如图 1.17 所示,一立方形弹性体,在切向外力 ΔF_τ 的作用下形状发生变化. 切向力 ΔF_τ 与其作用面积 ΔS 之比在 $\Delta S \to 0$ 的极限称为 ΔS 上任意点的**切应力**,用 τ 表示,即

$$\tau = \lim_{\Delta S \to 0} \frac{\Delta F_\tau}{\Delta S} = \frac{\mathrm{d}F_\tau}{\mathrm{d}S} \tag{1.14}$$

3. 体应力

如图 1.18 所示,一球形弹性体,在法向拉伸(或压缩)外力 ΔF_n 的作用下体积发生变化. 法向力 ΔF_n 与其作用面积 ΔS 之比在 $\Delta S \to 0$ 的极限称为 ΔS 上任意点的**体应力**,用 p 表示,即

$$p = \lim_{\Delta S \to 0} \frac{\Delta F_n}{\Delta S} = \frac{\mathrm{d}F_n}{\mathrm{d}S} \tag{1.15}$$

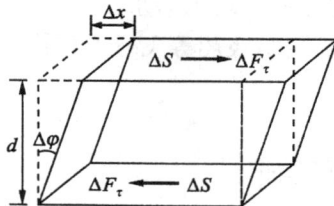

图 1.17

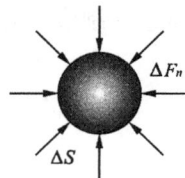

图 1.18

实际弹性体在外力作用下发生形变时,弹性体内任意截面上各处的应力不一定相等,应力的方向也可能与截面成某一角度,所以弹性体可能同时受到正应力、切应力和体应力的作用.

人在站立、行走、运动或携带物品时,体内各处都存在着应力. 如用力大小或方向不当时,则可能会使体内某处应力大小或方向不当而造成肌肉拉伤、软组织损伤或骨折等,应尽量避免. 骨科做牵引治疗时,相应部位处骨和肌肉中都存在着应力,适当的应力将会得到理想的疗效.

在国际单位制中,应力的单位为牛顿·米$^{-2}$(N·m^{-2}).

1.6.2　应变

弹性体的实际形变非常复杂,然而任何复杂的形变可以看成是线变、切变和体变三种基本形变的组合. 弹性体受外力发生形变时,相对形变量称为**应变**(strain). 与三种基本形变对应,弹性体的应变有线应变、切应变和体应变三种.

1. 线应变

弹性体长度的变化称为**线变**. 在图 1.16 中,长度为 l_0 弹性细棒在法向拉伸(或压缩)外力 ΔF_n 的作用下发生线变. 设棒长度的改变量为 Δl ,则 Δl 与棒原长 l_0 之比称为**线应变**,用 ε 表示,即

$$\varepsilon = \frac{\Delta l}{l_0} \tag{1.16}$$

上式表明,在法向拉伸力 ΔF_n 的作用下, $\Delta l > 0$, $\varepsilon > 0$,相应的线应变称为**张应变**. 在法向压缩力 ΔF_n 的作用下, $\Delta l < 0$, $\varepsilon < 0$,相应的线应变称为**压应变**.

线应变描述弹性体长度变化的程度,其值越大,表明弹性体长度越容易变化,反之亦然.

2. 切应变

弹性体形状的变化称为**切变**. 在图 1.17 中,立方体在切向外力 ΔF_τ 的作用下发生切变. 设立方体的上下平行截面相距为 d ,上截面相对下截面滑动的位移为 Δx ,对应的角位移 $\Delta \varphi$ 称为切变角. 则 Δx 与 d 之比称为**切应变**,用 γ 表示. 由于实际切变的切变角 $\Delta \varphi$ 都比较小,近似有 $\tan \Delta \varphi = \Delta \varphi$. 因此,切应变为

$$\gamma = \frac{\Delta x}{d} = \Delta \varphi \tag{1.17}$$

切应变描述弹性体发生形状变化的程度,其值越大,表明弹性体形状越容易变化,反之亦然.

3. 体应变

弹性体体积的变化称为**体变**. 在图 1.18 中,体积为 V_0 的球形弹性体在法向拉伸(或压缩)外力 ΔF_n 的作用下发生体变. 设体积的改变量为 ΔV ,则 ΔV 与 V_0 之比称为**体应变**,用 θ 表示. 即

$$\theta = \frac{\Delta V}{V_0} \tag{1.18}$$

体应变描述弹性体体积变化的程度,其值越大,表明弹性体体积越容易变化,反之亦然.

应变是相对量,无单位.

固体既有恢复形状变化的弹性又有恢复体积变化的弹性,而液体只有恢复体积变化的弹性. 因此,固体和液体具有不同的性质.

物体受外力作用发生形变时,当外力较小时,则形变在一定的范围内,如果撤去外力后,物体能够完全恢复原状,即物体的形变为弹性形变.当外力较大时,则形变超出一定的范围,如果撤去外力后,物体不能够完全恢复原状,物体的这种形变称为**塑性形变**.

1.6.3 弹性模量

应力和与之相应的应变的关系,反映物体受力产生形变的力学性质.不同材料的应力与应

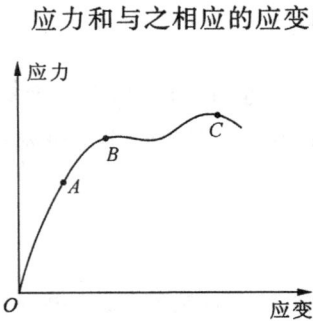

图 1.19

变的关系不同.典型的金属材料拉伸时的应力-应变实验曲线如图 1.19 所示,曲线的 OA 段为直线,即张应力与张应变成正比,OA 即为弹性范围.不同的材料弹性不同,因此 OA 段直线的斜率不同.从 A 点起,曲线开始弯曲.A 点称为正比极限.不同的材料弹性不同,因此正比极限不同.AB 段为曲线,即张应力与张应变不成正比,但撤去外力后,材料仍能恢复原状.B 点称为弹性极限,相应的张应力称为弹性限度.过 B 点后,撤去外力后,材料不能恢复原状,即形变具有永久性.当张应力达到 C 点相应的值时,材料断裂,C 点称为断裂点,相应的张应力称为材料的抗张强度.当材料受压缩时,C 点相应的压应力称为抗压强度.BC 之间为材料的塑性范围.若 C 距 B 近,材料的塑性范围小,则材料具有脆性.脆性材料在超出弹性限度不远处就会断裂.若 C 距 B 远,材料的塑性范围大,则材料具有延展性.

在弹性限度内,材料的应力与应变成正比,即遵从胡克定律.比例系数取决于材料的弹性性质,其值表征材料抵抗相应应力的能力.材料所受的应力与相应应变之比称为材料的**弹性模量**(elastic modulus).材料的弹性模量有杨氏模量、切变模量和体变模量三种.

1. 杨氏模量

当材料在法向外力的作用下长度发生变化时,在弹性限度内,应力与相应应变之比称为材料的**杨氏模量**,用 E 表示,即

$$E = \frac{\sigma}{\varepsilon} = \frac{\Delta F_n / \Delta S}{\Delta l / l_0} = \frac{l_0 \Delta F_n}{\Delta S \Delta l} \tag{1.19}$$

表 1.2 给出了几种常见材料的杨氏模量、弹性限度、抗张强度和抗压强度.

表 1.2　几种常见材料的杨氏模量、弹性限度、抗张强度和抗压强度

材　料	杨氏模量 $E/(10^{10}\text{N}\cdot\text{m}^{-2})$	弹性限度 $/(10^7\text{N}\cdot\text{m}^{-2})$	抗张强度 $/(10^7\text{N}\cdot\text{m}^{-2})$	抗压强度 $/(10^7\text{N}\cdot\text{m}^{-2})$
熟　铁	19	17	33	—
黄　铜	13.9	20	40	—
铝	6.8	18	20	—
不锈钢	19.7	30	50	—
木　材	10	—	—	10
血　管	2×10^{-5}	17	33	—
腱	2×10^{-3}	—	—	—
骨(拉伸)	1.6	—	12	—
骨(压缩)	0.9	—	—	17

例 1.7　截面积为 1.5cm^2 的一段圆柱形骨样品,当在其上端加质量为 10kg 的重物时,长度减小了 0.00719%,试求此骨样品受压缩时的杨氏模量.

解　依题意,骨样品的压应变为 $\varepsilon = \dfrac{\Delta l}{l_0} = 0.00719 \%$.骨样品中的压应力

$$\sigma = \frac{\Delta F_n}{\Delta S} = \frac{mg}{\Delta S} = \frac{10 \times 9.8}{1.5 \times 10^{-4}} = 6.53 \times 10^5 (\text{N})$$

骨压缩时的杨氏模量

$$E = \frac{\sigma}{\varepsilon} = \frac{6.53 \times 10^5}{7.19 \times 10^{-5}} = 9.08 \times 10^9 (\text{N} \cdot \text{m}^{-2})$$

2. 切变模量

当材料在切向外力的作用下形状发生变化时,在弹性限度内,应力与相应应变之比称为材料的**切变模量**,用 G 表示,即

$$G = \frac{\tau}{\gamma} = \frac{\Delta F_\tau / \Delta S}{\Delta x / d} = \frac{\Delta F_\tau d}{\Delta S \Delta x} \tag{1.20}$$

由于流体不能抵抗切向力的作用,即便是很小的切向力,也会使流体流动.所以静止流体的切应力和切变模量都为零.切变模量仅对固体材料有意义.

3. 体变模量

当材料在周向均匀的法向外力作用下体积发生变化时,在弹性限度内,应力与相应应变之比称为材料的**体变模量**,用 K 表示,即

$$K = \frac{p}{\theta} = -\frac{p}{\Delta V / V_0} = -\frac{V_0}{\Delta V} p \tag{1.21}$$

式中"−"号表示压强增大时,体积是减小的.

弹性模量表征材料变形的难易程度,其值越大,材料越不容易变形,反之亦然.表 1.3 给出了几种常见材料的切变模量和体变模量.

表 1.3　几种常见材料的切变模量和体变模量

材　料	切变模量 $G / (10^{10} \text{N} \cdot \text{m}^{-2})$	体变模量 $K / (10^{10} \text{N} \cdot \text{m}^{-2})$
熟　铁	—	10
黄　铜	3.8	13.9
铝	2.5	7.8
不锈钢	7.57	16.4
木　材	10	—
骨	10	—
水	—	0.22

在国际单位制中,杨氏模量、切变模量和体变模量的单位均为牛顿·米$^{-2}$（$\text{N} \cdot \text{m}^{-2}$）.

1.6.4　生物材料的弹性

由于原子排列规则紧密相互作用强,金属材料的弹性模量较大,能承受较大的应力.组成生物体的材料称为生物材料.由于微观结构的特殊性,生物材料通常是非均匀的呈各向异性,

且力学性能随其所在部位及功能的差异而不同. 如血管壁的两种组成成分弹性纤维和胶原纤维, 胶原纤维的排列就不及弹性纤维的排列整齐有序. 因而, 弹性纤维呈完全弹性体的性质, 其杨氏模量很小, 约为 $6 \times 10^5 \mathrm{N \cdot m^{-2}}$, 故弹性纤维不能承受较大的应力. 胶原纤维的杨氏模量很大, 其数量级为 $10^9 \mathrm{N \cdot m^{-2}}$, 故胶原纤维能承受较大的应力, 比弹性纤维坚韧得多, 因此胶原纤维在体内起着承担载荷、支撑器官和身体的作用. 通常, 在弹性限度内, 弹性体的应力与应变成正比, 即弹性模量为常数. 然而, 还有一些材料, 应力与应变不成正比, 即弹性模量与形变有关不为常数. 弹性模量与形变有关的材料称为非弹性体. 大多数生物材料都是非弹性体, 其应力与应变关系比较复杂, 一般不服从胡克定律. 下面我们举例说明.

1. 人体股骨的应力应变关系

图 1.20 为实验得到的人体股骨在受纵向拉伸时的应力-应变关系曲线. 图 1.20 中显示, 干骨的张应力与张应变成正比关系. 鲜骨仅在张应变较小时, 张应力与张应变成正比关系. 实验还表明, 应变为 0.4% 时干骨就被破坏了, 即干骨较脆. 而鲜骨的最大应变可达 1.2%, 可见鲜骨的韧性较干骨的好得多.

2. 血管的应力应变关系

动脉血管因含有丰富的弹性纤维而具有很好的弹性. 图 1.21 为实验得到的人体主动脉血管中弹性纤维的应力-应变关系曲线. 图 1.21 中显示, 几乎没有直线部分, 表明主动脉弹性组织不服从胡克定律. 实验还表明, 弹性极限距断裂点很近, 即主动脉弹性组织可以产生大的弹性形变, 能够伸长到几乎接近断裂点, 而不会造成永久变形. 这是由于与弹性体类似, 主动脉弹性组织由杂乱且彼此松散连接的长分子构成. 在正常情况下, 分子呈盘绕状. 当受张力作用时, 分子不再盘绕, 使得其有效长度大大增加. 当张力消除后, 分子又恢复原来的盘绕状结构, 整体则恢复原状.

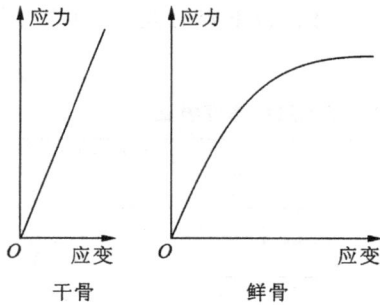

图 1.20

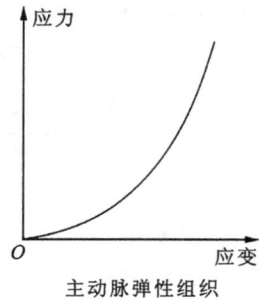

图 1.21

思 考 题

1.1　一个有固定轴的刚体, 受有两个力作用, 当这两个力的矢量和为零时, 它们对轴的力矩之和也一定是零吗? 当这两个力的合力矩为零时, 两个力的矢量和也一定为零吗? 举例说明之.

1.2　刚体的转动惯量由哪些因素决定?

1.3　一个运动的小球碰在门上使门转动. 如果忽略门轴的摩擦力, 小球和门作为一个系统. 在碰撞过程中, 系统的动量是否守恒? 角动量是否守恒?

1.4 一水平圆盘可绕通过其中心的固定铅直轴转动,盘上站着一个人,初始时整个系统处在静止状态,当此人在盘上随意走动时,若忽略轴的摩擦,则此系统对转轴的角动量是否守恒?

1.5 人造地球卫星绕地球做椭圆轨道运动,地球在椭圆的一个焦点 O 上,在卫星运动的过程中,卫星对 O 点的角动量是否守恒? 动量是否守恒?

1.6 应力是怎么定义的? 静止在深水中的铁块中的应力是线应力、压应力,还是切应力?

1.7 什么是应变? 静止在深水中的铁块中的应变是线应变、压应变,还是切应变? 边长为 a 的正方形物块,在切应力的作用下,受力面的边长变为 b,怎样表示该物块的切应变?

1.8 什么是弹性模量? 弹性模量有哪几种?

习 题

1.1 一微型电动机的圆柱形转子可绕垂直其横截面并通过中心的转轴转动.设电动机由静止开始起动后,转速随时间变化的关系为 $n = 540(1 - e^{-t/2.0})(\text{r} \cdot \text{s}^{-1})$.试求:

(1) 启动后 6s 时,电动机的转速;

(2) 启动后 6s 时间内,电动机转过的圈数;

(3) 电动机角加速度随时间变化的规律.

1.2 由三根质量均为 m、长都为 l 的细棒构成以平面三角形框架,试求该系统相对过任一顶点且垂直于框架平面的轴的转动惯量.

1.3 质量为 m、长为 l 的细杆在桌面上以角速度 ω_0 绕过其一端点垂直桌面的轴转动.由于杆与桌面有摩擦作用,经过时间 t 后杆静止,试求桌面施予杆的摩擦力矩.

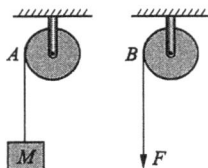

图 1.22

1.4 如图 1.22 所示,两个均质定滑轮 A 和 B,质量均为 m、半径均为 R.固结在 A 滑轮边缘的轻绳下端系一质量为 M 的物体,固结在 B 滑轮边缘的轻绳下端施加一拉力 F.设 $F = Mg$,滑轮轴的摩擦不计,绳不可伸长.试求两滑轮的角加速度.

1.5 一个做定轴转动的轮子,对轴的转动惯量为 $2.0\text{kg} \cdot \text{m}^2$,以角速度 ω_0 匀速转动.现对轮子施加 $7.0\text{N} \cdot \text{m}$ 的恒定阻力矩,经 8.0s 时间,轮子的角速度为 $-\omega_0$.试求 ω_0.

1.6 如图 1.23 所示,恒力矩 M_z 作用在绞车的均质薄圆盘状鼓轮上,使其顺时针方向转动,鼓轮的质量为 m_1、半径为 R.质量为 m_2 的物体放置于摩擦系数为 μ 的斜面上,通过轻绳与鼓轮相连,绳不可伸长.开始时此系统静止,试求鼓轮转过角 θ 时,绳中的张力及鼓轮的角速度.

1.7 质量为 2200kg 的汽车,以 $60\text{km} \cdot \text{h}^{-1}$ 的速度沿一平直公路运行.试求汽车对公路一侧距公路垂直距离为 50m 的一点的角动量,及对公路上任一点的角动量.

1.8 如图 1.24 所示,质量为 M、半径为 R 的均质转台,以角速度 ω_0 绕通过转台中心、垂直转台平面的定轴 z 自由转动.一质量为 m 的人相对转台以恒定的速度 u 沿径向由转台中心向边缘走去,试求人走 t 时间时,转台转过的角度.

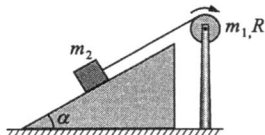

图 1.23

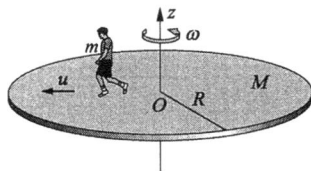

图 1.24

1.9 设人二头肌上部的肌肉对相连的骨骼施一 500N 的力,腱将肌肉下端连到肘关节下方的骨骼上.设二头肌的截面积为 50.0cm^2、腱的截面积为 0.50cm^2.试分别求二头肌和腱中的张应力.

1.10　假定铁丝断裂前应力与应变呈线性关系.在长为 3.0m、截面积为 0.15cm² 的铁丝的下端,悬挂一质量为 m 的重物.则 m 小于何值时,铁丝不会断裂?

1.11　质量 70kg 的人股骨长为 60cm、平均截面积为 5.0cm².试分别求此人双腿站立和单腿站立两种情况时,股骨中的压应力和股骨长度的改变量.

1.12　成人股骨的截面积取 6.0cm²、长度以 50cm 计.假定股骨断裂前应力与应变都呈线性关系.试求：

(1) 致使成人股骨断裂的压力；

(2) 成人股骨断裂的线应变和长度的改变量.

1.13　体积为 1.0m³ 的某种物体,受 $2.0 \times 10^6 \mathrm{N \cdot m^{-2}}$ 压强作用时,体积减小了 $2.0 \times 10^{-5} \mathrm{m}^3$.试求该物体的体应变和体变模量.

第 2 章　流体力学基础

在切向力的作用下,物体内部各部分之间就会产生相对运动,物体的这一性质称为物体的流动性.具有流动性的物体称为**流体**(fluid).液体和气体都具有流动性,因此液体和气体都是流体.流体力学把流体看成由无数连续分布的流体粒子组成的连续介质,运用相应的力学定律和原理,研究流动流体的性质和规律.

本章先讨论理想流体的流动规律,然后讨论黏滞流体的流动规律,最后介绍人体内血液流动的特点.

2.1　理想流体的定常流动

2.1.1　理想流体的定常流动

实际流体的体积随着压强的增大而减小,即实际流体具有压缩性.实际流体流动时,其内各部分之间存在着阻碍相对运动的切向内摩擦力,流体的这一性质称为流体的**黏滞性**(viscosity).

由于具有压缩性和黏滞性,实际流体的流动很复杂.为了突出流动性,主要研究流体的流动规律,我们建立理想流体的理论模型.绝对不可压缩、完全没有黏滞性的流体称为**理想流体**(ideal fluid).

实际流体都是可压缩的,但液体的压缩性很小.例如,水的体变模量为 $0.22 \times 10^{-10}\,\mathrm{N \cdot m^{-2}}$,根据式(1.21)可知,对水加 $10^8\,\mathrm{Pa}$ 的压强,水的体积也只减小 4.5%.气体的压缩性较大,但当气体处于流动状态时,很小的压强也能使气体由密度较大处流向密度较小处,而所引起的气体体积和密度的变化都很小.所以在研究气体流动时,只要压强差不太大,气体的压缩性也可以不考虑,将其近似看作不可压缩的.

各种实际流体的黏滞性差异很大.甘油、血液的黏滞性很强,而水和酒精的黏滞性很弱,气体的黏滞性更弱.所以在研究流体流动时,黏滞性弱的流体的黏滞性可以不考虑,将其近似看成没有黏滞性的.

流体流动的空间称为流场.如图 2.1(a)所示,为了形象直观地描述流体的流动,我们在流场中画出一些线,线上每一点的切线方向表示流体粒子流经该点时流速的方向,通过垂直于流速方向上单位面积流线的条数等于流体粒子流经该点时流速的大小,这种线称为**流线**(streamline).当流体的流速较小时,流体粒子流经各点时的流速唯一确定,所以流线不相交.由流线围成的管状空间称为**流管**(stream tube),如图 2.1(b)所示.由于流管的边界由流线组成,流线不相交,所以流管内的流体不会流出流管外,流管外的流体也不会流入流管内.在研究流体运动时,将流场看成是许多流管的组合,通过研究流管内流体的流动,了解流体的流动规律.

通常,流场中各点的流速可能不同且随时间变化.一种比较简单的流动称为**定常流动**(steady flow),所谓定常流动是指流体粒子流经流场中各点时的流速不随时间变化,流速只是空间坐标的函数 $v = v(x, y, z)$ 而与时间无关,即定常流动的流场是一种流速场.定常流动的流体,流线和流管不随时间变化是稳定的,流线就是流体粒子运动的轨迹线.

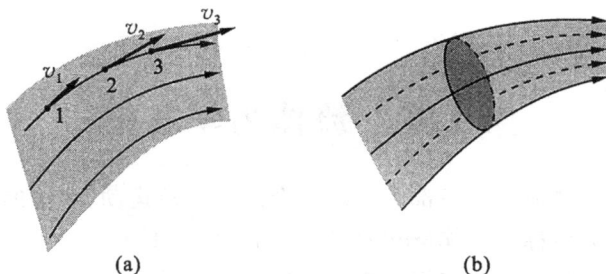

图 2.1

2.1.2　流量连续原理

　　如图 2.2(a)所示,在定常流动的流场中,垂直于流速方向上取一小面积 S. 设流体粒子流经 S 时的流速为 v ,从沿 S 边界的流线围成的流管中截出一长为 $v\mathrm{d}t$ 的一段流管,这段流管内流体的体积 $\mathrm{d}V = Sv\mathrm{d}t$,这一体积的流体在 $\mathrm{d}t$ 时间内流过 S 面. 单位时间内流过 S 面流体的体积称体积流量,简称**流量**,用 Q 表示,即

$$Q = \frac{\mathrm{d}V}{\mathrm{d}t} = Sv \tag{2.1}$$

上式表明,**通过某一截面的流量等于该截面面积与流体流经该截面时流速的乘积.**

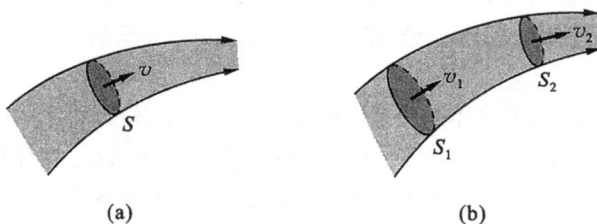

图 2.2

　　在国际单位制中,流量的单位为米³·秒⁻¹($\mathrm{m^3 \cdot s^{-1}}$).

　　如图 2.2(b)所示,在定常流动的流场中任取一细流管. 流体流经流管内垂直流管的截面 S_1 和 S_2 时的流速分别为 v_1 和 v_2. 对于不可压缩的流体,由 S_1 流入多少流体,在相同的时间内,必定有等量的流体由 S_2 流出,即 $Q_1 = Q_2$,因此有

$$S_1 v_1 = S_2 v_2 \tag{2.2}$$

　　对于同一流管内的任意截面,式(2.2)可写成

$$Sv = \text{常量} \tag{2.3}$$

若同一截面上各处的流速不同,则应以平均流速替代式(2.1)、(2.2)及式(2.3)中的流速.

　　式(2.2)和式(2.3)表明,**不可压缩的流体做定常流动时,同一流管内任一截面面积与流体流经该截面时流速的乘积为一常量,即截面积大处流速小而截面积小处流速大.** 这一结论称为**流量连续原理.**

　　利用流量连续原理,可以近似分析人体体循环系统中血液流速与血管截面积之间的关系. 由于血管具有弹性,血流本身的惯性以及摩擦等因素,血液在血管内的流动基本是连续的. 体循环过程相当于在心肌收缩力驱动下血液在管道内的流动. 在正常生理状态下,通过各类血管

的血流量应该相等. 生理学的测定也表明,在一般情况下,一个心动周期内从左心室射出的血流量与流回右心房的平均血流量相等,都等于心脏在一个心动周期内射出的血液体积. 根据流量连续原理,各类血管内血液的平均流速应与该类血管的总截面积成反比. 主动脉的总面积最小,只有 $3cm^2$,因此主动脉内血液的平均流速最大,可达 $30cm \cdot s^{-1}$. 随着血管分支的增加,每根支管的半径虽在不断减小,但血管数增加却很快,故血管总截面积迅速增大,毛细血管的总截面积最大,为 $900cm^2$,故毛细血管内血液流速最小,仅为 $0.1cm \cdot s^{-1}$. 由毛细血管到腔静脉,血管总截面积在不断减小,到腔静脉处为 $18cm^2$,腔静脉内血液流速为 $5cm \cdot s^{-1}$. 人

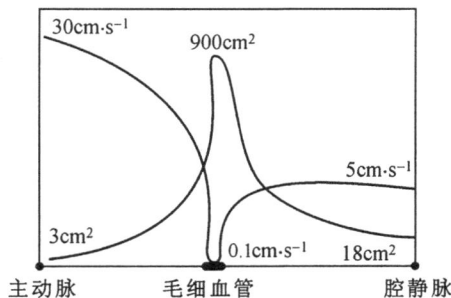

图 2.3

体体循环系统中相应血管的总截面积和血液在各类血管内的平均流速的关系如图 2.3 所示.

2.1.3　理想流体的伯努利方程

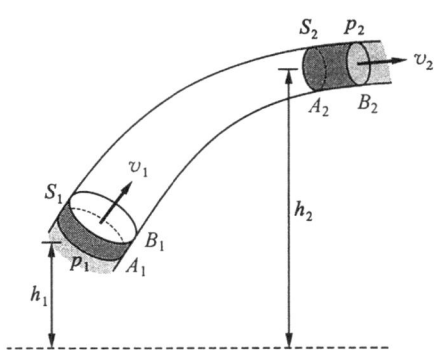

图 2.4

如图 2.4 所示,密度为 ρ 的理想流体做定常流动,在流场中任取一根细流管,以截面 S_1 和截面 S_2 之间的这段流体为研究对象. 设在相短的时间 Δt 内,S_1 由 A_1 移到 B_1、S_2 由 A_2 移到 B_2. 先看这段流体机械能的变化情况. 由于在流动过程中,B_1A_2 之间流体的动能和势能未变,因此整段流体机械能的增量在数值上就等于原来 A_1B_1 之间的流体流到 A_2B_2 的过程中机械能的增量. 设流体在 S_1 和 S_2 处的流速分别为 v_1 和 v_2;S_1 和 S_2 处相对于势能为零参考面的高度分别为 h_1 和 h_2. A_1B_1 间流体的体积用 ΔV_1 表示、A_2B_2 间流体的体积用 ΔV_2 表示. 这段流体的动能增量为

$$\Delta E_k = \frac{1}{2}\rho v_2^2 \Delta V_2 - \frac{1}{2}\rho v_1^2 \Delta V_1$$

势能增量为

$$\Delta E_p = \rho g h_2 \Delta V_2 - \rho g h_1 \Delta V_1$$

理想流体不可压缩,$\Delta V_1 = \Delta V_2$,记作 ΔV. 则这段流体机械能的增量为

$$\Delta E = \frac{1}{2}\rho(v_2^2 - v_1^2)\Delta V + \rho g(h_2 - h_1)\Delta V$$

再来看外力对这段流体做功情况. 设后面的流体作用于 S_1 上的压强为 p_1、前面的流体作用于 S_2 上的压强为 p_2. 则 p_1 对这段流体做功 $A_1 = p_1 S_1 v_1 \Delta t = p_1 \Delta V$;$p_2$ 对这段流体做功 $A_2 = -p_2 S_2 v_2 \Delta t = -p_2 \Delta V$. 外力对这段流体做的总功为

$$A = A_1 + A_2 = (p_1 - p_2)\Delta V$$

由于理想流体无黏滞内力,即无非保守内力做功,只有外力做功. 根据功能原理,外力对这段流体做的总功等于这段流体机械能的增量,即

$$(p_1 - p_2)\Delta V = \frac{1}{2}\rho(v_2^2 - v_1^2)\Delta V + \rho g(h_2 - h_1)\Delta V$$

用 ΔV 同除上式两端,整理得

$$p_1 + \frac{1}{2}\rho v_1^2 + \rho g h_1 = p_2 + \frac{1}{2}\rho v_2^2 + \rho g h_2 \qquad (2.4a)$$

对于同一流管内的任意截面,式(2.4a)可写成

$$p + \frac{1}{2}\rho v^2 + \rho g h = 常量 \qquad (2.4b)$$

式(2.4a)和式(2.4b)表明,**理想流体定常流动时,同一流管内单位体积流体的压强能、动能和势能相互转化,其总和不变**.上式称为理想流体的伯努利方程.

例 2.1　如图 2.5 所示,大水池内盛满水,水池底部侧壁处有一小孔,水池内水面与小孔间的高度差为 h.试求水由小孔流出时的流速.

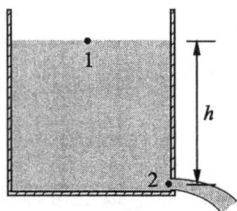

解　将水的流动看作理想流体的定常流动.取水池内水面至小孔的流管,设 1 为水池水面上截面为 S_1 上的一点、2 为小孔处截面 S_2 上的一点.已知 $p_1 = p_0$,由于 $S_1 \gg S_2$,根据流量连续原理式(2.2),可知 $v_1 \ll v_2$,近似有 $v_1 = 0$;取 2 所在处的截面为高度为零的参考面,则 $h_1 = h$、$h_2 = 0$、$v_2 = v$. S_1、S_2 两截面处的伯努利方程

$$p_0 + \rho g h = p_0 + \frac{1}{2}\rho v^2$$

图 2.5

解得水由小孔流出时的流速

$$v = \sqrt{2gh}$$

结果表明,从小孔流出的水的流速等于物体由同一高度处自由下落到小孔处的速度.

2.1.4　理想流体伯努利方程的应用

理想流体的伯努利方程描述了理想流体定常流动时,同一流管内任意截面处压强,流速及高度之间的关系.应用伯努利方程可以求解一些不易压缩、黏滞性较弱的实际流体的流动问题,所得结果具有实际意义.下面是几个伯努利方程应用的实例.

1. 空吸现象

理想流体在水平流管内定常流动时,伯努利方程为

$$p + \frac{1}{2}\rho v^2 = 常量$$

结合流量连续原理可知,同一流管内截面积小处流速大压强小.当截面积小处的流速大到一定值时,压强将小于管外的大气压强.若此处与外界相通,则可将周围液体或气体或小物体吸入管内,与管内流体一起流动.这一现象称为**空吸现象**.水流抽气机、喷雾器和汽油发动机的化油器等,都是利用空吸现象的原理制成的.水流抽气机的原理如图 2.6 所示.

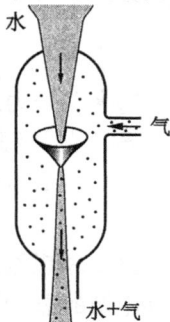

2. 流速计

一种测量流体流速的比托管流速计的原理如图 2.7(a)所示.设直管下方管口 1 处压强为 p_1,流速就是待测流体的流速 v,即 $v_1 = v$;直角弯管下方管口 2 处压强为 p_2,由于流体受阻,此处流速 $v_2 = 0$. 1、2 两截面处的伯努利方程为

图 2.6

$$p_1 + \frac{1}{2}\rho v^2 = p_2$$

可得两管口处的压强差为

$$p_2 - p_1 = \frac{1}{2}\rho v^2$$

可见,只要测出两管口处的压强差 $p_2 - p_1$,便可求得流体的流速 v.

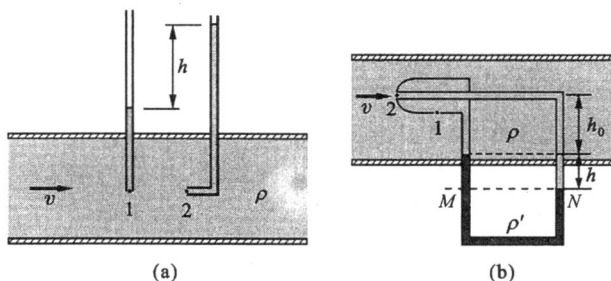

图 2.7

由于 $v_1 > v_2$,所以直角弯管中液面较直管中的高,设两管中液面的高度差为 h,如图 2.7(a)中所示.

比托管的结构如图 2.7(b)所示,用 U 形液压计测量弯管与直管的压强差 $p_2 - p_1$. 设待测流体的密度为 ρ、U 形液压计中液体的密度为 ρ'. 液压计中等高的 M、N 两点的压强分别为

$$p_M = p_1 + \rho g h_0 + \rho' g h, \quad p_N = p_2 + \rho g h_0 + \rho g h$$

M、N 两点等高,压强相等,即 $p_M = p_N$. 由以上两式,可得 1、2 两处的压强差

$$p_2 - p_1 = (\rho' - \rho) g h$$

将 $p_2 - p_1 = \frac{1}{2}\rho v^2$ 代入,可得流体的流速

$$v = \sqrt{\frac{\rho' - \rho}{\rho} \times 2gh} \tag{2.5}$$

3. 流量计

一种测量流体流量的文丘里流量计的原理如图 2.8 所示. 管两端粗中间细,在粗的一端和中间细处分别连有竖直细管. 设粗处流管的截面为 S_1、流速为 v_1,细处流管截面为 S_2、流速为 v_2,粗细两处竖直细管中液面的高度差为 h. 1、2 两截面处的伯努利方程为

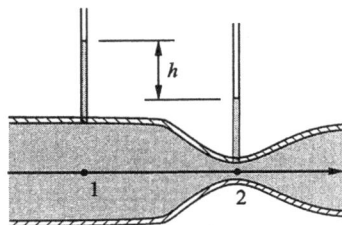

图 2.8

$$p_1 + \frac{1}{2}\rho v_1^2 = p_2 + \frac{1}{2}\rho v_2^2$$

根据流量连续原理式(2.2),有 $v_2 = \dfrac{S_1}{S_2} v_1$;而 $p_1 - p_2 = \rho g h$. 代入上式,可得

$$v_1 = \sqrt{\frac{2gh}{S_1^2 - S_2^2}}$$

于是,流过流管的流体的流量为

$$Q = S_1 v_1 = S_1 S_2 \sqrt{\frac{2gh}{S_1^2 - S_2^2}} \tag{2.6}$$

4. 血压与体位相关

将人体体循环系统中血液的流动近似看作理想流体在同一粗细均匀流管内的定常流动，伯努利方程简化为

$$p + \rho g h = \text{常量}$$

利用上式可以定性说明人的血压随体位不同而变的原因. 血管内血液的压强称为血压. 当人平

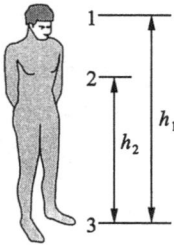

图 2.9

卧时, 头部和脚部与心脏等高, 故三处的血压应相同. 实际测量的头部和脚部动脉血压均为 12.6kPa(95mmHg), 心脏处为 13.3kPa(100mmHg). 测量值稍有差别是由于血液的黏滞性所致. 当人直立时, 头部和脚部的血压将怎样变化呢？不考虑血液的黏滞性, 在安静状态下, 头部和脚部动脉血管内的血液流速较小, 故 $\frac{1}{2}\rho v^2$ 项可忽略. 如图 2.9 所示, 设 1、2 和 3 分别为头部、心脏处和脚部, 根据理想流体的伯努利方程, 分别有

$$p_1 + \rho g h_1 = p_2 + \rho g h_2, \quad p_3 = p_2 + \rho g h_2$$

已知血液密度 $\rho = 1.059 \times 10^3 \text{ kg} \cdot \text{m}^{-3}$、心脏处的动脉血压 $p_2 = 13.3\text{kPa}$. 设 $h_1 = 1.70\text{m}$、$h_2 = 1.15\text{m}$, 可得头部的动脉血压 $p_1 = 7.6\text{kPa}(57\text{mmHg})$、脚部的动脉血压 $p_2 = 25.2\text{kPa}$ (189mmHg). 可见, 体位不同, 血压值不一样. 因此, 在测量血压时, 一定要注意体位和测量部位.

2.2 黏滞流体的流动

具有黏滞性的流体称为**黏滞流体**(viscosity fluid). 本节讨论黏滞流体的性质和流动规律.

2.2.1 流体的黏滞性

实验表明, 实际流体流速较小时是分层流动的, 流场中不同流层处流体的流速不同, 相邻的流层之间产生相对运动, 因而在相互接触的两流层间呈现一对切向应力, 流层间的这种阻碍流层间相对运动的内摩擦力称为**黏滞力**(viscosity force). 由于黏滞力的存在, 流体具有黏滞性. 具有黏滞性的流体称为黏滞流体.

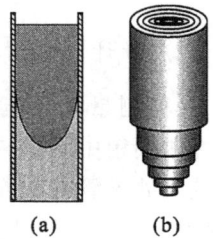

(a)　　(b)

图 2.10

流体具有黏滞性这一属性可以通过实验验证. 竖直放置的玻璃圆管下部盛无色甘油、上部盛着色甘油. 打开管下端的活塞使甘油流出, 经过一段时间后, 无色甘油与着色甘油的分界面呈舌形弯曲状, 如图 2.10(a)所示. 这表明, 甘油在圆管内是分层流动时, 管轴中心处的流速最大, 越靠近管壁处流层的流速越小, 管壁处流层的流速为零, 如图 2.10(b)所示.

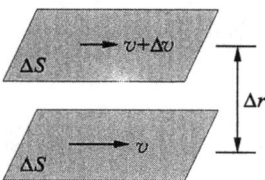

图 2.11

黏滞力由什么因素决定呢？如图 2.11 所示, 设黏滞流体做定常层流, 流场中垂直流速方向上相距 Δr 的两流层的切向流速分别为 v 和 $v + \Delta v$. 则 $\lim_{\Delta r \to \infty} \frac{\Delta v}{\Delta r} = \frac{dv}{dr}$ 称为流体在两流层所在处的速度梯度. 实验表明, 两流层间的黏滞力的大小 F 与两流层的接触面积 ΔS 及两流层所在处的速度梯度 $\frac{dv}{dr}$ 成正比, 写成等式, 有

$$F = -\eta \Delta S \frac{\mathrm{d}v}{\mathrm{d}r} \tag{2.7}$$

式中"一"号表示黏滞力的方向与流速的方向相反.上式称为**牛顿黏滞定律**.式(2.7)中的比例系数 η 取决于流体的性质,称为流体的**黏度**(viscosity).流体黏度的物理意义是:流场中,流体的流速梯度为 1 个单位时,单位面积相邻流层间的黏滞力.黏度的大小表示黏滞流体黏滞性的强弱,黏度越大的流体黏滞性越强,反之越弱.

在国际单位制中,黏度的单位为帕斯卡·秒(Pa·s),或牛顿·秒·米$^{-2}$(N·s·m^{-2}).

表 2.1 给出了几种黏滞流体的黏度.表中数据显示,液体的黏度大于气体的黏度,因此,液体的黏滞性较气体的强.此外,黏度除了因流体种类不同而异外,还受温度的影响.液体的黏度随温度的升高而减小而气体的黏度随温度的升高而增大.液体与气体黏滞性的差别是由于两者微观机制不同所致.

表 2.1　流体的黏度

液　体	温度/℃	黏度/(10^{-3}Pa·s)	气　体	温度/℃	黏度/(10^{-5}Pa·s)
水	0	1.79	空　气	0	1.71
水	20	1.01	空　气	20	1.82
水	40	0.51	空　气	100	2.17
酒　精	20	1.20	水蒸气	0	0.9
水　银	20	1.55	水蒸气	100	1.27
甘　油	20	1410	二氧化碳	20	1.47
蓖麻油	20	9860	二氧化碳	302	2.7
全　血	37	2.0~4.0	氧气	20	0.89
血　浆	37	1.0~1.4	氧气	251	1.3
血　清	37	0.9~1.2	氢　气	20	1.96

流体的黏度这一物性参数在实际问题中有着重要的意义.例如,在供水、石油或天然气输送管道的设计中,轴承中润滑油的选用等工程技术中,必须考虑流体黏度的大小.人类的许多疾病会导致血液的黏度异常.例如,心肌梗塞、急性炎症病人的血液黏度增大而类风湿病人的血液黏度减小.因此,通过测定患者血液的黏度,可以获得患者病情的相关信息.

2.2.2　黏滞流体的流动状态

黏滞流体在流速较小时的流动是分层的,各流层间只做相对运动,不同流层的流体粒子不相混淆,流体的这种流动状态称为**层流**(laminar flow).缓缓的河水、徐徐的烟雾都可以近似看作层流.

当流体的流速大到一定值时,层流状态被破坏,不同流层的流体粒子相互混淆,流动变得杂乱而不稳定,流体的这种流动状态称为**湍流**(turbulent flow).涛涛的江水、滚滚的寒流都是湍流.

怎样判断流体的流动状态是层流还是湍流呢?英国实验流体力学家雷诺(Reynolds)观察了大量圆管道内黏滞流体的流动状态由层流转变为湍流的过程,分析了使流动状态转变的原因,于 1880 年前后提出了一个判断流动状态的参数,称为**雷诺数**(Reynolds number),用 Re 表示,其定义为

$$Re = \frac{\rho v r}{\eta} \tag{2.8}$$

式中，ρ 和 η 分别为流体的密度和黏度，r 为管道的半径，v 为流体的平均流速. 实验表明，$Re <$ 1000 时，流动状态为层流；$Re > 1500$ 时，流动状态是湍流；Re 在 1000~1500 时，流动状态可能是层流，也可能是湍流.

层流与湍流的重要差别是层流无声而湍流有声. 能用听诊器判断血液流动情况，就是因为当血液快速通过心脏瓣膜时的流动状态是湍流，伴随有声音发出.

血管是输送血液的管道，有动脉、静脉和毛细血管三大类. 表 2.2 给出了人体体循环系统的有关参数.

表 2.2　人体体循环系统血管的半径、血液流速和雷诺数

血管	半径 r/m	流速 v/(m·s^{-1})	雷诺数 Re
上行主动脉	$(1.0 \sim 1.6) \times 10^{-2}$	63×10^{-2}	3600~5800
下行主动脉	$(0.8 \sim 1.0) \times 10^{-2}$	27×10^{-2}	1200~1500
粗动脉	$(1.0 \sim 3.0) \times 10^{-3}$	$(20 \sim 50) \times 10^{-2}$	110~850
毛细血管	$(2.5 \sim 5.0) \times 10^{-6}$	$(5 \sim 10) \times 10^{-4}$	$(7 \sim 30) \times 10^{-4}$
粗静脉	$(2.5 \sim 5.0) \times 10^{-3}$	$(15 \sim 20) \times 10^{-2}$	210~570
大静脉	2.0×10^{-2}	$(11 \sim 16) \times 10^{-2}$	630~900

由表 2.2 中数据可知，上行动脉搏血管的雷诺数大于 1500，因此血流为湍流；下行动脉血管的雷诺数为 1000~1500，故血流不稳定. 实际上在心脏收缩期内，下行主动脉内的血流会出现湍流. 循环系统的其他血管的雷诺数均小于 1500，所以在这些血管内的血流应该是层流. 但是在弯曲或分支入口等血管形状急剧变化的地方，在较低的雷诺数下也会发生瞬间湍流. 例如，人的心脏、主动脉以及支气管内的某些部位都是湍流的易发区. 湍流区往往是动脉粥样硬化的易发部位，湍流使血小板和血管内皮组织损伤，从而导致血液在血管内壁凝结形成附壁血栓或斑块. 此外，血管内局部流场条件异常还会导致血管壁组织与血浆之间的物质输运受阻而诱发某些病变.

在工程技术中，有许多实际问题与流体的流动状态密切相关. 湍流可能毁坏供水或输油管道、折断轮船的螺旋桨、致使飞机失事. 因此，对发生湍流机制的实验研究，至今仍是一个热门课题.

2.2.3　黏滞流体在水平圆管内的定常流动

由于大多数生物医学系统中的管道（如血管）可以近似看作圆形管道系统，液体是黏滞流体（如血液），因此，讨论黏滞流体在圆管内的流动规律具有实际意义.

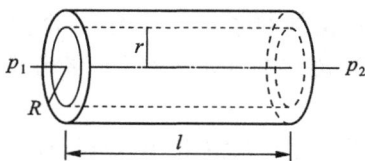

图 2.12

如图 2.12 所示，黏滞流体在水平圆管内自左向右定常流动. 设流体的黏度为 η、管半径为 R、长为 l；管左、右两端的压强分别为 p_1 和 p_2，且 $p_1 > p_2$. 以与管同轴、半径为 r 的圆柱形流体为研究对象. 这部分流体所受管两端压强差相应的动力

$$f_1 = (p_1 - p_2)\pi r^2$$

根据牛顿黏滞定律，周围流体作用于该圆柱形流体黏滞力的合力为

$$f_2 = -2\pi\eta r l \frac{\mathrm{d}v}{\mathrm{d}r}$$

式中,"一"号表示流速 v 随半径 r 的增大而减小, $\frac{\mathrm{d}v}{\mathrm{d}r}$ 为 r 处流体的速度梯度.

由于流体做定常流动,有 $f_1 = f_2$,即

$$(p_1 - p_2)\pi r^2 = -2\pi\eta r l \frac{\mathrm{d}v}{\mathrm{d}r}$$

可得

$$\frac{\mathrm{d}v}{\mathrm{d}r} = -\frac{p_1 - p_2}{2\eta l} r \tag{2.9}$$

上式给出了速度梯度 $\frac{\mathrm{d}v}{\mathrm{d}r}$ 与流层所在处与管中心距离 r 的关系. 可见,管轴中心 $r=0$ 处,速度梯度最小,其值 $\frac{\mathrm{d}v}{\mathrm{d}r} = 0$;管壁 $r=R$ 处,速度梯度最大,其值 $\frac{\mathrm{d}v}{\mathrm{d}r} = -\frac{p_1 - p_2}{2\eta l} R$.

式(2.9)可改写成 $\mathrm{d}v = -\frac{p_1 - p_2}{2\eta l} r\mathrm{d}r$,积分可得

$$v = -\frac{p_1 - p_2}{4\eta l} r^2 + C$$

式中,C 为积分常数. 管壁 $r=R$ 处:流速最小,其值 $v = 0$,求得 $C = \frac{p_1 - p_2}{4\eta l} R^2$. 代入上式,整理可得

$$v = \frac{p_1 - p_2}{4\eta l}(R^2 - r^2) \tag{2.10}$$

上式表明,黏滞流体在粗细均匀的水平圆管内定常流动时,流速沿径向呈抛物线分布,如图 2.13 所示.

流过距管轴中心为 r、厚度为 $\mathrm{d}r$ 的圆筒状薄流层的元流量

$$\mathrm{d}Q = v\mathrm{d}S = 2\pi v r\mathrm{d}r$$

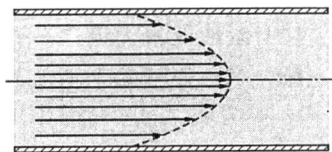

图 2.13

流过整个圆管的流量

$$Q = \int \mathrm{d}Q = \int_0^R 2\pi v r\mathrm{d}r = \int_0^R \frac{\pi(p_1 - p_2)}{2\eta l}(R^2 - r^2) r\mathrm{d}r$$

$$= \frac{\pi(p_1 - p_2)}{2\eta l}\left(\int_0^R R^2 r\mathrm{d}r - \int_0^R r^3 \mathrm{d}r\right) = \frac{\pi R^4}{8\eta l}(p_1 - p_2)$$

即

$$Q = \frac{\pi R^4}{8\eta l}(p_1 - p_2) \tag{2.11a}$$

1840 年,法国医生泊肃叶(Poiseuille)研究动物毛细血管内的血液流动规律时,通过实验也得到了上式,因此,上式称为**泊肃叶定律**.

泊肃叶定律还可以写成如下形式

$$Q = \frac{p_1 - p_2}{\beta} \tag{2.11b}$$

式中 $\beta = \frac{8\eta l}{\pi R^4}$. 泊肃叶定律所表示的流量 Q、压强差 $p_1 - p_2$ 及 β 的关系 $Q = \frac{p_1 - p_2}{\beta}$ 与电路中

的欧姆定律 $I = \dfrac{U_1 - U_2}{R}$ 在形式上相似.与电阻 R 的性质类似,β 由流体的性质及流管的条件决定,因此 β 称为管道的流阻.

在国际单位制中,流阻的单位为帕·秒·米$^{-3}$(Pa·s·m^{-3}).

泊肃叶定律可以用来近似定性分析人体心血管系统心输出量(血液流量)、血压降(压强差)与外周阻力(体循环的总流阻)之间的关系.已知左心室射出血液的流量为 $8.30 \times 10^{-5}\,\mathrm{m^3 \cdot s^{-1}}$,体循环系统总血压降为 $1.20 \times 10^4\,\mathrm{Pa}$.根据泊肃叶定律,可以求得外周阻力为 $1.45 \times 10^8\,\mathrm{Pa \cdot s \cdot m^{-3}}$.

泊肃叶定律还可以用来定性分析人体中血液的流动问题.例如,由泊肃叶定律可知,控制血液流量的有效措施是改变血管的半径.当血压降一定时,血管半径改变 1% 可使血液流量改变 4%.而当某器官在功能上对血液流量需求一定时,若血管半径减小 1%,则血压降须增大 4% 才能保证器官血液充盈.因此,降低血压降的有效办法是扩张血管.此外,降低血液黏度也是保证一定的血液灌注量、减小流阻、降低血压降的方法.

如果管道粗细不均匀或不是水平管,只要流体是定常流动的,可以沿管长取足够小的长度 $\mathrm{d}l$,$\mathrm{d}l$ 两端的压强差为 $\mathrm{d}p$,$\dfrac{\mathrm{d}p}{\mathrm{d}l}$ 即为压强梯度.对于长度为 $\mathrm{d}l$ 的管道,泊肃叶定律可写成

$$Q = \frac{\pi R^4}{8\eta} \frac{\mathrm{d}p}{\mathrm{d}l} \tag{2.12}$$

例 2.2　狗的一段股动脉血管,内半径 $R = 2.00\,\mathrm{mm}$、血液流量 $Q = 2.00 \times 10^{-6}\,\mathrm{m^3 \cdot s^{-1}}$.血液黏度 $\eta = 2.08 \times 10^{-3}\,\mathrm{Pa \cdot s}$.将血管看作水平圆管,血液的流动为定常流动,试求:

(1)血液的平均流速;

(2)单位长度血管上的血压降;

(3)血液的最大流速.

解　(1)血液的平均流速

$$\bar{v} = \frac{Q}{S} = \frac{Q}{\pi R^2} = \frac{2.00 \times 10^{-6}}{3.14 \times (2.00 \times 10^{-3})^2} = 0.159(\mathrm{m \cdot s^{-1}})$$

(2)根据泊肃叶定律式(2.11a)可得,单位长度血管上的血压降

$$\frac{p_1 - p_2}{l} = \frac{8\eta Q}{\pi R^4} = \frac{8 \times 2.08 \times 10^{-3} \times 2.00 \times 10^{-6}}{3.14 \times (2.00 \times 10^{-3})^4} = 662(\mathrm{Pa \cdot m^{-1}})$$

(3)根据式(2.10),$r = 0$ 处,血液的流速最大,其值为

$$v_{\max} = \frac{R^2}{4\eta} \frac{p_1 - p_2}{l} = \frac{(2.00 \times 10^{-3})^2}{4 \times 2.08 \times 10^{-3}} \times 662 = 0.318(\mathrm{m \cdot s^{-1}})$$

2.2.4　黏滞流体的伯努利方程

理想流体的伯努利方程是在无黏滞力的条件下推导出来的.对于做定常流动的黏滞流体,由于黏滞力的存在,流体在流动过程中有能量损耗,故伯努利方程应写成如下的形式

$$p_1 + \frac{1}{2}\rho v_1^2 + \rho g h_1 = p_2 + \frac{1}{2}\rho v_2^2 + \rho g h_2 + w \tag{2.13}$$

式中,p_1、p_2,v_1、v_2 和 h_1、h_2 分别为截面 S_1、S_2 处流体的压强,平均流速和 S_1、S_2 所在处相对于参考面的高度;w 为单位体积流体由 S_1 处流到 S_2 处的过程中克服黏滞阻力所做的功,也就是

由于黏滞性而损耗的能量. w 的大小与流体的性质、流动状态以及管道的条件等多种因素有关. 上式称为**黏滞流体的伯努利方程**.

例 2.3　如图 2.14 所示,大水池内水的深度 23cm、相距 10cm 的两相邻竖直细管中水面的高度差为 5cm,水在水平均匀管道中定常流动. 试求:

(1) 单位体积的水在流过 10cm 距离的过程中损耗的能量;

(2) 水由出口处流出时的流速.

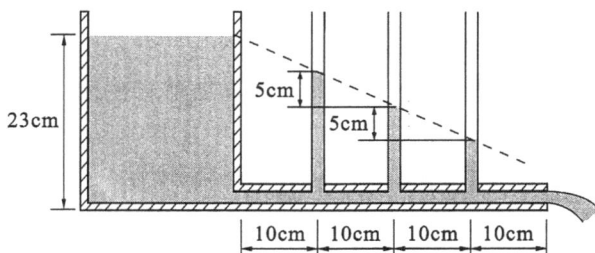

图 2.14

解　(1) 相距 10cm 的两截面,黏滞流体的伯努利方程为

$$p_1 = p_2 + w$$

单位体积的水流过 10cm 距离的过程中损耗的能量

$$w = \Delta p = \rho g \Delta h = 1.0 \times 10^3 \times 9.8 \times 5 \times 10^{-2} = 4.9 \times 10^2 (\text{J})$$

(2) 设水由出口处流出时的流速为 v,大水池内水面和出口处,黏滞流体的伯努利方程为

$$p_0 + \rho g h = p_0 + \frac{1}{2}\rho v^2 + 4w$$

可得水由出口处流出时的流速

$$v = \sqrt{2gh - \frac{8w}{\rho}} = \sqrt{2 \times 9.8 \times 23 \times 10^{-2} - \frac{8 \times 4.9 \times 10^2}{1.0 \times 10^3}} = 0.77 (\text{m} \cdot \text{s}^{-1})$$

根据黏滞流体的伯努利方程,黏滞流体在流动过程中,由于黏滞力的存在而产生能量损耗. 单位体积流体的能量损耗与哪些因素有关呢?

当黏滞流体在粗细均匀的水平圆管内定常流动时,由于 $S_1 = S_2$,根据流量连续原理式(2.2), $v_1 = v_2$;水平管 $h_1 = h_2$,黏滞流体的伯努利方程简化为

$$p_1 = p_2 + w$$

单位体积黏滞流体从 S_1 处流至 S_2 处的过程中损耗的能量

$$w = p_1 - p_2 \tag{2.14}$$

上式表明,单位体积黏滞流体在粗细均匀的水平圆管内自截面 S_1 定常流动到截面 S_2 的过程中,损耗的能量等于在流动过程中因克服黏滞阻力而出现的压强差.

设粗细均匀的水平圆管的半径为 R、管内流体的平均流速为 $\bar{v}$,则通过圆管的流量 $Q = \pi R^2 \bar{v}$, $w = p_1 - p_2$,而 $\beta = \dfrac{8\eta l}{\pi R^4}$,代入泊肃叶定律,有

$$\pi R^2 \bar{v} = \frac{\pi R^4}{8\eta l}w$$

可得

$$w = \frac{8\eta l}{R^2}\overline{v} \qquad\qquad (2.15)$$

上式表明,黏度为 η 的黏滞流体以平均流速 $\overline{v}$ 在长度为 l、半径为 R 的水平圆管内定常流动时,单位体积流体在流动过程中损耗的能量与圆管的长度、流体的黏度和平均流速均成正比,而与管半径的平方成反比.

　　粗细均匀的水平圆管,其上等间距地附有竖直细支管,支管内液面的高度表示支管所在处的压强. 如图 2.15(a)所示,当理想流体在管内定常流动时,实验发现,各支管内液面的高度相同,这表明理想流体在流动过程中没有能量损耗. 如图 2.15(b)所示,当黏滞流体在管内定常流动时,实验发现,沿流动方向随着支管离容器的距离即流程的增大,各支管内液面的高度依次线性降低. 由于是黏滞流体在粗细均匀的水平流管中定常流动,根据式(2.14),压强的减小反映单位体积流体能量的损耗. 由式(2.15)可知,单位体积流体能量的损耗与管长成正比. 由于竖直支管是等间距的,故支管内液面高度的下降与流程成正比. 所以沿流动方向,随着流程的增加,支管内液面的高度依次线性降低.

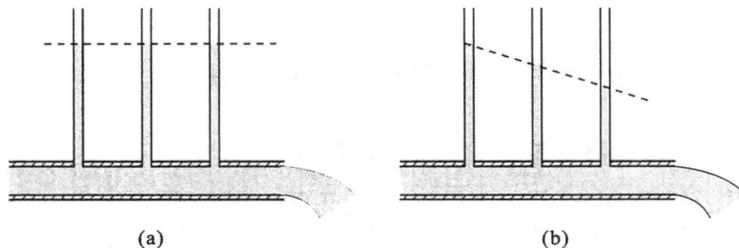

(a)　　　　　　　　　　　　(b)

图 2.15

2.3　物体在流体中的运动

2.3.1　物体在理想流体中的运动

　　如图 2.16 所示,处在不均匀流场中的小物体,上方 1 处流速大而下方 2 处流速小. 忽略 1、2 两截面的高度差,即 $h_1 = h_2$,则 1、2 两截面的伯努利方程为

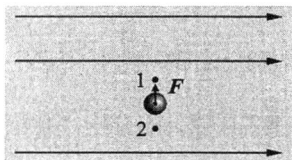

图 2.16

$$p_1 + \frac{1}{2}\rho v_1^2 = p_2 + \frac{1}{2}\rho v_2^2$$

由于 $v_1 > v_2$,因此 $p_1 < p_2$. 可见,流体施予物体一个由流速小处指向流速大处,即与流体的相对流速方向垂直的净力的作用,这种使物体向流速大的一侧运动的横向动力,称为**升力**(lift).

当形状不对称的流线型物体(如鸟类的身体、飞机的机翼等)处在均匀流场中时,流场就会变得不对称,物体便获得升力. 掷铁饼、标枪、飞碟和高跳台滑雪运动,都利用了流体给飞行物体的升力作用.

　　血液在血管内流动时,靠近血管壁的红细胞在随着血液一起沿血管轴向流动的同时,沿径向向管轴中心移动. 这一现象称为**红细胞的轴向集中**. 该效应的机理复杂,起因尚有争议. 一种理论解释是,由于血液流动时,血管内管轴中心处流速大,越靠近管壁处流速越小. 因此,红细胞处在不均匀的流场中,升力作用使红细胞向管轴中心移动,产生轴向集中效应.

2.3.2　物体在黏滞流体中的运动

在黏滞流体中运动的物体,表面将黏附一层流体,这层流体随物体一起运动,因而与周围流体之间有黏滞力作用,即物体将受到流体施予的黏滞阻力的作用. 实验表明,当流体相对于物体做层流即流体的流速较小而物体匀速运动时,物体所受到的黏滞阻力与物体的线度、物体的运动速度 v 以及流体的黏度 η 成正比. 斯托克斯从理论上证明,采用国际单位制时,对于半径为 r 的小球,比例系数为 6π. 小球所受的黏滞阻力的大小为

$$F = 6\pi\eta r v \tag{2.16}$$

上式称为**斯托克斯定律.**

考虑半径为 r 的小球在黏度为 η 的黏滞流体中的下降过程. 开始小球受到向下的重力和向上的浮力. 设小球的密度大于流体的密度,则小球所受的重力大于浮力,小球将加速下降,随着下降速度的增大,小球所受的向上的黏滞阻力增大. 当速度达到一定值时,小球所受的重力、浮力和黏滞阻力三力平衡,小球匀速下降,此时小球的速度称为**终极速度**或**沉降速度**(sedimentary velocity),用 v_s 表示.

小球的沉降速度由什么因素决定呢? 设小球密度为 ρ_1 ,流体的密度为 $\rho_2 (\rho_1 > \rho_2)$,则小球所受的重力和浮力分别为 $\frac{4}{3}\pi r^3 \rho_1 g$ 和 $\frac{4}{3}\pi r^3 \rho_2 g$;小球以沉降速度 v_s 下降时所受的黏滞阻力为 $6\pi\eta r v_s$. 小球受力平衡,有

$$\frac{4}{3}\pi r^3 \rho_1 g = \frac{4}{3}\pi r^3 \rho_2 g + 6\pi\eta r v_s$$

可得小球的沉降速度

$$v_s = \frac{2(\rho_1 - \rho_2)}{9\eta} g r^2 \tag{2.17}$$

上式表明,**当小球在黏滞流体中(如尘埃在空气中、血细胞在血浆中)下降时,沉降速度与重力加速度、小球与流体的密度差以及小球半径的平方成正比,而与流体的黏度成反比.**

红细胞的密度比血浆的大,因此红细胞可以从血浆中沉淀出来,这一现象称为红细胞的沉降. 红细胞在血浆中的沉降速度称为红细胞的沉降率,简称血沉. 血沉不仅取决于红细胞和血浆的密度、血浆的黏度和红细胞的大小,而且还与红细胞的形状、变形性、聚集状态、红细胞间的相互作用等因素有关. 一般认为血沉的加快是红细胞聚集的结果. 由于某种病理因素改变了血浆中蛋白质的成分和浓度,使带正电的蛋白质增多,那么带负电的红细胞将吸附这些多余的带正电的蛋白质,红细胞膜上的电荷量增大,从而使红细胞更易于聚集成串,红细胞的串接使得红细胞与血浆接触的总面积减少,且红细胞串的体积增大,从而导致血沉加快.

2.4　血液的流动

本节先介绍血液的黏滞性,然后以流体力学的物理原理为基础,简要讨论一些血液流动中的具体问题.

2.4.1　血液的黏滞性

人体血液由血浆及悬浮在血浆中的血细胞组成. 血浆是蛋白质、盐类等的水溶液. 血浆占血液总体积的近 55%. 蛋白质的含量和温度是影响血浆黏度的主要因素. 室温下血浆的黏度

为 $1.2 \times 10^{-3} Pa \cdot s$. 血细胞约为血液总体积的 45%. 血细胞为可变形的含液囊性体. 血细胞的含量显著影响血液的黏度.

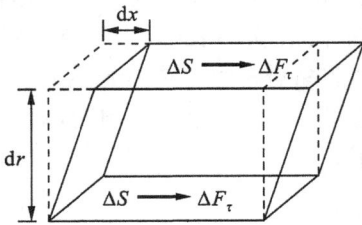

图 2.17

图 2.17 表示面积为 ΔS、厚度为 dr 的无限薄流层在切向力 F_τ 作用下发生形变的情形. 切应力 $\tau = \dfrac{F_\tau}{\Delta S}$、切应变 $\gamma = \dfrac{dx}{dr}$. 切应变随时间的变化率即流层产生切向形变的速度称为切应变率, 用 $\dot\gamma$ 表示, 即

$$\dot\gamma = \frac{d\gamma}{dt} = \frac{d}{dt}\left(\frac{dx}{dr}\right) = \frac{d\left(\dfrac{dx}{dt}\right)}{dr} = \frac{dv}{dr}$$

可见, 切应变率就等于相应处流体的速度梯度.

在国际单位中, 切应变率的单位为秒$^{-1}$(s^{-1}).

牛顿黏滞定律可以改写为

$$\frac{F_\tau}{\Delta S} = \eta \frac{dv}{dr}$$

上式左端为切应力, $\dfrac{F_\tau}{\Delta S} = \tau$, 右端是切应变率, $\dfrac{dv}{dr} = \dot\gamma$. 于是, 牛顿黏滞定律又可以写成如下的形式

$$\tau = \eta\dot\gamma \tag{2.18}$$

通常, 均质流体在一定温度时的黏度为只与流体性质有关的常数, 这类流体称为**牛顿流体**(Newtonian fluid). 水、酒精、血浆、血清等是牛顿流体. 大量实验证明, 血浆也是牛顿流体. 根据式(2.18)得到的黏度与切应变率的关系曲线称为流体的**流动曲线**. 牛顿流体的流动曲线为一条水平直线, 如图 2.18 中的①所示.

含有悬浮物或弥散物的非均质流体即使在一定温度下, 黏度也不是常数, 而随切应变率而变, 这类流体称为**非牛顿流体**(non-Newtonian fluid). 油漆、蔗糖溶液、血液等是

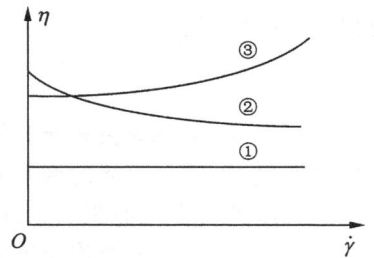

图 2.18

非牛顿流体. 非牛顿流体的流动曲线不是水平直线, 而是向上或向下弯曲的曲线, 如图 2.18 中的②和③所示.

血液是一种复杂非牛顿流体, 当温度一定时, 血液的切应力与切应变率呈非线性关系, 即式(2.18)中的黏度不再是只与血液性质有关的特性常数, 而与切应变率 $\dot\gamma$ 有关, 此时的黏度称为血液的表观黏度, 用 η_a 表示. 实验表明, 温度一定时, 血液的表观黏度 η_a 不仅与切应变率 $\dot\gamma$ 有关, 还与血细胞比容 H(红细胞的容积与全血容积的百分比)有密切的关系, 血液的流动曲线如图 2.19 所示. 由图可知, 在同样的切应变率下, 血细胞比容越高, 血液的表观黏度越大, 血液的非牛顿行为越显著; 血细胞比容一定时随着切应变率的增大, 血液的黏度越小, 当切应变率增大到一定值时, 血液的表现黏度趋近于牛顿黏度, 即 $\eta_a \rightarrow \eta$, 血液的性质渐趋于牛顿流体. 正常人的血液($H=45\%$), 当 $\dot\gamma > 200s^{-1}$ 时, 即可近似看作牛顿流体, 其黏度趋于常数, 约为 $3 \times 10^{-3} Pa \cdot s$.

实验研究发现,在血液细胞比容和温度一定的条件下,血液的切应力与切应变率近似满足如下的关系式:

$$\sqrt{\tau} = \sqrt{\eta_c \dot{\gamma}} + \sqrt{\tau_c} \qquad (2.19)$$

式中 η_c 称为**血液的卡森黏度**, τ_c 称为**血液的屈服应力**. 由上式可见,当 $\dot{\gamma}=0$ 时, $\tau=\tau_c$, τ_c 是使血液流动所必须施加的最小切应力. 因此,要使血液流动,即欲使 $\dot{\gamma}>0$,必须有 $\tau>\tau_c$. 正常血液的屈服应力约为 5×10^{-3} Pa. 上式称为**卡森方程**.

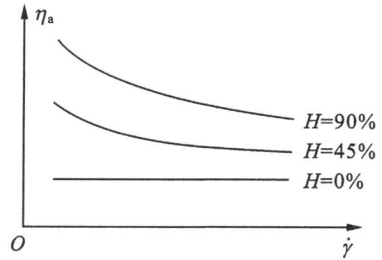

图 2.19

实验还发现,血液的黏度还与血管的半径、血浆中纤维蛋白质的含量、血液的 pH 以及渗透压等因素有关.

在国际单位制中,表观黏度和卡森黏度的单位与黏度的相同,为帕·秒(Pa·s),或牛顿·秒·米$^{-2}$(N·s·m^{-2}).

2.4.2　人体体循环系统中血压的分布

人体的血液循环系统是非常复杂的. 从物理学的观点看,心脏的作用是供给血液能量使之进行正常的循环. 在循环系统中,血液的能量形式有压强能、动能和势能三种. 三种形式的能量是怎样变化的呢?

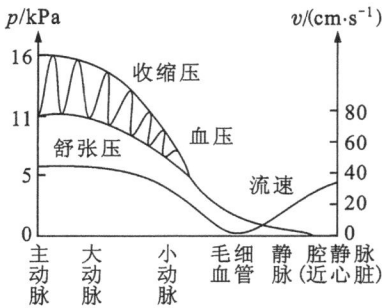

图 2.20

根据流量连续原理,血液流速随血管截面积的不同而改变,故血液动能的变化与同类相并联的分支血管的总截面积之比的平方成反比. 而同类分支血管的总截面积之大,如毛细血管的总截面积达 $900cm^2$,故血液动能的变化很小可以忽略. 循环系统中势能是变化的,但由于左心室与右心房的高度近似相等,故就循环系统的始末而言,势能的改变可以不计. 因此,压强差的大小近似反映血液在流动过程中克服黏滞阻力消耗能量的多少. 可见,在循环系统中血压是不断降低的. 图 2.20 表示人体循环系统中血压的变化情况. 图中显示,主动脉和大动脉内,血压有波动,这是由于心脏周期性射血引起的. 随着血液流程的增加,动脉血管管径变小,血压波动性减小. 主动脉压随左心室的收缩而迅速升高,其最大值称为收缩压. 左心室舒张期间,主动脉压急剧降低,其最小值称为舒张压. 我国健康青年人在安静状态时,收缩压为 13.3～16.0kPa(100～120mmHg),舒张压为 8.0～10.7kPa(60～80mmHg),平均动脉压为 13.3kPa(100mmHg). 从图 2.20 中还可见,在主动脉内血压(平均值)几乎无降落. 大动脉内,由于管径变小而使流阻增大,血压降落逐渐加快. 小动脉内,管径减小而血液黏度明显增大,两方面的原因致使小动脉的流阻最大,血压降落最快. 毛细血管的管径虽然减小,但血液的黏度却明显降低. 所以血液在毛细血管内消耗的压强能大大减小,血压降落得较慢.

思　考　题

2.1　什么是定常流动? 船舶在海面上平稳地航行时,周围海水的流动是定常流动吗? 船舶模型在水洞里模拟航行时,周围水的流动是定常流动吗?

2.2　为什么当火车飞驶而过时,人距铁道应有一定的距离?

2.3　从动脉血管到毛细血管,血液流速逐渐减小的主要原因是什么?

2.4　流量连续原理、伯努利方程以及泊肃叶定律的适用条件分别是什么?

2.5　血液的黏滞性具有什么特点? 影响血液黏度的主要因素是什么?

习　题

2.1　在安静状态下,正常成人主动脉内血液的平均流速为 $0.33\mathrm{m\cdot s^{-1}}$,试求:

(1) 流过半径为 9mm 的主动脉血管的血液流量;

(2) 总截面积为 $20\times10^{-4}\mathrm{m^2}$ 的大动脉内血液的平均流速.

2.2　水在粗细不同的水平流管内定常流动.若出口处管的截面积为最细处的 3 倍,出口处水的流速为 $3\mathrm{m\cdot s^{-1}}$.试求管内最细处的压强.

2.3　水平管中水的流量为 $4.0\times10^{-3}\mathrm{m^3\cdot s^{-1}}$,截面积为 $1.0\times10^{-3}\mathrm{m^2}$ 处的压强为 $1.2\times10^5\mathrm{Pa}$,试求截面积多大处压强为 $1.0\times10^5\mathrm{Pa}$?

2.4　水在水平管中定常流动,流量为 $4\times10^3\mathrm{cm^3\cdot s^{-1}}$.粗处截面积 $S_1=40\mathrm{cm^2}$,细处截面积 $S_2=10\mathrm{cm^2}$.

(1) 试分别求粗、细两处水的流速;

(2) 若粗、细两处连接一 U 形管水银压强计,试求 U 形管中水银面的高度差.

2.5　由直径为 10cm 的水管将 20℃的水抽运到空气中去,水的流速 $v=30\mathrm{cm\cdot s^{-1}}$,试求:

(1) 雷诺数并判断水的流动状态;

(2) 每秒钟抽出水的体积.

2.6　尿液的黏度为 $69\times10^{-3}\mathrm{Pa\cdot s}$.在长为 4.0cm、直径为 2.0mm 的尿道内,尿液的流量为 $20\mathrm{cm^3\cdot s^{-1}}$,试求膀胱内尿液的压强.

2.7　在截面积为 S 的水平圆管内,密度为 ρ 的黏滞流体做定常流动,流量为 Q.若与水平管相通、间距为 l 的两竖直细管内液柱的高度差为 h,试求流体的黏度.

2.8　长为 1.0mm、内半径为 $2.0\mu m$ 的毛细血管内,血液的最大流速为 $66\mathrm{cm\cdot s^{-1}}$,血液的黏度以 $3.0\times10^{-3}\mathrm{Pa\cdot s}$ 计,通过主动脉的血液流量为 $83\mathrm{cm^3\cdot s^{-1}}$.试求:

(1) 毛细血管两端的血压降;

(2) 毛细血管内血液的流量;

(3) 毛细血管的流阻;

(4) 体内毛细血管的总条数.

2.9　温度为 20℃时油的密度为 $0.90\times10^3\mathrm{kg\cdot m^{-3}}$.粗细均匀的供油管道,1 处比 2 处高 5.0m,而 1 处的压强比 2 处的压强低 $1.2\times10^3\mathrm{Pa}$.试求 $5.0\mathrm{m^3}$ 油从 1 处流至 2 处的过程中损耗的能量.

2.10　玻璃球的密度为 $2.56\times10^3\mathrm{kg\cdot m^{-3}}$、甘油的密度为 $1.26\times10^3\mathrm{kg\cdot m^{-3}}$.半径为 3.0mm 的玻璃球在甘油中自静止下落,测得玻璃球的沉降速度为 $1.82\mathrm{cm\cdot s^{-1}}$,试求甘油的黏度.

第 3 章 振动与波 声波 超声和超声成像

物体在一定位置附近所做的往复运动称为机械振动.除了机械振动外,自然界中发生的其他现象,其相关物理量也可在某一定值附近变化.广义而言,任何一个物理量在某一定值附近变化称为**振动**(vibration).振动的传播过程称为**波动**(wave motion).

本章先介绍机械振动的规律,再讨论机械波,然后介绍声波的概念及规律,最后讨论超声的产生、性质和规律以及超声成像的物理基础.

3.1 简 谐 振 动

振动随处可见,钟摆的摆动,火车过桥时桥梁的震动,地震时地壳的运动,心脏的跳动,声带的运动等都是机械振动.交流电的电流或电压,交变电磁场的电场强度和磁场强度,人的体温和血压等的变化都是广义的振动.不同的振动其本质不同,但都遵循着一些共同的规律.

3.1.1 简谐振动

简谐振动是一种最简单、最基本的振动.实际振动通常不是简谐振动,因而实际振动往往比较复杂.然而任何复杂的实际振动都可以看成是两个或两个以上简谐振动的合成.因此,讨论简谐振动的规律是研究复杂振动的基础.

1. 简谐振动方程

如图 3.1 所示的弹簧振子,小球的质量为 m、轻弹簧的劲度系数为 k.当弹簧处于自然状态时,小球位于 O 点处,在水平方向上不受力.O 点称为平衡位置.以 O 点为坐标原点,沿小球运动方向,建立坐标轴 Ox.不考虑小球在运动过程中所受的摩擦阻力.当小球位移为 x 时,在弹性限度内,小球受到的弹性力为

$$F = -kx$$

根据牛顿第二定律 $F = ma$ 及 $a = \dfrac{\mathrm{d}^2 x}{\mathrm{d}t^2}$ 和上式,并令 $\dfrac{k}{m} = \omega^2$,可得

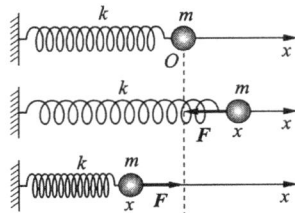

图 3.1

$$\frac{\mathrm{d}^2 x}{\mathrm{d}t^2} + \omega^2 x = 0 \tag{3.1}$$

上式的解可以是正弦也可以是余弦形式.我们取余弦形式,即

$$x = A\cos(\omega t + \varphi) \tag{3.2}$$

在弹性力的作用下,物体的位移随时间按余弦(或正弦)规律变化,物体的这种运动称为**简谐振动**(simple harmonic vibration).上式称为简谐振动的振动方程.

物体位移随时间变化的曲线称为物体的振动曲线.根据式(3.2),简谐振动物体的振动曲线如图 3.2 所示.

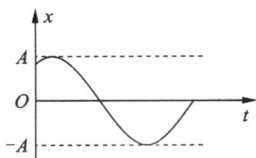

图 3.2

2. 简谐振动的速度和加速度

根据速度的定义,简谐振动物体的速度

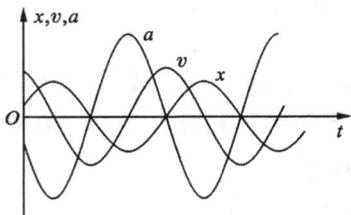

图 3.3

$$v = \frac{\mathrm{d}x}{\mathrm{d}t} = -\omega A \sin(\omega t + \varphi) \qquad (3.3)$$

根据加速度的定义,简谐振动物体的加速度

$$a = \frac{\mathrm{d}v}{\mathrm{d}t} = -\omega^2 A \cos(\omega t + \varphi) \qquad (3.4)$$

简谐振动物体位移的幅值为 A、速度的幅值为 ωA、加速度的幅值为 $\omega^2 A$. 设 $\omega > 1$,则简谐振动物体的位移、速度和加速度随时间变化的曲线如图 3.3 所示.

3. 描述简谐振动的特征量

在简谐振动方程中,描述简谐振动的三个特征量 A、ω 和 φ 的物理意义各是什么呢?

(1) 振幅. 物体偏离平衡位置的最大距离 A 称为简谐振动的**振幅**. A 值反映简谐振动物体的运动范围.

(2) 周期和频率. 物体完成一次完整振动所需要的时间称为简谐振动的**周期**,用 T 表示. 根据周期的定义,有

$$x = A \cos(\omega t + \varphi) = A \cos[\omega(t + T) + \varphi] = A \cos[(\omega t + \varphi) + \omega T]$$

即得

$$\omega T = 2\pi$$

于是,周期为

$$T = \frac{2\pi}{\omega} = 2\pi \sqrt{\frac{m}{k}} \qquad (3.5a)$$

单位时间内,物体振动的次数称为**频率**,用 ν 表示. 周期和频率互为倒数,即

$$\nu = \frac{1}{T} = \frac{1}{2\pi} \sqrt{\frac{k}{m}} \qquad (3.5b)$$

2π 秒内,物体振动的次数称为**圆频率**或**角频率**,用 ω 表示,即

$$\omega = 2\pi\nu = \sqrt{\frac{k}{m}} \qquad (3.5c)$$

可见,**简谐振动的周期、频率和圆频率由振动系统性质决定**. 因此,周期、频率和圆频率分别称为简谐振动系统的固有周期、固有频率和固有圆频率.

(3) 相位. $(\omega t + \varphi)$ 称为 t 时刻振动的**相位**(phase). 由式(3.2)、式(3.3)和式(3.4)可知,简谐振动物体任意时刻 t 的位移、速度和加速度由 $(\omega t + \varphi)$ 决定. 因此,相位 $(\omega t + \varphi)$ 是描述任意时刻物体运动状态的物理量. $t = 0$ 时刻的相位 φ 称为**初相位**.

由式(3.2)、式(3.3)和式(3.4)可以看出,加速度的相位较速度超前 $\frac{\pi}{2}$,速度的相位较位移的超前 $\frac{\pi}{2}$. 加速度的相位较位移超前 π.

对于一个具体的简谐振动系统,圆频率 ω 由系统确定. 所以,系统确定后,圆频率 ω 就是确定的.

设 $t = 0$ 时,物体的位移为 x_0、速度为 v_0. 由式(3.2)和式(3.3),有

$$x_0 = A\cos \varphi, \quad v_0 = -\omega A \sin \varphi$$

可得,振幅和初相位分别为

$$A = \sqrt{x_0^2 + \frac{v_0^2}{\omega^2}}, \quad \varphi = \arctan \left(-\frac{v_0}{\omega x_0} \right) \tag{3.6}$$

可见,**简谐振动物体的振幅和初相位由振动系统的圆频率 ω 和初始条件 x_0、v_0 决定**.

4. 简谐振动的旋转矢量表示

简谐振动还可以用旋转矢量法表示,这种表示法有助于我们直观认识简谐振动的特点,形象理解简谐振动的特征量,简捷确定振动系统的状态,方便处理振动的合成问题.

设一物体做简谐振动,振动方程为 $x = A\cos(\omega t + \varphi)$. 如图 3.4 所示,以横轴表示位移 x. 自坐标原点 O 以振幅 A 为长度做一振幅矢量 A,且令 $t = 0$ 时,A 与 x 轴正方向之间的夹角为初相位 φ. A 末端从该位置开始以圆频率 ω 绕 O 点逆时针方向旋转,则在任意时刻 t,A 与 x 轴正方向的夹角为 $(\omega t + \varphi)$,A 末端在 x 轴上投影的运动 $x = A\cos(\omega t + \varphi)$ 即为简谐振动物体的振动方程. 这种表示简谐振动的方法称为**旋转矢量法**,长度等于振幅的旋转矢量称为**振幅矢量**.

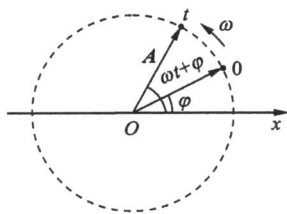

图 3.4

由简谐振动的振幅矢量图可以看出,由于在一个周期内的不同时刻,振幅矢量的方向不同,对应简谐振动物体的相位 $(\omega t + \varphi)$ 具有 $0 \sim 2\pi$ 的不同值. 所以,在一个周期内,系统经历了不同的运动状态. 即在一个周期内,系统的运动状态不重复.

3.1.2 简谐振动的能量

任意时刻,简谐振动物体的动能为

$$E_k = \frac{1}{2}mv^2 = \frac{1}{2}m\omega^2 A^2 \sin^2(\omega t + \varphi)$$

由于 $m\omega^2 = k$, 动能可表示为

$$E_k = \frac{1}{2}kA^2 \sin^2(\omega t + \varphi) \tag{3.7}$$

势能为

$$E_p = \frac{1}{2}kx^2 = \frac{1}{2}kA^2 \cos^2(\omega t + \varphi) \tag{3.8}$$

可见,简谐振动物体的动能和势能都随时间周期性变化. 动能和势能的周期为振动周期 T 的一半,即 $\frac{T}{2}$. 动能和势能的相位差为 $\frac{\pi}{2}$,因此,动能和势能反相,动能最大时势能最小,反之亦然.

简谐振动物体的动能和势能之和称为**简谐振动的能量**. 任意时刻,简谐振动的能量为

$$E = E_k + E_p = \frac{1}{2}kA^2 \tag{3.9}$$

上式表明,**简谐振动物体的动能和势能相互转化,但总能量守恒**.

例 3.1 水平放置的弹簧振子,小球的质量为 20kg、弹簧的劲度系数为 $0.72\text{N} \cdot \text{m}^{-1}$. 如

图 3.5 所示,将小球自平衡位置 O 向右拉到距 O 点 5.0cm 处后缓慢释放,试求:

(1)小球做简谐振动的振动方程;

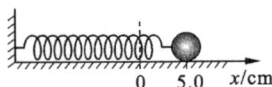

图 3.5

(2)小球第一次运动到正的最大位移一半位置处时的速度.

解　(1)由题意可知,圆频率为

$$\omega = \sqrt{\frac{k}{m}} = \sqrt{\frac{0.72}{20 \times 10^{-3}}} = 6.0(\text{rad} \cdot \text{s}^{-1})$$

依题意,初始条件 $x_0 = 5.0\text{cm}$, $v_0 = 0$,及 $\omega = 6.0\text{rad} \cdot \text{s}^{-1}$,振幅为

$$A = \sqrt{x_0^2 + \frac{v_0^2}{\omega^2}} = \sqrt{5.0^2 + \frac{0}{6.0^2}} = 5.0(\text{cm})$$

初相位为

$$\varphi = \arctan\left(\frac{-v_0}{\omega x_0}\right) = \arctan\left(-\frac{0}{6.0 \times 5.0}\right) = 0$$

小球的振动方程为

$$x = A\cos(\omega t + \varphi) = 5.0 \times 10^{-2}\cos 6.0t(\text{SI})$$

(2)小球在正最大位移的一半处且向 x 轴负方向运动时的相位 $\omega t = \dfrac{\pi}{3}$,速度为

$$v = -\omega A \sin \omega t = -6.0 \times 5.0 \times 10^{-2} \sin \frac{\pi}{3} = -0.26(\text{m} \cdot \text{s}^{-1})$$

3.2　阻尼振动　受迫振动和共振

3.2.1　阻尼振动

简谐振动是一种等幅振动,由于振幅不变,所以系统的能量始终保持不变,这是一种没有阻力时的理想情况.实际物体振动时,由于阻力的存在,振幅会逐渐减小,最终停止振动.振幅随时间减小的振动称为**阻尼振动**.例如,弹簧振子和单摆的实际运动就是阻尼振动.实际的阻尼振动比较复杂,下面我们以弹簧振子为例,仅就振动系统只受摩擦阻力作用时的阻尼振动进行讨论.

设弹簧振子处在黏滞性介质(如实际液体或气体)中,则系统除了受弹性力外,还受摩擦阻力的作用.由于摩擦的存在,在任意位置 x 处时,物体除了受弹性力 $F_1 = -kx$ 外,还受介质施予的黏滞阻力 F_2.通常,黏滞阻力与物体运动速度有关,当物体低速运动时,黏滞阻力与速度成正比,即

$$F_2 = -\gamma v = -\gamma \frac{\text{d}x}{\text{d}t}$$

式中 γ 为阻尼系数,其值取决于物体的形状、大小以及介质的性质.负号表示摩擦阻力与物体运动速度方向相反.

设质量为 m 的物体,在弹性力 $F_1 = -kx$ 和黏滞阻力 $F_2 = -\gamma v = -\gamma \dfrac{\text{d}x}{\text{d}t}$ 的作用下做阻尼振动.根据牛顿第二定律,物体运动的微分方程为

$$-kx - \gamma \frac{\text{d}x}{\text{d}t} = m \frac{\text{d}^2 x}{\text{d}t^2}$$

上式可写成

$$\frac{\mathrm{d}^2 x}{\mathrm{d} t^2} + \frac{\gamma}{m}\frac{\mathrm{d} x}{\mathrm{d} t} + \frac{k}{m}x = 0$$

令 $\frac{k}{m} = \omega_0^2$，$\frac{\gamma}{m} = 2\beta$，其中 ω_0 为无阻尼时系统的**固有圆频率**，β 称为**阻尼因数**. 代入上式，物体运动的微分方程可写成

$$\frac{\mathrm{d}^2 x}{\mathrm{d} t^2} + 2\beta\frac{\mathrm{d} x}{\mathrm{d} t} + \omega_0^2 x = 0 \tag{3.10}$$

式(3.10)中的阻尼因数不同时，其解的形式不同，物体的运动规律不同. 通常分为以下三种情况：

(1) 小阻尼. $\beta < \omega_0$ 时称为小阻尼. 小阻尼时，方程(3.10)的解为

$$x = A\mathrm{e}^{-\beta t}\cos(\omega t + \varphi) \tag{3.11}$$

式中，圆频率 $\omega = \sqrt{\omega_0^2 - \beta^2}$，$A$ 和 φ 是由初始条件决定的积分常数. 上式表明，阻尼振动的位移与时间的关系由两项相乘描述：$\cos(\omega t + \varphi)$ 反映物体在回复力作用下的周期运动，$A\mathrm{e}^{-\beta t}$ 则反映了阻尼振动的振幅随时间衰减的情况，振幅衰减得快慢取决于阻尼因数 β，β 愈大衰减愈快，反之亦然. 如图 3.6 所示，小阻尼时，物体做衰减振动，而不再是简谐振动.

(2) 临界阻尼. $\beta = \omega_0$ 时称为临界阻尼. 临界阻尼时，方程(3.10)的解比较复杂，在此只给出物体的振动曲线. 图 3.7 中的曲线 1 为临界阻尼时的振动曲线. 物体在较短的时间内，很快地以非周期运动的形式迅速回到平衡位置. 可见，临界阻尼时，物体做衰减运动而不是振动.

在工程技术中，临界阻尼有着广泛的应用. 例如，指针式测量仪表、精密天平等使用时，为了迅速得到读数或使指针尽快返回平衡位置，通过调节阻尼的大小，使仪器、仪表内配备的阻尼系统，处于临界阻尼状态.

(3) 大阻尼. $\beta > \omega_0$ 时称为**大阻尼**(或过阻尼). 大阻尼时方程(3.10)的解也较复杂，在此也只给出物体的振动曲线. 图 3.7 中的曲线 2 为大阻尼时的振动曲线. 物体在较长的时间内，较慢地以非周期运动的形式逐渐回到平衡位置. 可见，大阻尼时，物体做衰减运动而不是振动.

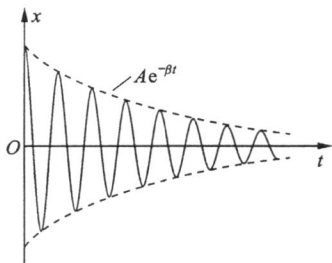

图 3.6

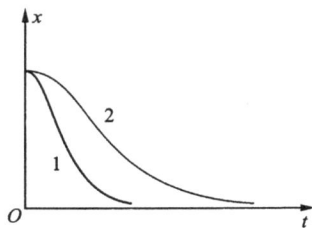

图 3.7

在实际问题中，常常改变阻尼的大小，从而控制系统的运动. 如果希望系统近似做简谐振动，则选择尽量小的阻尼，如果希望系统不做振动且迅速地回到平衡位置，则适当地选择阻尼，将运动控制为临界阻尼运动状态.

3.2.2 受迫振动

阻尼振动系统的能量不断减少，振动无法持续进行. 欲维持振动的持续性，外界必须给振动系统补充能量. 在外界周期性外力持续作用下系统所做的持续性振动称为**受迫振动**. 在工程

技术中,受迫振动的现象很多. 例如,电动机工作时,底座的振动,扬声器纸盆的振动,钟表指针的振动等都是受迫振动. 使系统做受迫振动的周期性外力称为驱动力. 电机工作时对机房的作用力,队伍行进时对桥梁的作用力,电台发射的音频信号和电视台发射的视频信号等都是驱动力.

设质量为 m 的物体,在弹性力 $F_1 = -kx$ 、黏滞阻力 $F_2 = -\gamma v = -\gamma \dfrac{\mathrm{d}x}{\mathrm{d}t}$ 和周期性驱动力 $F_3 = F_m \cos \omega't$(ω' 为驱动力的圆频率)的作用下作受迫振动. 根据牛顿第二定律,物体运动的微分方程为

$$-kx - \gamma \frac{\mathrm{d}x}{\mathrm{d}t} + F_m \cos \omega't = m \frac{\mathrm{d}^2 x}{\mathrm{d}t^2}$$

以 f_m 表示单位质量物体受到的驱动力的幅值,上式可写作

$$\frac{\mathrm{d}^2 x}{\mathrm{d}t^2} + 2\beta \frac{\mathrm{d}x}{\mathrm{d}t} + \omega_0^2 x = f_m \cos \omega't$$

其解为

$$x = A_0 e^{-\beta t} \cos (\omega t + \alpha) + A\cos (\omega't - \varphi) \tag{3.12}$$

上式表明,受迫振动是由阻尼振动 $A_0 e^{-\beta t} \cos (\omega t + \alpha)$ 和简谐振动 $A\cos (\omega't - \varphi)$ 合成的. 其中 A_0 和 α 是两个积分待定常数,阻尼振动的振幅 $A_0 e^{-\beta t}$ 随时间衰减. 因此,经过足够长的时间后阻尼振动可以忽略. 所以,当系统经过足够长的时间后达到稳定状态时,物体在简谐驱动力的作用下的运动学方程为

$$x = A\cos (\omega't - \varphi) \tag{3.13}$$

可见,处于稳定状态的受迫振动系统在做与驱动力同频率的简谐振动. 可以证明,其振幅和初相位分别为

$$A = \frac{f_m}{\sqrt{(\omega_0^2 - \omega'^2)^2 + 4\beta^2 \omega'^2}}, \quad \varphi = \arctan \frac{2\beta\omega'}{\omega_0^2 - \omega'^2} \tag{3.14}$$

上式表明,受迫振动系统做简谐振动的振幅和初相位由系统的性质(ω_0, β)和驱动力的性质(ω', f_m)决定,而与初始条件无关.

3.2.3　共振

受迫振动的振幅 A 与驱动力的圆频率 ω' 有关. 图 3.8 中给出了不同阻尼因数 β 时,受迫振动的振幅 A 随驱动力的圆频率 ω' 的变化曲线. 由图可见,β 越小,受迫振动的振幅越大,且驱动力的圆频率 ω' 与系统的固有频率 ω_0 越接近. 当驱动力的圆频率 ω' 与系统的固有圆频率 ω_0 接近或相等时,受迫振动的振幅迅速增大达到最大值,这一现象称为**共振**(resonance). 振幅 A 与驱动力圆频率 ω' 的关系曲线称为共振曲线. 振幅最大对应的圆频率称为共振频率.

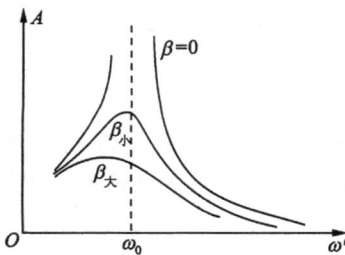

图 3.8

共振现象在工程技术和日常生活中有着重要的意义. 例如,收音机和电视机是通过改变调谐电路的参数而改变电路的固有频率,使电路与要收听或收看的电台发射的音频信号或电视台发射的视频信号的频率一致而发生共振,从而接收到人们

感兴趣的节目. 人的外耳道实际上就是一个共振系统,共振频率为 $3200 \sim 3500\,\mathrm{Hz}$,因此,人耳对这一频段声音的接收灵敏度最高. 医学上,利用原子核的磁共振现象,可以诊断疾病. 共振时,系统的振动非常强烈,共振现象也有不利的一方面. 例如,机器运转时产生的共振会影响机械加工的精度;大风或地震导致的共振可能会使桥梁倒塌、飞机机翼折断或建筑物摧毁;不当的交通工具在颠簸的道路上行驶时引发的共振,可使人体不适或损伤器官甚至导致疾病. 因此,当共振可能会带来不良影响或造成严重后果时,要设法避免. 避免不必要的共振产生的有效措施是,让外界激励源的频率远离系统的固有频率. 例如,火车过桥时必须减速,军队过桥时应以凌乱的碎步行进等. 同时,减振和防振是工程技术和科学研究中的一项重要任务. 利用共振原理,设计滤波装置,将可能引起共振的成分滤掉,就可以达到减振和防振的目的. 例如,汽车的减振装置就是轮轴与轮胎、车身与底座弹簧以及乘客与坐椅弹簧构成的三级弹性系统. 扫描隧道显微镜等现代精密仪器,则须多级弹性系统才能达到减振要求.

3.3　简谐振动的合成

实际的振动通常由两个或两个以上振动叠加而成. 例如,多个声波同时传播到达空气中某一点时,该点空气质点同时参与多个振动. 一般来说,振动的叠加比较复杂,我们只讨论几种简单的简谐振动的合成.

3.3.1　两个频率相同、振动方向相同的简谐振动的合成

设一质点同时参与两个频率相同、振动方向相同的简谐振动. 设两个分振动的振动方程分别为

$$x_1 = A_1 \cos(\omega t + \varphi_1), \quad x_2 = A_2 \cos(\omega t + \varphi_2)$$

利用旋转矢量法,可以求得合振动的方程. 如图 3.9 所示,两个分振动的振幅矢量分别为 $\boldsymbol{A}_1$ 和 $\boldsymbol{A}_2$,$t=0$ 时,$\boldsymbol{A}_1$,$\boldsymbol{A}_2$ 与 x 轴正方向间的夹角分别为 φ_1 和 φ_2 ,合振动的振幅矢量为 $\boldsymbol{A}$. $\boldsymbol{A}_1$ 和 $\boldsymbol{A}_2$ 以相同的角速度 ω 逆时针方向匀速旋转,$\boldsymbol{A}_1$ 和 $\boldsymbol{A}_2$ 构成的平行四边形在旋转过程中形状保持不变,合振动的振幅矢量 $\boldsymbol{A}$ 的大小不变,且也以角速度 ω 逆时针方向匀速旋转. 可见,**两个频率相同、振动方向相同的简谐振动的合成仍为简谐振动.**

合振动方程为

$$x = A\cos(\omega t + \varphi)$$

式中,A 为合振动的振幅、φ 为合振动的初相位. 利用余弦定理,可得合振动的振幅

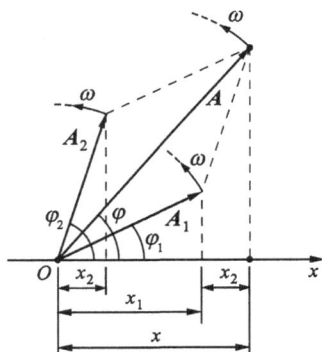

图 3.9

$$A = \sqrt{A_1^2 + A_2^2 + 2A_1 A_2 \cos(\Delta\varphi)} \tag{3.15a}$$

式中,$\Delta\varphi$ 为两分振动的初相差,即 $\Delta\varphi = \varphi_2 - \varphi_1$. 由图 3.9 可知,合振动的初相位为

$$\varphi = \arctan\frac{A_1 \sin\varphi_1 + A_2 \sin\varphi_2}{A_1 \cos\varphi_1 + A_2 \cos\varphi_2} \tag{3.15b}$$

可见,**合振动的振幅和初相位由两个分振动的振幅和初相位决定.**

由式(3.15a)可见,合振动的振幅与两个分振动的初相位有密切关系. 分别讨论如下:

(1) 当 $\Delta\varphi = \pm 2k\pi, k = 0,1,2,\cdots$ 时，$\cos\Delta\varphi = 1$，合振动的振幅

$$A = A_1 + A_2$$

合振动的振幅为两分振动振幅之和．若 $A_1 = A_2$，则 $A = A_1 + A_2 = 2A_1$．此时，合振动振幅最大，即合振动最强．

(2) 当 $\Delta\varphi = \pm(2k+1)\pi, k = 0,1,2,\cdots$ 时，$\cos\Delta\varphi = -1$，由式(3.15a)可得合振动的振幅

$$A = |A_1 - A_2|$$

合振动的振幅为两分振动振幅之差．若 $A_1 = A_2$，则 $A = A_1 - A_2 = 0$．此时，合振动的振幅最小，即合振动最弱．

(3) 当 $\Delta\varphi$ 既不满足(1)的条件也不满足(2)的条件时，由于 $-1 < \cos\Delta\varphi < 1$，合振动的振幅介于最大与最小值之间，即

$$|A_1 - A_2| < A < A_1 + A_2$$

3.3.2　两个频率不同、振动方向相同的简谐振动的合成

设一质点同时参与两个频率不同、振动方向相同的简谐振动．为简单起见，设圆频率分别为 ω_1 和 ω_2 的两个分振动的初相位 $\varphi_1 = \varphi_2 = 0$、振幅均为 A．则两分振动的方程分别为

$$x_1 = A\cos\omega_1 t, \quad x_2 = A\cos\omega_2 t$$

利用旋转矢量法，可以求得合振动的振动方程．如图 3.10 所示，两振幅矢量 A 分别以角速度 ω_1 和 ω_2 绕 O 点旋转．由于角速度不同，两振幅矢量 A 之间的夹角，即两个分振动的相位差 $\Delta\varphi = (\omega_2 - \omega_1)t$ 随时间变化，因此，合振动的振幅矢量的大小随时间变化．

当 $\Delta\varphi = \pm 2k\pi$，合振幅（$2A$）最大，合振动最强；当 $\Delta\varphi = \pm(2k+1)\pi$，合振幅（0）最小，合振动最弱．可见，合振动的振幅随时间 t 时大时小变化，因而合振动随时间 t 时强时弱变化．

合矢量 A' 在 x 轴上的投影等于矢量 A 在 x 轴上投影 x_1 和 x_2 的代数和，即任意时刻，合振动的位移为 $x = x_1 + x_2$．将 $x_1 = A\cos\omega_1 t, x_2 = A\cos\omega_2 t$ 代入，并利用三角函数关系，可得合振动的振动方程

$$x = 2A\cos\left(\frac{\omega_2 - \omega_1}{2}t\right)\cos\left(\frac{\omega_1 + \omega_2}{2}t\right) \tag{3.16}$$

可见，**两个频率不同、振动方向相同的简谐振动的合振动一般不再是简谐振动**．

当两个分振动的频率都较大且满足 $|\omega_2 - \omega_1| \ll (\omega_1 + \omega_2)$ 时，式(3.16)中的 $\cos\left(\frac{\omega_2 - \omega_1}{2}t\right)$ 随时间缓慢变化，$\cos\left(\frac{\omega_1 + \omega_2}{2}t\right)$ 随时间快速变化．因此，合振动可近似地看作圆频率为 $\frac{\omega_1 + \omega_2}{2} \approx \omega_1 \approx \omega_2$、振幅为 $\left|2A\cos\frac{\omega_2 - \omega_1}{2}t\right|$ 的简谐振动．此时，合振动的振幅周期性缓慢变化，这一现象称为**拍**．图 3.11 表示两个分振动曲线及其所产生的拍曲线．

拍振幅变化的频率称为**拍频**，用 ν 表示．由于拍振幅变化的圆频率 $\omega = 2 \times \frac{|\omega_2 - \omega_1|}{2} = |\omega_2 - \omega_1|$．因此拍频为

$$\nu = \frac{\omega}{2\pi} = \frac{|\omega_2 - \omega_1|}{2\pi} = |\nu_2 - \nu_1| \tag{3.17}$$

拍现象有着广泛的应用．例如，测量声波、超声波或无线电波的频率，校准钢琴等．

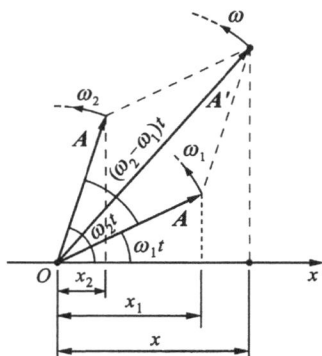

图 3.10

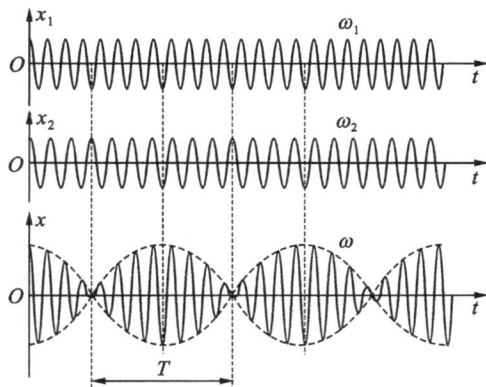

图 3.11

*3.3.3　两个频率相同、振动方向相互垂直的简谐振动的合成

若一质点同时参与两个频率相同、振动方向相互垂直的简谐振动.设两个分振动的振动方程分别为

$$x = A_1\cos(\omega t + \varphi_1), \quad y = A_2\cos(\omega t + \varphi_2)$$

由以上两式消去 t ,可得质点在 Oxy 平面内运动的轨迹方程为

$$\frac{x^2}{A_1^2} + \frac{y^2}{A_2^2} - \frac{2xy}{A_1A_2}\cos\Delta\varphi = \sin^2\Delta\varphi \tag{3.18}$$

式中, $\Delta\varphi$ 为两个分振动的初相差,即 $\Delta\varphi = \varphi_2 - \varphi_1$.上式为一椭圆方程,可见,一质点同时参与两个频率相同、振动方向相互垂直的简谐振动时,质点振幅矢量末端的轨迹为一椭圆.椭圆的形状取决于两分振动的初相位差 $\Delta\varphi$.现分别讨论如下:

(1)当 $\Delta\varphi = 0$,即两分振动的初相位相同时,质点沿斜率为 $\frac{A_2}{A_1}$ 且过坐标原点的直线轨迹运动.轨迹方程为

$$\frac{x}{A_1} - \frac{y}{A_2} = 1$$

(2)当 $\Delta\varphi = \frac{\pi}{2}$ 时,质点沿以 x 轴和 y 轴为主轴的椭圆轨迹运动.由于 $\Delta\varphi = \varphi_2 - \varphi_1 = \frac{\pi}{2}$, y 方向的振动比 x 方向的振动超前 $\frac{\pi}{2}$,质点沿顺时针运动.轨迹方程为

$$\frac{x^2}{A_1^2} + \frac{y^2}{A_2^2} = 1$$

若 $A_1 = A_2$,椭圆变成圆,质点沿圆轨迹运动.轨迹方程为

$$\frac{x^2}{A_1} + \frac{y^2}{A_1} = 1$$

(3)当 $\Delta\varphi = \pi$,即两分振动的初相位相反时,质点沿斜率为 $-\frac{A_2}{A_1}$ 且过坐标原点的直线轨迹运动.与(1)不同的是(1)中的直线过一、三象限,而此时的直线过二、四象限.

(4)当 $\Delta\varphi = \frac{3}{2}\pi$ 时,质点的运动轨迹与(2)相同,但运动方向与(2)相反,即质点沿逆时针方向运动.若 $A_1 = A_2$,椭圆变成圆.

（5）当 $\Delta\varphi$ 为任意值时,质点的运动轨迹相对坐标均为斜椭圆,斜椭圆的倾斜程度由初相位差 $\Delta\varphi$ 决定,图 3.12 给出了 $A_1 = A_2$、几种不同初相位差 $\Delta\varphi$ 时,质点的轨迹曲线,图中的箭头表示质点的运动方向.

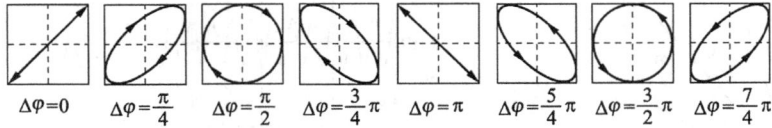

$\Delta\varphi=0$　　$\Delta\varphi=\dfrac{\pi}{4}$　　$\Delta\varphi=\dfrac{\pi}{2}$　　$\Delta\varphi=\dfrac{3}{4}\pi$　　$\Delta\varphi=\pi$　　$\Delta\varphi=\dfrac{5}{4}\pi$　　$\Delta\varphi=\dfrac{3}{2}\pi$　　$\Delta\varphi=\dfrac{7}{4}\pi$

图 3.12

可见,两个频率相同、振动方向相互垂直的简谐振动合成时,只有当两分振动的初相位差为 0 或 π 时,合振动为简谐振动,但合振动的方向与两个分振动都不相同;当两分振动的初相位差不为 0 或 π 时,质点不再做简谐振动,而是椭圆或圆周运动.

*3.3.4　两个频率不相同、振动方向相互垂直的简谐振动的合成

振动方向相互垂直但频率不同的两个简谐振动的合成运动情况是很复杂的. 只是当两分振动的频率成整数比时,合成轨迹曲线是闭合的,这种闭合图形称为李萨如图形,如图 3.13 所示.

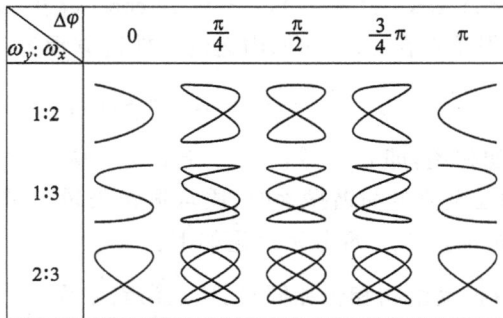

$\Delta\varphi$ $\omega_y:\omega_x$	0	$\dfrac{\pi}{4}$	$\dfrac{\pi}{2}$	$\dfrac{3}{4}\pi$	π
1:2					
1:3					
2:3					

图 3.13

由于李萨如图形显示出了两个分振动频率之间的整数比的关系,根据李萨如图形,利用示波器可以测量电信号的频率.

当两分振动的频率不成整数比时,合成轨迹曲线不闭合的. 合成运动不再是周期性运动.

*3.3.5　振动的分解

简谐振动的合振动可能是简谐振动,而一般情况下则是复杂的振动. 可见,一个复杂的振动可以看作由两个或两个以上简谐振动合成的. 将一个复杂的周期性振动分解为两个或两个以上简谐振动称为振动的**分解**. 将一个周期性振动分解为简谐振动称为**频谱分析**（frequency analysis）. 下面介绍频谱分析的基本方法.

设圆频率为 ω 的复杂周期性函数为 $x(t)$. 数学上的傅里叶级数理论提供了频谱分析的理论基础. 根据傅里叶级数理论, $x(t)$ 可以用如下的傅里叶级数表示

$$x(t) = \frac{a_0}{2} + \sum_{n=1}^{\infty}(a_n\cos n\omega t + b_n\sin n\omega t) \tag{3.19}$$

式中 n 为自然数, $n = 1,2,3,\cdots$. 可见,周期性振动可以分解为无数个简谐振动. 各个简谐振

动的圆频率分别为 $\omega, 2\omega, 3\omega, \cdots$. ω 称为基频，$2\omega, 3\omega, \cdots$ 依次称为二次谐频、三次谐频 $\cdots$. 以 T 表示周期性振动的周期，则式中的三个系数分别为

$$a_0 = \frac{2}{T} \int_{-T/2}^{T/2} x(t)\,\mathrm{d}t, \quad a_n = \frac{2}{T} \int_{-T/2}^{T/2} x(t)\cos n\omega t\,\mathrm{d}t, \quad b_n = \frac{2}{T} \int_{-T/2}^{T/2} x(t)\sin n\omega t\,\mathrm{d}t$$

对复杂周期性振动进行频谱分析是研究周期性振动的一种重要方法. 例如，对于振动曲线如图 3.14(a)所示的圆频率为 ω 的矩形周期振动，根据傅里叶级数理论，可以表示为

$$x(t) = \frac{4X}{\pi}\left(\sin \omega t + \frac{1}{3}\sin 3\omega t + \frac{1}{5}\sin 5\omega t + \frac{1}{7}\sin 7\omega t + \cdots\right)$$

以虚线表示分振动曲线、实线表示合成振动曲线. 若上式中只取前两项，合成曲线如图 3.14(b)所示. 若上式中只取前四项，合成曲线如图 3.14(c)所示. 可见，项数取得越多，合成曲线将越接近矩形振动的振动曲线. 理论上，当分振动的个数无限多时，合成曲线就是矩形周期振动的振动曲线.

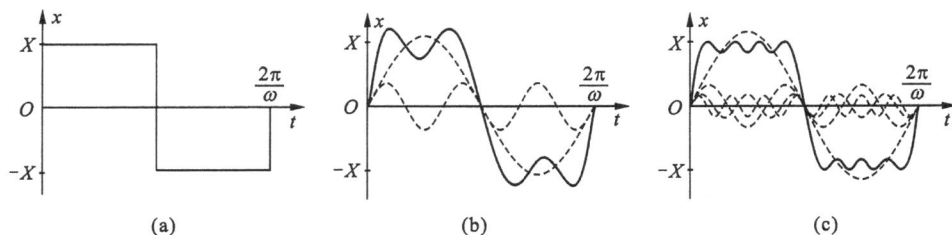

图 3.14

一个实际振动所包含的各个分振动的振幅与频率的关系图称为**频谱图**（spectrogram）. 图 3.15 为矩形周期振动的频谱图.

频谱分析在理论研究和实际应用中有着十分重要的意义. 例如，脑电、心电、脉搏振动曲线的频谱分析，在临床上对于疾病的诊断和治疗有一定的指导意义.

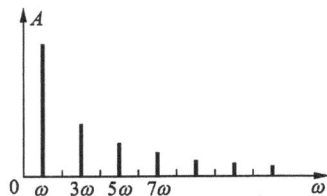

图 3.15

3.4 机 械 波

机械振动在弹性介质中传播形成机械波；交变电磁场在空间传播形成电磁波. 不同的波动本质不同，但也都遵循着一些共同的规律. 本节讨论机械波.

我们知道，机械振动在弹性介质中传播形成机械波. 可见，机械振动和弹性介质是产生机械波的两个基本条件. 绳波、声波、水波等都是机械波. 按照介质质点振动方向与波传播方向的关系，机械波分为横波和纵波两类. 介质质点的振动方向与波的传播方向垂直的波为横波或峰谷波. 柔绳上的绳波是横波. 介质质点的振动方向与波的传播方向平行的波为纵波或疏密波. 空气中的声波是纵波.

通常，实际的波动过程，由于介质质点的振动情况比较复杂，相应的波也比较复杂. 然而，再复杂的波都可以看成由横波和纵波组合而成. 例如，地震波、水面波以及人体内的声波都不是横波或纵波，而是既有横波成分也有纵波成分的混合波.

3.4.1　波的描述

1. 波的几何描述

沿波的传播方向上,人为画出的带箭头的射线称为**波线**.箭头的方向表示波的传播方向.在波传播过程中,任意时刻,介质中各振动相位相同的点联结成的面称为**波面**.最前面的波面称为波前.根据波面的形状,波可以分为平面波、球面波和柱面波三类.波面为平面的波称为**平面波**;波面为球面的波称为**球面波**;波面为柱面的波称为**柱面波**.

在各向同性的均匀介质中,波线与波面始终垂直.

在各向同性的均匀介质中,平面波源产生的波为平面波.如图 3.16(a)所示,平面波的波线是垂直于波面相互平行的直线族.点波源产生的波为球面波.如图 3.16(b)所示,球面波的波线是垂直于波面以波源为中心沿径向呈辐射状的直线族.线波源产生的波为柱面波.如图 3.16(c)所示,柱面波的波线是垂直于波面以波源为中心沿径向呈辐射状的直线族.

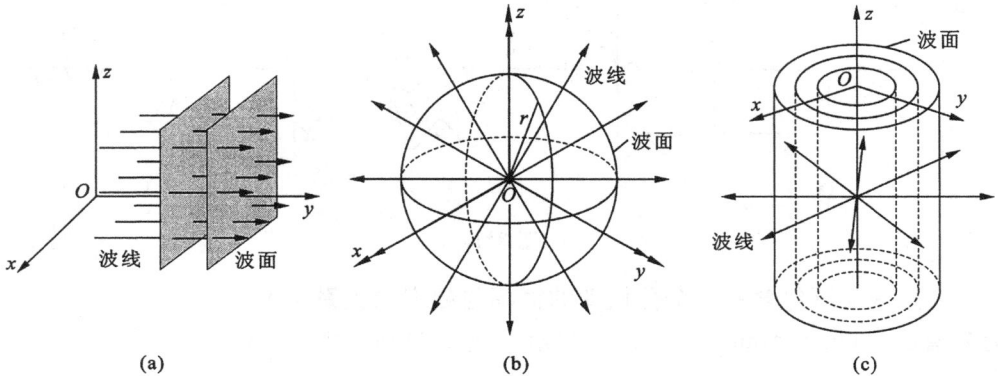

图 3.16

2. 波的解析描述

除了用波线和波面等几何概念描述波外,通常还用周期、频率、波长和波速等物理量定量描述波.

同一波线上,相位差为 2π 的两相邻介质质点之间的距离称为**波长**,用 λ 表示.由于同一波线上两个相位差为 2π 的相邻质点振动的步调完全一致,因此波长 λ 反映波传播过程具有空间上的周期性.

一个完整波通过波线上某一点所经历的时间,或波传播一个波长距离所需的时间称为波的**周期**,用 T 表示.由于在波源一次完全振动的时间内,波向前传播一个波长的距离,因此,波的周期就等于波源振动的周期,而与介质的性质无关.单位时间内,波传播距离中波的数目称为波的**频率**,用 ν 表示.

单位时间内,传播的距离称为波的传播速度,简称**波速**,用 u 表示.波速由介质的性质所决定,且受温度的影响.

周期、频率和波长与波速之间的关系为

$$u = \frac{\lambda}{T} = \lambda\nu \tag{3.20}$$

由于波速由介质决定,而波的频率与波源的相同,可见,波长由波速和波的频率共同决定. 这一结论具有普遍意义,适用于各种波.

3.4.2　平面简谐波

做简谐振动的波源在介质中产生的波称为**简谐波**.波面为平面的简谐波称为**平面简谐波** (plane simple harmonic wave).平面简谐波是一种最简单、最基本的波.实际波通常很复杂,然 而任何复杂的周期性波,都可以看作两个或两个以上简谐波的叠加.因此,研究简谐波是研究 实际波的基础.本节主要研究在无吸收(即不吸收所传播的振动能量)、各向同性的均匀无限大 介质中传播的平面简谐波.

波动过程中,各个介质质点都在各自的平衡位置附近振动,介质质点的振动情况反映波动 过程的规律.因此,为了定量描述波动过程,就需要描述各个介质质点在任意时刻的振动位移. 即在传播波的介质中,任意介质质点在任意时刻的振动位移随质点空间位置坐标和时间变化. 可见,介质质点的位移是其空间位置坐标和时间的函数.描述介质质点的位移随空间位置坐标 和时间变化关系的方程称为**波函数**(wave functions),或**波动方程**.

1. 平面简谐波的波函数

传播平面简谐波的介质中,各个质点都做同一频率的简谐振动,但在任一时刻各点的振动 相位一般不同,它们的位移一般也不相同.根据波面的定义知,在任一时刻处在同一波面上的 各点具有相同的相位,它们离开各自的平衡位置有相同的位移.因此,只要研究与波面垂直的 任意一条波线上波的传播规律,就可知整个波的传播规律了.

如图 3.17 所示,设一列平面简谐波在各向同性的均匀无限大介质 中传播.任取一条波线 Ox,波以速度 u 沿 x 轴正方向传播.纵坐标 y 表 示介质质点的位移.设坐标原点 O 处的介质质点做振幅为 A、圆频率为 ω、初相位为 φ 的简谐振动,振动方程为

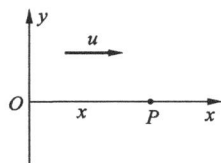

图 3.17

$$y_0 = A\cos(\omega t + \varphi)$$

考虑波线上距波源为 x 的任意介质质点 P.若不计介质对波的能量 的吸收,P 点振动的振幅与 O 点的相同,均为 A.由于 O 点的振动状态传到 P 点需要时间 $\dfrac{x}{u}$,所 以质点 P 振动的相位较 O 点落后 $\omega\dfrac{x}{u}$.因此,在任意时刻 t,P 点的相位为 $(\omega t + \varphi) - \omega\dfrac{x}{u} = \omega\left(t - \dfrac{x}{u}\right) + \varphi$.于是,$t$ 时刻 P 点的位移为

$$y = A\cos\left[\omega\left(t - \frac{x}{u}\right) + \varphi\right] \tag{3.21}$$

可见,平面简谐波波线上任意质点在任意时刻的位移 y 随距离 x 和时间 t 按余弦规律变 化.上式称为**平面简谐波的波函数**.

根据 ω、ν、λ 和 u 之间的关系,波函数还可以写成如下形式:

$$y = A\cos\left[2\pi\left(\frac{t}{T} - \frac{x}{\lambda}\right) + \varphi\right], \quad y = A\cos\left[2\pi\left(\nu t - \frac{x}{\lambda}\right) + \varphi\right]$$

如果平面简谐波沿 x 轴负方向传播,则波函数表示为

$$y(x, t) = A\cos\left[\omega\left(t + \frac{x}{u}\right) + \varphi\right] \tag{3.22}$$

2. 波函数的物理意义

由式(3.21)可见,平面简谐波的波函数既是时间 t 的函数,又是介质质点位置 x 的函数,即 $y = y(x,t)$. 波函数的物理意义是什么呢? 下面我们分三种情况讨论.

(1) 令 $x=x_0$,即 x 不变而 t 变化时,波函数可写作

$$y(x_0,t) = A\cos\left[\omega\left(t - \frac{x_0}{u}\right) + \varphi\right] = A\cos\left[\omega t + \left(\varphi - \frac{\omega}{u}x_0\right)\right]$$

式中 $\left(\varphi - \frac{\omega}{u}x_0\right)$ 为距坐标原点为 x_0 的介质质点振动的初相位. 上式为距坐标原点为 x_0 的介质质点的振动方程.

(2) 令 $t=t_0$,即 t 不变而 x 变化时,波函数可写作

$$y(x,t_0) = A\cos\left[\omega\left(t_0 - \frac{x}{u}\right) + \varphi\right] = A\cos\left[\left(\omega t_0 - \frac{\omega}{u}x\right) + \varphi\right]$$

上式反映 t_0 时刻,波线上各个介质质点位移的分布情况.

任意时刻 t,y 随 x 变化的曲线称为 t 时刻的**波形曲线**. 图 3.18 为 t_0 时刻的波形曲线.

(3) 当 x 和 t 都变化时,波函数表示波线上各个质点在不同时刻的位移. t 时刻的波形曲线如图 3.19 所示的实线所示,$t+\Delta t$ 时刻的波形曲线如图 3.19 所示的虚线所示. 由图可见,$x+\Delta x$ 处质点在 $t+\Delta t$ 时刻的振动状态与 x 处质点在 t 时刻的振动状态完全相同,即 x 处质点的振动状态在 Δt 时间内经过 Δx 的距离传到了 $x+\Delta x$ 的质点. 在 Δt 时间内,波沿 x 轴正方向传播了 Δx 的距离,即 $\Delta x = u\Delta t$. 可见,当 t 和 x 都变化时,波函数描述波形的传播. 波速就是振动状态传播的速度,因此,波速又称为**相速**.

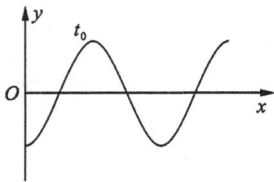
图 3.18

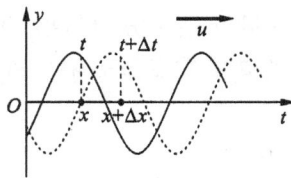
图 3.19

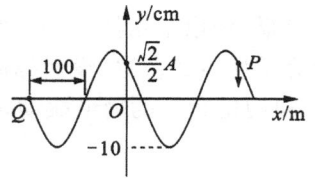
图 3.20

例 3.2　频率为 250Hz 的平面简谐波,$t = 0$ 时的波形如图 3.20 所示,此时质点 P 的向下运动,试求:

(1) 波函数;

(2) $x=100$m 处质点的振动方程和速度方程.

解　(1) 由图 3.20 可知,振幅 $A=10$cm,波长 $\lambda = 200$m. 圆周率 $\omega = 2\pi\nu = 2\pi \times 250 = 500\pi\text{rad} \cdot \text{s}^{-1}$. 波速 $u = \lambda\nu = 200 \times 250 = 5 \times 10^4 \text{m} \cdot \text{s}^{-1}$. $t = 0$ 时质点 P 向下运动,因此,波沿 x 轴负方向传播. 由 $t = 0$ 时,$x = 0$ 处质点的位移为 $\sqrt{2}A/2$ 可知,初相位 $\varphi = \pi/4$. 波函数为

$$y = 10 \times 10^{-2}\cos\left[500\pi\left(t + \frac{x}{5 \times 10^4}\right) + \frac{\pi}{4}\right] (\text{SI})$$

(2) $x=100$ m 处质点的振动方程

$$y = 10 \times 10^{-2}\cos\left[500\pi\left(t + \frac{100}{5 \times 10^4}\right) + \frac{\pi}{4}\right] = 10 \times 10^{-2}\cos\left(500\pi t + \frac{5\pi}{4}\right)(\text{SI})$$

$x = 100$ m 处质点的速度方程

$$v = \frac{\partial y}{\partial t} = -\omega A \sin\left[\omega\left(t + \frac{x}{u}\right) + \varphi\right] = -500\pi \times 10 \times 10^{-2}\sin\left(500\pi t + \frac{5\pi}{4}\right)$$

$$= -157\sin\left(500\pi t + \frac{\pi}{4}\right)(\mathrm{SI})$$

3.5　波　的　能　量

我们已经分析了波的形成过程,由分析可知,随着波的传播有能量的传播.在弹性介质中有波传播时,介质中各质点在其平衡位置附近振动,因而具有动能;同时又由于弹性介质产生了形变,因而具有势能.这样,随着波的传播就有机械能的传播,这是波动过程的一个重要特征.本节我们以平面简谐波为例,讨论波的能量.

3.5.1　波的能量密度

设一列平面简谐波在密度为 ρ 的均匀介质中,以速度 u 沿 x 轴正方向传播,波函数为

$$y = A\cos\left[\omega\left(t - \frac{x}{u}\right) + \varphi\right]$$

在波线上,距波源 O 为 x 处,任取一体积元 $\mathrm{d}V$,$\mathrm{d}V$ 内介质的质量 $\mathrm{d}m = \rho\mathrm{d}V$.任意时刻 t,$\mathrm{d}V$ 内所有介质质点的振动速度为

$$v = \frac{\partial y}{\partial t} = -\omega A\sin\left[\omega\left(t - \frac{x}{u}\right) + \varphi\right]$$

$\mathrm{d}V$ 内所有介质质点的动能为

$$\mathrm{d}E_{\mathrm{k}} = \frac{1}{2}(\mathrm{d}m)v^2 = \frac{1}{2}\rho\mathrm{d}V\omega^2 A^2\sin^2\left[\omega\left(t - \frac{x}{u}\right) + \varphi\right]$$

理论上可以证明,$\mathrm{d}V$ 内所有介质质点的势能为

$$\mathrm{d}E_{\mathrm{p}} = \frac{1}{2}\rho\mathrm{d}V\omega^2 A^2\sin^2\left[\omega\left(t - \frac{x}{u}\right) + \varphi\right]$$

比较动能和势能两式可知,在波动过程中,$\mathrm{d}V$ 内所有介质质点的动能和势能随时间按完全相同的规律变化,即动能达到最大值时,势能也达到最大值;动能为零时,势能也为零.

$\mathrm{d}V$ 内所有介质质点的能量称为波的能量,用 $\mathrm{d}W$ 表示,即

$$\mathrm{d}W = \mathrm{d}E = \mathrm{d}E_{\mathrm{k}} + \mathrm{d}E_{\mathrm{p}} = \rho\mathrm{d}V\omega^2 A^2\sin^2\left[\omega\left(t - \frac{x}{u}\right) + \varphi\right] \tag{3.23}$$

可见,在波动过程中,波的能量随时间周期性变化.从能量的观点看,某一介质质点吸收前一个质点的能量使其能量增长.随后,该质点向后一个质点释放能量使其能量降低.各个介质质点都在不断地吸收并释放能量,波源的能量正是这样通过介质质点的振动而逐渐传播出去.可见,波的传播过程,不仅是一种振动状态(振动相位)的传播过程,也是一种能量的传播过程.这种伴随着振动状态(振动相位)和能量传播的波称为**行波**(travelling wave).

单位体积介质质点的能量称为波的**能量密度**,用 w 表示,即

$$w = \frac{\Delta W}{\Delta V} = \rho\omega^2 A^2\sin^2\left[\omega\left(t - \frac{x}{u}\right) + \varphi\right]$$

一个周期内,波的能量密度的平均值称为波的**平均能量密度**,用 $\overline{w}$ 表示.由于正弦函数的

平方在一个周期内的平均值 $\frac{1}{T}\int_0^T \sin^2\omega\left(t-\frac{x}{u}\right)\mathrm{d}t = \frac{1}{2}$ ，所以波的平均能量密度为

$$\overline{w} = \frac{1}{2}\rho\omega^2 A^2 \qquad (3.24)$$

上式虽然是由平面简谐波推导出的，但对于各种弹性波均适用.

3.5.2 波的强度

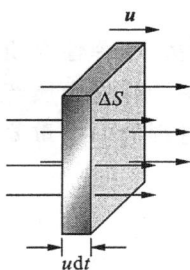

图 3.21

单位时间内，垂直通过某一面积的波的能量称为通过该面积的波的能流，用 i 表示. 如图 3.21 所示，在介质中波的能量密度为 w 处，沿垂直于波速 u 方向取一面积 ΔS. 则 $\mathrm{d}t$ 时间内，通过 ΔS 面积的能量就等于体积 $u\mathrm{d}t\Delta S$ 中波的能量. 因此，通过 ΔS 的波的能流

$$i = \frac{wu\Delta S\mathrm{d}t}{\mathrm{d}t} = wu\Delta S$$

单位时间内，垂直通过单位面积的能量称为波的**能流密度**. 用 P 表示，即

$$P = \frac{i}{\Delta S} = wu$$

一个周期内，能流密度的平均值称为**波的强度**，简称**波强**（intensity of wave），用 I 表示，即

$$I = \overline{w}u = \frac{1}{2}\rho u\omega^2 A^2 \qquad (3.25)$$

可见，波强与波振幅的平方成正比. 这一结论不仅对简谐波适用，而且具有普遍意义. 声波和光波的强度分别称为**声强**和**光强**.

在国际单位中，波强的单位为瓦·米$^{-2}$（$W\cdot m^{-2}$）.

3.5.3 波的衰减

波的强度随波传播距离而减小的现象称为**波的衰减**（wave decay）. 使波衰减的原因主要有两方面：一是波在传播过程中波面变化；二是介质吸收波的能量. 下面我们分别进行讨论.

1. 波面扩展引起的波的衰减

如图 3.22 所示，一列平面波以波速 u 在各向同性的均匀介质中传播. 设任意两个波面 S_1 和 S_2 上波的强度分别为 I_1 和 I_2、振幅分别为 A_1 和 A_2. 若不考虑介质吸收波的能量，则在单位时间内，通过 S_1 和 S_2 的波的能量相等，即 $I_1S_1 = I_2S_2$.

$$\frac{1}{2}\rho u\omega^2 A_1^2 S_1 = \frac{1}{2}\rho u\omega^2 A_2^2 S_2$$

由于 $S_1 = S_2$ 可得

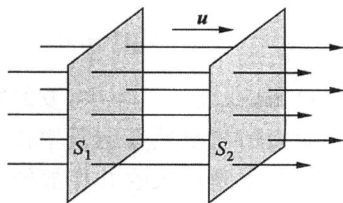

图 3.22

$$A_1 = A_2 \qquad (3.26a)$$

由于波强与波的振幅的平方成正比，而 $A_1 = A_2$，可得

$$I_1 = I_2 \qquad (3.26b)$$

式（3.26a）和式（3.26b）表明，不考虑介质吸收波的能量时，平面波在传播过程中波的振幅和强度都不改变.

如图 3.23 所示,一列球面波以波速 u 在各向同性的均匀介质中传播.设波源在 O 点,距波源为 r_1 和 r_2 处的两个波面 S_1 和 S_2 上,波的强度分别为 I_1 和 I_2、振幅分别为 A_1 和 A_2.若不考虑介质吸收波的能量,则在单位时间内,通过 S_1 和 S_2 的波的能量相等,即 $I_1 S_1 = I_2 S_2$.由于 $S_1 = 4\pi r_1^2$ 和 $S_2 = 4\pi r_2^2$,因此有

$$\frac{1}{2}\rho u\omega^2 A_1^2 \times 4\pi r_1^2 = \frac{1}{2}\rho u\omega^2 A_2^2 \times 4\pi r_2^2$$

可得

$$\frac{A_1}{A_2} = \frac{r_2}{r_1}$$

设半径为单位长度的波面上波的振幅为 A_0,则半径为 r 的波面上波的振幅为

$$A = \frac{A_0}{r} \qquad\qquad (3.27a)$$

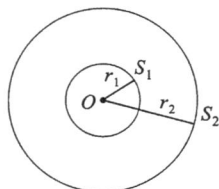

图 3.23

由于波强与波的振幅的平方成正比,而 $A = \dfrac{A_0}{r}$,以 I_0 表示半径为单位长度的波面上波的强度,则距波源为 r 处,波的强度为

$$I = \frac{I_0}{r^2} \qquad\qquad (3.27b)$$

式(3.27a)和式(3.27b)表明,即使不考虑介质吸收波的能量时,球面波在传播过程中,球面波的振幅随着波的传播距离反比例衰减,强度随着波的传播距离的平方反比例衰减.

根据式(3.27a),做简谐振动的点波源形成的球面波的波函数可表示为

$$y = \frac{A_0}{r}\cos\left[\omega\left(t - \frac{r}{u}\right) + \varphi\right] \qquad\qquad (3.28)$$

2. 介质吸收引起的波的衰减

实验表明,如图 3.24(a)所示,当强度为 I_0 的波通过厚度为 $\mathrm{d}x$ 介质时,强度的增量 $\mathrm{d}I$ 与 x 处强度 I 和介质层的厚度 $\mathrm{d}x$ 成正比,有

$$\mathrm{d}I = -\mu I\,\mathrm{d}x$$

式中,"−"表示随着 x 的增大 I 是减小的;比例系数 μ 取决于介质的性质、波的频率和波速,称为介质对波的**吸收系数**.对上式积分,并考虑到 $x=0$ 时,$I=I_0$,可得透射波的强度

$$I = I_0 \mathrm{e}^{-\mu x} \qquad\qquad (3.29)$$

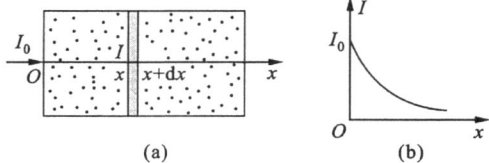

(a)

(b)

图 3.24

上式表明,**由于介质吸收波的能量,波的强度随波的传播距离的增大按指数规律衰减**.这一规律如图 3.24(b)所示.

由于波强与波的振幅的平方成正比,因此透射波的振幅可表示为

$$A = A_0 \mathrm{e}^{-\frac{\mu}{2}x}$$

于是,考虑介质吸收波的能量,平面简谐波的波函数可以写作

$$y = A_0 \mathrm{e}^{-\frac{\mu}{2}x}\cos\left[\omega\left(t - \frac{x}{u}\right) + \varphi\right] \qquad\qquad (3.30)$$

3.6　波的干涉

3.6.1　波的叠加原理

观察水面波,常常可以看到两个波源发出的波相互穿过的现象,已穿过去的波看起来就好像它根本没有遇见对方.房间里人们在说话,同时电视里播放节目、音像里播放着音乐,但绝对不会改变说话人的声音,同样,欣赏音乐的人也不会由于其他的声音而使音乐的旋律发生改变.两人视线相交,也并不影响他们各自清楚地观察周围的一切.人们通过对此类现象的观察和研究,总结出如下的两条规律:

（1）几列波在传播过程中先相遇后再分开,各波的传播情况与未相遇时一样,仍保持各自的原有特性(频率、波长及振动方向等)继续沿原来的传播方向前进,即各波互不干扰.这一结论称为**波传播的独立性**.

（2）在几列波相遇的区域内,任意点处介质质点的振动为各列波单独存在时所引起振动的合振动,即在任意时刻,该点处质点的位移是各波单独存在时在该点引起位移的矢量和.这一结论称为**波的叠加原理**.

应当指出的是,波的叠加原理并不是在任何情况下都普遍成立的,实践证明,通常在波的强度不很大时,描述波动过程的波动微分方程是线性的,叠加原理是成立的.如果描述波动过程的波动微分方程不是线性的,波的叠加原理不成立.例如,强烈爆炸形成的声波,就不遵守上述的叠加原理.本书中只限于讨论叠加原理成立的情况.

3.6.2　波的干涉

通常,振幅、频率和相位都不同的几列波传播时,叠加区域内介质质点的合振动情况是很复杂的.满足频率相同、振动方向相同且相位差恒定的两列波传播时,在叠加区域,某些介质质点的振动始终加强,而另一些介质质点的振动始终减弱,这一现象称为**波的干涉**(wave interference).能够产生干涉现象的波称为**相干波**.相干波应满足**频率相同、振动方向相同且相位差恒定**三个条件.产生相干波的波源称为**相干波源**.

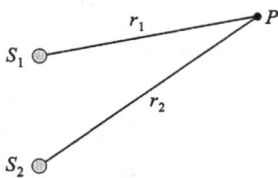

图 3.25

波的干涉现象是怎样形成的呢? 如图 3.25 所示.设在各向同性、均匀且无限大的同种介质中,两相干波源 S_1 和 S_2 都做简谐振动,其振动方程分别为

$$y_{10} = A_1 \cos(\omega t + \varphi_1), \quad y_{20} = A_2 \cos(\omega t + \varphi_2)$$

按照波的叠加原理,在叠加区内各介质质点的振动为各波单独存在时振动的合成.叠加区 P 点与两波源的距离分别为 r_1 和 r_2.

不考虑波的衰减,S_1 和 S_2 发出的相干波到达 P 点引起的振动分别为

$$y_1 = A_1 \cos\left(\omega t + \varphi_1 - \frac{2\pi}{\lambda} r_1\right), \quad y_2 = A_2 \cos\left(\omega t + \varphi_2 - \frac{2\pi}{\lambda} r_2\right)$$

式中,λ 为两波在介质中的波长.P 点同时参与两个频率相同、振动方向相同的简谐振动,合振动为

$$y = y_1 + y_2 = A \cos(\omega t + \varphi)$$

合振动的振幅

$$A = \sqrt{A_1^2 + A_2^2 + 2A_1 A_2 \cos \Delta\varphi} \tag{3.31a}$$

由于波的强度正比于振幅的平方,以 I_1 和 I_2 分别表示两波源单独存在时 P 点波的强度,则 P 点波的强度为

$$I = I_1 + I_2 + 2\sqrt{I_1 I_2}\cos\Delta\varphi \tag{3.31b}$$

式(3.31a)和式(3.31b)中的 $\Delta\varphi$ 为 P 点处两分振动的相位差,即

$$\Delta\varphi = \left(\omega t + \varphi_1 - \frac{2\pi}{\lambda}r_1\right) - \left(\omega t + \varphi_2 - \frac{2\pi}{\lambda}r_2\right) = \varphi_1 - \varphi_2 + \frac{2\pi}{\lambda}(r_2 - r_1) \tag{3.32a}$$

两波在传播过程中的路程差 $r_2 - r_1$ 称为**波程差**(path difference),用 δ 表示,即 $\delta = r_2 - r_1$. 用波程差表示时,P 点处两分振动的相位差为

$$\Delta\varphi = \varphi_1 - \varphi_2 + \frac{2\pi}{\lambda}\delta \tag{3.32b}$$

由式(3.31a)和式(3.31b)可知,当

$$\Delta\varphi = \varphi_1 - \varphi_2 + \frac{2\pi}{\lambda}\delta = \pm 2k\pi, \quad k = 0,1,2,\cdots \tag{3.33a}$$

时,合振动的振幅和强度最大,分别为 $A_{\max} = A_1 + A_2$,$I_{\max} = I_1 + I_2 + 2\sqrt{I_1 I_2}$,即 P 点的振动最强,称为**干涉加强**(或**干涉相长**).

如果两波源的初相位相同,即 $\varphi_1 = \varphi_2$,则相位差 $\Delta\varphi$ 只取决于波程差 δ,干涉加强的条件可简化为

$$\delta = r_2 - r_1 = \pm 2k\frac{\lambda}{2}, \quad k = 0,1,2,\cdots \tag{3.33b}$$

由式(3.31a)和式(3.31b)可知,当

$$\Delta\varphi = \varphi_2 - \varphi_1 - \frac{2\pi}{\lambda}\delta = \pm(2k-1)\pi, \quad k = 1,2,3,\cdots \tag{3.34a}$$

时,合振动的振幅和强度最小,分别为 $A_{\min} = |A_1 - A_2|$,$I_{\min} = I_1 + I_2 - 2\sqrt{I_1 I_2}$,即 P 点的振动最弱,称为**干涉减弱**(或**干涉相消**).

如果两波源的初相位相同,即 $\varphi_1 = \varphi_2$,则相位差 $\Delta\varphi$ 只取决于波程差 δ,干涉减弱的条件可简化为

$$\delta = r_1 - r_2 = \pm(2k-1)\frac{\lambda}{2}, \quad k = 1,2,3,\cdots \tag{3.34b}$$

可见,两列初相位相同的相干波叠加时,在叠加区域内,波程差为半波长的偶数倍的各点干涉加强,振幅最大;波程差为半波长的奇数倍的各点干涉减弱,振幅最小.其他各点的振幅介于最大值和最小值之间.

例 3.3　两相干波源 S_1 和 S_2 发出的简谐波,发出振幅为 A 的简谐波,在同一介质中的波长为 λ. 两波叠加区内的 P 点距 S_1 和 S_2 的距离分别为 2λ 和 2.2λ. 已知 P 点是干涉相消的静止点,S_1 的振动方程为 $y_1 = 10 \times 10^{-2}\cos\left(2\pi t + \frac{\pi}{2}\right)$(SI),试求 S_2 的振动方程.

解　由题意可知,S_2 的振动方程可表示为

$$y_2 = 10 \times 10^{-2}\cos(2\pi t + \varphi)$$

S_1 发出波到达 P 点时引起的振动

$$y_{1P} = 10 \times 10^{-2}\cos\left(2\pi t + \frac{\pi}{2} - \frac{2\lambda}{\lambda} \times 2\pi\right) = 10 \times 10^{-2}\cos(2\pi t - 3.5\pi)$$

S_2 发出波到达 P 点时引起的振动

$$y_{2P} = 10 \times 10^{-2}\cos\left(2\pi t + \varphi - \frac{2\pi}{\lambda} \times 2.2\lambda\right) = 10 \times 10^{-2}\cos(2\pi t + \varphi - 4.4\pi)$$

P 点发生相消干涉，则以上两振动的相位差满足

$$\Delta\varphi = \pm(2k+1)\pi$$

依题意，有

$$\Delta\varphi = (2\pi t + \varphi - 4.4\pi) - (2\pi t - 3.5\pi) = \pm\pi$$

解得 $\varphi = 1.9\pi$ 或 -0.1π. 因此，S_2 的振动方程为

$$y_2 = 10 \times 10^{-2}\cos(2\pi t + 1.9\pi)(\text{SI})$$

或

$$y_2 = 10 \times 10^{-2}A\cos(2\pi t - 0.1\pi)(\text{SI})$$

*3.6.3　驻波

驻波是波的干涉现象的一个特例. 两列振幅相同且沿同一直线相向传播的相干波叠加形成的合成波称为**驻波**(stationary wave). 如图 3.26 所示，细弦线的一端固定在音叉 P 上，另一端绕过一定滑轮系一砝码 M，砝码通过定滑轮以拉紧弦线. 使音叉振动，且左右调节尖劈 Q 的位置，当 PQ 间的长度 L 为特定值时，PQ 间的弦线上形成如图 3.26 中所示的驻波. 下面我们分析驻波的形成及其规律.

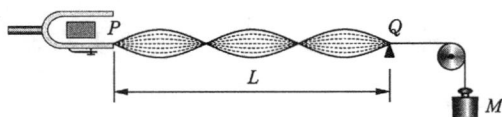

图 3.26

设有两列振幅、频率均相同的，初相位都为零平面简谐波，一列沿 x 轴正方向传播，另一列沿 x 轴负方向传播，波函数分别为

$$y_1 = A\cos\left(\omega t - \frac{2\pi}{\lambda}x\right), \quad y_2 = A\cos\left(\omega t + \frac{2\pi}{\lambda}x\right)$$

任意质点的位移为

$$y = y_1 + y_2 = A\cos\left(\omega t - \frac{2\pi}{\lambda}x\right) + A\cos\left(\omega t + \frac{2\pi}{\lambda}x\right) = \left(2A\cos\frac{2\pi}{\lambda}x\right)\cos\omega t$$

合振动的位移，即驻波的波函数

$$y = \left(2A\cos\frac{2\pi}{\lambda}x\right)\cos\omega t \tag{3.35}$$

可见，弦线上任一位置 x 处的介质质点均做圆频率为 ω、振幅为 $\left|2A\cos\dfrac{2\pi}{\lambda}x\right|$ 的简谐振动. 这表明，**驻波各介质质点的振动频率相同而振幅不同，振幅随位置按余弦规律变化.**

当 $\left|\cos\dfrac{2\pi}{\lambda}x\right| = 1$，该处质点振幅最大，称为**波腹**. 波腹的位置应满足

$$\frac{2\pi}{\lambda}x = \pm k\pi, \quad k = 0,1,2,\cdots$$

可得波腹的位置

$$x = \pm k\frac{\lambda}{2}, \quad k = 0,1,2,\cdots \tag{3.36}$$

当 $\left|\cos\dfrac{2\pi}{\lambda}x\right| = 0$，该处质点振幅为零，称为**波节**. 波节的位置应满足

$$\frac{2\pi}{\lambda}x = \pm(2k+1)\frac{\pi}{2}, \quad k=0,1,2,\cdots$$

可得波节的位置

$$x = \pm(2k+1)\frac{\lambda}{4}, \quad k=0,1,2,\cdots \tag{3.37}$$

由式(3.36)和式(3.37)可知,相邻两波腹和相邻两波节之间的间距为 $\frac{\lambda}{2}$,相邻波腹和波节之间的间距为 $\frac{\lambda}{4}$.可见,驻波的波腹和波节交替、等间距排列.

综上所述,波节处介质质点振动的振幅为零,处于静止状态,波腹处介质质点振动的振幅最大,为 $2A$,其他各处介质质点振动的振幅在 $0\sim2A$ 之间.

由于合振动的振幅 $2A\cos\frac{2\pi}{\lambda}x$ 随位置 x 按余弦规律变化,因而相邻两波节之间各介质质点振幅的符号相同,这些点的振动相位相同;而同一波节两侧各介质质点振幅的符号相反,即相位相反.这表明,任意相邻两波节之间的各介质质点同时沿相同的方向运动,达到各自的最大值,又同时沿相同的方向通过平衡位置.而任意波节两侧的介质质点则同时沿相反的方向运动,达到各自的最大值,又同时沿相反的方向运动通过平衡位置.可见,各介质质点以各自确定的振幅在各自的平衡位置附近做相同圆频率的简谐振动.由于合成波既没有振动状态或相位的定向传播,也没有能量的定向传播,因此称为驻波.

上述两列波叠加形成驻波的过程如图 3.27 所示,其中点虚线表示沿 x 轴正方向传播的入射波,短划线表示沿 x 轴负方向传播的反射波,实线表示合成波即驻波.

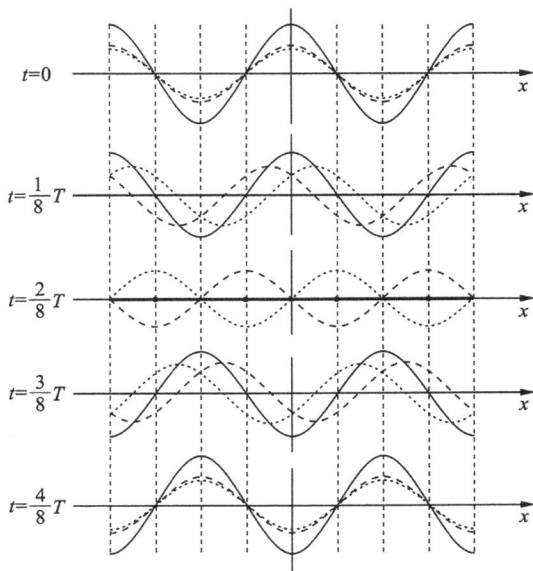

图 3.27

在如图 3.26 所示的驻波实验中,弦线 PQ 两端固定不动,P、Q 两固定点称为弦线的固定端,说明这两点必须是波节.由于相邻两波节的间距为 $\frac{\lambda}{2}$,因此,形成驻波时,弦线 PQ 间的

长度 L 为 $\frac{\lambda}{2}$ 的整数倍,即形成 n 个完整驻波必须满足的条件为

$$L = n\frac{\lambda}{2}, \quad n = 1,2,3,\cdots \tag{3.38}$$

在如图 3.26 所示的驻波实验中,Q 处为波节.这表明在 Q 处反射波与入射波相位相反,相位差为 π.根据 $\delta = \frac{\lambda}{2\pi}\Delta\varphi$,相位差为 π 就相当于波程差为半个波长 $\frac{\lambda}{2}$,即入射波在反射时发生了 π 相位突变.这一现象称为**半波损失**.

如果反射处形成波腹,在该处反射波与入射波的相位相同,这时反射波无半波损失.

波入射在两种介质分界面上时,反射波是否有半波损失,一般取决于入射波的种类,两种介质的性质以及入射角.如果垂直入射,则由介质密度 ρ 与波速 u 的乘积 ρu 决定.ρu 较大的介质称为波密介质,ρu 较小的介质称为波疏介质.实验表明,当波由波疏介质进入波密介质时,反射波有半波损失,反之当波由波密介质进入波疏介质时,反射波没有半波损失.

例 3.4　一驻波,波函数 $y = 4.0 \times 10^{-2}\cos\left(5\pi x - \frac{\pi}{2}\right)\cos 40\pi t$(SI),试求:

(1) 在 $0 < x \leqslant 0.40\text{m}$ 内所有波节的位置;

(2) 除波节点外的任意质点的振动频率.

解　(1) 由驻波波节的定义,有 $\left|\cos\left(5\pi x - \frac{\pi}{2}\right)\right| = 0$,即 $5\pi x - \frac{\pi}{2} = \pm(2k+1)\frac{\pi}{2}$,$k = 0,1,2\cdots$.解得波节的位置

$$x = \pm\frac{1}{5}(k+1), \quad k = 0,1,2,\cdots$$

在 $0 < x \leqslant 0.40\text{m}$ 内,可取值为 $k = -1,0,1$.相应波节的位置为 $x_1 = 0.20\text{m}$,$x_2 = 0.40\text{m}$.

(2) 由驻波规律可知,驻波的波节点不动,其他各点以相同的周期振动.由题中给定的驻波方程可知 $\omega = 40\pi\text{rad} \cdot \text{s}^{-1}$.因此,除波节点外的任意质点的振动频率为

$$\nu = \frac{\omega}{2\pi} = \frac{40\pi}{2\pi} = 20(\text{Hz})$$

3.7　声　　波

3.7.1　声波的物理性质

能使人的听觉器官产生声音感觉的机械波称为**声波**(soundwave).声波的频率范围为 $20 \sim 20 \times 10^3\text{Hz}$.频率低于 20Hz 的机械波称为**次声波**.次声波广泛存在于自然界和周围环境中.例如,地震、火山爆发、海浪或大气扰动、高速飞行器和高速行驶的车辆等都会产生次声波.频率高于 $20 \times 10^3\text{Hz}$ 的机械波称为**超声波**.超声波的频率上限随着科学技术的发展不断提高,近来已能在实验室中产生数量级高达 10^{14}Hz 的超声波.

实际的声源一般由产生振动的振动物体和起共振作用的共鸣器两部分组成.例如,人的声带就是振动体,鼻腔和口腔就是共鸣器.做简谐振动的声源发出的声音称为纯音.一个基频纯音和若干个谐频纯音组成的声波称为乐音.钢琴、小提琴的演奏声等都是乐音.通常,乐器发出的声波都是乐音.乐音的谐频不同则人们对其感觉不同,即音色不同.例如,同一曲调,不同乐器演奏时,

由于所发出的声波尽管基频都相同,但是谐频成分不一样,所以音色就不同. 乐音是周期性振动产生的声音. 非周期性振动产生的声音称为噪声. 机器的轰鸣声、闹市的嘈杂声等都是噪声.

3.7.2　声压　声阻和声强

当介质中有纵波形式的声波传播时,随着声波的传播,介质质点时而密集时而稀疏即介质密度发生变化. 介质中有声波传播时的压强与无声波时的压强之差称为**声压**.

设振幅为 A、圆频率为 ω 的平面简谐波,以速度 u 在密度为 ρ 的介质中传播. 波函数为

$$y = A\cos\left[\omega\left(t - \frac{x}{u}\right) + \varphi\right]$$

可以证明,声压为

$$p = p_{\mathrm{m}}\sin\left[\omega\left(t - \frac{x}{u}\right) + \varphi\right]$$

式中 p_{m} 为声压幅值,简称**声幅**. 声幅为

$$p_{\mathrm{m}} = \rho u \omega A \tag{3.39}$$

在国际单位制中,声压和声压幅值的单位均为帕(Pa).

声波的声幅与介质质点振动速度的幅值之比表征介质传播声波的性质,称为介质的声阻,用 Z 表示,即

$$Z = \frac{p_{\mathrm{m}}}{v_{\mathrm{m}}} = \frac{\rho u \omega A}{\omega A} = \rho u \tag{3.40}$$

在国际单位制中,声阻的单位为帕・秒・米$^{-3}$(Pa・s・m^{-3}).

表 3.1 给出了几种介质的声速、密度和声阻.

表 3.1　介质的声速、密度和声阻

介　质	声　速 $u/(\mathrm{m \cdot s^{-1}})$	密度 $\rho/(\mathrm{kg \cdot m^{-3}})$	声阻/$(\mathrm{Pa \cdot s \cdot m^{-3}})$
空气	332(0℃)	1.29	428
空气	344(20℃)	1.21	416
水	1.48×10^3(20℃)	988.2	1.48×10^6
脂　肪	1.40×10^3	970	1.36×10^6
脑	1.53×10^3	1020	1.56×10^6
肌　肉	1.57×10^3	1040	1.63×10^6
密质骨	3.60×10^3	1700	6.12×10^6
钢	5.05×10^3	7800	3.94×10^7

声波的强度称为**声强**. 声强与声幅及声阻的关系为

$$I = \frac{1}{2}\rho u \omega^2 A^2 = \frac{1}{2}Z v_{\mathrm{m}}^2 = \frac{p_{\mathrm{m}}^2}{2Z} \tag{3.41}$$

可见,**当介质一定时,声强与声幅的平方成正比**.

3.7.3　声波的反射和透射

声波在传播过程中,也会发生反射和折射现象. 设一列入射声波自第一种介质入射至第二种介质,在两种介质的分界面上,入射波的一部分反射回第一种介质称为反射波;另一部分通过界面进入第二种介质称为折射波或透射波. 声波在两种介质的分界面上的反射和透射具有什么规律呢?

设入射声波的强度为 I_i，第一种介质的声阻为 Z_1、第二种介质的声阻为 Z_2；反射波的强度为 I_r、透射波的强度为 I_t. 反射波的强度 I_r 与入射波的强度 I_i 之比称为**反射系数**，用 R_I 表示；透射波的强度 I_t 与入射波的强度 I_i 之比称为**透射系数**，用 T_I 表示. 理论证明，垂直入射时，反射系数和透射系数分别为

$$R_I = \frac{I_r}{I_i} = \left(\frac{Z_1 - Z_2}{Z_1 + Z_2}\right)^2, \quad T_I = \frac{I_t}{I_i} = \frac{4Z_1 Z_2}{(Z_1 + Z_2)^2} \tag{3.42}$$

显然有 $R_I + T_I = 1$.

可见，反射波和透射波的强度取决于界面两侧介质的声阻. 当两种介质的声阻相差较小时，反射系数 R_I 小而透射系数 T_I 大，即反射弱而透射强；当两种介质的声阻相差较大时，反射系数 R_I 大而透射系数 T_I 小，即反射强而透射弱.

3.7.4 人耳的听觉

引起人耳听觉的声波，频率必须在一定的范围，声强也必须在一定的范围.

引起人耳听觉的声波，频率范围大致为 $20 \sim 20 \times 10^3\,\mathrm{Hz}$. 频率在此范围内的声波，强度越大，人耳感觉声波越响亮；频率越高，人耳感觉声波的音调越高.

若声强过小不能引起人耳听觉，而声强过大则使人耳感到不适甚至疼痛. 引起人耳听觉的最小声强称为**闻阈**，人耳能忍受的最大声强称为**痛阈**. 闻阈和痛阈又与声波的频率有关，如对于 100Hz 的纯音而言，正常人耳的闻阈为 $10^{-12}\,\mathrm{W \cdot m^{-2}}$、痛阈为 $1\,\mathrm{W \cdot m^{-2}}$. 因此，100Hz 纯音，引起人耳听觉的声波，声强范围大致为 $10^{-12} \sim 1\,\mathrm{W \cdot m^{-2}}$. 闻阈曲线、痛阈曲线和频率为 20Hz，20000Hz 所围成的区域就是正常人耳对纯音的听觉域. 正常人耳对纯音的听觉域如图 3.28 所示.

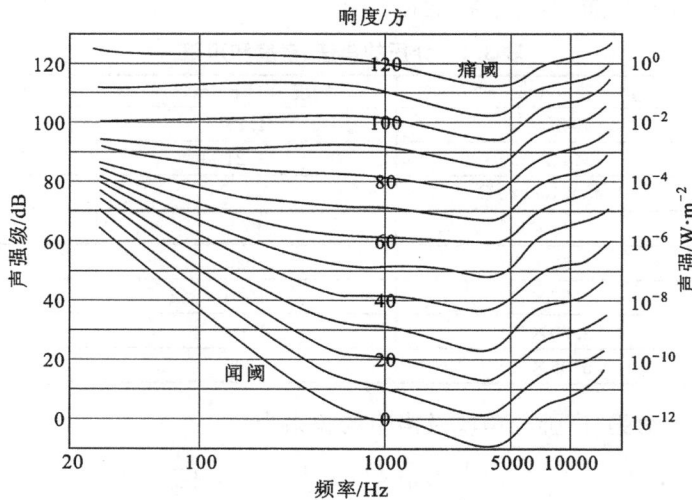

图 3.28

人耳听觉域的声强的最大值痛阈与最小值闻阈相差 10^{12} 倍，如此大的声强差异与人耳对声音的主观感觉并不一致. 人耳主观感觉到的是声音的响度程度（简称响度）. 实际上，声强每增大 10 倍，人耳感觉到响度大约增加 1 倍，即响度大致与声强的对数成正比. 因此，声学中采用对数标度表示声强，称为声强级，用 L 表示. 强度为 I 的声音，声强级为

$$L = 10\lg \frac{I}{I_0} \qquad (3.43)$$

式中，$I_0 = 10^{-12}(\mathrm{W \cdot m^{-2}})$ 为规定的标准参考声强.

声强级单位为分贝(dB).将强度分别为 $10^{-12}\,\mathrm{W \cdot m^{-2}}$ 和 $1\,\mathrm{W \cdot m^{-2}}$ 代入上式,可得闻阈的声强级为 0dB,痛阈的声强级为 120dB.

声强和声强级是客观描述声波的物理量,并不完全反映人耳感觉到的声音响度.声强和声强级相同而频率不同的声音,人耳感觉到的响度差异很大.通常用响度级定量描述人耳感觉到的声音响度.规定:频率为 1000Hz 的纯音,响度级与其声强级的量值相等.响度级的单位为**方**(phon).响度相同的曲线称为**等响曲线**.正常人耳对纯音的等响曲线如图 3.28 所示.图中显示,频率为 3000~5000Hz,各条等响曲线对应的声强或声强级都比较小.这是由于人的外耳道的结构的特殊性,使得人耳对 3000~5000Hz 的声音比较敏感,表 3.2 给出几种常见声音大致声强级和正常人耳的感觉情况.

表 3.2　声音的声强级和人耳的感觉

声　音	声强级 L/dB	人耳的感觉
树叶微动	10~20	极轻
耳　语	20~30	轻
谈　话	40~60	正常
吵　闹	60~80	响
闹市车声	80~100	甚响
雷声　火车	100~120	震耳

3.8　多普勒效应

前面我们讨论的机械波,波源和观测者相对介质都是静止的,波的频率与波源的振动频率相同,因此观测者接收到的波的频率与波源的振动频率相同.如果波源或观测者或二者同时相对于介质运动时,观测者接收到的波的频率和波源发出的频率就不同了.例如,当火车疾驰过火车站时,站台上观测者听到火车发出的汽笛声的音调随火车靠近而由低变高,随火车离去而由高变低.音调的变化意味着频率发生了变化.波源或观测者相对于介质运动时,观测者接收到的波的频率不同于波源频率的现象称为**多普勒效应**(Doppler effect).

为简单起见,我们假定波源和观测者在两者的连线上相对介质运动.S 表示波源,O 为观测者.设波源的振动周期和频率分别为 T_S 和为 ν_S,波源发出波在介质中以速度 u 传播,相应的波长为 λ_S,波源 S 的运动速度为 v_S,观测者 O 的运动速度为 v_O,观测者接收到的频率为 ν_O.下面分几种情况讨论多普勒效应的规律.

1. 波源静止,观测者运动

如图 3.29 所示,波源 S 静止,即 $v_S = 0$,观测者 O 相对介质以速度 v_O 向着波源运动.单位时间内,波向右传播的距离为 u,观测者向左运动的距离为 v_O.因此,单位时间内,波向右传播的距离为 $u + v_O$.波源发出球面波的波长 λ,$\lambda =$

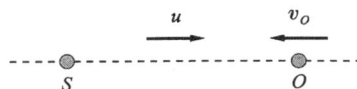

图 3.29

$\frac{u}{\nu}$. 单位时间内,通过观测者的完整波的数目,即在距离 $u+v_0$ 内所含的波长数,就是观测者接收到波的频率. 因此有

$$\nu_O = \frac{u+v_0}{\lambda} = \frac{u+v_0}{u}\nu$$

式中,ν 为波的频率. 由于波源静止,波的频率与波源的频率相等,即 $\nu = \nu_S$. 因此有

$$\nu_O = \frac{u+v_0}{u}\nu_S$$

若观测者 O 相对介质以速度 v_0 背着波源运动,单位时间内,波前向右运动的距离为 u,而观测者则向右运动的距离为 v_0. 这样,单位时间观测者接收到的完整波数为 $u-v_0$. 观测者接收到的频率为

$$\nu_O = \frac{u-v_0}{\lambda} = \frac{u-v_0}{u}\nu_S$$

2. 观测者静止,波源运动

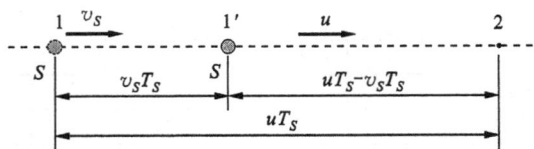

图 3.30

如图 3.30 所示,观测者 O 静止,即 $v_0 = 0$,波源 S 相对介质以速度 v_S 向着观测者运动. 设在 $t=0$ 时,波源发出的波前位于位置 1;在 $t=T_S$ 时,由于在一个周期 T_S 时间内,波前 1 向右传播了 uT_S 的距离,即 $t=T_S$ 时,波前到达 2 的位置. 同时,在一个周期 T_S 时间内,波源 S 向右运动 $v_S T_S$ 的距离,使得与位置 2 处的波前相邻的同相面也随波源向前运动了 $v_S T_S$ 的距离,即 $t=T_S$ 时,与位置 2 处波前相邻的同相面为 $1'$. 由上面的分析可知,当波源运动时,它所发出的相邻的两个同相面是在不同地点发出的. 则 $1'$、2 两同相面之间的距离为 $uT_S - v_S T_S$,这就是波在一个周期 T_S 时间内传播的距离,即为波长. 有

$$\lambda' = uT_S - v_S T_S = \lambda_S - v_S T_S = \frac{u-v_S}{\nu_S}$$

显然,波长变短了. 观测者接收到声波的频率为

$$\nu_O = \frac{u}{\lambda'} = \frac{u}{u-v_S}\nu_S$$

若波源 S 相对介质以速度 v_S 背着观测者运动,波长为 $\lambda' = uT_S + v_S T_S = \frac{u+v_S}{\nu_S}$,即波长变长. 观测者接收到声波的频率为

$$\nu_O = \frac{u}{u+v_S}\nu_S$$

3. 观测者和波源都运动

波源和观测者在两者的连线上相对介质同时运动时,综合上述两种情况的结论,不难得到,观测者接收到的波的频率为

$$\nu_O = \frac{u+v_0}{u-v_S}\nu_S \tag{3.44}$$

当波源和观测者相向运动时,v_0 和 v_S 取"+"号;当波源和观测者相背运动时,v_0 和 v_S 取"−"号.

如果波源和观测者的运动不在两者的连线上,式(3.44)仍适用,只是其中的 v_O 和 v_S 应为观测者速度和波源速度在两者的连线方向上的分量. 例如,波源的运动方向与连线成 α_1 角,观测者的运动方向与连线成 α_2 角,如图 3.31 所示. 则观测者接收到的频率为

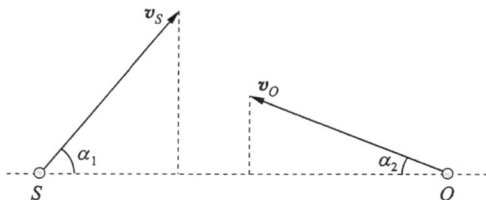

图 3.31

$$\nu_O = \frac{u + v_O \cos \alpha_2}{u - v_S \cos \alpha_1} \nu_S \tag{3.45}$$

通常,由于多普勒效应产生的频率差称为**多普勒频移**,用 $\Delta\nu$ 表示,即 $\Delta\nu = |\nu_O - \nu_S|$.

利用波的多普勒效应,可以监测车辆、导弹等运动物体的运动速度,研究天体运动规律,测量人体内血液的运动速度,观察人体内心脏、胎儿等运动物体的运动情况等.

例 3.5　交通监测站的超声测速仪器发出超声波的频率为 100kHz. 当一辆汽车迎面驶来时,仪器接收到从汽车反射回来的超声波的频率 110kHz. 设声速为 330m·s^{-1},试求汽车的行驶速度.

解　依题意 $\nu_S = 100\mathrm{kHz}$. 设汽车的行驶速度为 v,运动的汽车作为观测者接收到的频率

$$\nu' = \frac{u + v}{u} \nu_S$$

由汽车反射回来的超声波频率为 ν,$\nu = 110\mathrm{kHz}$. 则 ν 即为汽车作为运动波源发出的波在空气中的频率

$$\nu = \frac{u}{u - v} \nu' = \frac{u + v}{u - v} \nu_S$$

由以上两式解得,汽车的行驶速度为

$$v = \frac{\nu - \nu_S}{\nu + \nu_S} u = \frac{110 \times 10^3 - 100 \times 10^3}{110 \times 10^3 + 100 \times 10^3} \times 330 = 15.7\mathrm{m} \cdot \mathrm{s}^{-1} = 56.6(\mathrm{km} \cdot \mathrm{h}^{-1})$$

3.9　超声和超声成像

3.9.1　超声的产生和接收　超声的特性及生物效应

1. 超声的产生和接收

超声波简称**超声**(ultrasonic). 超声的频率上限随着科学技术的发展不断提高,近来实验室中已能产生数量级高达 $10^{14}\mathrm{Hz}$ 的超声.

由于频率高,超声须采用特殊方法产生. 产生超声的方法很多,下面简单介绍一种医用超声技术中主要采用的压电式脉冲超声波发生器的工作原理.

某些晶体由于内部电结构的特殊性具有一种特殊效应. 当在这种晶片相对的两个表面上施加一垂直于表面的变化的外力压(或拉)晶片,使其厚度随着外力的变化而变化时,晶片的两表面出现等量异号电荷(拉力时两表面电荷极性与压力时相反),这一现象称为晶体的**正压电效应**. 当在这种晶片相对的两个表面上施加一变化的电压,使其两表面间电场发生变化时,晶片的厚度将随着电压的变化而变化,这一现象称为晶体的**逆压电效应**.

利用晶体的逆压电效应可以产生超声,这种方法产生超声的装置称为压电式超声发生器.如图 3.32(a)所示,压电式脉冲超声波发生器由高频电信号发生器和压电式换能器组成.压电式换能器通常称为探头.高频电信号发生器产生频率高于 20kHz 以上(常用的脉冲回波法中通常为1~15MHz)的电信号.探头是在具有压电效应的晶体材料(称为压电晶体)晶片的表面,镀上薄银层并焊上导线作为电极制成的.当高频电信号发生器产生的高频电信号施加在探头上时,利用晶体的逆压电效应,探头就把高频电振荡转变为高频机械振动,从而向外发射超声.

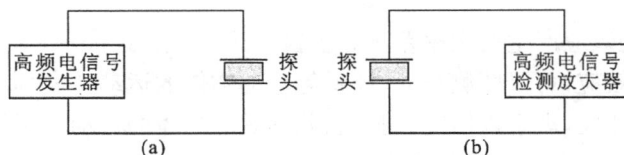

图 3.32

大多数临床用于诊断疾病的超声仪器的工作方式都是脉冲式的,即高频脉冲发生器的振荡是间歇进行的,每隔一段时间重复一次.单位时间内,振荡重复的次数称为重复频率.每次振荡持续的时间称为脉冲宽度.重复频率约为 1000Hz,脉冲宽度一般为几微秒.

利用晶体的正压电效应可以接收超声,这种方法接收超声的装置称为压电式超声接收器.如图 3.32(b)所示,压电式超声接收器由和探头和电信号检测放大器组成.当将探头置于超声场中时,利用晶体的正压电效应,探头就把高频机械振动施加在高频电信号检测放大器上,高频电信号检测放大器就把高频机械振动转变为高频脉冲电振荡,从而接收超声.

2. 超声的特性

超声是波,所以超声具有波的共性:可以以与声波相同的速度在固体、液体或气体中传播;在两种介质的分界面上会发生反射和折射现象;当声源与观测者相对于介质有相对运动时,产生多普勒效应等.由于频率高,超声在传播过程中还具有以下特性.

(1)方向性好.由于频率高波长短(如频率 500kHz 的超声波在水中的波长为 2.96×10^4 m),超声波的衍射效应不显著.所以,超声波在介质中几乎是沿着直线向一个方向传播的,因此超声的方向性好,是超声的一个最突出的传播特性.

(2)强度大.由于超声波的频率高,而波强与频率的平方成正比,因此,超声波的强度大.例如,同样振幅的条件下,超声波的强度比声波大得多.5000kHz 的超声波和 1kHz 声波,假定两者振幅相等,则超声波的强度要比声波的大 25 万倍.此外,还可以像光线一样,采用适当的方法使超声波进行会聚,从而得到强度更大的超声波.

(3)反射本领强.当波在传播过程中遇到两种介质的分界面时,只有当反射体的线度比波长大数倍时,才能引起明显的反射.由于超声的波长很短,较小的反射体也能引起明显的反射,所以,超声的反射本领强.

(4)穿透本领独特.超声在介质中传播时,由于部分能量被介质吸收变为热,超声强度随波传播距离按式(3.29)的指数规律衰减.由于介质对超声的吸收系数与介质性质有关,因此,在不同的介质中,超声强度衰减情况不同.超声在吸收系数小的介质中衰减慢,我们就说超声对介质的穿透本领强;相反,超声在吸收系数大的介质穿透本领弱.人体组织中的水、脂肪以及软组织的吸收系数较小,超声对水、脂肪以及软组织的穿透本领强;空气、骨骼以及肺组织的吸收系数较大,超声对空气、骨骼以及肺组织的穿透本领强.此外,介质对超声的吸收系数还与超声的频率以及超声的传播速度有关.研究表明,介质对超声的吸收系数近似与超声频率的平方成正比、与波速的三次方成反比.因此,与在液体或固体中时相比,超声在气体中传播时穿透本领弱.因此超声的许多技术应用都是在液体或固体中进行的.

超声的特性被广泛应用于诊断疾病、工业探伤以及物体定位等技术中.例如,利用超声反射本领独特的特性制成的 B 型超声诊断仪,可以得到多种疾病病情的信息.

3. 超声的生物效应

当超声通过生物组织时,由于超声与生物组织的相互作用,使得生物机体的生理、生化过程发生变化的现象称为超声的**生物效应**(biological effect).一般认为,高频大功率超声的生物效应主要有机械效应、空化效应和热效应三种.

(1) 机械效应.当高频大功率超声通过生物组织时,生物组织中的液体粒子做高频振动.液体粒子的加速度可达重力加速度的几十万至几百万倍.如此巨大的作用会使液体粒子结构受到损伤甚至破坏.对于生物体液,由于其中含有胶粒、微生物和高分子化合物等不同粒子,则由于粒子的振动速度不同于液体的振动速度,所以相互之间形成巨大的摩擦力,足以将粒子击碎.这一现象称为超声的**机械效应**.

(2) 空化效应.当高频大功率超声通过生物组织时,生物组织中的液体粒子的密度按超声频率呈疏密变化.由于超声的声幅很大,如强度为 $10W \cdot m^{-2}$ 的超声在水中产生的声幅达到 5.4 个大气压.相隔只有半个波长的密集区和稀疏区的压强差超过 10 个大气压.密集处的粒子受压力作用而稀疏处的粒子受拉力作用.由于液体承受拉力的能力差,特别是当液体中含有杂质或溶解气体时,在这种强大的拉力作用下,液体就会被拉断而形成微小的空腔.这一现象称为超声的**空化效应**.空化效应形成的空腔在随后的强拉力冲击作用下很快闭合,致使局部压强升高、温度升高并伴随放电现象的发生.

(3) 热效应.当高频大功率超声通过生物组织时,介质吸收超声的能量或空化效应形成的空腔闭合时,超声的能量转变为热能,使得介质温度显著升高,这一现象称为超声的**热效应**.

超声的生物效应是超声被用于治疗疾病的物理基础.例如,利用超声的机械效应,雾化药物、击碎结石、清洗医疗器械以及洁牙等.利用超声的热效应,对肌肉损伤、关节炎等疾病进行透热治疗,疗效较好.

3.9.2　超声成像的物理基础

超声在临床上的应用主要是诊断疾病.利用超声诊断疾病的技术称为**超声诊断**(ultrasonic diagnosis).超声诊断是超声、电子技术和计算机技术(或全息技术)结合形成的一种现代诊断方法.

利用超声得到物体内部结构及其变化信息的技术称为**超声成像**(ultrasonic imaging).临床上,用于诊断的大多数超声图像是利用超声在人体内界面上的反射波形成的.由于提取反射波的方法有两种,诊断超声成像仪可以分为回波法和多普勒频移法两类.

1. 回波法超声诊断仪

人体是不均匀介质,超声进入人体后,在两种声阻不同的介质的界面上,一部分超声反射形成反射波(称为回波),而另一部分则透射.回波的强弱取决于界面两侧介质声阻的差异,声阻差异越大,回波越强.当界面两侧介质声阻的相对差异大于1‰时,产生的回波较强可以探测到.回波的强弱反映界面两侧介质声学性质的差异,接收回波的时间反映界面在体内的深度.病变组织的声阻不同于正常组织,病变组织的大小也可能不同于正常组织.因此,超声通过病人体内时,形成的回波的强弱、形态都不同于正常人.所以,根据回波就可以得到病人病灶性质及其范围的信息.这种利用超声回波信号成像的诊断仪器称为回波法超声诊断仪.回波法超声诊断仪大多数是脉冲式的.回波脉冲式的超声诊断成像系统主要由探头、信号处理和显示记录三部分组成.临床上常用的回波脉冲式超声诊断仪主要有 A 型、B 型和 M 型三种,下面分别简单介绍其物理原理.

1) A 型超声诊断仪

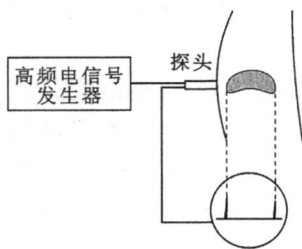

图 3.33

将回波信号以不同幅度的脉冲电信号形式显示的方式称为幅度(amplitude)调制,这种超声诊断仪称为 **A 型超声诊断仪**,简称 **A 超**.

A 超成像的示意如图 3.33 所示,高频电信号发生器产生的高频脉冲电压加在探头上,探头将其转换成脉冲超声,脉冲超声经皮肤进入人体并在人体内沿直线传播.当遇到反射界面时产生回波信号,探头接收回波信号并将其转换成高频电信号;信号处理部分对探头接收到的高频电信号进行放大等处理后,由显示记录部分进行显示或记录.通常用示波管或显像管进行显示.将放大处理后的回波信号加在示波管或显像管的垂直偏转板上,由于示波管或显像管的水平偏转板上加有锯齿波扫描电压,因而示波管或显像管的荧光屏上就呈现出回波的波形.

由于回波的幅度即回波的强弱取决于界面两侧介质的声学性质,所以根据回波的幅度就可以知道界面两侧介质声阻的差异.有一个界面就必然产生一个回波,因此回波的个数反映界面的数目.界面距探头越远接收到的回波越晚,所以先接收到的回波相应的界面在体内的深度小,而后接收到的回波相应的界面在体内的深度大.可见,脉冲电信号携带着沿超声传播方向上人体内部结构特征及其变化信息.

A 超用于测距定位、检查液性占位性病变较准确.

2) B 型超声诊断仪

将回波信号以不同辉度(亮度)形式显示的方式称为辉度(brightness)调制,这种超声诊断仪器称为 **B 型超声诊断仪**,简称 **B 超**.辉度调制就是将脉冲回波信号放大处理后加在示波管或显像管的控制栅极或阴极,使得阴栅极之间的电压随着脉冲回波变化,从而改变辉度.回波强荧光屏上相应的光点亮,回波弱荧光屏上相应的光点暗.

B 超成像的原理与 A 超的基本相同.将脉冲回波信号加在示波管或显像管的控制栅极或阴极,深度扫描的时基电压加在垂直偏转板上.于是,当探头置于体表某一位置时,显示器荧光屏上显示的是随回波强弱变化的明暗不同自上而下按时间先后出现的一列光点群.根据光点的辉度就可以知道界面两侧介质的声学性质.光点距探头近则相应界面在体内的深度小,光点距探头远则相应界面在体内的深度大.可见,光点携带着沿超声传播方向上人体内部结构特征及其变化信息.当探头沿着每一条直线在体表上移动时,随着探头的移动,荧光屏上显示的许多列辉度和位置不同的光点群组成的一幅二维平面光点图像.所以,为了得到人体内某一层面(称为断层)的图像,通常是将探头在体表上沿某一方向移动(称为扫描),对受检断层进行扫描从而得到受检断层的二维黑白图像.扫描可以是人工的、机械的或电控的.目前 B 超技术中的扫描基本都是电控的多元探头:将多个晶片(称为元)按一定的空间顺序排列成阵列,在电子开关的控制下,让各个晶片按照一定的时间顺序轮流工作.同时使扫描线(深度时间基线)同步移动.于是,就可以得到断层图像.由于电子开关速度很高,所以,这种扫描速度很快(每秒 10 次以上),相应地显示器的荧光屏上每秒出现 10 幅以上的动态图像.因此,电控扫描 B 超可以观察体内活动部位及器官的动态情况.B 超用于体内异物、肿瘤等的检查及鉴别,妇科早孕、胎数的检查,胎儿是否正常以及胎儿发育情况的跟踪观察等.

3) M 型超声诊断仪.

主要用于体内运动(motion)组织或器官的 M 型超声诊断仪称为 **M 型超声诊断仪**,简称 **M 超**.M 超是利用探头向体内发射脉冲超声,并接收体内界面的回波信号,进行辉度调制.与 A 超一样,M 超的探头在固定在体表某一点由于探头不移动,荧光屏上显示的是随回波强弱变化的明暗不同自上而下的一列光点群.如

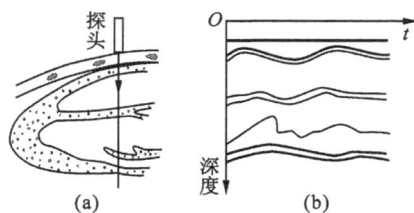

图 3.34

图 3.34 所示,当在示波管或显像管的水平偏转板上加一低频锯齿波扫描电压时,荧光屏上光点群将沿水平方向缓慢移动.由于水平方向代表时间,这时,荧光屏将显示上光点群即体内界面随时间变化的曲线.可见,M 超反映体内运动组织或器官的情况常用于观察心脏的运动、测量心房心室的大小、心输出量等.

2. 频移法超声诊断仪

超声也具有多普勒效应.多普勒效应中,观测者接收到的波的频率与波源发出波的频率不同,频率差称为频移.利用超声多普勒效应制成的超声诊断仪器称为频移法超声诊断仪.此类仪器种类繁多,可以获得血流及血管、心脏、胎儿心率等信息.下面简单介绍频移法超声诊断仪中用于测量血液流速的**超声多普勒血流计**的原理.

超声多普勒血流计如图 3.35 所示,由固定不动的超声仪发出的频率为 ν 连续超声,经皮肤进入血管后,被血液中与血液一起运动的红细胞接收,红细胞接收到的超声频率为 ν'.红细胞作为反射体,发射频率为 ν' 的超声.超声仪接收到由红细胞发射的超声频率为 ν''.设血液的流速为 v、超声在体内的传播速度为 u.根据式(3.45),并考虑到 $v \ll u$,可以求得,血液的流速

$$v = \frac{u}{2\nu\cos\alpha}\Delta\nu$$

式中,α 为血液流速方向与超声传播方向间的夹角;$\Delta\nu$ 为探头接收的超声与反射的超声的频差,$\Delta\nu = \nu'' - \nu$.通常 u、ν 和 α 已知,测出 $\Delta\nu$,根据上式便可求得血液的流速 v.

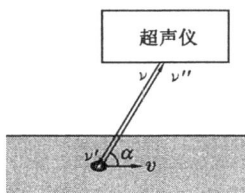

图 3.35

将反映血流动态的频移信号用彩色实时显示的超声多普勒血流仪器称为**彩色超声多普勒血流计**,简称**彩超**.通常,彩超图像红色表示血液流向探头,蓝色表示血液离开探头;绿色深浅反映湍流的程度;颜色的亮度表征速度的大小.利用彩超可以得到血液流速的分布、平均流速、加速度、血流量以及回波强度等信息.对大血管及心脏进行形态学的定性分析和血流动力学的等量分析等,为心脏疾病的诊断提供可靠的信息.

思　考　题

3.1　做简谐振动的物体,每次通过同一位置时,力、位移、速度和加速度中,哪些物理量相同? 哪些物理量不同?

3.2　波动与振动有何联系? 有何区别? 简谐波的波函数与简谐振动的振动方程有何联系? 有何区别?

3.3　波动过程中,体积元中的总能量随时间变化,这与能量守恒定律是否矛盾? 为什么?

3.4　振动方向相同、频率相同的两列波在空间相遇时,能否产生干涉现象? 为什么?

3.5　驻波是怎样形成的? 驻波具有什么特征?

3.6　正常人耳对纯音的等响曲线具有什么规律?

3.7　观测者向着波源运动和波源向着观测者运动,两种情况下,观测者接收到波的频率都升高,两种过程的物理本质有何差别?

3.8　超声成像的物理原理是什么? 三种回波法超声诊断仪有何异同?

习　题

3.1　一球沿 x 轴做圆频率为 ω、振幅为 A 的简谐振动. 若 $t=0$ 时,球的运动状态为(1)在 $x=-A$ 处;(2)过平衡位置向 x 轴正方向运动;(3)过 $x=\dfrac{1}{2}A$ 处向 x 轴负方向运动;(4)过 $x=\dfrac{\sqrt{2}}{2}A$ 处向 x 轴负方向运动. 试用旋转矢量图法确定相应的初相位,并写出相应的振动方程.

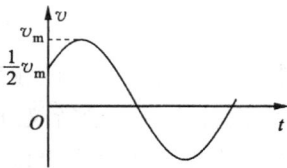

图 3.36

3.2　一质点做简谐振动,其速度曲线如图 3.36 所示,试求初相位.

3.3　一质点沿 x 轴做简谐振动,振动方程为 $x=4\times10^{-2}\times\cos\left(2\pi t+\dfrac{1}{3}\pi\right)$ (SI). 试求从 $t=0$ 时刻起,到质点位于 $x=-2$cm 处,且向 x 轴正方向运动的最短时间.

3.4　将一个水平放置的弹簧振子自平衡位置向右拉 10cm 后无初速释放,已知振动频率为 5Hz,试求该简谐振动的振动方程.

3.5　质量为 1kg 的物体做简谐振动,振动方程为 $x=6\times10^{-2}\cos\left(5\pi t-\dfrac{\pi}{2}\right)$ (SI),试求:

(1)物体的动能、势能和总能量;

(2)物体在何处时,动能与势能相等?

3.6　一质点同时参与两个简谐振动,两个简谐振动的振动曲线如图 3.37 所示. 试求该质点振动的初相位.

3.7　如图 3.38 所示,一平面简谐波沿 Ox 轴正方向传播,波长为 λ,若 P_1 点处质点的振动方程为 $y_1=A\cos(2\pi\nu t+\varphi)$,试求:

(1)P_2 点处质点的振动方程;

(2)与 P_1 点处质点振动状态相同的点的位置.

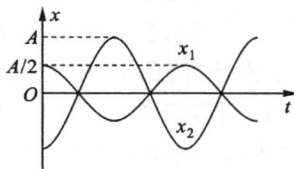

图 3.37

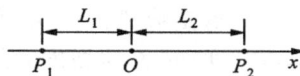

图 3.38

3.8　两相干点波源 S_1 和 S_2 相距 30m,频率 $\nu=10\text{Hz}$、振幅均为 $A=10\times10^{-2}\text{m}$. S_1 较 S_2 的相位超前 π, S_1 和 S_2 发出的波在同种介质中的波速 $u=40\text{m}\cdot\text{s}^{-1}$,试求两波源连线上因干涉而静止的各点位置.

3.9　一列绳索上传播的横波,波函数 $y_1=0.05\cos\left[2\pi\left(\dfrac{t}{0.05}-\dfrac{x}{4}\right)\right]$ (SI)

(1) 另一列横波与上述横波在绳索上形成驻波,已知这一横波在 $x=0$ 处与已知横波相位相同,试求该波的波函数.

(2) 试求绳索上驻波的波函数并求波节的位置.

3.10　一警车的警笛发射频率为 3500Hz 的声波. 警车以 $10\text{m}\cdot\text{s}^{-1}$ 的速度离开静止的观测者驶向一悬崖,声速为 $330\text{m}\cdot\text{s}^{-1}$. 试求观测者直接接收到警笛发出波的频率和由悬崖反射波的频率.

第 4 章　气体分子动理论

从气体的微观结构模型出发,考虑到分子与分子间、分子与器壁间频繁的碰撞,以及分子间有相互作用力,利用力学定律和统计方法讨论气体的热现象的性质及其规律的热学分支称为**气体分子动理论**(kinetic theory of gas).对于气体系统而言,描述单个分子特征的微观量和描述大量分子集体特征的宏观量之间存在着密切的联系.实验测得的宏观量,都是与有关的微观量的统计平均值相对应的.

本章先讨论处在平衡态的气体分子运动的统计分布规律,采用分子动理论的方法,建立宏观量与微观量之间的关系,从而揭示气体宏观热现象的微观本质.然后介绍处在非平衡态的气体分子输运现象及其规律.

4.1　平衡态　理想气体的状态方程

4.1.1　系统及其描述　平衡态

热学是研究自然界物质与冷热有关的性质以及这些性质变化规律的科学,它涉及的现象非常广泛,最常见的如气体、液体、固体的热性质及其相互转化等.

当人们着手讨论物质热运动性质时,总是把物质的某一部分或者空间的某一区域从周围的事物中分隔出来,这种分隔出来集中注意力加以研究的部分或者空间区域,就是热学研究的系统.

描述宏观物质特性的物理量称为宏观量.宏观量都是可以由实验观测的物理量.热学系统的状态可由系统的热力学宏观状态参量(如压强、温度等)来描述.但是,必须指出,只有当系统处于平衡态时,状态参量才有确定的意义和数值.我们把平衡态定义为:在没有外界影响的条件下,热力学系统的各个部分的宏观性质在长时间里不发生变化的状态称为**平衡态**(equilibrium state).这里所说的没有外界影响,是指系统与外界之间,既无物质交换,又无能量传递(做功和传热).需要注意的是不能单纯把"宏观性质不随时间变化"看作判别平衡态的标准.例如,将一根均匀的金属棒的两端分别与冰水混合物和沸水相接触,这时有热量从沸水端流向冰水端,经足够长时间,热量流动达到某一稳定不变的数值,这时金属棒各处的温度也不随时间变化,但不同位置处的温度是不同的,整个系统没有一致的温度,系统不处在平衡态.另外系统处于平衡态时,也不意味着系统处处均匀一致.例如,重力场中的等温大气,不同高度处大气的压强和分子数密度不相同,但它却是一个平衡态.

平衡态是一个理想化的概念,它是在一定条件下对实际情况的抽象和概括.同时从微观上看,平衡态下系统内的分子仍在做永不停息的热运动,因此热力学中的平衡态是一种动态平衡,即是热动平衡.

4.1.2　状态方程

当系统处在平衡态下,系统的宏观性质就可以用一组确定的状态参量来描述.因此,状态参量实际上就是描述系统平衡态的参量.

　　普遍地讲,处于平衡态的一定量系统的状态参量之间存在确定的函数关系,表示这种函数关系的数学公式称为系统的状态方程.例如,温度 T 是压强 p 和体积 V 的函数,可以表示为

$$T = f(p, V)$$

　　状态方程通常是由一些理论和实验相结合的方法给出的半经验公式,一些简单的状态方程也可在假设的微观物理模型基础上,应用统计物理方法导出.

　　实验表明,各种实际气体在压强不太大(与大气压相比)和温度不太低(与室温相比)的条件下,近似地遵守玻意耳定律、查理定律、盖吕萨克定律以及阿伏伽德罗定律.根据这些实验定律,不难导出 1mol 气体的状态方程为

$$pV = RT$$

式中 R 为摩尔气体常数,近代实验测得 $R = 8.314472(15) \text{J} \cdot \text{mol}^{-1} \cdot \text{K}^{-1}$.

　　质量为 M、摩尔质量为 μ 的气体,状态方程为

$$pV = \frac{M}{\mu}RT = \nu RT \tag{4.1}$$

式中 ν 为气体的摩尔数,$\nu = \dfrac{M}{\mu}$.上式称为**理想气体状态方程**(equation of state of perfect gas).

　　实际气体在常温和较低压强的条件下,近似遵守理想气体的状态方程.显然,理想气体实际上是不存在的,它只是实际气体的近似和理想化模型.因此,从宏观上来讲,能严格满足理想气体状态方程的气体就是**理想气体**(perfect gas).

4.2　理想气体的压强和温度

4.2.1　物质的微观模型

　　要从微观上讨论物质的性质,首先必须知道物质的微观模型.

　　从微观上看,物质由大量微观粒子(分子或原子)组成,如近代实验测得,1mol 物质的分子数为 $N_A = 6.02214199(47) \times 10^{23} \text{mol}^{-1}$,$N_A$ 就是阿伏伽德罗常量. 1cm^3 的水有 3.3×10^{22} 个水分子,即使体积小如 1μm^3 的水,仍有 3.3×10^{10} 个水分子.

　　人们在较远的地方就能闻到物体发出的气味;一滴墨水滴入水中会慢慢地扩散开来;把两块不同的金属紧压在一起,经较长时间后,会在每块金属接触面内部发现另一金属成分.这些扩散现象都说明了物体的分子在永不停息地运动着.并且扩散的快慢与温度的高低有着显著的关系.温度升高,扩散加快,分子热运动加剧.这种与温度有关的分子运动叫做分子热运动.

　　拉断一根钢丝必须用很大的力,液体和固体都很难压缩,这些都说明分子间存在着相互作用力.分子间的相互作用力是很复杂的,初步讨论时,两个分子间的相互作用力可以用图 4.1 表示,图中 r_0 处是斥力和引力平衡位置($r_0 \approx 10^{-10} \text{m}$).显然当 $r < r_0$ 时,分子力表现为斥力,当 $r > r_0$,分子力表现为引力.

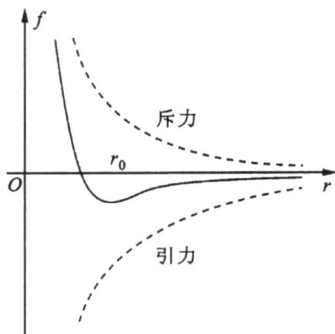

图 4.1

4.2.2　理想气体的微观模型

前面讲过,宏观上我们把能严格满足理想气体状态方程的气体称为理想气体.那么在微观上理想气体又是怎样的呢? 由于气体分子本身的线度相对于其所占据的体积很小,其间距很大,因此,对理想气体我们可以建立如下微观模型,可以假定:①分子本身的线度比起分子之间的平均距离小得多而忽略不计,即不考虑分子本身的大小;②由于分子力的作用距离很短,可以认为除碰撞的瞬间,分子间相互作用力可忽略不计,分子在两次碰撞之间做自由的匀速直线运动;③分子间及分子与器壁间的碰撞是完全弹性碰撞. 按照这个微观模型,我们可以形象地说理想气体分子好像是一个个没有大小并且除碰撞瞬间外没有相互作用的弹性球. 这个理想化了的微观模型,在一定条件下与真实气体的性质相当接近. 当然,在更广阔的范围内,在对气体性质更深入的研究中,对这个模型还需要进行补充和修正.

此外,在没有外力场的条件下,处于平衡态的气体具有各向同性(各方向上的物理性质均相同),鉴于此,对平衡态下理想气体系统中的大量分子有如下统计假设:容器中气体分子均匀分布,分子沿各个方向上运动的概率相等,分子速度在各个方向分量的各种统计平均值相等.因此,$\overline{v_x^2} = \overline{v_y^2} = \overline{v_z^2}$,考虑到 $v_x^2 + v_y^2 + v_z^2 = v^2$,可得

$$\overline{v_x^2} = \overline{v_y^2} = \overline{v_z^2} = \frac{1}{3}\overline{v^2}$$

4.2.3　理想气体的压强

微观上看,器壁所受到的压强是单位时间内大量气体分子频繁碰撞器壁所给予单位面积器壁的平均总冲量. 这种碰撞是如此频繁,可以认为是无间歇的,所施予的力也是恒定的. 下面我们根据所建立的理想气体微观模型和统计假设,推导理想气体的压强公式.

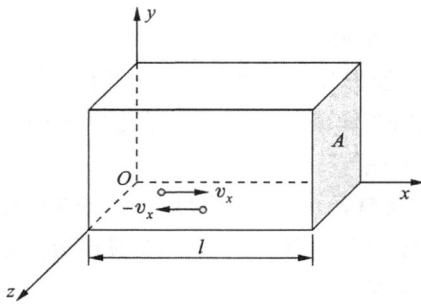

图 4.2

如图 4.2 所示,体积为 V 立方体容器,沿 x 轴方向边长为 l. 设容器中有 N 个质量为 m 的同种理想气体分子,气体处于平衡态,下面我们来推导容器 A 面(面积为 S)的压强. 在推导过程中因为分子间碰撞不影响计算结果,我们忽略分子间的相互碰撞.

处于平衡态的气体中各个分子的运动速度不同,为讨论方便,我们把 N 个分子分成若干组,每组分子具有相同的速度. 例如,分子数为 ΔN_i 的第 i 组分子的速度都为 v_i,其在 x 轴方向的分量为 v_{ix}. 根据理想气体模型,分子与器壁的碰撞是完全弹性碰撞,因此,速度为 v_i 的分子与容器 A 面碰撞后动量改变为 $2mv_{ix}$. 因为气体分子往返容器左右两壁之间所需时间为 $\frac{2l}{v_{ix}}$,则在单位时间内,速度为 v_i 的分子碰撞 A 面的次数为 $\frac{v_{ix}}{2l}$,单位时间内施予 A 面的冲量为 $\frac{v_{ix}}{2l}2mv_{ix}$. 因此,速度为 v_i 的分子单位时间施予容器 A 面的冲量为

$$\Delta N_i \frac{v_{ix}}{2l} 2mv_{ix}$$

根据动量定理,这就是速度为 v_i 的分子对容器 A 面的平均作用力.在任意时刻,容器 A 面受到所有分子的平均力为

$$F = \sum_i \Delta N_i \frac{v_{ix}}{2l} 2m v_{ix}$$

根据压强定义,作用于容器 A 面的压强为

$$p = \frac{F}{S} = \frac{m}{Sl} \sum_i \Delta N_i v_{ix}^2 = \frac{m}{V} \sum_i \Delta N_i v_{ix}^2$$

设容器内单位体积气体分子数也就是分子数密度为 n,即 $n = \frac{N}{V}$,则上式可写为

$$p = \frac{m}{V} \sum_i \Delta N_i v_{ix}^2 = nm \frac{\sum_i \Delta N_i v_{ix}^2}{N}$$

根据统计平均值的定义 $\overline{v_x^2} = \dfrac{\sum\limits_i \Delta N_i v_{ix}^2}{N}$,有

$$p = nm\, \overline{v_x^2}$$

由于 $\overline{v_x^2} = \frac{1}{3} \overline{v^2}$,因此,理想气体的压强为

$$p = \frac{1}{3} nm\, \overline{v^2} = \frac{2}{3} n \left(\frac{1}{2} m \overline{v^2} \right) = \frac{2}{3} n \overline{\varepsilon_t} \tag{4.2}$$

式中,$\overline{\varepsilon_t} = \frac{1}{2} m \overline{v^2}$ 称为理想气体分子的平均平动动能.上式表明,**在平衡态下,单位体积的分子数越多,分子的平均平动动能越大,理想气体的压强越大**.上式称为**理想气体的压强公式**(perfect gas pressure formula).

理想气体的压强公式给出了宏观量(气体压强 p)与微观量(气体分子平均平动动能 $\overline{\varepsilon_t}$)之间的关系,从而揭示了压强的微观本质及其统计意义,是气体动理论的基本公式之一.

4.2.4 理想气体的温度

在日常生活中,常用温度来表示物体冷热的程度,温度是反映物体冷热程度的物理量.在微观上,如何理解温度这一概念呢?根据理想气体状态方程和压强公式,可以导出理想气体的温度与分子热运动平均平动动能的关系,从而给出温度的微观意义,并由此得到道尔顿分压定律.

1. 理想气体状态方程的另一形式

设体积为 V 的容器内,储有质量为 M、摩尔质量为 μ、分子数为 N 的某种理想气体.理想气体状态方程可改写为

$$p = \frac{1}{V} \frac{M}{\mu} RT = \frac{N}{V} \frac{R}{N_A} T$$

式中,$\frac{N}{V}$ 为气体分子数密度,用 n 表示,即 $n = \frac{N}{V}$;N_A 为阿伏伽德罗常量,$\frac{R}{N_A}$ 称为**玻尔兹曼常量**(Boltzman constant),用 k 表示,即 $k = \frac{R}{N_A}$,近代实验测量 $k = 1.380650503(24) \times 10^{-23}\,\text{J} \cdot \text{K}^{-1}$.

因此,理想气体状态方程的另一种表达式为

$$p = nkT \tag{4.3}$$

上式也是宏观量(p,T)与微观量(n)间联系的一个重要公式. 需要指出的是,上式中的玻尔兹曼常量 k 虽然是从气体普适常数中引出的,但其重要性却远远超出气体范畴,是一个可用于一切与热相联系的物理量. 玻尔兹曼常量 k 与其他普适常数如基本电荷 e、引力常数 G、光速 c 以及普朗克常量 h 一样,都是具有特征性的常量.

2. 理想气体的温度

利用式(4.2)和式(4.3),可得理想气体分子热运动的平均平动动能

$$\overline{\varepsilon_t} = \frac{1}{2} m \overline{v^2} = \frac{3}{2} kT \tag{4.4}$$

上式也是气体分子动理论的基本公式之一. 利用上式可以从微观角度对温度进行了解释:温度是分子热运动剧烈程度的量度. 温度越高,物体内部分子热运动越剧烈. 由上式可得理想气体的温度

$$T = \frac{2}{3k} \overline{\varepsilon_t} \tag{4.5}$$

可见,**理想气体的温度与气体分子的平均平动动能成正比,而与气体的性质无关.**

温度与大量分子的平均平动动能相联系,它不包括整体定向运动动能;温度是大量分子热运动的集体表现,具有统计意义,对于单个或少数分子来说,温度的概念就失去了意义.

3. 道尔顿分压定律

设温度相同的几种互不发生化学反应的不同成分理想气体组成混合理想气体,若各种成分气体的分子数密度分别为 $n_1, n_2, n_3, \cdots$,则混合气体的分子数密度

$$n = n_1 + n_2 + n_3 + \cdots$$

由于温度相同,各种成分气体分子的平均平动动能相等,即

$$\overline{\varepsilon_{t1}} = \overline{\varepsilon_{t2}} = \overline{\varepsilon_{t3}} = \cdots = \overline{\varepsilon_t}$$

代入式(4.2),即可得混合气体的压强

$$p = \frac{2}{3} n \overline{\varepsilon_t} = \frac{2}{3} (n_1 + n_2 + n_3 + \cdots) \overline{\varepsilon_t} = \frac{2}{3} n_1 \overline{\varepsilon_{t1}} + \frac{2}{3} n_2 \overline{\varepsilon_{t2}} + \frac{2}{3} n_3 \overline{\varepsilon_{t3}} + \cdots$$

式中,$\frac{2}{3} n_1 \overline{\varepsilon_{t1}}, \frac{2}{3} n_2 \overline{\varepsilon_{t2}}, \frac{2}{3} n_3 \overline{\varepsilon_{t3}}, \cdots$ 分别为各种气体单独存在时气体的压强,称为各种气体的分压压强,用 $p_1, p_2, p_3, \cdots$ 表示,即 $p_1 = \frac{2}{3} n_1 \overline{\varepsilon_{t1}}$,$p_2 = \frac{2}{3} n_2 \overline{\varepsilon_{t2}}$,$p_3 = \frac{2}{3} n_3 \overline{\varepsilon_{t3}}$,$\cdots$. 则混合气体的压强为

$$p = p_1 + p_2 + p_3 + \cdots \tag{4.6}$$

上式表明,**混合气体的压强等于组成混合气体的各种成分气体的分压强之和.** 这一结论称为**道尔顿分压定律.**

分压概念对理解混合气体中某一成分气体流动的方向很重要,对于某一成分气体,总是从高分压的地方向低分压的地方扩散,即扩散方向只由该成分气体自己的分压决定,总压强以及其他气体的分压只影响扩散速度,不改变该成分气体扩散方向.

例如,呼吸道中的空气透过肺膜和肺毛细血管壁与血液交换 O_2 和 CO_2,都是从高分压处向低分压处流动. O_2 的流动方向由它自己的分压决定,与 CO_2 的分压无关; CO_2 的流动方向也是由它自己的分压决定,而与 O_2 的分压无关.

人在高空中感到呼吸困难四肢无力是由于氧分压低而引起的乏氧症状,这与大气压的高低没有直接关系,因此,关键在于提高氧分压,而不是提高总气压. 高压氧筒、氧仓的设计就是这个道理.

人在高压环境中时,如潜水员和高压舱中的工作人员和患者,血流中的氧分压和氮分压增高,这是由高压中氧、氮分压较高和血液对氧、氮溶解度决定的. 从高压状态返回到正常环境时应逐渐减压,否则,血液和组织中分离出的氮气来不及排出,在血管内将会形成气泡,由于气泡的存在可能会使血管内,特别是微血管内的血液流动停止,从而造成严重后果.

例 4.1 氢气的摩尔质量为 $2\times10^{-3}\mathrm{kg}\cdot\mathrm{mol}^{-1}$,空气的平均摩尔质量为 $28.9\times10^{-3}\mathrm{kg}\cdot\mathrm{mol}^{-1}$. 试分别求温度为 273K 时,氢分子和空气分子的方均根速率.

解 利用式(4.4),可得分子的方均根速率 $\sqrt{\overline{v^2}}=\sqrt{\dfrac{3kT}{m}}=\sqrt{\dfrac{3RT}{\mu}}$. 氢分子的方均根速率为

$$\sqrt{\overline{v^2}}=\sqrt{\frac{3RT}{\mu}}=\sqrt{\frac{3\times8.31\times273}{2\times10^{-3}}}=1.84\times10^3(\mathrm{m}\cdot\mathrm{s}^{-1})$$

空气分子的方均根速率为

$$\sqrt{\overline{v^2}}=\sqrt{\frac{3RT}{\mu}}=\sqrt{\frac{3\times8.31\times273}{28.9\times10^{-3}}}=485(\mathrm{m}\cdot\mathrm{s}^{-1})$$

可见,常温下气体分子的运动速率是相当大的.

例 4.2 在近代物理中常用电子伏特(eV)作为能量单位,试求在多高温度下,气体分子的平均平动动能为 1eV? 温度为 1K 时,气体分子平均平动动能为多少电子伏特?

解 由式(4.5),可得气体的温度

$$T=\frac{2}{3k}\overline{\varepsilon_t}=\frac{2}{3\times1.38\times10^{-23}}\times1.602\times10^{-19}=7.74\times10^3(\mathrm{K})$$

温度为 1K 时,气体分子热运动的平均平动动能为

$$\frac{3}{2}kT=\frac{3}{2}\times1.38\times10^{-23}\times1=2.07\times10^{-23}(\mathrm{J})=1.29\times10^{-4}(\mathrm{eV})$$

由此可见,1eV 的能量相当于温度为 $7.74\times10^3\mathrm{K}$ 时气体分子的平均平动能量. 热学中,常用 kT 表示热运动能量,如常温(300K)时,有

$$kT=1.38\times10^{-23}\times300=4.14\times10^{-21}(\mathrm{J})=2.59\times10^{-2}(\mathrm{eV})$$

通常据此来判断是否属于热运动的能量范围.

4.3　平衡态的统计分布规律

4.3.1　速率分布函数

气体分子热运动速率的变化是随机的,如果在某一时刻去观察某个分子,它具有什么样的速率是无法预测的,完全是偶然的,但大量分子整体的速率却遵从一定的统计规律.

从经典力学的观点看,速率是一种可连续变化的量,对于一个连续可变化量 v,我们很难说速率取完全确定值 v 的分子有多少,而只能说,分子速率处于 v 附近,在速率区间 Δv 内气体的分子数有多少. 设一定量的气体处于平衡态,总分子数为 N,其中速率在 $v \sim v + \Delta v$ 区间内的分子数为 ΔN,则 $\dfrac{\Delta N}{N}$ 表示分布在这一区间内的分子数占总分子数的比率. 分布在不同速率 v 附近相等的速率间隔 Δv 中的分子数是不同的,即 $\dfrac{\Delta N}{N}$ 与 v 值有关,是速率 v 的函数. 当 Δv 足够小时,用 $\mathrm{d}v$ 表示,相应的 ΔN 用 $\mathrm{d}N$ 表示,则 $\dfrac{\mathrm{d}N}{N}$ 表示速率在 $v \sim v + \mathrm{d}v$ 内分子数与总分子数的比率. 这个比率显然与 $\mathrm{d}v$ 成正比,还与速率 v 的某一函数 $f(v)$ 有关,即

$$\frac{\mathrm{d}N}{N} = f(v)\mathrm{d}v \tag{4.7}$$

式中函数 $f(v)$ 称为速率分布函数,即 $f(v) = \dfrac{\mathrm{d}N}{N\mathrm{d}v}$. 速率分布函数的物理意义是,在速率 v 附近单位速率区间内的分子数占总分子数的比率,即分子速率分布在 v 附近单位速率区间内的概率. 由此可见,速率分布函数是一个概率密度函数.

4.3.2　麦克斯韦速率分布定律

通过对气体分子的速率分布规律的研究. 1859 年,麦克斯韦从理论上导出了理想气体在平衡态下分子的速率分布函数

$$f(v) = 4\pi \left(\frac{m}{2\pi kT}\right)^{\frac{3}{2}} v^2 \mathrm{e}^{-\frac{mv^2}{2kT}} \tag{4.8}$$

式中 k 为玻尔兹曼常量,m、T 分别为气体分子的质量及气体的温度.

将式(4.8)代入式(4.7),可得气体速率在 $v \sim v + \mathrm{d}v$ 的分子数与总分子数的比率为

$$\frac{\mathrm{d}N}{N} = f(v)\mathrm{d}v = 4\pi \left(\frac{m}{2\pi kT}\right)^{\frac{3}{2}} v^2 \mathrm{e}^{-\frac{mv^2}{2kT}} \mathrm{d}v \tag{4.9}$$

上式称为**麦克斯韦速率分布定律**.

任一速率间隔 $v_1 \sim v_2$ 内的分子数与总分子数的比率,可用积分求出,即

$$\frac{\Delta N}{N} = \int_{v_1}^{v_2} f(v)\mathrm{d}v = \int_{v_1}^{v_2} 4\pi \left(\frac{m}{2\pi kT}\right)^{\frac{3}{2}} v^2 \mathrm{e}^{-\frac{mv^2}{2kT}} \mathrm{d}v \tag{4.10}$$

$f(v)$-v 的曲线称为麦克斯韦速率分布曲线,如图 4.3 所示. 麦克斯韦速率分布曲线形象、直观地描述平衡态下理想气体分子按速率分布的规律. 下面对此速率分布曲线作一些讨论.

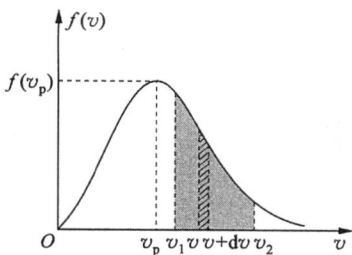

图 4.3

（1）从图中可以看出,气体分子的速率可以取大于零的一切可能有限值,但速率很小和速率很大的分子数都很少.

（2）速率在 v 附近,$v \sim v + \mathrm{d}v$ 内的分数占总分子数的比率 $\dfrac{\mathrm{d}N}{N} = f(v)\mathrm{d}v$ 即为图中窄条面积. 速率在 $v_1 \sim v_2$ 内的分子数占总分子数的比率 $\dfrac{\Delta N}{N} = \int_{v_1}^{v_2} f(v)\mathrm{d}v$ 即为图中阴影部分的面积.

（3）从曲线可以看出,存在着一个与速率分布函数 $f(v)$

极大值所对应的速率,在该速率附近单位速率间隔中的分子数与总分子数比率最大.

(4) 曲线下的总面积等于分布在整个速率范围内所有各种速率的分子数与总分子的比率,显然其值为 1. 即

$$\int_0^\infty f(v)\mathrm{d}v = 1$$

这就是速率分布函数的归一化条件,它是由速率分布函数本身的物理意义决定的. 说明分布函数 $f(v)$ 是一种概率分布.

利用速率分布函数可求理想气体分子的三种统计速率:最概然速率、平均速率和方均根速率.

(1) 最概然速率. 速率分布函数的极大值对应的速率称为**最概然速率**(most probable speed),用 v_p 表示. 速率分布函数是一连续函数,可从极值条件 $\dfrac{\mathrm{d}f(v)}{\mathrm{d}v}\bigg|_{v=v_\mathrm{p}} = 0$ 求得,最概然速率为

$$v_\mathrm{p} = \sqrt{\frac{2kT}{m}} = \sqrt{\frac{2RT}{\mu}} \tag{4.11}$$

(2) 平均速率. 大量分子热运动速率的统计平均值称为**平均速率**(average speed),用 $\bar{v}$ 表示. 根据统计平均值的定义和式(4.7),平均速率

$$\bar{v} = \frac{\int_0^\infty v\mathrm{d}N}{N} = \int_0^\infty v f(v)\mathrm{d}v$$

将式(4.8)代入并积分,可得平均速率

$$\bar{v} = \sqrt{\frac{8kT}{\pi m}} = \sqrt{\frac{8RT}{\pi \mu}} \tag{4.12}$$

(3) 方均根速率. 大量分子热运动速率平方统计平均值的平方根称为**方均根速率**(root-mean-square speed),用 $\sqrt{\overline{v^2}}$ 表示. 根据统计平均值的定义和式(4.7)方均根速率为

$$\sqrt{\overline{v^2}} = \sqrt{\frac{\int_0^\infty v^2\,\mathrm{d}N}{N}} = \sqrt{\int_0^\infty v^2 f(v)\mathrm{d}v}$$

将式(4.8)代入并积分,可得方均根速率

$$\sqrt{\overline{v^2}} = \sqrt{\frac{3kT}{m}} = \sqrt{\frac{3RT}{\mu}} \tag{4.13}$$

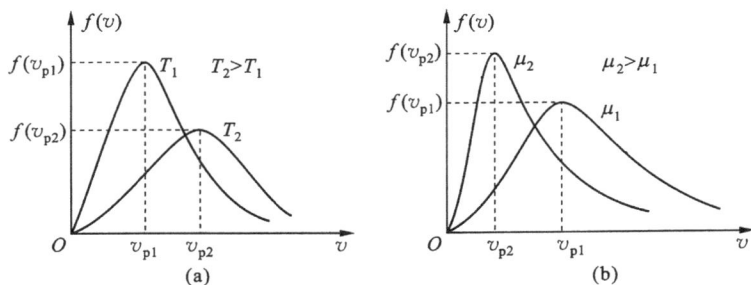

图 4.4

可以看出,同种气体分子的三种速率都是气体温度 T 和气体分子质量 m(摩尔质量 ν)的函数,如图 4.4 所示. 三种速率的关系为 $v_\mathrm{p} < \bar{v} < \sqrt{\overline{v^2}}$. 三种速率用途各不相同. 在讨论分子

速率分布规律时用最概然速率,在讨论分子碰撞问题时用平均速率,在计算分子平均动能时用方均根速率.

例4.3　氮分子的摩尔质量为 $28\times10^{-3}\,\text{kg}\cdot\text{mol}^{-1}$、氢分子的摩尔质量 $2\times10^{-3}\,\text{kg}\cdot\text{mol}^{-1}$.试分别求氮分子及氢分子在标准状态时的平均速率.

解　依题意,温度 $T=273\text{K}$.氮分子的平均速率

$$\bar{v}=\sqrt{\frac{8RT}{\pi\mu}}=\sqrt{\frac{8\times8.31\times273}{3.14\times28\times10^{-3}}}=454(\text{m}\cdot\text{s}^{-1})$$

氢分子的平均速率

$$\bar{v}=\sqrt{\frac{8RT}{\pi\mu}}=\sqrt{\frac{8\times8.31\times273}{3.14\times2\times10^{-3}}}=1.70\times10^{3}(\text{m}\cdot\text{s}^{-1})$$

由此可见,标准状态时,气体分子除比较轻的分子如氢、氦之外,其他气体分子的平均速率一般为每秒数百米的数量级.

4.3.3　玻尔兹曼能量分布定律

1.重力场中粒子按高度的分布

如果没有重力的影响,处在平衡态时的气体系统,温度处处相同,气体分子的数密度和气体的压强也处处相同.在重力作用下,如不考虑温度变化,气体分子的数密度和气体的压强都将随高度而变化.

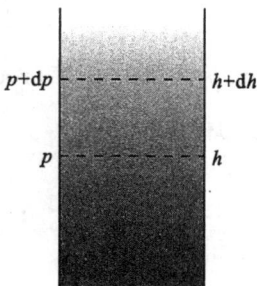

图 4.5

考虑处在重力场中的气体,如图4.5所示,在气体中截取一竖直柱体.根据流体静力学原理,设高度为 h 处的压强为 p、高度为 $h+\text{d}h$ 处的压强为 p',则 h 处与 $h+\text{d}h$ 处的压强差

$$\text{d}p=p'-p=-\rho g\,\text{d}h$$

式中 ρ 为气体的密度,g 为重力加速度.由于 $\rho=nm$,因此

$$\text{d}p=-nmg\,\text{d}h$$

由于气体内各处温度相同,该压强差只能由分子数密度 n 的不同引起,由 $p=nkT$,有

$$\text{d}p=kT\,\text{d}n$$

比较以上两式,可得

$$\frac{\text{d}n}{n}=-\frac{mg}{kT}\text{d}h$$

假定在 $h=0$ 处的分子数密度为 n_0,积分上式可得任意高度 h 处的分子数密度

$$n=n_0\text{e}^{-\frac{mgh}{kT}} \tag{4.14}$$

上式表明,**在恒温重力场中的气体,分子数密度随高度的增加按指数规律减小**.

由式(4.14),可得高度 h 处气体的压强

$$p=nkT=p_0\text{e}^{-\frac{mgh}{kT}} \tag{4.15}$$

式中 $p_0=n_0kT$ 为 $h=0$ 处的压强.上式表明,**在重力场中气体的压强随高度的增加按指数规律减小**.上式也称为**等温大气压公式**.利用上式可以估算高空中某处的大气压强,也可由测得的大气压强估算测量点的高度.

粒子数密度随高度变化公式反映了气体分子热运动与分子受重力场作用这一对矛盾. kT 表示分子热运动平均能量. 热运动越剧烈, 则气体分子散开到空间各处使之均匀分布的概率也越大, 而重力 mg 又欲使气体分子尽量靠近地面, 这一对矛盾的相互协调形成稳定的大气压强分布. 可以想象, 一旦没有了热运动, 大气分子就会像砂粒一样落到地面. 同样若温度足够高, 砂粒也可能像气体分子一样弥漫在空中.

2. 玻尔兹曼能量分布定律

在重力场中, $mgh = E_p$ 是气体分子的重力势能, 根据式(4.14), 有

$$n = n_0 e^{-\frac{E_p}{kT}}$$

如果气体分子处于其他保守力场中, 上式同样适用, 不过这时应把 E_p 看作与该保守力场相应的势能.

位于空间某一小区域 $x \sim x + dx$、$y \sim y + dy$、$z \sim z + dz$ 中的气体分子数为

$$dN = ndV = n_0 e^{-\frac{E_p}{kT}} dx dy dz$$

式中, E_p 为位于 x、y、z 处气体分子的势能.

由于在势能场中位置分布是由势能决定的, 同理, 分子按速度的分布应由其动能 $E_k = \frac{1}{2}mv^2$ 决定, 并且与指数因子 $e^{-\frac{E_k}{kT}}$ 成正比, 这样, 当系统处于外力场中的平衡态时, 其位置在 $x \sim x + dx$、$y \sim y + dy$、$z \sim z + dz$ 内, 同时速度在 $v_x \sim v_x + dv_x$、$v_y \sim v_y + dv_y$、$v_z \sim v_z + dv_z$ 内的分子数为

$$dN = c e^{-\frac{E_k + E_p}{kT}} dv_x dv_y dv_z dx dy dz \tag{4.16}$$

式中, c 为与位置坐标和速度无关的比例系数. 上式给出了力场中分子数按能量的分布规律, 称为**玻尔兹曼能量分布定律**.

如果微观粒子只可能处于一系列不连续的能量 $E_1, E_2, E_3, \cdots, E_i, \cdots$, 则在能量 E_i 的状态上分布的粒子数为

$$N_i = c' e^{-\frac{E_i}{kT}}, \quad i = 1, 2, 3, \cdots \tag{4.17}$$

式中 c' 为与 E_i 无关的常数, 上式是玻尔兹曼能量分布定律的另一种表示形式.

玻尔兹曼能量分布定律是一种描述粒子处于不同能量状态有不同的概率的一种分布. 玻尔兹曼能量分布定律表明, **粒子处于低能量状态的概率大, 而处于高能量状态的概率小**.

玻尔兹曼能量分布定律是一种普遍的规律, 它对任何物质的微粒(气体、液体、固体的原子和分子等)在任何保守力场中运动的情形都成立.

例 4.4　拉萨市海拔约为 3.6×10^3 m, 设大气温度处处相同, 均为 27℃. 试求:

(1) 当海平面上的大气压为标准大气压时, 拉萨市的大气压为多少?

(2) 一人在海平面上每分钟呼吸 17 次, 则此人在拉萨市呼吸多少次才能吸入同样质量的空气?

解　(1)空气的平均摩尔质量 $\mu = 28.9 \times 10^{-3}$ kg·mol^{-1}. 拉萨市的大气压

$$p = p_0 e^{-\frac{mgh}{kT}} = p_0 e^{-\frac{\mu gh}{RT}}$$

$$= 1.013 \times 10^5 e^{-\frac{28.9 \times 10^{-3} \times 9.8 \times 3.6 \times 10^3}{8.31 \times (273+27)}}$$

（2）设此人每次吸入空气的容积为 V_0，在拉萨市需呼吸 x 次.根据理想气体状态方 $pV = \nu RT$，并考虑到温度 T 处处相同，故有

$$p(xV_0) = p_0(17V_0)$$

可得此人在拉萨市呼吸的次数为

$$x = 17\frac{p_0}{p} = 17 \times \frac{1.013 \times 10^5}{0.67 \times 10^5} = 26（次）$$

4.4　理想气体的内能

4.4.1　能量均分定理

1. 气体分子的自由度

前面我们讨论气体分子的平均平动动能时，把分子看作一个质点.但是实际气体分子在空间总是占有一定的体积，并具有比较复杂的结构.因此，当我们计算气体分子的能量时，除平动动能之外，还必须考虑到这些分子的内部运动的能量，这时就必须对气体的微观模型进行修改.分子由原子组成，按其每个分子含有原子的多少可将气体分为单原子分子气体（如 He、Ne 等），双原子分子气体（如 H_2、O_2、N_2 等）与多原子气体分子（如 CO_2、CH_4 等）.这样，气体分子的运动除了平动之外，还可能有转动及分子内原子的振动.为了用统计的方法计算分子的总能量，需要引入自由度（degree of freedom）这一概念.

确定一个物体空间位置所需的独立坐标数称为该物体的自由度（degree of freedom）.一个质点的空间位置需 x、y、z 三个独立坐标确定，故其自由度为 3.当物体的运动范围受到某些约束时，其自由度将减少.若将质点限制在一个面上运动，则它只有 2 个自由度.若将质点限制在一条线上运动，它就只有一个自由度了.

刚体的运动可分解为质心的平动和绕过质心轴的转动.确定质心的位置需要三个独立坐标 x、y、z，即三个平动自由度.确定绕过质心轴的转动应首先确定其过质心的轴，确定过质心轴的空间方向需要三个方向角 α、β 和 γ.由于这三个方向角并不独立，满足 $\cos^2\alpha + \cos^2\beta + \cos^2\gamma = 1$，因此，确定轴的方位需 2 个独立坐标，即 2 个转动自由度.其次，绕轴的转动还需一个转动自由度，因而，刚体共有 6 个自由度，其中 3 个平动自由度，3 个转动自由度.

基于上述自由度的讨论，我们来看看气体分子的自由度.

单原子气体分子可视为质点，有 3 个平动自由度，如图 4.6(a)所示；双原子气体分子，若不考虑其中原子的振动，即认为分子是刚性的，相当于一刚性细杆连接两个质点（不考虑原子的大小），因此有 3 个平动自由度、2 个转动自由度共 5 个自由度，如图 4.6(b)所示；刚性多原子气体分子可看作自由刚体，有 3 个平动、3 个转动共 6 个自由度，如图 4.6(c)所示.

需要指出的是：对非刚性分子（如高温时的双原子、多原子气体分子），相邻两原子间相对位置还可改变，原子间作用力可使它振动，与之对应的还有振动自由度.不过在常温下，原子间振动较弱，可不考虑其振动自由度，将其视为刚性分子.

2. 能量按自由度均分定理

有了自由度的概念，下面介绍能量均分定理.

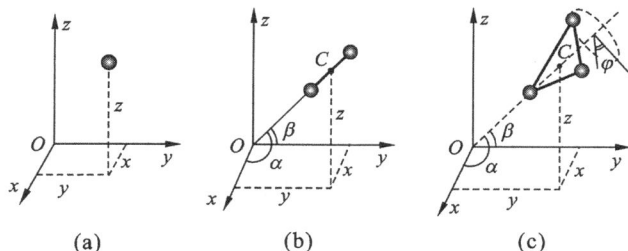

图 4.6

理想气体分子的平均平动动能

$$\overline{\varepsilon_t} = \frac{1}{2}m\overline{v^2} = \frac{3}{2}kT$$

而

$$\frac{1}{2}m\overline{v^2} = \frac{1}{2}m\overline{v_x^2} + \frac{1}{2}m\overline{v_y^2} + \frac{1}{2}m\overline{v_z^2}$$

处于平衡态的气体,分子沿各个方向运动的概率是相等的,因此有

$$\frac{1}{2}m\overline{v_x^2} = \frac{1}{2}m\overline{v_y^2} = \frac{1}{2}m\overline{v_z^2} = \frac{1}{2}kT$$

此式说明在理想气体中,x、y、z 三个方向的平均平动动能为 $\frac{1}{2}kT$. 可见,**理想气体分子的平均平动动能平均分配在每一个平动自由度上,每个平动自由度的能量都是 $\frac{1}{2}kT$.**

平均平动动能在平动自由度上均分,同样,若考虑到转动及振动自由度,我们可将以上结论推广,**在温度为 T 的平衡态下,分子的每个自由度的平均能量都是 $\frac{1}{2}kT$.** 这一结论称为**能量按自由度均分定理**,简称**能量均分定理**(theorem of equipartition of energy).

能量均分定理是经典物理的一个重要结论,反映了分子热运动所遵从的统计规律,是对大量分子统计平均的结果. 能量均分定理的本质在于分子间频繁的碰撞,正是由于分子间极其频繁的碰撞,使得能量在各分子之间及各个自由度之间发生相互交换和转移,当系统处于平衡态时,能量就被平均分配到每个自由度上了.

能量均分定理不仅适用于理想气体,一般也可用于液体和固体. 对于液体和固体,能量均分则是通过分子间很强的相互作用实现的.

根据能量均分定理,自由度为 i 的理想气体,分子的平均总动能为

$$\overline{\varepsilon_k} = \frac{i}{2}kT$$

因此,单原子分子的平均动能为 $\frac{3}{2}kT$,刚性双原子分子的平均动能为 $\frac{5}{2}kT$,刚性多原子分子的平均动能为 $3kT$.

4.4.2 理想气体的内能

热学的研究方法不同于其他学科,如力学. 在热学研究中,一般不考虑系统作为一个整体的宏观运动,热学研究是深入到系统内部去研究系统内部那些分子的无规则热运动的规律. 系

统内部分子无规则热运动具有能量,系统内部与热运动有关的能量称为**内能**(internal energy).因此内能是系统内部所有微观粒子的无序热运动动能及总的相互作用势能之和.对于理想气体,由于忽略了分子间的相互作用力,因而也相应忽略分子间的相互作用势能.所以,理想气体的内能就只是气体所有分子各种运动形式的动能和分子内原子间振动势能的总和.

根据能量均分定理可知,每个分子的平均总动能是 $\frac{i}{2}kT$.因此,1mol 理想气体的内能为

$$E_{mol} = N_A \frac{i}{2}kT = \frac{i}{2}RT$$

质量为 M、摩尔质量为 μ 的理想气体,内能为

$$E = \frac{M}{\mu} \times \frac{i}{2}RT \tag{4.18}$$

对于单原子分子气体,$i=3$;刚性双原子气体分子,$i=5$;刚性多原子气体分子,$i=6$.

式(4.18)表明,**对于一定量的理想气体,内能只与温度有关,而与体积和压强无关**.理想气体的内能是温度 T 的单值函数,这与宏观的实验观测结果是一致的.

例 4.5 质量为 0.1kg、温度为 27 ℃的氮气,装在容积为 0.01m³ 的容器中.容器以 $v=100\text{m}\cdot\text{s}^{-1}$ 速率做匀速直线运动,若容器突然停下来,定向运动的动能全部转化为分子热运动的内能.试求平衡后氮气的温度和压强各增加多少?

解 氮气分子摩尔质量 $\mu=28\times10^{-3}\text{kg}\cdot\text{mol}^{-1}$,常温下,氮气可视为刚性双原子分子,则质量为 M 的氮气的内能为

$$E = \frac{M}{\mu} \times \frac{5}{2}RT$$

当温度改变 ΔT 时,内能的增量为

$$\Delta E = \frac{M}{\mu} \times \frac{5}{2}R\Delta T$$

当系统定向运动的动能全部转化为分子热运动的内能时,有

$$\frac{1}{2}Mv^2 = \frac{M}{\mu} \times \frac{5}{2}R\Delta T$$

则系统温度的变化为

$$\Delta T = \frac{\mu v^2}{5R} = \frac{28\times10^{-3}\times100^2}{5\times8.31} = 6.7(\text{K})$$

容器停止后气体体积不变,由状态方程 $pV = \frac{M}{\mu}RT$,可得氮气压强的增量为

$$\Delta p = \frac{MR}{\mu V}\Delta T = \frac{0.1\times8.31}{28\times10^{-3}\times0.01}\times6.7 = 2.0\times10^4(\text{Pa})$$

4.5　气体分子的碰撞

气体分子间频繁的无规则碰撞对气体平衡态的性质起着非常重要的作用.气体分子的频繁碰撞导致了能量按自由度平均分配.也正是由于气体分子频繁碰撞,在平衡态,其速率稳定分布,遵从麦克斯韦速率分布规律.同时,系统的平衡也需借助频繁的碰撞才能达到,因此碰撞在气体由非平衡态过渡到平衡态的过程同样起着关键的作用.下面我们讨论描述气体碰撞的两个重要的物理量,平均碰撞频率和平均自由程.

1. 平均碰撞频率

一个分子单位时间内和其他分子碰撞的平均次数称为分子的**平均碰撞频率**(mean collision frequency),用 $\overline{Z}$ 表示. 平均碰撞频率由什么因素决定呢? 为简单起见, 我们假定每个分子都可以看成是直径为 d 的弹性小球, 分子间的碰撞为完全弹性碰撞. 大量分子中, 被考察的特定分子 A 以平均相对速率 $\overline{v}_r$ 运动. 这也就是说: A 分子以速率 $\overline{v}_r$ 运动, 其他分子静止不动. 如图 4.7 所示, 在分子 A 运动的过程中, 由于碰撞, 其中心的轨迹将是一条折线.

设想以 A 分子中心的运动轨迹为轴线, 以 d 为半径, 作一个曲折的圆柱体. 则凡中心到圆柱体轴线的距离小于 d 的分子的中心都将落入圆柱体内, 并与 A 分子相碰. 在 t 时间内, A 分子运动的路程为 $\overline{v}_r t$, 相应的圆柱体的体积为 $\pi d^2 \overline{v}_r t$. 设分子数密度为 n, 则圆柱体内的分子数为 $n\pi d^2 \overline{v}_r t$. 因此, 在 t 时间内, 凡是落在此圆柱体内的分子数都将与 A 分子相碰. 所以, 单位时间内 A 分子与其他分子碰撞的次数为

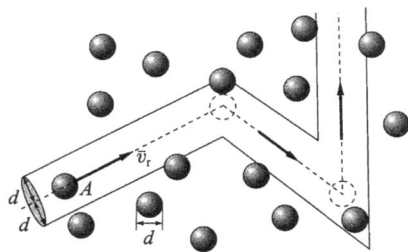

图 4.7

$$\overline{Z} = \frac{\pi d^2 n \overline{v}_r t}{t} = \pi d^2 n \overline{v}_r$$

考虑到所有分子实际上都在运动, 可以证明, 平均相对速率 $\overline{v}_r$ 与平均速率 $\overline{v}$ 的关系为 $\overline{v}_r = \sqrt{2}\,\overline{v}$, 因此平均碰撞频率为

$$\overline{Z} = \sqrt{2}\pi d^2 n \overline{v} \tag{4.19}$$

上式表明, **气体分子的平均碰撞频率与分子数密度、分子直径的平方及分子的平均速率成正比.**

2. 平均自由程

分子在做无规则热运动时, 一个分子在任意两次碰撞之间自由运动的路程是不一样的, 分子在连续两次碰撞之间自由运动的平均路程称为分子的**平均自由程**(mean free path), 用 $\overline{\lambda}$ 表示. 显然, 分子的平均自由程 $\overline{\lambda}$ 与平均碰撞频率 $\overline{Z}$ 和平均速度 $\overline{v}$ 的关系为

$$\overline{\lambda} = \frac{\overline{v}}{\overline{Z}}$$

将式(4.19)代入, 可得分子的平均自由程

$$\overline{\lambda} = \frac{1}{\sqrt{2}\pi d^2 n} \tag{4.20}$$

上式表明, **气体分子的平均自由程与分子数密度及分子直径的平方成反比, 而与分子的平均速率无关.**

当气体处于平衡态, 温度为 T 时, 由 $p = nkT$, 有 $n = \dfrac{p}{kT}$, 代入式(4.20), 可得分子平均自由程的另一种形式

$$\overline{\lambda} = \frac{kT}{\sqrt{2}\pi d^2 p} \tag{4.21}$$

可见,**当温度一定时,压强越大,气体分子的平均自由程越短.**

例 4.6　空气分子的直径为 3.5×10^{-10} m. 试求在标准状态时,空气分子的平均碰撞频率和平均自由程.

解　空气的平均摩尔质量为 $\mu = 28.9 \times 10^{-3}$ kg·mol^{-1}. 依题意,温度和压强分别为 $T = 273$ K 和 $p = 1.013 \times 10^{-5}$ Pa. 分子数密度为

$$n = \frac{p}{kT} = \frac{1.013 \times 10^5}{1.38 \times 10^{-23} \times 273} = 2.69 \times 10^{25} \, (\mathrm{m}^{-3})$$

平均速率为

$$\bar{v} = \sqrt{\frac{8RT}{\pi\mu}} = \sqrt{\frac{8 \times 8.31 \times 273}{3.14 \times 28.9 \times 10^{-3}}} = 447 \, (\mathrm{m \cdot s}^{-1})$$

平均碰撞频率为

$$\bar{Z} = \sqrt{2}\pi n\bar{v}d^2 = 1.41 \times 3.14 \times 2.69 \times 10^{25} \times 447 \times (3.5 \times 10^{-10})^2 = 6.52 \times 10^9 \, (\mathrm{s}^{-1})$$

平均碰撞频率的数量级达 10^9,可见,分子间的碰撞十分频繁.

分子平均自由程为

$$\bar{\lambda} = \frac{\bar{v}}{\bar{Z}} = \frac{447}{6.52 \times 10^9} = 6.86 \times 10^{-8} \, (\mathrm{m})$$

此值约为分子直径的 200 倍.

*4.6　非平衡态的输运过程

　　平衡态是一种理想化的特殊状态,实际上,即使没有外界因素的影响,热力学系统的各个部分的宏观性质都会随时间发生变化,热力学系统的这种状态称为**非平衡态.** 处在非平衡态的热力学系统内各部分微观粒子速度、温度或密度等宏观性质存在差异,同时由于微观粒子运动及其相互作用,使系统内部发生动量、能量或质量的传递,其结果使得系统各部分之间的宏观相对运动、温度或密度等差异逐渐缩小直至消失. 这种系统从非平衡态过渡到平衡态的过程称为输运过程. 与输运过程对应的现象称为输运现象. 黏滞现象、热传导现象、扩散现象以及生物体内营养物质的吸收和传送都伴随着输运过程. 本节简要介绍输运过程的规律.

4.6.1　黏滞现象及其规律

　　流体的流动情况相当复杂,它不仅与流速有关还与流体流动的河道、管道等有关,也与流体本身的性质有关. 流体的流动粗略地可以分为层流和湍流,当流体流速较小时,通常为层流. 层流比较简单而湍流非常复杂,这里我们仅讨论层流的黏滞现象.

　　当流体做层流时,流体质点的轨迹是有规则的光滑曲线,相邻质点的轨迹彼此仅稍有差别,并且不同质点的轨迹不相互混杂.

　　流体做层流时,流体各层流速不同,流速较慢的部分将对流速较快的相邻部分有一向后拉的作用力,而流速较快的部分对流速较慢的相邻部分有一向前的作用力. 当形成稳定的层流时,这种相邻层的一对互相阻止它们相对"滑动"的作用力与反作用力称为黏性力,也称为内摩擦力,这种现象称为**黏滞现象.**

　　对于做层流的黏滞流体,牛顿黏滞定律式(2.7)给出了两流层间的黏滞力

$$F = -\eta \Delta S \frac{\mathrm{d}v}{\mathrm{d}r}$$

式中 ΔS 为两流层的接触面积，$\dfrac{\mathrm{d}v}{\mathrm{d}r}$ 为两流层所在处流体的速度梯度，η 为流体的黏度，"－"号表示黏滞力的方向与流速的方向相反.

　　气体的黏滞现象来源于分子的热运动. 气体做层流时，不同层分子除参与无规则热运动外还同时参与不同的定向运动，具有不同的定向动量. 由于分子的无规则热运动，相邻层之间交换分子的同时，也交换了各自的定向动量. 由于定向动量的改变，从而在相邻层之间产生黏性力，因此，我们也可以定义切向动量流密度来描述黏滞现象.

　　单位时间内、单位面积相邻流层之间转移的定向动量称为**动量流密度**，用 J_{p} 表示，即

$$J_{\mathrm{p}} = \frac{\mathrm{d}p}{\mathrm{d}t}\,\frac{1}{\Delta S}$$

而黏滞力 $F = \dfrac{\mathrm{d}p}{\mathrm{d}t} = J_{\mathrm{p}}\Delta S$，将牛顿黏滞定律代入，则

$$J_{\mathrm{p}} = -\,\eta\,\frac{\mathrm{d}v}{\mathrm{d}r} \tag{4.22}$$

式中，"－"号表示定向动量总是向着流速小的流层输运的.

4.6.2　热传导现象及其规律

　　将一根均匀的金属棒的两端分别与温度不同的热源相接触，经过足够长时间，这时金属棒形成一温度的连续分布，棒中有一稳定的热量流动. 这种当物体内部的温度不均匀时，就会有热量从高温处流向低温处的现象称为**热传导**（heat conduction）.

　　单位时间内沿 z 轴通过截面积 ΔS 的热量 $\dfrac{\mathrm{d}Q}{\mathrm{d}t}$ 称为热流量. 实验表明，热流量与温度梯度 $\dfrac{\mathrm{d}T}{\mathrm{d}z}$ 及截面积 ΔS 成正比，即

$$\frac{\mathrm{d}Q}{\mathrm{d}t} = -\,\kappa\,\frac{\mathrm{d}T}{\mathrm{d}z}\Delta S \tag{4.23}$$

式中，比例系数 κ 取决于材料的性质，称为材料的热导系数，κ 的单位为 $\mathrm{W \cdot m^{-1} \cdot K^{-1}}$；"－"号表示热流量与温度梯度方向相反，即热量从高温传向低温区域. 上式是法国科学家傅里叶提出的，称为**傅里叶热传导定律**（Fourier law of heat conduction）.

　　热传导来源于分子的热运动. 温度较高处分子的热运动动能较大，温度较低处分子热运动动能较小，当气体存在温度梯度时，由于分子无规则的热运动，不同温度区域在交换分子的同时，也交换了不同区域分子热运动的能量，因而发生了热传导现象.

4.6.3　扩散现象及其规律

　　如果我们把一容器用隔板分成两部分，其中分别装有两种不会发生化学反应的气体，两部分气体的温度、压强相等，因而数密度也相等. 若抽掉隔板，经过一段时间，两种气体分子会均匀地混合在一起，分布在整个容器中.

　　当系统中粒子密度不均匀时，由于热运动而使粒子从密度高的地方迁移到密度低的地方的现象称为**扩散**（diffusion）.

　　实际的扩散过程都是比较复杂的，它常和多种因素有关，上面讨论的例子是在温度和压强均匀的情况下，仅由气体中不同组分在各处密度的不同而引起的扩散称为纯扩散. 下面我们来

讨论混合气体中某一组分气体分子由于其密度不均匀而发生纯扩散的物理规律.

设某一组分气体的密度 ρ 沿 z 轴变化,则气体的密度沿 z 轴的空间变化率就是 $\frac{\mathrm{d}\rho}{\mathrm{d}z}$ 即为气体的密度梯度. 在任一 z 处,取一垂直于 z 轴一小面积 ΔS. 单位时间内,气体通过 ΔS 面迁移的质量称为质量通量,用 J_m 表示,即 $J_\mathrm{m}=\frac{\mathrm{d}m}{\mathrm{d}t}$. 质量通量与面积 ΔS 及 z 处的密度梯度成正比,即

$$J_\mathrm{m}=\frac{\mathrm{d}m}{\mathrm{d}t}=-D\frac{\mathrm{d}\rho}{\mathrm{d}z}\Delta S \tag{4.24}$$

式中比例系数 D 称为扩散系数,单位为 $\mathrm{m^2 \cdot s^{-1}}$;"$-$"号表示气体总是从密度大的一侧向密度小的一侧扩散,这一规律是由法国生物学家菲克提出的,因此称为**菲克定律**(Fick law).

扩散过程是分子热运动的结果. 由于分子无规则的热运动,不同密度区域的分子通过热运动进行交换,交换分子的同时,交换了不同种类的分子,致使这种分子发生迁移.

菲克定律也适用于物质在液体中的扩散,设物质在液体中的浓度梯度为 $\frac{\mathrm{d}c}{\mathrm{d}t}$,则菲克定律为

$$J_\mathrm{m}=-D\frac{\mathrm{d}c}{\mathrm{d}z}\Delta S \tag{4.25}$$

理论证明,分子在液体中的扩散系数 D 与液体的温度 T、黏度 η 以及分子的半径 r 的关系为

$$D=\frac{kT}{6\pi r\eta} \tag{4.26}$$

上式表明,**液体的温度越高,分子半径越小,黏度越小,则扩散系数越大,扩散进行得越快.**

菲克定律不仅在物理学中,而且在化学、生命科学等方面都有重要应用. 下面我们来讨论生物系统内两类物质的扩散问题.

(1) 呼吸道中气体的扩散. 肺的呼吸运动是人体和其他高等生物不断吸取氧气、排出二氧化碳的新陈代谢过程. 在肺中两种气体的交换都是肺泡和毛细血管中进行的. 在肺泡周围有许多毛细血管,肺泡和毛细血管壁的厚度不到 $1\mu m$,且能让脂溶性的氧、二氧化碳和氮气等各种气体成分可畅通无阻地自由通过. 因此,肺泡与血液间气体交换是由扩散过程完成的,它服从菲克定律.

通过肺的不断呼吸运动,肺泡中的氧密度要高于肺毛细血管中的氧密度,根据菲克定律,氧将从密度较高的肺泡中向密度较低的毛细血管中扩散,并与血液中红细胞内的血红蛋白(Hb)结合,形成氧合血红蛋白(HbO_2),存在于红细胞内. 氧和血红蛋白的结合和解离是可逆的,可用下式表示

$$Hb+O_2 \rightleftharpoons HbO_2$$

这种结合和解离过程同样都是极其迅速的,只需约 $0.1s$ 时间.

当血液流经氧分压较高的肺部时,血红蛋白就迅速与从肺泡扩散到血液中的氧结合形成氧合血红蛋白,而当血液流到氧分压较低的组织部位时,血液中的氧合血红蛋白迅速解离,将氧放出,扩散到组织中去,以供各组织对氧的需求. 组织吸收氧进行氧化后,产生二氧化碳,二氧化碳便从密度大的组织部位扩散到血液中,其中一小部分与血红蛋白结合,而大部分以

HCO_3^- 形式溶于血液中(有些以 $KHCO_3$ 的形式存在于红细胞中,有些以 $NaHCO_3$ 的形式存在于血浆中).当血液循环到肺部时,由于肺泡中二氧化碳的分压低于静脉血中二氧化碳的分压,故以各种形式运载的二氧化碳都将迅速解离,再扩散到肺泡中,经呼吸排出体外.

(2) 生物膜的通透性.物质通过生物膜进入到另一侧的性质称为生物膜的通透性(ermeability).生物膜通透性的显著特点,是选择通透性,这一特点保证细胞内环境的相对稳定及细胞内各种生理活动的正常进行.

细胞膜就是将细胞内物质与细胞外环境分割开的一种生物膜.在地球上生命物质和它由简单到复杂的长期演化过程中,生物膜的出现是一次飞跃,它使细胞能够既独立于环境而存在,又能通过生物膜与周围环境进行有选择的物质交换而维持生命活动.显然,细胞要维持正常的生命活动,不仅细胞内的物质不能流失,并且其化学组成也必须保持相对稳定,这就需要在细胞和环境之间有某种特殊的屏障存在,这种屏障就是细胞膜.它能使新陈代谢过程中,经由细胞得到氧气和营养物质,排出代谢产物和废物,使细胞保持稳态,这对维持细胞的生命活动极为重要.因此生物膜是一个具有特殊结构和功能的选择性通透膜,能够透过生物膜的物质包括水、非电解质和电解质.

水透过生物膜的现象称为渗透.渗透有一定的速率和方向,渗透速率和渗透方向取决于膜两侧的渗透压.水的渗透方向是从渗透压低的一侧指向渗透压高的一侧.

非电解质透过生物膜的方式有简单扩散、易化扩散和主动转运.简单扩散是指脂溶性物质靠膜两侧浓度梯度通过细胞膜,物质通过的快慢用扩散速率 J 表征,其定义为单位时间内通过单位膜面积溶质的扩散量. J 的大小由菲克定律决定.不同溶质的扩散速率不同.对于水溶性物质,由于细胞膜内部是亲脂性的,即使膜两侧物质存在浓度梯度,其通透性也很小,这类物质还必须依靠细胞膜上具有高度特异性的载体蛋白(内在蛋白)协助才能透过膜,这种通透方式称易化扩散,像葡萄糖、氨基酸等都可通过这种方式透过膜.

简单扩散和易化扩散的物质迁移方向都是沿着浓度梯度方向的,即顺浓度梯度的方向通过膜输运到低浓度一侧的过程,这是一个不需要外界供给能量的自发过程,也称为被动输运.另外,物质还有一种通透方式称为主动输运,即生物膜通过特定的通道或运载体把某种分子(或离子)转运到膜的另一侧去.这种转运有选择性,通道或运载体能识别所需的分子或离子,能对抗浓度梯度,所以是一种耗能过程.这种通透方式是生物膜从周围环境摄取营养的主要方式.

电解质的水溶液中能分解离子,所以细胞膜对电解质的通透,实际是对离子的通透.离子通过细胞膜有被动输运和主动输运方式.离子带有电荷,所以它被动通透的驱动力除了浓度梯度外,还有电势梯度.离子周围通常有一水分子层伴随它一起移动.所以离子以扩散方式通过膜中脂质层非常困难,它通过细胞膜的途径主要是膜上蛋白构成的孔道,即离子通道.除此之外,细胞膜上还有离子的主动输运,在细胞膜的这种主动运送中,很重要且研究得很充分的是关于 Na^+、K^+ 的主动运送.包括人体细胞在内的所有动物细胞,其细胞内溶液和细胞外溶液中的 Na^+、K^+ 浓度有很大不同.以神经和肌肉细胞为例,正常时膜内 K^+ 浓度约为膜外的 30 倍,膜外 Na^+ 浓度约为膜内的 12 倍.这种明显的浓度差的形成和维持,与细胞膜的某种功能有关,而此功能要靠正常的新陈代谢进行.例如,低温、缺氧或一些代谢抑制剂的使用,会引起细胞内外 Na^+、K^+ 正常浓度差的减小,而在细胞恢复正常代谢活动后,上述浓度差又可恢复.很早就有人推测,各种细胞的细胞膜上普遍存在着一种称为钾钠泵的结构,简称钾钠泵,钾钠泵实际上就是膜结构中的一种特殊蛋白质,其作用就是逆着浓度差主动地将细胞外的 K^+ 移入膜内,同时将细胞内的 Na^+ 移出膜外,因而形成和保持了 Na^+ 和 K^+ 在膜两侧的特殊分布.

思 考 题

4.1　$f(v)\mathrm{d}v$、$Nf(v)\mathrm{d}v$、$nf(v)\mathrm{d}v$、$\int_{v_1}^{v_2} f(v)\mathrm{d}v$、$\int_{v_1}^{v_2} Nf(v)\mathrm{d}v$、$\int_0^{\infty} vf(v)\mathrm{d}v$、$\int_0^{\infty} v^2 f(v)\mathrm{d}v$ 和 $\int_{v_1}^{v_2} v^2 f(v)\mathrm{d}v$ 各式的物理意义是什么?

4.2　空气中含有氮分子和氧分子,哪种分子的平均速率较大? 所得结论是否对空气中的任一个氮分子都适用?

4.3　试从分子运动论观点解释:为什么当气体温度升高时,只要适当增大容器的容积就可以使气体的压强保持不变.

4.4　为什么地面附近处氢气的含量(占空气的百分比)远比高空处低?

4.5　什么是能量均分定理? $\frac{1}{2}kT$、$\frac{3}{2}kT$、$\frac{i}{2}RT$ 和 $\frac{M}{\mu} \times \frac{i}{2}RT$ 各式的物理意义是什么?

4.6　一定质量的气体,保持体积不变,当温度升高时分子运动更剧烈,因而平均碰撞频率增大,平均自由程是否因此减小? 为什么?

4.7　黏滞现象、热传导现象、扩散现象的微观机理是什么?

习 题

4.1　一容器中储有氧气,设压强为 1.01×10^6 Pa,温度为27℃.试求:

(1) 单位体积中的分子数;

(2) 分子间的平均距离及其为氧分子直径(3×10^{-10} m)的倍数.

4.2　试求压强为 1.01×10^5 Pa、质量为 2.0g、体积为 1.54L 的氧气分子的平均平动动能.

4.3　容积为 $1\mathrm{m}^3$ 的容器内储有 1mol 氧气. 容器以 $10\mathrm{m} \cdot \mathrm{s}^{-1}$ 的速率运动,若容器突然停止,其 80% 的机械能转化为分子热运动动能,试求氧气的温度和压强各升高了多少?

4.4　一容器内盛有 0.3mol 的某种理想气体,设温度为 273K,压强为 1.0×10^2 Pa,密度为 $1.25\mathrm{g} \cdot \mathrm{m}^{-3}$,试求:

(1) 气体分子的方均根速率.

(2) 气体的摩尔质量,是何种气体?

(3) 气体分子的平均平动动能和平均转动动能.

(4) 单位体积内气体分子的总平动动能.

(5) 气体的内能.

4.5　实验测得常温下距海平面不太高处,每升高 10m 大气压约降低 133.3Pa. 海平面上大气压按 1.013×10^5Pa 计,温度取 273K. 试用恒温气压公式验证此结果.

4.6　试求在 $T = 300$K 的等温大气中,分子数密度相差一倍对应的高度差.

4.7　氮分子的摩尔质量为 $28\mathrm{kg} \cdot \mathrm{mol}^{-1}$、有效直径为 3.8×10^{-10} m. 试求在标准状态时,氮分子的平均碰撞频率和平均自由程.

第5章 液体的表面现象

固体、液体和气体是物体存在的三种基本形态。不同形态的物体相互接触时,会产生一些特殊的现象.

本章先讨论一些与生命过程有关的液体表面现象的产生原因及其基本规律,然后研究流体的流动规律,最后介绍人体内血液流动的特点.

5.1 液体的表面张力

5.1.1 液体的表面张力

两种不相容的液体或液体与气体之间的分界面称为**液面**. 荷叶上的露珠、桌面上的水银滴、水中的气泡等都是球形的. 我们知道,体积相同而形状不同的物体,球形物体的表面积最小. 露珠、水银滴和气泡呈球形,说明液面有自动收缩使其表面积呈最小的趋势. 可见,液面上各部分之间存在着与液面相切使液面收缩的力,这种力称为液体的**表面张力**(surface tension). 如图 5.1 所示,在液面上任取一假想的分界线,其长度为 l,l 将液面分为两部分. 存在于这两部分液面之间相互作用的引力就是 l 上的表面张力 F,其方向垂直分界线指向两侧液面. 实验表明,表面张力的大小与分界线的长度成正比,即

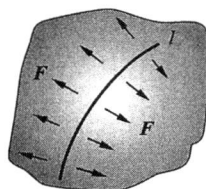

$$F = \alpha l \tag{5.1}$$

图 5.1

式中,比例系数 α 取决于液体的性质,称为液体的**表面张力系数**. 由式(5.1)可得

$$\alpha = \frac{F}{l} \tag{5.2}$$

上式表明,**液体的表面张力系数在数值上等于作用于液体表面单位长度分界线上的表面张力.**

在国际单位制中,表面张力系数的单位为牛顿·米$^{-1}$(N·m^{-1}).

表 5.1 给出了几种纯净液体以空气为界面时的表面张力系数. 由表可见,液体的表面张力系数不仅与液体的性质有关,还受温度的影响. 温度相同时,不同液体表面张力系数不同;同种液体,温度不同时表面张力系数不同.

表 5.1 液体的表面张力系数

液体	温度/℃	$\alpha/(10^{-3}\text{N·m}^{-1})$	液体	温度/℃	$\alpha/(10^{-3}\text{N·m}^{-1})$
水	0	75.6	血浆	20	60.0
水	20	72.8	全血	37	58.0
水	100	58.9	胆汁	20	48.0
肥皂液	20	25.0	正常人尿液	20	66.0
酒精	20	22.3	黄疸病人尿液	20	55.0
水银	20	540	甘油	20	63.4

　　实验还表明,液体的表面张力系数还与液体的纯净程度有关,当掺入杂质时,液体的表面张力系数将改变.

　　液体的表面张力是液面的一种宏观性质,起源于液体分子之间的相互作用力. 我们知道,两个分子之间相互作用的分子力 f 与两分子中心间距 r 有关. 当 $r=r_0$(数量级约为 10^{-10} m),$f=0$. 当 $r>r_0$ 时,分子力为引力. 而 $r>10^{-9}$ m 时,分子间的引力很快趋近于零. 因此可以认为,以 10^{-9} m 为半径作一球面,只有球面内的分子对位于球心的分子有作用力. 可见,半径为 10^{-9} m 的球面就是分子力的作用范围. 所以,半径为 10^{-9} m 的球称为分子力作用球. 分子力作用球的半径称为分子力有效半径. 在分子力作用球内,球心附近的少数分子与球心的分子间是斥力作用,其余大多数分子与球心处的分子间均为引力作用.

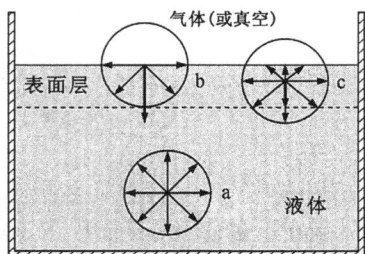

图 5.2

　　液面下厚度为液体分子力有效半径 10^{-9} m 的液体薄层称为液体的表面层. 如图 5.2 所示,液体分子处在不同位置处时受力情况不同. 液体内的 a 分子,其分子作用球内其他分子各向均匀分布,对 a 的作用力各向平衡,所以 a 分子所受的合力为零. 位于液面上的 b 分子和表面层内的 c 分子,其分子力作用球有一部分为密度远小于液体密度的气体(或真空). 忽略气体分子对 b 分子和 c 分子的作用,则 b 分子和 c 分子所受合力的方向都垂直液面指向液体内部,b 分子所受的力大而 c 分子所受的力小. 可见,表面层内的液体分子受垂直液面指向液体内部的不均衡力的作用. 在此力的作用下,表面层内的分子都有不同程度地向液体内去的趋势,宏观上表现为液体表面存在着表面张力使得液面收缩至表面积最小的状态.

5.1.2 液体的表面能

　　液面具有收缩趋势的性质还可以用能量的观点来解释. 由于表面层内的分子受指向液体内的力的作用,因此外力做功才能使液体内的分子从液体内上升到表面层中去. 外力做的功转化为分子的势能,可见表面层内分子的势能比液体内分子的势能高. 液体表面层内所有分子的势能总和称为液体的**表面能**(surface energy),用 E 表示. 表面层内的分子往液体内去,液体的表面能降低,液体系统趋于稳定,宏观上表现为液面具有收缩的趋势.

　　液体的表面能与其表面积之间有什么关系呢? 如图 5.3 所示,张有表面张力系数为 α 的薄液膜的矩形刚性框架上,长为 l 的杆 AB 可以自由滑动. 杆 AB 受向左的表面张力 $2\alpha l$,欲使 AB 杆匀速向右移动,须施一方向向右、大小与表面张力相等的外力 F,即

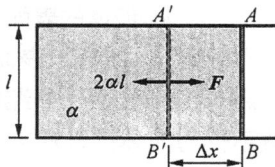

图 5.3

$$F = 2\alpha l$$

　　设在力 F 的作用下,AB 杆匀速向右移动了 Δx 的距离. 在此过程中,外力 F 做的功为

$$A = F\Delta x = 2\alpha l \Delta x = \alpha \Delta S$$

式中,ΔS 为液膜表面积的增量.

　　外力做功使液膜表面积增大的实质是,外力做功使液体内的一些分子进入表面层,从而维持表面层的微观结构不变,但由于表面层的分子数增大,所以表面能增高. 假定外力做功使液体表面积增大的过程是在恒温条件下进行的,则外力做的功全部转变为液体表面能的增量,即

$A = \Delta E$，于是有

$$\Delta E = \alpha \Delta S \tag{5.3}$$

由上式可得

$$\alpha = \frac{\Delta E}{\Delta S} \tag{5.4}$$

上式表明，**液体的表面张力系数等于使液面增加单位表面积时液体表面能的增量**。

在国际单位制中，表面张力系数的另一种单位为焦耳·米$^{-2}$（J·m^{-2}）

例 5.1　半径为 1.00mm 的大水滴在 20℃的空气中分裂成 8 个相同的小水滴，试求液膜表面能的增量和外力做的功.

解　查表 5.1 可知，温度为 20℃时，水与空气界面的表面张力系数 $\alpha = 72.8 \times 10^{-3}$ N·m^{-1}。设大水滴的半径为 R、小水滴的半径为 r、水的密度为 ρ.8 个小水滴的质量应等于大水滴的质量，即

$$8 \times \frac{4}{3}\pi r^3 \rho = \frac{4}{3}\pi R^3 \rho$$

因此，小水滴的半径为

$$r = \frac{1}{2}R = \frac{1}{2} \times 1.00 = 0.50(\text{mm})$$

液膜表面能的增量

$$\begin{aligned}
\Delta E &= \alpha \Delta S = \alpha(8 \times 4\pi r^2 - 4\pi R^2) = 4\pi\alpha(8r^2 - R^2) \\
&= 4 \times 3.14 \times 72.8 \times 10^{-3} \times [8 \times (0.50 \times 10^{-3})^2 - (1.00 \times 10^{-3})^2] \\
&= 9.14 \times 10^{-7}(\text{J})
\end{aligned}$$

外力做的功为

$$A = \Delta E = 9.14 \times 10^{-7}\text{J}$$

5.1.3　表面活性物质与表面吸附现象

液体的表面张力系数与作为溶质的物质的性质及其含量有关. 使液体表面张力系数减小的物质称为液体的表面活性物质. 肥皂、胆盐、蛋黄素、磷脂及其他有机物质都是水的表面活性物质. 使表面张力系数增大的物质称为液体的表面非活性物质. 氯化钠及其他无机盐类均为水的表面非活性物质.

物质为什么能改变液体的表面张力系数呢？ 我们知道，表面张力的微观本质是分子力，当表面活性物质溶于溶剂中时，溶液内的溶剂分子受力仍均衡，但表面层内分子的受力情况就不同了. 表面层内的溶剂分子和表面活性物质都受到一个指向液体内的不均衡力的作用，但是由于表面活性物质的分子与溶剂分子之间的引力小于溶剂分子之间的引力，所以表面层内的溶剂分子受到的不均衡力大于表面活性物质受到的不均衡力. 因此表面层内的溶剂分子进入液体内，其结果表面层内表面活性物质的浓度大于液体内的表面活性物质的浓度，致使表面活性物质伸展为覆盖整个液面的薄膜，若不足以覆盖整个液面，则在整个液面上形成单分子薄膜. 这一现象称为**表面吸附**（surface adsorption）. 水面上的油膜就是一种常见的液体表面吸附现象. 液体表面上有了吸附薄膜后，表面张力系数就降低了. 若将表面非活性物质加入液体中，情况与上述相反，其结果是使液体表面张力系数升高.

固体也有表面吸附现象. 由于表面积不能收缩，固体通过将表面活性物质（液体或气体）吸附在其表面上形成一薄层，从而改变表面层性质以减小其表面能. 固体的吸附能力与固体本身

的性质有关. 表面积大的物体的吸附能力强. 吸附现象在提高真空度、去除真空部件表面杂质、分离提纯混合物及污水处理、空气净化等实验和生产技术中有着广泛的应用. 例如, 工业上常用粉末状物质或多孔物质作为吸附物质, 吸附工业废水中的有害物质, 以减少污染使环境免受其害. 临床上常用白陶土或活性炭吸附胃肠道中的细菌、色素以及从食物中分解出来的毒素等有害物质以减少污染, 使人体免受其害.

5.2　液体的表面现象

5.2.1　弯曲液面的附加压强

　　由于表面张力的存在, 当液面弯曲时, 液面内外的压强不相等. 弯曲液面内、外的压强差称为弯曲液面的**附加压强**(supplementary pressure), 用 p_a 表示.

　　弯曲液面的附加压强与什么因素有关呢? 如图 5.4 所示, 表面张力系数为 α 的液体, 其表面呈凸形. 考虑液面顶部的一微小球冠形液块, 设其表面积为 S, 曲率中心在 C 点、曲率半径为 R. 液面 S 对其曲率中心 C 所张的圆锥角为 φ. 该球冠形液面的水平圆周界 l 上受球冠下方液体对球冠形液块施一表面张力. 在 l 上任取一线元 dl, dl 上表面张力的大小为

$$dF = \alpha dl$$

方向沿 dl 所在处球冠表面的切线方向, 与水平方向成 φ 角指向斜下方.

图 5.4

　　将 dF 分解为水平方向上的分量 dF_x 和竖直方向上的分量 dF_y. 由于对称性, 整个周界上的水平分量 dF_x 成对相互抵消. 因此, $F_x = \int dF_x = 0$. 竖直分量为

$$dF_y = \sin\varphi dF = \sin\varphi \alpha dl$$

以 r 表示球冠形液面水平圆周界的半径, 则 $\sin\varphi = \dfrac{r}{R}$, 代入上式, 可得

$$dF_y = \frac{r}{R}\alpha dl$$

于是, 球冠下方液体作用于球冠形液面 S 的表面张力的大小为

$$F = \int dF_y = \int_0^{2\pi l} \frac{r}{R}\gamma dl = \frac{2\pi\alpha r^2}{R}$$

由于球冠很小, 忽略其自身重量. 球冠形液块在外部大气压力 $p_w\pi r^2$、内部压力 $p_n\pi r^2$ 和表面张力 $\dfrac{2\pi\alpha r^2}{R}$ 的作用下受力平衡. 根据力的平衡条件, 凸形液面的附加压强为

$$p_a = p_n - p_w = \frac{2\alpha}{R}$$

用类似的方法可以证明, 凹形液面的附加压强为 $p_a = -\dfrac{2\alpha}{R}$. 因此, 弯曲液面的附加压强为

$$p_a = \pm\frac{2\alpha}{R} \tag{5.5}$$

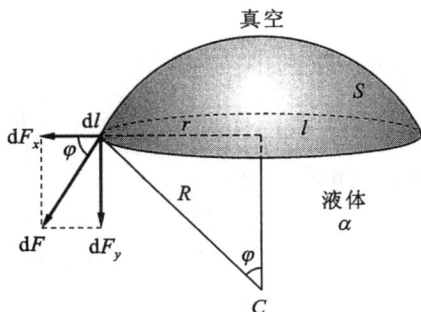

式中"＋"号适用于凸形液面,"－"号适用于凹形液面.上式表明,**弯曲液面的附加压强与液体的表面张力系数成正比,与液面的曲率半径成反比.**

对于球形薄液膜,由于有两个表面,可以证明,球形薄液膜的附加压强为

$$p_a = \frac{4\alpha}{R} \qquad (5.6)$$

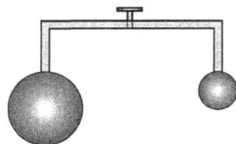

可见,对于由某种液体形成的球形液滴或球形薄液泡,附加压强均与其半径成反比. 这一结论可以用如图 5.5 所示的装置验证. 在两侧玻璃管的下端分别吹两个大小不等的肥皂泡. 由于大泡的附加压强小而小泡的附加压强大. 当两泡连通后,小泡中的气体进入大泡中,使得大泡不断扩张变得更大,小泡不断收缩变得更小.

图 5.5

例 5.2　深为 10.0m 的水池,底部有一半径为 4.0×10^{-6} m 的空气泡. 试求泡内空气的压强.

解　查表 5.1 可知,温度为 20℃时,水与空气界面的表面张力系数 $\alpha = 72.8 \times 10^{-3}$ N·m^{-1}. 根据式(5.5),气泡的附加压强

$$p_a = \frac{2\alpha}{R} = \frac{2 \times 72.8 \times 10^{-3}}{4.0 \times 10^{-6}} = 0.36 \times 10^5 (\text{Pa})$$

以 p_0 表示大气压强. 气泡内空气的压强

$$\begin{aligned} p &= p_0 + \rho g h + p_a \\ &= 1.01 \times 10^5 + 1.0 \times 10^3 \times 9.8 \times 10.0 + 0.36 \times 10^5 \\ &= 2.35 \times 10^5 (\text{Pa}) \end{aligned}$$

5.2.2　肺泡的物理性质

肺泡是肺的基本功能单元,人的肺泡有三亿个之多,大小不等且形状各异. 为讨论问题简便,将肺泡看成是平均半径为 0.05mm 的球形液-气界面. 肺泡壁分布着一层黏性组织液,在无呼吸动作时,黏性组织液的表面张力系数为 50×10^{-3} N·m^{-1}. 肺泡的平均附加压强为

$$p_a = \frac{2\alpha}{R} = \frac{2 \times 50 \times 10^{-3}}{0.05 \times 10^{-3}} = 2000 (\text{Pa})$$

即肺泡内的气压比肺泡外的腔内压高 2000Pa. 实验表明,在吸气时,肺泡内的气压比外界大气压低约 400Pa 时,气体才能进入肺泡. 因此胸内压应比外界大气压低 2000＋400＝2400Pa. 实际上,胸内压一般比外界大气压低 666Pa. 人体通过膈肌下移和肋骨的抬高,也只能使胸内压比外界大气压低 1200～1333Pa. 由于此值仍小于 2400Pa,不足以克服肺泡的附加压强而正常吸气. 正是由于肺泡内壁能分泌表面活性物质,使得肺泡内壁黏性组织液的表面张力系数减小,因而肺泡的实际附加压强比计算值低得多.

关于附加压强的实验表明,大小不等的气泡相互连通后,大泡变大而小泡变小. 肺泡有大有小,有的还相互连通. 然而在正常的呼吸过程中,并没有发生上述现象. 为什么大小不同的肺泡在呼吸过程中能保持压强平衡呢? 根据式(5.5),大肺泡半径大附加压强小,要与小肺泡有同样的压强而不过分膨胀,其表面张力系数应减小. 由于肺泡表面活性物质的量一定,大肺泡变大时,单位表面积上的表面活性物质减少,表面张力系数增大. 因此,尽管大肺泡的半径变大,但附加压强并不降低;小肺泡变小时,单位表面积上的表面活性物质增多,表面张力系数减

小. 由于肺泡的表面活性物质调节了肺泡的表面张力系数,维持了大小肺泡的压强平衡,从而使大小肺泡都能正常工作.

　　胎儿的肺泡被黏性组织液覆盖,附加压强使其完全闭合.临产时,肺泡内壁分泌表面活性物质使肺泡的表面张力系数减小,从而降低肺泡的附加压强,使得呼吸易于进行. 由于肺泡第一次扩张所需的压强差高达 4000Pa,因此新生儿还应以大声啼哭的强烈动作增加胸腔内负压值,克服肺泡的附加压强,获得生命的第一次呼吸.

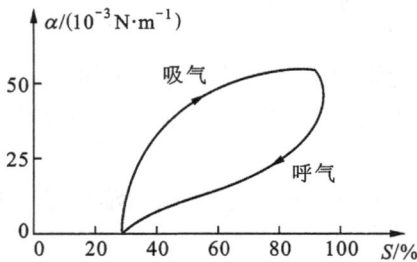

图 5.6

　　肺泡表面活性物质是覆盖在肺泡表面液体上的,其作用是减少肺泡表面液体层中的液体分子数,使液体分子间的相互作用力减弱,从而降低液体的表面张力. 由于表面活性物质的量一定,因此,当肺泡表面积减小时,表面层中表面活性物质的浓度增大,降低表面张力的作用增强,表面张力系数减小. 反之,当肺泡表面积增大时,表面张力系数增大. 可见,肺泡表面张力系数是随肺泡表面积的改变而改变的,其关系如图 5.6 所示. 由图可见,肺泡的表面张力系数,不论是在吸气过程还是在呼气过程中,都是随肺泡表面积的减小而减小的,肺泡表面张力系数的这种特性使得大小不等的肺泡由于弹性恢复力和表面张力产生的附加压强相对稳定,呼吸得以正常进行. 此外,由图 5.6 还可以看出,对于相对表面积相同的肺泡,在吸气与呼气过程中,肺泡的表面张力系数不同,吸气过程的表面张力系数总是大于呼气过程的表面张力系数.

　　肺泡表面活性物质缺乏会引起新生儿或成人呼吸窘迫、过度肺通气等病症. 临床上麻醉时肺弹性变差,可能是由于干扰了肺泡表面活性物质. 肺泡表面活性物质降低表面张力的作用可能是防止肺水肿发生的重要因素之一. 此外,肺泡表面活性物质减少可能会引起其他病理症状. 因此,对肺泡表面活性物质的物理、化学性质的深入研究,具有十分重要的临床指导意义.

5.3　液体的附着现象

5.3.1　浸润与不浸润现象

　　液体与固体器壁接触时,当接触处的液体附着在固体上时称为**液体浸润固体**;当接触处的液体不附着在固体上时称为**液体不浸润固体**.

　　液体浸润固体还是不浸润固体,由液体分子之间的相互引力和液体分子与固体分子之间的相互引力的差异决定. 液体分子之间的相互引力称为内聚力,液体分子与固体分子之间的相互引力称为附着力. 液体与固体接触处,厚度为分子力作用半径 10^{-9}m 的液体薄层称为附着层. 附着层内的液体分子既受液体内部分子施予的指向液体内的内聚力的作用,又受固体分子施予的指向固体器壁的附着力的作用. 当内聚力小于附着力时,附着层内的液体分子所受合力垂直于附着层指向固体器壁. 因此,外力做功才能使附着层内的液体分子进入液体内. 可见,液体内的液体分子的势能比附着层内的液体分子的势能高. 于是,液体内的液体分子往附着层中去以降低势能而趋于稳定,使得附着层扩展,其结果在宏观上表现为液体浸润固体,如图 5.7(a)所示. 当内聚力大于附着力时,附着层内的液体分子所受合力垂直于附着层指向液体内部. 因此,外力做功才能使液体内的液体分子进入附着层中.
可见,附着层内的液体分子的势能比液体内的液体
分子的势能高.于是,附着层中的液体分子往液体内
去以降低势能而趋于稳定,使得附着层收缩,其结果
在宏观上表现为液体不浸润固体,如图 5.7(b)所示.

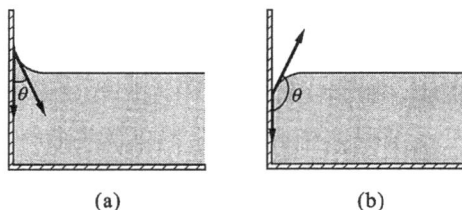

图 5.7

　　由于附着层的扩展或收缩,使液体与固体接触
处形成弯曲液面.弯曲液面是凸形的还是凹形的及
其弯曲程度,可以用接触角描述.液体与固体接触时,在接触处液面切线与固体表面切线间经
液体内部所成的角称为**接触角**(contact angle),用 θ 表示.若液体浸润固体,接触角为锐角,如
图 5.7(a)中所示.如果液体不浸润固体,接触角是钝角,如图 5.7(b)中所示. $\theta=0°$ 时,液体完
全浸润固体; $\theta=90°$ 时,附着层不扩展也不收缩,液面呈平面状; $\theta=180°$ 时,液体完全不浸润固
体.水几乎能完全浸润干净的玻璃表面,但不能浸润石蜡;水银不能浸润玻璃,但能浸润洁净的
铜、铁等.接触角由液体及固体的性质决定,且受固体表面的光滑和清洁程度的影响.例如,空
气中,水与清洁玻璃、水与石蜡和水银与清洁玻璃的接触角分别为 0°、107°和 140°.

5.3.2　毛细现象

　　内径很小的细管称为毛细管.可浸润管壁的液体在毛细管内呈凹形弯曲面,如水在玻璃毛细
管中的情形.不可浸润管壁的液体在毛细管内的液面呈凸形弯曲面,如水银在玻璃毛细管中的情
形.实验表明,将毛细管插入液体中时,可浸润管壁的液体在毛细管内的液面高于管外液体的液
面,而不可浸润管壁的液体在毛细管内的液面低于管外液体的液面.插入液体中的毛细管内的液
面高于管外液体液面或低于管外液体液面的现象称为**毛细现象**(capillary phenomena).

　　毛细现象具有什么规律呢? 如图 5.8 所示,半径为 r 的毛细管插入表面张力系数为 α、密
度为 ρ 的液体中.设液体可浸润管壁,接触角为 θ,管内液面为凹形弯曲面.以 p_0 表示大气压

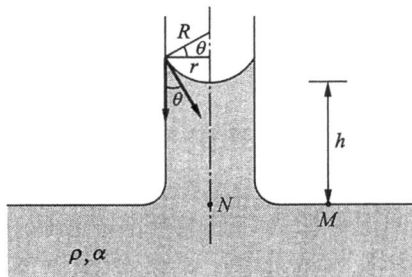

图 5.8

强.根据流体静力学原理,管外液面上 M 点的压强为

$$p_M = p_0$$

管内与管外液面等高的 N 点的压强

$$p_N = p_0 - p_a + \rho g h = p_0 - \frac{2\alpha}{R} + \rho g h$$

M、N 两点等高,压强相等,即 $p_M = p_N$.有

$$h = \frac{2\alpha}{\rho g R}$$

由图 5.8 可见, $R = \dfrac{r}{\cos\theta}$.代入上式,可得毛细管内液面
高出管外液面的高度

$$h = \frac{2\alpha\cos\theta}{\rho g r} \tag{5.7}$$

　　上式表明,**当接触角一定时,可浸润管壁的液体在毛细管内的液面高出管外液面的高度,
即毛细管内液面上升的高度与液体的表面张力系数成正比,而与毛细管的内径成反比.**因此,
液体的表面张力系数越大或毛细管内径越小,液面上升的高度越大,毛细现象越显著.

对于不可浸润管壁的液体在毛细管内的液面下降的情形,仍可用式(5.7)计算其下降的高度,由于这时的接触角 θ 在 $90°\sim180°$, $\cos\theta<0$,因此计算结果 h 为负值,负号表示毛细管内的液面是下降的.

毛细现象在生产和生活以及生命科学中有着广泛的应用.例如,水利用毛细作用经过土壤颗粒间的微小通道渗透到植物的根部.毛细作用是水能输运到高树顶部的一种可行的解释,因为大气压不可能有那么大的作用.在人体血管系统的末端,血压非常低且毛细管又特别细,血液的流动正是通过毛细作用完成的.实际上,生物体的大部分组织都以各种导管相互连通,依靠其毛细作用吸收营养物质和水分.临床上用脱脂棉擦去创伤面的污液利用的就是棉花纤维间的毛细作用.外科手术用的缝合线必须经过腊处理是为了阻断线中的缝隙,以避免因毛细作用而引起的细菌感染.

例 5.3　将内半径为 0.5mm 的玻璃管竖直插入水银中.若管内空气压强较大气压强高 3×10^3 Pa,试求管内水银面较管外低多少?

解　查表 5.1 可知,温度为 20℃时,水银与空气界面的表面张力系数 $\alpha=540\times10^{-3}$ N·m^{-1}.空气中,水银与玻璃的接触角 $\theta=140°$. 设管内、外压强差 Δp 产生的高度为 h_1, $h_1=\dfrac{\Delta p}{\rho g}$;毛细现象产生的高度为 h_2,根据式(5.7), $h_2=\dfrac{2\alpha\cos\theta}{\rho gr}$.则管内水银面较管外液面低

$$h = h_1 + h_2 = \frac{\Delta p}{\rho g} + \frac{2\alpha\cos\theta}{\rho gr}$$

$$= \frac{3\times10^3}{13.6\times10^3\times9.8} + \frac{2\times540\times10^{-3}\times\cos140°}{13.6\times10^3\times9.8\times0.5\times10^{-3}}$$

$$= 1.0\,(\text{cm})$$

5.3.3　气体栓塞

当液体在细管内流动时,如果液体中有较大的气泡(气泡的半径大于细管的内半径),液体的流动将会受到影响.若气泡多,液体的流动可能会停止.这种由于较大气泡的存在而使细管中液体的流动停止的现象称为**气体栓塞**(gas embolism).

图 5.9(a)表示细管内液体中有一个气泡时的情形.假定液体浸润管壁,气泡两侧的液面为凹形弯曲面.设管左端的压强为 p_1、右端为 p_2,则管两端的压强差 $p_{12}=p_1-p_2$. 当 $p_{12}=0$ 时,气泡两侧凹形弯曲液面的曲率半径相同,因此附加压强相等,气泡处于平衡状态,液体不流动.在图 5.9(b)中, $p_{12}>0$,但 p_{12} 值较小,气泡左侧液面的曲率半径变大而右侧的变小,因此气泡左侧液面的附加压强小于气泡右侧液面的附加压强,即产生一个向左的净附加压强 $p_{a2}-p_{a1}$. 由于 p_{12} 值太小不足以克服这一净附加压强 $p_{a2}-p_{a1}$ 使液体流动,因此液体仍静止不动.如图 5.9(c)所示,当 p_{12} 大于某一临界压强差 p_c,即 $p_{12}>p_c$,气泡连同液体一起流动.

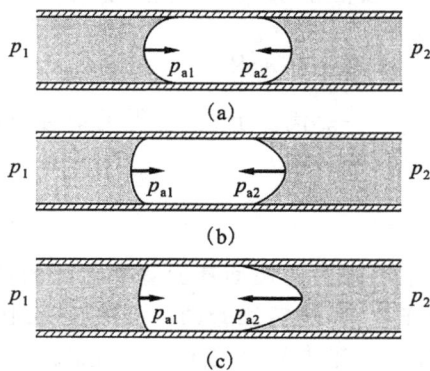

图 5.9

　　实验表明,细管越细,液体的表面张力系数越大,则临界压强差越大,使气泡连同液体一起流动所需的管两端的压强差越大.

　　当液体中有 n 个相同的气泡时,管两端的压强差 p_{12} 应大于 np_c,即 $p_{12}>np_c$ 时,气泡才能连同液体一起流动. 可见,液体中多一个气泡,流动就增加了一份阻力.

　　流体在毛细管内流动时,如果存在较多的气泡,很容易发生气体栓塞. 因此,在给患者静脉注射或输液时,注射器或输液器管道内不能有气泡,以免气泡随同药液一起进入血管. 在做外科血管吻合手术时,绝不允许将气泡留在血管内. 人在高压环境中时,血液中会溶有过量的气体,若血管内特别是微血管内析出的气泡过多,则会引起气体栓塞. 因此,潜水员、高压氧仓里的患者和工作人员在离开高压环境时,应缓慢减压,避免发生气体栓塞现象.

思　考　题

　　5.1　液体的表面张力是怎样产生的? 为什么一块细纱密网可以盛住薄薄一层水,而用手一摸水就会漏下去?

　　5.2　用一吹管吹肥皂泡,当肥皂泡尚未脱离管端时,停止吹气,并将吹管从口中取出,让管口与大气相通,肥皂泡会怎样变化? 为什么?

　　5.3　修建房屋时,通常在地基上铺一层涂过煤焦油的厚纸,在墙壁的钢筋与水泥之间裹一层遇水膨胀的止水条,就可以防潮,为什么?

　　5.4　什么情况下容易发生气体栓塞现象?

习　　题

　　5.1　由内半径为 0.35mm 的滴管滴下的 318 滴液体的质量为 5.0g. 假定可以保持在管下端不落下的最大液滴的重量等于管口圆周上的表面张力,　试求:

（1）该液体的表面张力系数;

（2）滴管管口圆周上的表面张力.

　　5.2　温度为 20℃时,油的密度 $0.90\times10^3 kg\cdot m^{-3}$,油在水中的表面张力系数为 $18\times10^{-3} N\cdot m^{-1}$. 欲将悬在水中质量为 1.0g 的球形油滴在水中等温地分裂成半径为 $1.0\times10^{-6} m$ 的小油滴,须做多少功?

　　5.3　如图 5.10 所示,将内半径 0.50mm 的玻璃管竖直插入水银中,管下端在水银面下 $h=2.0cm$ 处. 从管上端口向下吹气,使管下端水银面为与管内半径相同的凹球面,试求管内空气的计示压强(实际压强与大气压强的差).

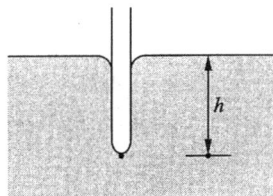

图 5.10

　　5.4　如图 5.11 所示,温度为 20℃时,内半径 $r=0.30mm$ 的玻璃毛细管内有一水柱.水柱的下端面在毛细管下端管口处,其形状为半径 $R=3.0mm$ 的球面的一部分. 管内水柱的上端面的形状为半径 r 的球面的一部分. 试求水柱的高度 h.

　　5.5　温度为 25℃的血液,密度为 $1.05\times10^3 kg\cdot m^{-3}$. 将内半径为 0.3mm 的玻璃管竖直插入血液中时,血液在管内上升 3.58cm. 空气中,血液与玻璃的接触角以 0°计,试求血液的表面张力系数.

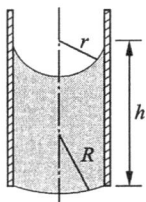

图 5.11

第6章 静 电 场

电荷周围空间存在着的特殊物质称为电场.相对于观察者静止的电荷产生的电场称为**静电场**,静电场可以简称为**电场**(electric field).

本章先根据静止电荷在场中受力的事实出发,引入描述真空中电场性质的物理量——电场强度,介绍反映真空中电场性质的高斯定理和环路定理.再根据电荷在电场中运动时,电场对电荷做功的事实出发,引入描述真空中电场性质的物理量——电势,并得到电场强度与电势的关系.然后讨论电介质的极化以及电介质中静电场的性质和规律.最后讨论静电场的能量.

6.1 电荷与库仑定律 电场与电场强度

6.1.1 电荷与库仑定律

带电物体简称带电体,带电体之间有相互作用力.静止的带电体之间的相互作用力称为**静电力**.实验表明,两个带电体之间的静电力不仅与带电体的电荷量和间距有关,而且还与带电体的形状和大小有关.然而,当两个带电体的间距足够大,且带电体的几何线度远比间距小时,静电力仅取决于两带电体的电荷量和间距,而与带电体的形状和大小无关.基于这一实验事实,为了讨论问题简便起见,我们引入点电荷的理想化模型.若带电体的几何线度远小于它与其他带电体的间距,则该带电体可以看作**点电荷**(point charge).

1785 年,库仑等在实验的基础上总结出了两个点电荷相互作用的规律:真空中,两个电荷量分别为 q_1 和 q_2 的静止点电荷之间相互作用的静电力的大小,与 q_1 和 q_2 的乘积成正比,与它们之间距离 r 的平方成反比;静电力的方向沿着两点电荷的连线,同号电荷相斥、异号电荷相吸.这一结论称为**库仑定律**.

如图 6.1 所示,令 $\boldsymbol{F}_{12}$ 为 q_2 对 q_1 的作用力,$\boldsymbol{F}_{21}$ 为 q_1 对 q_2 的作用力.则库仑定律可以用如下的数学表达式表示

$$\boldsymbol{F}_{21} = -\boldsymbol{F}_{12} = \frac{1}{4\pi\varepsilon_0}\frac{q_1 q_2}{r^2}\boldsymbol{e}_r \qquad (6.1)$$

式中,$\boldsymbol{e}_r$ 为 q_2 相对于 q_1 所在点位矢 $\boldsymbol{r}$ 的单位矢量;ε_0 称为**真空中的电容率**,近代实验测得 $\varepsilon_0 = 8.854187817\times10^{-12}\,\mathrm{F\cdot m^{-1}}$.$\varepsilon_0$ 与静电力常数 k 的关系为 $\frac{1}{4\pi\varepsilon_0} = k$.

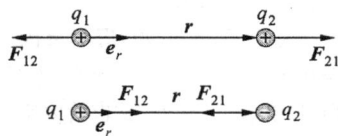

图 6.1

假设真空中,一个质子和一电子相距 r,质子与电子之间的静电力的大小和万有引力的大小分别为 $F_e = \frac{e^2}{4\pi\varepsilon_0 r^2}$,$F_g = G\frac{m_e m_p}{r^2}$.则可以求得,质子和电子之间的静电力与万有引力之比近似为 $\frac{F_e}{F_g} \approx 2.26\times10^{39}$.可见,静电力是一种强作用力.

当几个点电荷同时存在时,其中任意一个点电荷所受的其他点电荷作用的静电力等于其他各个点电荷单独存在时对该点电荷所施加静电力的矢量和. 这一结论称为静电力的叠加原理. 静电力的叠加原理的数学表达式为

$$\boldsymbol{F} = \boldsymbol{F}_1 + \boldsymbol{F}_2 + \cdots + \boldsymbol{F}_i + \cdots + \boldsymbol{F}_n \tag{6.2}$$

库仑定律是两个静止点电荷之间相互作用的基本实验定律,与静电力的叠加原理结合,原则上可以求解任意两个带电体之间的静电力. 具体方法是,将任意带电体看成是由许多元带电体即点电荷组成,两个带电体之间的静电力等于所有点电荷之间静电力的矢量和.

6.1.2　电场与电场强度

1. 电场与电场强度

静电力是带电体之间的相互作用,应该通过其间的某种物质作为传递介质. 相隔一定距离的两个带电体之间,传递静电力的介质是什么呢? 经过深入分析研究,法拉第首先提出场的观点,认为电荷在其周围空间产生电场,并通过电场对处在其中的其他电荷施以静电力的作用,即电荷之间的相互作用是通过存在于电荷周围空间的电场传递的. 因此,静电力也称为静电场力,简称为电场力.

实验表明,电场对处在其中的电荷施以电场力的作用. 因此,可以从力的角度研究电场,引入物理量电场强度 $\boldsymbol{E}$ 以描述电场的性质. 电荷量足够小的正点电荷称为检验电荷,用 q_0 表示;产生电场的电荷称为场源电荷,用 q 表示. 将 q_0 置于 q 产生的电场中观察其所受电场力 $\boldsymbol{F}$. 实验发现,q_0 一定时,$\boldsymbol{F}$ 仅取决于场点. 同一场点 $\boldsymbol{F}$ 一定,而不同的场点 $\boldsymbol{F}$ 不同. 对于给定的场点 P,检验电荷 q_0 所受的电场力 $\boldsymbol{F}$ 与 q_0 成正比,$\boldsymbol{F}$ 与 q_0 的比值仅取决于场源电荷 q 以及 P 点的位置,而与 q_0 无关,$\boldsymbol{F}$ 与 q_0 的比值反映 P 点电场的性质,称为 P 点的**电场强度**(electric field strength),用 $\boldsymbol{E}$ 表示,即电场中任意点的电场强度为

$$\boldsymbol{E} = \frac{\boldsymbol{F}}{q_0} \tag{6.3}$$

可见,**电场中任意点的电场强度等于单位正电荷在该点所受的电场力.**

在国际单位制中,电场强度的单位为牛顿·库仑$^{-1}$(N·C^{-1}).

根据电场强度的定义,可以求得点电荷产生的电场中任意点的电场强度. 例如,在点电荷 q 产生的电场中,考虑距 q 为 r 的任意点 P. 根据库仑定律,检验电荷 q_0 所受的电场力 $\boldsymbol{F} = \frac{1}{4\pi\varepsilon_0}\frac{qq_0}{r^2}\boldsymbol{e}_r$. 由电场强度的定义,任意点的电场强度为

$$\boldsymbol{E} = \frac{\boldsymbol{F}}{q_0} = \frac{q}{4\pi\varepsilon_0 r^2}\boldsymbol{e}_r \tag{6.4}$$

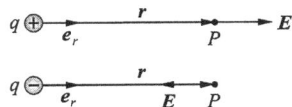

图 6.2

式中,$\boldsymbol{e}_r$ 为 P 点相对于电场源电荷 q 所在点的单位矢量. 由上式可见,当 $q > 0$ 时,$\boldsymbol{E}$ 与 $\boldsymbol{e}_r$ 同向;当 $q < 0$ 时,$\boldsymbol{E}$ 与 $\boldsymbol{e}_r$ 反向,如图 6.2 所示.

2. 电场强度叠加原理

由两个或两个以上点电荷组成的系统称为点电荷系. 在点电荷系产生的电场中,任意点的电场强度由什么因素决定呢? 设点电荷系由 $q_1, q_2, \cdots, q_i, \cdots, q_n$ 的 n 个点电荷组成. 将检验电荷 q_0 置于电场中任意点 P,$\boldsymbol{F}_1, \boldsymbol{F}_2, \cdots, \boldsymbol{F}_i, \cdots, \boldsymbol{F}_n$ 分别为各个点电荷单独存在时,q_0 所受的电场力. 根据静电力的叠加原理,n 个点电荷同时存在时,q_0 所受的电场力 $\boldsymbol{F} = \boldsymbol{F}_1 + \boldsymbol{F}_2 + \cdots + \boldsymbol{F}_i + \cdots + \boldsymbol{F}_n$. 由电场强

度的定义,任意点的电场强度为

$$E = \frac{F}{q_0} = \frac{F_1}{q_0} + \frac{F_2}{q_0} + \cdots + \frac{F_i}{q_0} + \cdots + \frac{F_n}{q_0}$$

式中,右端各项分别为 $q_1,q_2,\cdots,q_i,\cdots,q_n$ 单独存在时在 P 点产生的电场强度,用 $E_1,E_2,\cdots,E_i,\cdots,$ E_n 表示. 则任意点的电场强度为

$$E = E_1 + E_2 + \cdots + E_i + \cdots + E_n = \sum_{i=1}^{n} E_i \tag{6.5}$$

上式表明,**在点电荷系产生的电场中,任意点的电场强度等于各个点电荷单独存在时在该点产生电场强度的矢量和**,这一结论称为**电场强度叠加原理**.

原则上可以根据点电荷的电场强度公式和电场强度叠加原理,求得任意带电体产生的电场中,任意点的电场强度.

在点电荷系产生的电场中,任意点的电场强度为

$$E = E_1 + E_2 + \cdots + E_i + \cdots + E_n = \sum_{i=1}^{n} E_i = \sum_{i=1}^{n} \frac{q_i}{4\pi\varepsilon_0 r_i^2} e_{ri} \tag{6.6}$$

式中 $E_i = \frac{q_i}{4\pi\varepsilon_0 r_i^2} e_{ri}$ 为第 i 个点电荷单独存在时在该点产生的电场强度.

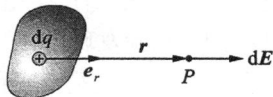

图 6.3

对于电荷连续分布的带电体,将其看作由无穷多个电荷量为 $\mathrm{d}q$ 的点电荷组成. 如图 6.3 所示,设 e_r 为场点 P 相对于电荷 $\mathrm{d}q$ 所在点位矢的单位矢量. 根据式(6.4),$\mathrm{d}q$ 在 P 点产生的元电场强度为

$$\mathrm{d}E = \frac{\mathrm{d}q}{4\pi\varepsilon_0 r^2} e_r$$

由电场强度叠加原理,P 点的电场强度等于所有点电荷产生元电场强度的矢量和. 由于电荷连续分布,矢量和用积分表示. 因此,电荷连续分布的带电体产生的电场中,任意点的电场强度为

$$E = \int \mathrm{d}E = \int \frac{\mathrm{d}q}{4\pi\varepsilon_0 r^2} e_r \tag{6.7}$$

实际的带电体,电荷分布一般有三种情况:一条线上、一个面上或一个体内. 当电荷分布在一条线上时,单位长度上的电荷量称为**电荷线密度**,用 λ 表示. 若线元 $\mathrm{d}l$ 上的电荷量为 $\mathrm{d}q$,则 $\lambda = \frac{\mathrm{d}q}{\mathrm{d}l}$;当电荷分布在一个面上时,单位面积上的电荷量称为**电荷面密度**,用 σ 表示. 若面元 $\mathrm{d}S$ 上的电荷量为 $\mathrm{d}q$,则 $\sigma = \frac{\mathrm{d}q}{\mathrm{d}S}$;当电荷分布在一个体积内时,单位体积内的电荷量称为**电荷体密度**,用 ρ 表示. 若体积元 $\mathrm{d}V$ 内的电荷量为 $\mathrm{d}q$,则 $\rho = \frac{\mathrm{d}q}{\mathrm{d}V}$. 于是对应着三种不同的电荷分布,点电荷分别为 $\mathrm{d}q = \lambda\mathrm{d}l$、$\mathrm{d}q = \sigma\mathrm{d}S$ 或 $\mathrm{d}q = \rho\mathrm{d}V$,代入式(6.7)中积分,便可求得任意点的电场强度.

例 6.1　真空中,半径为 R 的均匀带电圆环,电荷线密度为 λ,试求圆环轴线上任意点的电场强度.

解　如图 6.4 所示,在圆环上任取一线元 $\mathrm{d}l$,$\mathrm{d}l$ 上的电荷量 $\mathrm{d}q = \lambda\mathrm{d}l$. $\mathrm{d}q$ 在圆环轴线上距环心 O 为 x 的任意点 P 产生的元电场强度 $\mathrm{d}E$ 的方向沿 Ox 轴正方向,大小为

$$\mathrm{d}E = \frac{\mathrm{d}q}{4\pi\varepsilon_0 r^2} = \frac{1}{4\pi\varepsilon_0} \frac{\lambda\mathrm{d}l}{R^2 + x^2}$$

d$\boldsymbol{E}$ 在 y 方向上的分量 dE_y = d$E\sin\alpha$. 考虑与 dq 对称位置上的点电荷 dq',dq' 产生的元电场强度 d$\boldsymbol{E}'$ 与 dq 产生的元电场强度 d$\boldsymbol{E}$ 大小相等、方向对称于 Ox 轴,矢量叠加结果,y 方向上的分量相消. 因此有

$$E_y = \int dE_y = 0$$

d$\boldsymbol{E}$ 在 x 方向上的分量 dE_x = d$E\cos\alpha = \dfrac{1}{4\pi\varepsilon_0}\dfrac{\lambda x}{(R^2+x^2)^{3/2}}dl$.

于是,圆心 O 点的电场强度方向沿 Ox 轴正方向,大小为

$$E = E_x = \int dE_x = \int_0^{2\pi R} \frac{1}{4\pi\varepsilon_0}\frac{\lambda x}{(R^2+x^2)^{3/2}}dl$$
$$= \frac{1}{4\pi\varepsilon_0}\times\frac{2\pi R\lambda x}{(R^2+x^2)^{3/2}}$$

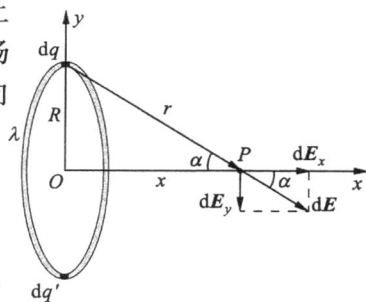

图 6.4

若圆环的电荷量为 q,电荷线密度 $\lambda = \dfrac{q}{2\pi R}$,$E = \dfrac{1}{4\pi\varepsilon_0}\dfrac{qx}{(R^2+x^2)^{3/2}}$. 矢量形式为

$$\boldsymbol{E} = \frac{1}{4\pi\varepsilon_0}\frac{qx}{(R^2+x^2)^{3/2}}\boldsymbol{i}$$

当 $x=0$ 时 $E=0$,即圆环中心处的电场强度为零;当 $x\gg R$ 时,$E = \dfrac{q}{4\pi\varepsilon_0 x^2}$,即圆环轴线上距环心很远处,圆环产生的电场就相当于电荷全部集中在环心的点电荷产生的电场.

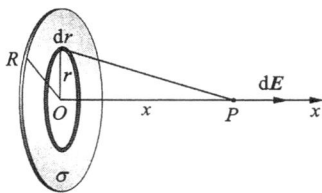

图 6.5

例 6.2　真空中,半径为 R 的均匀带电薄圆盘,电荷面密度为 σ,试求圆盘轴线上任意点的电场强度.

解　如图 6.5 所示,在圆盘上距盘心 O 为 r 处,取一厚度为 dr 的细圆环,其上电荷量 d$q = \sigma dS = 2\pi\sigma r dr$. 由例 6.1 的结论,d$q$ 在圆盘轴线上距盘心 O 为 x 的任意 P 点产生的元电场强度 d$\boldsymbol{E}$ 方向沿 Ox 轴正方向,大小为

$$dE = \frac{1}{4\pi\varepsilon_0}\frac{x dq}{(r^2+x^2)^{3/2}} = \frac{\sigma x}{2\varepsilon_0}\frac{r dr}{(r^2+x^2)^{3/2}}$$

圆盘轴线上电场强度 $\boldsymbol{E}$ 的方向沿 Ox 轴正方向,大小为

$$E = \int dE = \int_0^R \frac{\sigma x}{2\varepsilon_0}\frac{r dr}{(r^2+x^2)^{3/2}} = \frac{\sigma}{2\varepsilon_0}\left(1 - \frac{x}{\sqrt{R^2+x^2}}\right)$$

均匀带电薄圆盘产生电场中,轴线上任意点电场强度的矢量形式为

$$\boldsymbol{E} = \frac{\sigma}{2\varepsilon_0}\left(1 - \frac{x}{\sqrt{R^2+x^2}}\right)\boldsymbol{i}$$

当 $x\gg R$ 时,$1 - \dfrac{x}{\sqrt{R^2+x^2}} = 1 - \dfrac{1}{\sqrt{1+(R/x)^2}} \approx \dfrac{R^2}{2x^2}$. 如果圆盘的电荷量为 q,则电荷面密度为 $\sigma = \dfrac{q}{\pi R^2}$. $E = \dfrac{q}{4\pi\varepsilon_0 x^2}$,即圆盘轴线上距盘心较远处,均匀带电薄圆盘产生的电场就相当于电荷全部集中在 盘心处点电荷产生的电场.

当 $x\ll R$ 时,$E = \dfrac{\sigma}{2\varepsilon_0}$,即在距圆盘附近,均匀带电薄圆盘产生的电场是均匀电场,此时的均匀带电薄圆盘相当于带电无限大板产生的电场.

6.2　静电场的高斯定理

6.2.1　电场线和电通量

1. 电场线

通常在静电场中引入电场线来形象地描述静电场中电场强度的分布情形。由于电场中各点电场强度无论是大小还是方向都是确定的,所以可以在电场中画出一些线,使线上各点的切线方向与该点电场强度的方向一致;任意场点,通过垂直于电场强度的单位面积上的电场线条数等于该点电场强度的大小. 按照这样的规则画出的线称为电场线,电场线的方向反映电场强度方向的分布,电场线的疏密表征电场强度大小的分布. 电场线较稀疏处电场强度值较小电场较弱,电场线较密集处电场强度值较大电场较强.

不同的带电体产生的电场不同,因而电场线的分布也不同. 图 6.6 就是按照上述规则画出的几种常见带电体产生电场的电场线,其中图 6.6(a)为正点电荷的电场线;图 6.6(b)为两个等量异号点电荷的电场线;图 6.6(c)为两个带等量异号电荷的平行板的电场线.

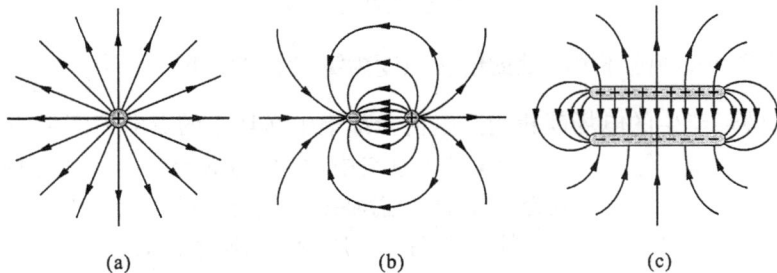

图 6.6

由图 6.6 可以看出,电场线有如下性质:①电场线自正电荷(或者无穷远)出发到负电荷(或者无穷远)终止;②电场线不闭合;③任何两条电场线不相交。前两个性质是静电场电场强度矢量性质的反映,我们将在后面介绍有关定理时加以说明,最后一个性质是因为电场中每一点的电场强度只能有一个确定的方向。

电场线只是在研究电场时一种形象描述电场的手段,实际上,电场线是不存在的,但是可以借助实验将电场线描绘出来.

2. 电通量

电场中,通过某一面积的电场线的条数称为通过该面的**电通量**(electric flux),用 Φ_e 表示. 由电场线画法规则可知,通过某一面积的电场线的条数在数值上就等于该面积所在处的电场强度与面积矢量的标积. 如图 6.7 所示,对于均匀电场中的任意平面 S,通过 S 的电通量为

$$\Phi_e = \boldsymbol{E} \cdot \boldsymbol{S} = ES\cos\theta \tag{6.8}$$

式中面积矢量 $\boldsymbol{S} = S\boldsymbol{e}_n$,面积矢量的方向规定为该面积的法线方向,$\boldsymbol{e}_n$ 为其法线方向上的单位矢量. 式中 θ 为 $\boldsymbol{E}$ 与 $\boldsymbol{S}$ 之间的夹角. 上式表明电通量为可正可负的标量. 当 $\theta < \frac{\pi}{2}$ 时,$\Phi_e > 0$;$\theta > \frac{\pi}{2}$ 时 $\Phi_e < 0$;当 $\theta = \frac{\pi}{2}$ 时,$\Phi_e = 0$.

如图 6.8 所示,对于任意曲面 S,在 S 上任取一面积元矢量 $\mathrm{d}\boldsymbol{S}$,其上电场强度为 $\boldsymbol{E}$, $\boldsymbol{E}$ 与 $\mathrm{d}\boldsymbol{S}$ 之间的夹角为 θ. 则通过 $\mathrm{d}\boldsymbol{S}$ 的元电通量为

$$\mathrm{d}\Phi_e = \boldsymbol{E} \cdot \mathrm{d}\boldsymbol{S} = E\mathrm{d}S\cos\theta$$

上式积分可得,通过任意曲面 S 的电通量

$$\Phi_e = \int \mathrm{d}\Phi_e = \iint_S \boldsymbol{E} \cdot \mathrm{d}\boldsymbol{S} = \iint_S E\mathrm{d}S\cos\theta \tag{6.9}$$

通过任意闭合曲面 S 的电通量为

$$\Phi_e = \int \mathrm{d}\Phi_e = \oiint_S \boldsymbol{E} \cdot \mathrm{d}\boldsymbol{S} \tag{6.10}$$

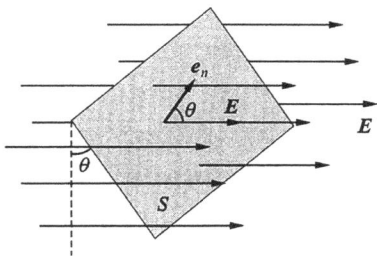 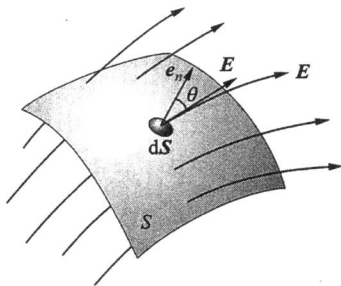

图 6.7　　　　　　　　　　　　　　　　　　　图 6.8

根据电场线画法的规则,电通量就是通过给定面积的电场线的条数. 电通量是可正可负的标量,其正负取决于面积元法线矢量方向的选取. 通常规定:闭合曲面上任意点的法线总是垂直曲面指向外侧(即外法线)的. 这样一来, $\theta > \frac{\pi}{2}$ 处, $\mathrm{d}\Phi_e < 0$,元电通量为负则意味着电场线穿入面积元 $\mathrm{d}\boldsymbol{S}$; $\theta < \frac{\pi}{2}$ 处, $\mathrm{d}\Phi_e > 0$,元电通量为正则意味着若电场线穿出面积元 $\mathrm{d}\boldsymbol{S}$. 如图 6.9 所示,对于整个闭合曲面 S,既有穿入的电场线,又有穿出的电场线,通过整个闭合曲面的电通量就是两部分电通量的代数和.

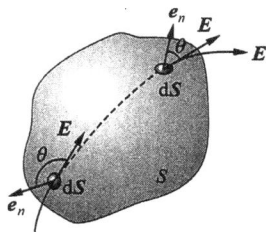

图 6.9

6.2.2　静电场的高斯定理

通过任意闭合曲面 S 的电通量由式(6.10)给出. 然而,对于一定量电荷产生的电场来说,通过某一给定闭合曲面的电通量也应该是一定的. 那么,电场中,通过任意闭合曲面的电通量与产生电场的场源电荷之间有什么关系呢?

高斯经过缜密论证指出,静电场中,通过任意闭合曲面 S 的电通量为

$$\Phi_e = \int \mathrm{d}\Phi_e = \oiint_S \boldsymbol{E} \cdot \mathrm{d}\boldsymbol{S} = \frac{1}{\varepsilon_0}\sum_{i=1}^{n} q_i \tag{6.11}$$

式中 $\sum_{i=1}^{n} q_i$ 为该闭合曲面所包围的所有电荷电荷量的代数和. 上式表明,**真空静电场中,通过任意闭合曲面 S 的电通量 Φ_e,等于该闭合曲面所包围的所有电荷的电荷量代数和 $\sum_{i=1}^{n} q_i$ 的 $\frac{1}{\varepsilon_0}$ 倍,而与闭合曲面外的电荷无关.** 这一结论称为**静电场的高斯定理**. 任意闭合曲面称为高斯面.

　　静电场的高斯定理可以用库仑定律和电场强度叠加原理进行证明. 如图 6.10(a)所示,在点电荷 q 产生的电场中,考虑以 q 所在处为球心、半径为 r 的球面 S. 球面上任意面积元 $\mathrm{d}S$ 上,$\boldsymbol{E}$ 与 $\mathrm{d}\boldsymbol{S}$ 方向相同,沿径向向外,大小为 $E = \dfrac{q}{4\pi\varepsilon_0 r^2}$. 通过 $\mathrm{d}S$ 的元电通量为

$$\mathrm{d}\Phi_e = \boldsymbol{E} \cdot \mathrm{d}\boldsymbol{S} = E\mathrm{d}S = \frac{q}{4\pi\varepsilon_0 r^2}\mathrm{d}S$$

通过整个球面 S 的电通量为

$$\Phi_e = \int \mathrm{d}\Phi_e = \oiint_S \boldsymbol{E} \cdot \mathrm{d}\boldsymbol{S} = \oiint_S \frac{q}{4\pi\varepsilon_0 r^2}\mathrm{d}S = \frac{q}{4\pi\varepsilon_0 r^2} \times 4\pi r^2 = \frac{q}{\varepsilon_0}$$

　　可见,通过球面的电通量只与球面所包围电荷的电荷量有关,而与球面的半径无关. 这反映了电场线从正电荷出发延伸到无穷远处,当空间无其他电荷存在时,电场线不会中断或增加的基本性质.

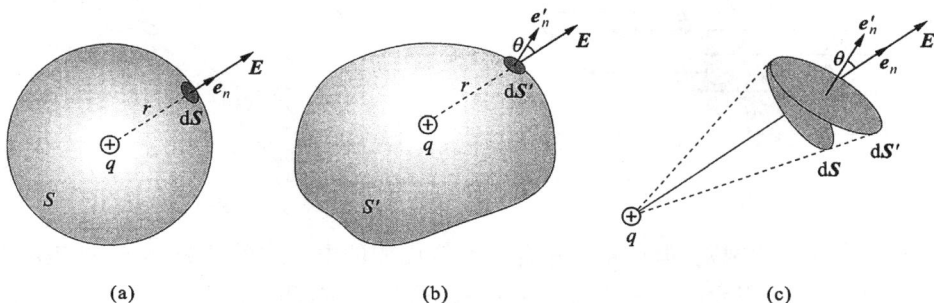

图 6.10

　　如图 6.10(b)所示,在点电荷 q 产生的电场中,取任意闭合曲面 S'. S' 上任意面积元 $\mathrm{d}S'$ 上,电场强度 $\boldsymbol{E}$ 与 $\mathrm{d}\boldsymbol{S'}$ 的夹角为 θ. 通过 $\mathrm{d}S'$ 的元电通量为

$$\mathrm{d}\Phi_e = \boldsymbol{E} \cdot \mathrm{d}\boldsymbol{S'} = E\mathrm{d}S'\cos\theta$$

式中,$\mathrm{d}S'\cos\theta$ 为 $\mathrm{d}\boldsymbol{S'}$ 在垂直于径向上的投影面积,$\mathrm{d}S$ 是以 q 为球心的闭合球面 S 上的面积元. 如图 6.10(c)所示,$\mathrm{d}S'\cos\theta = \mathrm{d}S$. 因此

$$\mathrm{d}\Phi_e = E\mathrm{d}S = \frac{q}{4\pi\varepsilon_0} \frac{\mathrm{d}S}{r^2}$$

式中 $\dfrac{\mathrm{d}S}{r^2}$ 是面积元 $\mathrm{d}S$ 对球心所张的立体角,用 $\mathrm{d}\Omega$ 表示,则

$$\mathrm{d}\Phi_e = \frac{q}{4\pi\varepsilon_0}\mathrm{d}\Omega$$

上式对整个闭合曲面积分,可得通过任意闭合曲面的电通量

$$\Phi_e = \oiint_S \frac{q}{4\pi\varepsilon_0}\mathrm{d}\Omega = \frac{q}{4\pi\varepsilon_0} \times 4\pi = \frac{q}{\varepsilon_0}$$

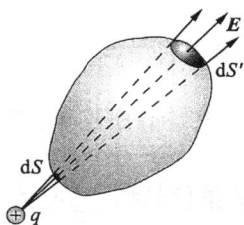

图 6.11

　　可见,在点电荷 q 产生的电场中,通过包围 q 的闭合曲面的电通量与闭合曲面的形状无关,其值均等于 $\dfrac{q}{\varepsilon_0}$. 当 $q > 0$ 时,$\Phi_e > 0$,表明电场线从闭合曲面内穿出或者说电场线由正电荷发出;当 $q < 0$ 时,$\Phi_e < 0$,表明电场线从闭合曲面穿入,或者说电场线会聚于负电荷.

如图 6.11 所示,当点电荷在闭合曲面 S 外,即闭合曲面不包围电荷时,由某一面积元 dS 穿入闭合曲面 S 的电场线必然从另一面积元 dS' 穿出,而 dS' 和 dS 对点电荷 q 所在点所张的立体角大小相等符号相反,元电通量的代数和为零. 因此,通过整个闭合曲面的电通量为零,即

$$\Phi_e = \int d\Phi_e = \oiint_S \boldsymbol{E} \cdot d\boldsymbol{S} = 0$$

将上述结论推广到由若干个点电荷产生的电场. 如图 6.12 所示,在点电荷系产生的电场中,设任意闭合曲面 S 内有 n 个点电荷 $q_1, q_2, \cdots, q_n$,S 外有 $N - n$ 个点电荷 $q_{n+1}, q_{n+2}, \cdots, q_N$. 由电场强度叠加原理,曲面上任意点的电场强度为

图 6.12

$$\boldsymbol{E} = \boldsymbol{E}_1 + \boldsymbol{E}_2 + \cdots + \boldsymbol{E}_n + \boldsymbol{E}_{n+1} + \boldsymbol{E}_{n+2} + \cdots + \boldsymbol{E}_N$$

式中,$\boldsymbol{E}_1, \boldsymbol{E}_2, \cdots, \boldsymbol{E}_N$ 分别为相应的点电荷单独存在时在该点产生的电场强度. 则通过 S 面的电通量为

$$\Phi_e = \int d\Phi_e = \oint_S \boldsymbol{E} \cdot d\boldsymbol{S}$$

$$= \oint_S \boldsymbol{E}_1 \cdot d\boldsymbol{S} + \oint_S \boldsymbol{E}_2 \cdot d\boldsymbol{S} + \cdots + \oint_S \boldsymbol{E}_n \cdot d\boldsymbol{S} + \oint_S \boldsymbol{E}_{n+1} d\boldsymbol{S} + \oint_S \boldsymbol{E}_{n+2} \cdot d\boldsymbol{S} + \cdots + \oint_S \boldsymbol{E}_N \cdot d\boldsymbol{S}$$

$$= \Phi_{e1} + \Phi_{e2} + \cdots + \Phi_{en} + \Phi_{en+1} + \Phi_{en+2} + \cdots + \Phi_{eN}$$

式中,$\Phi_{e1}, \Phi_{e2}, \cdots, \Phi_{eN}$ 分别为相应的点电荷单独存在时通过 S 面的电通量. 由于 $q_{n+1}, q_{n+2}, \cdots, q_N$ 在任意闭合曲面 S 外,故 $\Phi_{en+1} + \Phi_{en+2} + \cdots + \Phi_{eN} = 0$,所以通过任意闭合曲面 S 的电通量为

$$\Phi_e = \Phi_{e1} + \Phi_{e2} + \cdots + \Phi_{en}$$

$$= \frac{q_1}{\varepsilon_0} + \frac{q_2}{\varepsilon_0} + \cdots + \frac{q_n}{\varepsilon_0} = \frac{1}{\varepsilon_0} \sum_{i=1}^{n} q_i$$

$$= \frac{1}{\varepsilon_0} \sum_{i=1}^{n} q_i$$

至此,静电场的高斯定理得以证明.

应该注意的是,闭合曲面上的电场强度是由闭合曲面内外所有电荷共同产生的,满足电场强度叠加原理,而通过闭合曲面的电通量仅取决于闭合面内的电荷,与闭合面外电荷无关.

静电场的高斯定理表明静电场是一种有源场,电荷就是其场源. 高斯定理是反映静电场性质的基本原理之一.

6.2.3 静电场高斯定理的应用

静电场高斯定理不仅在理论上具有十分重要的意义,还提供了一种求解某些带电体产生的电场强度的简便方法. 下面介绍几个实例.

1. 均匀带电球面产生的电场中,任意点的电场强度

由于均匀带电球面电荷的分布具有球对称性,电场的分布也具有球对称性,任意同心球面上各点电场强度的大小相等,方向均沿径向向外.

如图 6.13 所示,半径为 R、电荷量为 q 的均匀带电球面产生的电场. 球外距球心 O 为 r 的任意点 P_1,选取以 O 为球心、r 为半径的球形高斯面 S_1. S_1 上各点电场强度大小相等,方向都与该点面积元 dS 方向一致,沿径向向外.

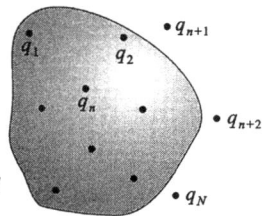

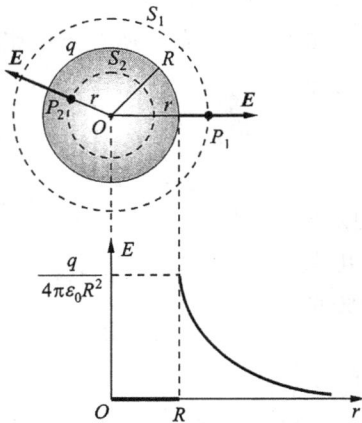

通过 S_1 的电通量 $\oiint_S \boldsymbol{E} \cdot \mathrm{d}\boldsymbol{S} = 4\pi r^2 E$，$S_1$ 包围的电荷量

$\sum_{i=1}^{n} q_i = q$．根据高斯定理，有 $4\pi r^2 E = \dfrac{q}{\varepsilon_0}$．可得，球面外距球心为 r 的任意点电场强度的大小为

$$E = \frac{q}{4\pi\varepsilon_0 r^2}$$

方向沿径向向外，

同理，球面内距球心为 r 的任意点 P_2，选取以 O 为球心、r 为半径的球形高斯面 S_2．通过 S_2 的电通量 $\oiint_S \boldsymbol{E} \cdot \mathrm{d}\boldsymbol{S} = 4\pi r^2 E$，$S_2$ 包围的电荷量 $\sum_{i=1}^{n} q_i = 0$．根据高斯定理，有 $4\pi r^2 E = 0$．可得球面内距球心为 r 的任意点，电场强度的大小为

$$E = 0$$

于是，以 $\boldsymbol{e}_r$ 表示沿矢径方向的单位矢量，则半径为 R、电荷量为 q 的均匀带电球面产生的电场中，任意点的电场强度为

$$\boldsymbol{E} = \begin{cases} \dfrac{q}{4\pi\varepsilon_0 r^2}\boldsymbol{e}_r, & r > R \\[3mm] 0, & r < R \end{cases} \tag{6.12}$$

可见，均匀带电球面外任意点的电场强度与球面上电荷全部集中在球心的点电荷产生的电场的电场强度相同，球面内电场强度处处为零，如图 6.13 中所示.

2. 均匀带电无限长直圆柱面产生的电场中，任意点的电场强度

均匀带电无限长直圆柱面电荷的分布具有轴对称性，任意同心轴面上各点电场强度的大小相等，方向均沿径向向外，即电场强度的分布也具有轴对称性.

如图 6.14 所示，半径为 R、电荷线密度为 λ 的均匀带电无限长直圆柱面产生的电场中，圆柱面外距轴心为 r 的任意点 P_1，选取半径为 r、高为 l 的同轴圆柱形高斯面，其上下底面积均为 S、侧面面积为 S'．该高斯面所包围的电荷量 $\sum_{i=1}^{n} q_i = \lambda l$．在高斯面的上下底面 S 上，各点的电场强度 $\boldsymbol{E}$ 都与该点面积元 $\mathrm{d}\boldsymbol{S}$ 方向垂直．即 $\theta = \dfrac{\pi}{2}$，$\cos\theta = 0$．在侧面 S' 上，各点的电场强度 $\boldsymbol{E}$ 都与该点面积元 $\mathrm{d}\boldsymbol{S}$ 方向一致沿径向向外，即 $\theta = 0$，$\cos\theta = 1$，且电场强度 $\boldsymbol{E}$ 的大小相等.

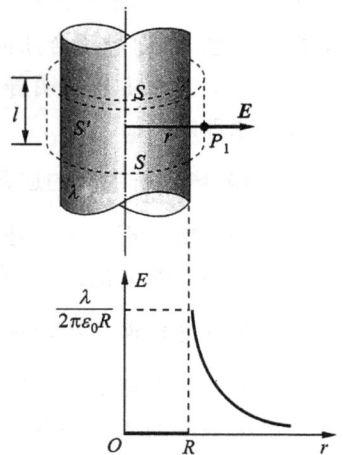

通过整个圆柱形高斯面的电通量 $\oiint_S \boldsymbol{E} \cdot \mathrm{d}\boldsymbol{S} = 2\pi r l E$，整个圆柱形高斯面包围的电荷量 $\sum_{i=1}^{n} q_i = \lambda l$．根据高斯定理，有

图 6.13

图 6.14

$2\pi rlE = \dfrac{\lambda l}{\varepsilon_0}$.可得均匀带电无限长直圆柱面产生的电场中,柱面外距球心为 r 的任意点,电场强度的大小为

$$E = \dfrac{\lambda}{2\pi\varepsilon_0 r}$$

方向沿径向向外.

同理,均匀带电无限长直圆柱面内距轴心为 r 的任意点 P_2,选取半径为 r、高为 l 的同轴圆柱形高斯面,由于该高斯面所包围的电荷量 $\sum\limits_{i=1}^{n} q_i = 0$,根据高斯定理,有 $2\pi rlE = 0$.可得,均匀带电无限长直圆柱面产生的电场中,柱面内距轴心为 r 的任意点,电场强度的大小

$$E = 0$$

于是,以 e_r 表示沿矢径方向的单位矢量,则电荷线密度为 λ 的均匀带电无限长直圆柱面产生的电场中,任意点的电场强度为

$$\boldsymbol{E} = \begin{cases} \dfrac{\lambda}{2\pi\varepsilon_0 r}\boldsymbol{e}_r, & r > R \\ 0, & r < R \end{cases} \tag{6.13}$$

可见,均匀带电无限长直圆柱面产生的电场中,柱面外任意点的电场强度的大小与电荷线密度成正比,与该点到轴心的距离成反比,方向沿径向向外;柱面内任意点的电场强度为零.如图 6.14 中所示.

类似的方法,可以求得电荷线密度为 λ 的均匀带电长直线产生电场中,任意点的电场强度

$$\boldsymbol{E} = \dfrac{\lambda}{2\pi\varepsilon_0 r}\boldsymbol{e}_r$$

3. 均匀带电无限大平面产生的电场中,任意点的电场强度

由于均匀带电无限大平面电荷的分布具有面对称性,电场的分布也具有面对称性.任意与带电平面等距的平面上各点电场强度的大小相等,方向均与平面垂直向外.

如图 6.15 所示,电荷面密度为 σ 的均匀带电无限大平面产生的电场中,选取一圆柱形高斯面,其轴线与平面垂直,两底面与平面平行、距平面等距离,P 点在右侧底面上.圆柱形高斯面底面积为 S、侧面面积为 S'.两底面 S 上,各点电场强度 $\boldsymbol{E}$ 的大小相等、方向都与该点面积元 $\mathrm{d}\boldsymbol{S}$ 方向一致,即 $\theta = 0$,$\cos\theta = 1$.侧面 S' 上,各点电场强度 $\boldsymbol{E}$ 的大小相等、方向都与该点面积元 $\mathrm{d}\boldsymbol{S}$ 方向垂直,即,$\theta = \dfrac{\pi}{2}$,$\cos\theta = 0$.

通过整个圆柱形高斯面的电通量 $\oiint_S \boldsymbol{E} \cdot \mathrm{d}\boldsymbol{S} = 2ES$,高斯面内包围的电荷量 $\sum\limits_{i=1}^{n} q_i = \sigma S$.根据高斯定理,有 $2ES = \dfrac{\sigma S}{\varepsilon_0}$.可得,均匀带电无限大平面产生的电场中,任意点电场强度的大小为

$$E = \dfrac{\sigma}{2\varepsilon_0} \tag{6.14}$$

方向与平面的法线方向一致.

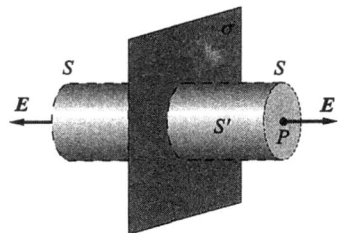

图 6.15

可见,均匀带电无限大平面产生的电场与距平面的距离无关,因此,均匀带电无限大平面产生的电场是均匀电场,如图 6.16 所示.

利用上述结论及电场强度叠加原理,可以求得两个带等量异号电荷的无限大平面产生的电场中,任意点的电场强度. 如图 6.17(a)所示,两个带等量异号电荷的无限大平面,设两平面上的电荷面密度分别为 $+\sigma$ 和 $-\sigma$. 两带电平面单独存在时,产生的电场强度大小分别为 $E_+ = \dfrac{\sigma}{2\varepsilon_0}$ 和 $E_- = \dfrac{\sigma}{2\varepsilon_0}$. 两平面间各点 $\boldsymbol{E}_+$ 和 $\boldsymbol{E}_-$ 方向相同,因此电场强度大小为

$$E = E_+ + E_- = \frac{\sigma}{2\varepsilon_0} + \frac{\sigma}{2\varepsilon_0} = \frac{\sigma}{\varepsilon_0}$$

两平面外侧各点 $\boldsymbol{E}_+$ 和 $\boldsymbol{E}_-$ 方向相反,因此,电场强度大小为

$$\boldsymbol{E} = \boldsymbol{E}_+ + \boldsymbol{E}_- = 0$$

电荷面密度分别为 $+\sigma$ 和 $-\sigma$ 的两个无限大均匀带电平面产生的电场如图 6.17(b)所示.

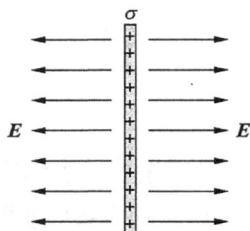

图 6.16

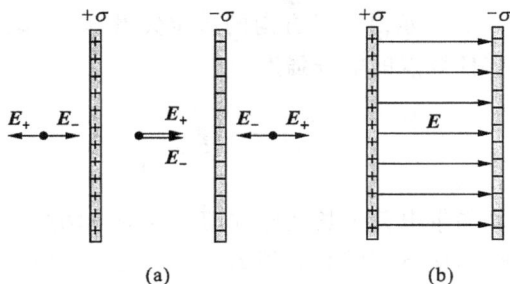

(a)　　　　　　　　(b)

图 6.17

6.3　静电场的环路定理

本节先讨论静电场力做功与路径无关的特点,并由此说明静电场力是保守力,静电场是保守场,然后得到电场的环路定理.

6.3.1　静电场力做功

1. 在点电荷产生的电场中电场力做功

如图 6.18 所示,在点电荷 q 产生的电场中,检验电荷 q_0 自 P 点沿任意路径 l 运动到 Q 点,电场力 $\boldsymbol{F}$ 对 q_0 做的功由什么因素决定呢?

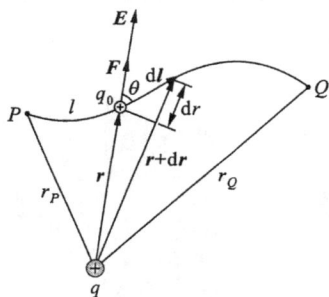

图 6.18

由于在 l 上不同处,q_0 所受的电场力 $\boldsymbol{F}$ 不同,这是一个变力做功问题. 将整个路径看作由无限多段组成,在 l 上任取一元位移 $\mathrm{d}\boldsymbol{l}$,$\mathrm{d}\boldsymbol{l}$ 所在处电场强度的大小 $E = \dfrac{q}{4\pi\varepsilon_0 r^2}$,$q_0$ 所受的电场力的大小 $F = q_0 E = \dfrac{q_0 q}{4\pi\varepsilon_0 r^2}$,$\boldsymbol{F}$ 与 $\mathrm{d}\boldsymbol{l}$ 之间的夹角为 θ. 则在 q_0 运动 $\mathrm{d}\boldsymbol{l}$ 的过程中,电场力 $\boldsymbol{F}$ 对 q_0 做的元功为

$$\mathrm{d}A = \boldsymbol{F} \cdot \mathrm{d}\boldsymbol{l} = q_0 E \mathrm{d}l \cos\theta = \frac{q_0 q}{4\pi\varepsilon_0 r^2} \mathrm{d}l \cos\theta$$

式中 $\mathrm{d}l\cos\theta$ 是 $\mathrm{d}\boldsymbol{l}$ 在 $\boldsymbol{F}$ 方向上的投影,$\mathrm{d}l\cos\theta = \mathrm{d}r$,代入上式,整理可得

$$\mathrm{d}A = \frac{q_0 q}{4\pi\varepsilon_0} \frac{\mathrm{d}r}{r^2}$$

设 P 点和 Q 点到场源电荷 q 的距离分别为 r_P 和 r_Q,则在检验电荷 q_0 自 P 点运动到 Q 点的过程中,电场力做的总功

$$A = \int \mathrm{d}A = \int_{r_P}^{r_Q} \frac{q_0 q}{4\pi\varepsilon_0} \frac{\mathrm{d}r}{r^2} = \frac{q_0 q}{4\pi\varepsilon_0}\left(\frac{1}{r_P} - \frac{1}{r_Q}\right) \tag{6.15}$$

上式表明,**在点电荷产生的电场中,电场力做功仅取决于场源电荷和检验电荷的电荷量以及检验电荷的始末位置,而与路径无关.**

2. 在点电荷系产生的电场中电场力做功

在由 n 个点电荷 $q_1, q_2, \cdots q_i, \cdots q_n$ 组成的点电荷系产生的电场中,根据电场强度叠加原理,总电场是各个点电荷单独存在时产生电场的叠加,即 $\boldsymbol{E} = \boldsymbol{E}_1 + \boldsymbol{E}_2 + \cdots + \boldsymbol{E}_i + \cdots + \boldsymbol{E}_n$. 检验电荷 q_0 由 P 点沿任意路径 l 运动到 Q 点的过程中,电场力 $\boldsymbol{F}$ 对 q_0 做的总功为

$$A = \int \boldsymbol{F} \cdot \mathrm{d}\boldsymbol{l} = \int_P^Q q_0(\boldsymbol{E}_1 + \boldsymbol{E}_2 + \cdots + \boldsymbol{E}_i + \cdots + \boldsymbol{E}_n) \cdot \mathrm{d}\boldsymbol{l}$$

$$= \int_P^Q q_0 \boldsymbol{E}_1 \cdot \mathrm{d}\boldsymbol{l} + \int_P^Q q_0 \boldsymbol{E}_2 \cdot \mathrm{d}\boldsymbol{l} + \cdots + \int_P^Q q_0 \boldsymbol{E}_i \cdot \mathrm{d}\boldsymbol{l} + \cdots + \int_P^Q q_0 \boldsymbol{E}_n \cdot \mathrm{d}\boldsymbol{l}$$

式中, $\int_P^Q q_0 \boldsymbol{E}_1 \cdot \mathrm{d}\boldsymbol{l}, \int_P^Q q_0 \boldsymbol{E}_2 \cdot \mathrm{d}\boldsymbol{l}, \cdots, \int_P^Q q_0 \boldsymbol{E}_i \cdot \mathrm{d}\boldsymbol{l}, \cdots, \int_P^Q q_0 \boldsymbol{E}_n \cdot \mathrm{d}\boldsymbol{l}$ 分别为 $q_1, q_2, \cdots q_i, \cdots q_n$ 单独存在时产生的电场力对 q_0 做的功,用 $A_1, A_2, \cdots, A_i, \cdots, A_n$ 表示,则上式可写作

$$A = A_1 + A_2 + \cdots + A_i + \cdots + A_n = \sum_{i=1}^n A_i \tag{6.16}$$

由于各个点电荷单独存在时,电场力对 q_0 做的功 $A_1, A_2, \cdots, A_i, \cdots, A_n$ 均与路径无关,所以电场力对 q_0 做的总功也与路径无关. 静电场力做功与路径无关这一事实,说明静电场力同重力、弹性力以及万有引力一样,也是保守力.

6.3.2 静电场的环路定理

在静电场中,检验电荷 q_0 沿任意闭合环路运动一周,电场力 $\boldsymbol{F}$ 对 q_0 所做的功为多少呢?

如图 6.19 所示,在点电荷 q 产生的电场中,检验电荷 q_0 沿任意闭合环路 l(l_1 和 l_2 组成),自 P 沿 l_1 到 Q,再由 Q 沿 l_2 回到 P. 电场力 $\boldsymbol{F}$ 对 q_0 做的功为

$$A = \oint_l \boldsymbol{F} \cdot \mathrm{d}\boldsymbol{l} = q_0 \oint_l \boldsymbol{E} \cdot \mathrm{d}\boldsymbol{l} = q_0 \int_{l_1} \boldsymbol{E} \cdot \mathrm{d}\boldsymbol{l} + q_0 \int_{l_2} \boldsymbol{E} \cdot \mathrm{d}\boldsymbol{l}$$

图 6.19

由于电场力做功与路径无关,有 $q_0 \int_{l_2} \boldsymbol{E} \cdot \mathrm{d}\boldsymbol{l} = -q_0 \int_{l_1} \boldsymbol{E} \cdot \mathrm{d}\boldsymbol{l}$,即 $A = 0$,因此

$$q_0 \oint_l \boldsymbol{E} \cdot \mathrm{d}\boldsymbol{l} = 0$$

又因为 q_0 不为零,必定有

$$\oint_l \boldsymbol{E} \cdot \mathrm{d}\boldsymbol{l} = 0 \tag{6.17}$$

上式表明,**真空中的静电场,电场强度沿任意闭合环路的线积分恒等于零.** 这一结论称为**静电场的环路定理.**

静电场的环路定理是静电场力做功与路径无关的必然结果,静电场力是保守力,静电场是保守力场. 保守力场又称为无旋场,故静电场是无旋场.

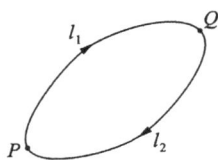

静电场的高斯定理表明静电场是有源场,而静电场的环路定理则表明静电场是无旋场.两个定理结合,完整地揭示了静电场的有源无旋性质.

6.4 电　　势

静电场力是保守力,静电场是保守力场,因此可以引入电势能的概念.本节首先引入电势能的概念,然后介绍描述静电场性质的另一个物理量——电势,最后讨论电势的计算.

6.4.1 电势能和电势

1.电势能

重力是保守力,重力场是保守力场.物体在重力场中某一位置时具有一定的重力势能,重力所做的功可以作为重力势能差的量度.电场力是保守力,电场是保守力场.电荷在电场中某一位置时也具有一定的电势能,电场力所做的功可以作为电势能变化的量度.

电场中,检验电荷 q_0 在电场力作用下,自 P 点运动到 Q 点.以 W_P 和 W_Q 分别表示 q_0 在 P 和 Q 两点电势能,则 q_0 自 P 到 Q 的过程中,电势能差 $W_{PQ} = W_P - W_Q$;电场力对 q_0 所做的功 $A_{PQ} = \int_P^Q q_0 \mathbf{E} \cdot \mathrm{d}l = q_0 \int_P^Q \mathbf{E} \cdot \mathrm{d}l$.电势能差用电场力在该过程中做的功量度,即有

$$A_{PQ} = W_{PQ} = W_P - W_Q = q_0 \int_P^Q \mathbf{E} \cdot \mathrm{d}l \tag{6.18}$$

重力势能是相对量,电势能也是相对量.只有在选定了电势能为零的参考点后,电荷在电场中某一点的电势能才唯一确定.电势能零点可以任意选取,若选取 Q 点为电势能为零的参考点,则电荷 q_0 在 P 点的电势能为

$$W_P = A_{PQ} = q_0 \int_P^Q \mathbf{E} \cdot \mathrm{d}l = q_0 \int_P^{``0"} \mathbf{E} \cdot \mathrm{d}l \tag{6.19}$$

式中,"0"表示电势能零点.上式表明,**电荷 q_0 在静电场中任意点的电势能等于电荷 q_0 自该点运动到电势能零点的过程中,电场力对 q_0 所做的功.**

在国际单位制中,电势能的单位为焦耳(J).

2.电势

电荷 q_0 在电场中任意点 P 的电势能 W_P 不仅取决于电场 $\mathbf{E}$,同时还与电荷 q_0 有关,但 W_P 与 q_0 的比值却与 q_0 无关,仅由场源电荷和场点决定,反映了 P 点电场的性质.通常把 W_P 与 q_0 的比值定义为 P 点的**电势**(electric potential),用 U 表示.将式(6.19)代入,电场中任意点的电势为

$$U = \frac{W_P}{q_0} = \int_P^{``0"} \mathbf{E} \cdot \mathrm{d}l \tag{6.20}$$

式中,"0"表示电势为零的参考点,称为电势零点.上式表明,**静电场中任意点的电势等于单位正电荷在该点具有的电势能或等于单位正电荷自该点运动到电势零点的过程中,电场力做的功.**

电势也是相对量.电势为零的参考点称为电势零点.当电势零点选定了时,电场中某一点的电势才唯一确定.电势零点的选取可以是任意的,但是通常的原则是使得通过数学计算得到的电势表达式正确且简洁,同时还应使得电势在实际工作中便于测量.因此,在理论计算上,当

电荷分布在有限空间时,一般选取无限远处为电势零点;当电荷分布在无限空间时,通常选取有限远处的某一点为电势零点.在实际应用时,往往选取地球为电势零点.

当已知电场分布时,根据电势的定义,可以求得电场中任意点的电势.例如,在点电荷 q 产生的电场中,选取无限远处为电势零点.由于电场力做功与路径无关,为简便起见,沿矢径方向积分,由电势的定义,任意点的电势为

$$U = \int_P^{\text{"}0\text{"}} \boldsymbol{E} \cdot \mathrm{d}\boldsymbol{l} = \int_r^\infty \frac{q}{4\pi\varepsilon_0} \frac{\mathrm{d}r}{r^2} = \frac{q}{4\pi\varepsilon_0 r} \tag{6.21}$$

式中 r 为 P 点距 q 所在点的距离.上式表明,点电荷产生的电场中,任意点的电势 U 与场点距 O 点的距离 r 成反比,即 r 越大处电势值越小.上式适用正或负点电荷产生的电场,当 $q>0$ 时 $U>0$,即正点电荷产生的电场中各点的电势都是正的;当 $q<0$ 时 $U<0$,即负点电荷产生的电场中各点的电势都是负的.

例 6.3 如图 6.20 中所示,半径为 R、带电荷量为 q 的均匀带电球面产生的电场,试求任意点的电势.

解 由式(6.12),均匀带电球面产生的电场中,任意点电场强度为

$$\boldsymbol{E} = \begin{cases} \dfrac{q}{4\pi\varepsilon_0 r^2}\boldsymbol{e}_r, & r>R \\ 0, & r<R \end{cases}$$

选取无限远处为电势零点.由于电场力做功与路径无关,为简便起见,沿矢径方向积分,由电势的定义式(6.21),球面外距球心为 r 的任意点 P 的电势为

$$U = \int_P^\infty \boldsymbol{E} \cdot \mathrm{d}\boldsymbol{l} = \int_r^\infty E\mathrm{d}r = \int_r^\infty \frac{q}{4\pi\varepsilon_0} \frac{\mathrm{d}r}{r^2} = \frac{q}{4\pi\varepsilon_0 r}$$

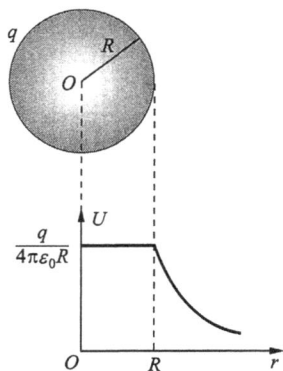

图 6.20

由于球面内自 P 点到无限远的路径上,电场不连续,应分段积分.球面内距球心为 r 的任意点 P 的电势为

$$U = \int_P^\infty \boldsymbol{E} \cdot \mathrm{d}\boldsymbol{l} = \int_r^\infty E\mathrm{d}r = 0 + \int_R^\infty \frac{q}{4\pi\varepsilon_0} \frac{\mathrm{d}r}{r^2} = \frac{q}{4\pi\varepsilon_0 R}$$

于是,半径为 R、带电荷量为 q 的均匀带电球面产生的电场中,任意点的电势为

$$U = \begin{cases} \dfrac{q}{4\pi\varepsilon_0 r}, & r>R \\[2mm] \dfrac{q}{4\pi\varepsilon_0 R}, & r<R \end{cases}$$

可见,**均匀带电球面外任意点的电势与电荷量完全集中在球心的点电荷产生电场的电势相同,球面内电势处处相等,且等于球面上的电势**,如图 6.20 所示.

电场中,任意两点 A、B 间电势的差值称为**电势差**(或电压),用 U_{AB} 表示,由式(6.20)可知,A、B 两点间的电势差为

$$U_{AB} = U_A - U_B = \frac{W_A}{q_0} - \frac{W_B}{q_0} = \int_A^{\text{"}0\text{"}} \boldsymbol{E} \cdot \mathrm{d}\boldsymbol{l} - \int_B^{\text{"}0\text{"}} \boldsymbol{E} \cdot \mathrm{d}\boldsymbol{l} = \int_A^B \boldsymbol{E} \cdot \mathrm{d}\boldsymbol{l} \tag{6.22}$$

上式表明,**A、B 两点间的电势差等于单位正电荷在 A、B 两点的电势能的差值,或单位正电荷自电场中 A 点运动到 B 点的过程中,电场力做的功**.可见电势差是绝对量,与电势零点的选取无关.

在电场中,点电荷 q 自 A 点运动到 B 点的过程中,电场力对 q 所做的功可以用 A、B 两点间的电势差表示为

$$A_{AB} = qU_{AB} = q(U_A - U_B) \tag{6.23}$$

可见,**静电场力对点电荷所做的功等于点电荷始末位置的电势差与其电荷量的乘积.**

在国际单位制中,电势和电势差的单位均为伏特(V),$1V = 1J \cdot C^{-1}$.

3. 电势叠加原理

在点电荷系 $q_1, q_2, \cdots, q_i, \cdots, q_n$ 产生的电场中,根据电场强度叠加原理,总电场强度 $E = E_1 + E_2 + \cdots + E_i + \cdots + E_n$. 选取无限远处为电势零点,由电势的定义,任意点的电势为

$$U = \int_P^\infty \boldsymbol{E} \cdot \mathrm{d}\boldsymbol{l} = \int_P^\infty (\boldsymbol{E}_1 + \boldsymbol{E}_2 + \cdots + \boldsymbol{E}_n) \cdot \mathrm{d}\boldsymbol{l}$$

$$= \int_P^\infty \boldsymbol{E}_1 \cdot \mathrm{d}\boldsymbol{l} + \int_P^\infty \boldsymbol{E}_2 \cdot \mathrm{d}\boldsymbol{l} + \cdots + \int_P^\infty \boldsymbol{E}_i \cdot \mathrm{d}\boldsymbol{l} + \cdots + \int_P^\infty \boldsymbol{E}_n \cdot \mathrm{d}\boldsymbol{l}$$

式中 $\int_P^\infty \boldsymbol{E}_1 \cdot \mathrm{d}\boldsymbol{l}, \int_P^\infty \boldsymbol{E}_2 \cdot \mathrm{d}\boldsymbol{l}, \cdots, \int_P^\infty \boldsymbol{E}_i \cdot \mathrm{d}\boldsymbol{l}, \cdots, \int_P^\infty \boldsymbol{E}_n \cdot \mathrm{d}\boldsymbol{l}$ 分别为 $q_1, q_2, \cdots, q_i, \cdots, q_n$ 单独存在时在 P 点的电势,用 $U_1, U_2, \cdots, U_i, \cdots, U_n$ 表示. 则任意点的电势为

$$U = U_1 + U_2 + \cdots + U_i + \cdots + U_n = \sum_{i=1}^n U_i \tag{6.24}$$

上式表明,**在点电荷系产生的电场中,任意点的电势等于各个点电荷单独存在时在该点产生电势的代数和.** 这一结论称为**电势叠加原理.**

当已知电荷分布时,原则上可以根据点电荷的电势公式和电势叠加原理,求得任意带电体产生的电场中任意点的电势.

在点电荷系产生的电场中,任意点的电势为

$$U = U_1 + U_2 + \cdots + U_i + \cdots + U_n = \sum_{i=1}^n U_i = \sum_{i=1}^n \frac{q_i}{4\pi\varepsilon_0 r_i} \tag{6.25a}$$

式中 $U_i = \frac{q_i}{4\pi\varepsilon_0 r_i}$ 为第 i 个点电荷单独存在时该点的电势.

对于电荷连续分布的带电体,将其看作由无穷多个电荷量为 $\mathrm{d}q$ 的点电荷组成. $\mathrm{d}q$ 在任意点产生的元电势为

$$\mathrm{d}U = \frac{\mathrm{d}q}{4\pi\varepsilon_0 r}$$

由电势叠加原理式(6.24),任意点的电势等于所有点电荷产生元电势的代数和. 由于电荷连续分布,代数和用积分表示. 因此,电荷连续分布的带电体产生的电场中,任意点的电势为

$$U = \int \mathrm{d}U = \int \frac{\mathrm{d}q}{4\pi\varepsilon_0 r} \tag{6.25b}$$

6.4.2　电势的计算

当已知电荷分布时,利用电势叠加原理,原则上可以求解任意点的电势.下面介绍几个实例.

1. 电偶极子产生的电场中任意点的电势

两个相距近、带等量异号电荷的点电荷系统称为电偶极子.设相距为 l 的两点电荷,电荷量分别为 $+q$ 和 $-q$. 以 l 为大小、由 $-q$ 指向 $+q$ 为正方向的矢量 $\boldsymbol{l}$ 称为电偶极子的矢径. 电荷量 q 与矢径 $\boldsymbol{l}$ 的乘积反映电偶极子的性质,称为电偶极子的电偶极矩,简称电矩,用 $\boldsymbol{m}_e$ 表示,

即 $m_e = ql$. 如图 6.21 所示,电矩为 m_e 的电偶极子. 考虑距电偶极子较远的任意点 P ,设 P 点相对于电偶极子中心 O 的位矢为 r , P 点到 $+q$ 和 $-q$ 的距离分别为 r_+ 和 r_- . 根据式(6.25a),电偶极子产生的电场中,距电偶极子较远的任意点的电势为

$$U = U_+ + U_- = \frac{q}{4\pi\varepsilon_0 r_+} + \frac{-q}{4\pi\varepsilon_0 r_-} = \frac{q}{4\pi\varepsilon_0} \frac{r_- - r_+}{r_+ r_-}$$

由于 P 点距电偶极子较远, $r_+ \gg l, r_- \gg l, r \gg l$,近似有 $r_- - r_+ = l\cos\theta$ (θ 为 P 点到电偶中心连线与电偶矢径方向之间的夹角), $r_+ r_- = r^2$. 代入上式,电矩为 m_e 的电偶极子产生的电场中,距电偶极子较远的任意点的电势为

$$U = \frac{ql\cos\theta}{4\pi\varepsilon_0 r^2} = \frac{m_e\cos\theta}{4\pi\varepsilon_0 r^2} = \frac{m_e \cdot e_r}{4\pi\varepsilon_0 r^2} \tag{6.26}$$

式中, e_r 为位矢 r 方向上的单位矢量.

2. 均匀带电圆环产生的电场中圆环轴线上任意点的电势

如图 6.22 所示,半径为 R 、电荷线密度为 λ 的均匀带电圆环. 以圆环中心 O 点为坐标原点,垂直于圆环平面取 Ox 轴. 在圆环上任取一线元 dl , dl 上的电荷量 $dq = \lambda dl$. 设圆环轴线上任意点 P 到环中心 O 点的距离为 x , dq 到 P 点的距离为 r ,则 dq 在圆环轴线上任意点 P 产生的元电势为

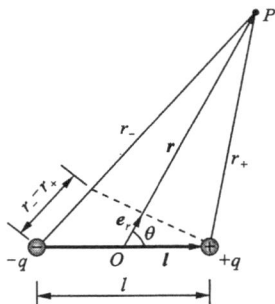

图 6.21

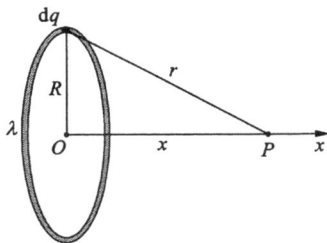

图 6.22

$$dU = \frac{dq}{4\pi\varepsilon_0 r} = \frac{\lambda dl}{4\pi\varepsilon_0 \sqrt{R^2 + x^2}}$$

根据式(6.25b),带电圆环产生的电场中圆环轴线上任意点的电势为

$$U = \int dU = \int_0^{2\pi R} \frac{\lambda dl}{4\pi\varepsilon_0 \sqrt{R^2 + x^2}} = \frac{\lambda R}{2\varepsilon_0 \sqrt{R^2 + x^2}}$$

若圆环的电荷量为 q ,电荷线密度 $\lambda = \frac{q}{2\pi R}$,代入上式, P 点的电势为

$$U = \frac{q}{4\pi\varepsilon_0 \sqrt{R^2 + x^2}} \tag{6.27}$$

当 $x = 0$ 时,即圆环中心处的电势为 $U = \frac{q}{4\pi\varepsilon_0 R}$;当 $x \gg R$ 时,即距圆环较远处的电势为 $U = \frac{q}{4\pi\varepsilon_0 x}$. 可见,即距圆环较远处的电势与电荷完全集中在环心的点电荷的电势相同.

3. 电偶层产生的电场中任意点的电势

两个电荷面密度等值异号、相互平行且相距很近的带电面称为电偶层. 如图 6.23 所示,间

距为 δ 的平面电偶层 S、电荷面密度分别为 $+\sigma$ 和 $-\sigma$. 两带电面上任意一对面积元 dS 可以看作电荷量分别为 $+\sigma dS$ 和 $-\sigma dS$、间距为 δ 的电偶极子, 其电矩大小为 $\sigma\delta dS$, 方向与该面元的法线方向一致. 单位面积电矩的大小 $\sigma\delta$ 反映电偶层的性质, 用 τ 表示, $\tau = \sigma\delta$.

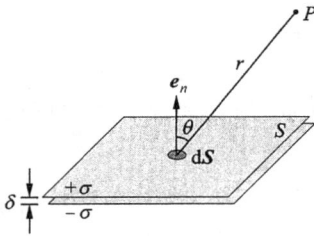

图 6.23

电矩大小为 $\sigma\delta dS$ 的任意电偶极子, 在距电偶层较远的任意 P 点的元电势为

$$dU = \frac{\sigma\delta dS\cos\theta}{4\pi\varepsilon_0 r^2} = \frac{\tau}{4\pi\varepsilon_0} \frac{dS\cos\theta}{r^2}$$

式中, r 为 P 点距 dS 的距离; $\dfrac{dS\cos\theta}{r^2}$ 为 dS 对 P 点所张的元立体角, 用 $d\Omega$ 表示, 则

$$dU = \frac{\tau}{4\pi\varepsilon_0} d\Omega$$

注意, 元立体角 $d\Omega$ 是可正可负的代数量, 其正负号规定为: 自 P 点看 dS, 若看到的 dS 是带正电的一面, 则 $d\Omega$ 取正; 若看到的 dS 是带负电的一面, 则 $d\Omega$ 取负.

根据式(6.25b), 电偶层产生的电场中, 距电偶层较远的任意点的电势为

$$U = \int dU = \int_0^\Omega \frac{\tau}{4\pi\varepsilon_0} d\Omega = \frac{\tau\Omega}{4\pi\varepsilon_0} \qquad (6.28a)$$

式中 Ω 为平面电偶层 S 对该点所张的立体角. 可见, 单位面积电矩一定的电偶层产生的电场中, 距电偶层较远的任意点的电势仅取决于该电偶层对该点所张的立体角, 而与电偶层的形状无关.

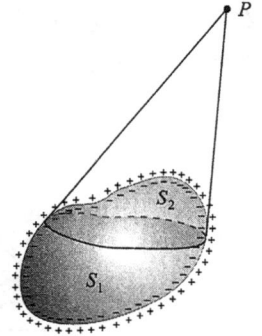

图 6.24

如图 6.24 所示, 若电偶层是任意闭合的, 设电偶层内带负电外带正电(如静息状态下生物体的细胞), 将这个闭合电偶层分为 S_1 和 S_2 两部分. 根据电势叠加原理式(6.25b), 电偶层外距电偶层较远的任意点 P 的电势为

$$U = \frac{\tau\Omega_1}{4\pi\varepsilon_0} + \frac{\tau\Omega_2}{4\pi\varepsilon_0}$$

由于 S_1 对 P 点所张的立体角 Ω_1 与 S_2 对 P 点所张的立体角 Ω_2 等值异号, 即 $\Omega_2 = -\Omega_1$. 因此, 单位面积电矩为 τ 的闭合电偶层产生的电场中, 电偶层外距电偶层较远的任意点的电势为

$$U = \frac{\tau\Omega_1}{4\pi\varepsilon_0} + \frac{\tau\Omega_2}{4\pi\varepsilon_0} = 0$$

电偶层内任意点的电势为

$$U = \frac{\tau\Omega}{4\pi\varepsilon_0}$$

式中 Ω 为任意闭合电偶层对其内任意点所张的立体角. $\Omega = -4\pi$, 代入上式, 可得任意闭合电偶层产生的电场中, 电偶层内任意点的电势为

$$U = -\frac{\tau}{\varepsilon_0} \qquad (6.28b)$$

可见, **单位面积电矩一定的任意闭合电偶层产生的电场中, 电偶层外距电偶层较远的任意点的电势为零, 电偶层内各点的电势均为仅取决于电偶层单位面积电矩的负值, 而与闭合电偶层的形状无关.**

6.4.3 电场强度与电势的微分关系

1. 等势面

前面我们介绍了用电场线形象描述电场分布的方法,在有了电势的概念以后,我们也可以用等势面形象描述电场中的电势分布.

在电场中,电势相同的点构成的面称为**等势面**(equipotential surface). 可以用等势面形象地描述电势的分布. 画等势面的规则是,任何两个相邻等势面间的电势差都相等. 按照这样的规则画出的等势面图,等势面的疏密分布就反映电场的强弱,即等势面密集处电场强度值大电场强,等势面稀疏处电场强度值小电场弱. 不同的带电体产生的电场不同,因而等势面和电场线的分布不同. 图 6.25 就是按照上述规则画出的几种常见带电体产生电场的等势面和电场线分布,图中实线表示电场线,虚线表示等势面与纸面的交线. 图 6.25(a)为正点电荷等势面和电场线的分布;图 6.25(b)为两个等量异号点电荷等势面和电场线的分布;图 6.25(c)为两个带等量异号电荷的平行板等势面和电场线的分布.

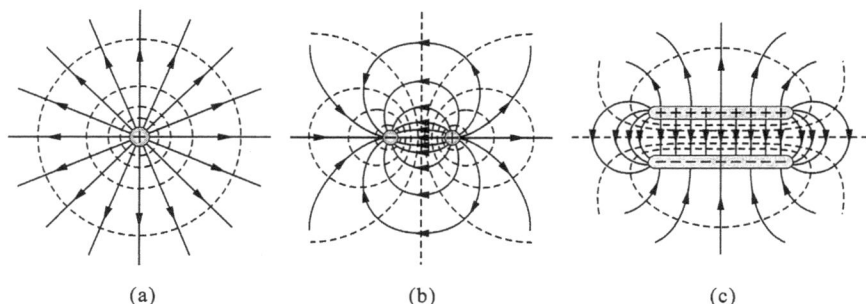

(a)　　　　　　　(b)　　　　　　　(c)

图 6.25

等势面有如下的性质:①电荷在等势面上运动时,电场力不做功;②电场的电场线与等势面处处垂直;③电场线的方向指向电势降低的方向.

等势面的性质可以从理论上加以证明. 由于同一等势面上各点的电势相等,因此,同一等势面 S 上任意两点 P 和 Q,$U_P = U_Q$. 如图 6.26 所示,将检验电荷 q_0 在自 P 点运动元位移 $\mathrm{d}\boldsymbol{l}$ 到 Q 点,在此过程中,电场力做的功等于检验电荷 q_0 电势能的减少,即

$$A_{PQ} = -q_0 \mathrm{d}U_{PQ} = -q_0(U_P - U_Q) = 0$$

电场力做功还可以表示为

$$\mathrm{d}A = q_0 \boldsymbol{E} \cdot \mathrm{d}\boldsymbol{l} = q_0 E \mathrm{d}l \cos\theta$$

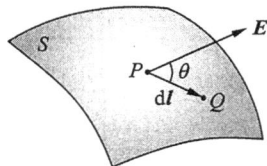

图 6.26

式中 θ 为 $\boldsymbol{E}$ 与 $\mathrm{d}\boldsymbol{l}$ 之间的夹角. 由于同一等势面上电势相等,即 $\mathrm{d}U = 0$,有 $\mathrm{d}A = 0$,故 $q_0 E \mathrm{d}l \cos\theta = 0$. 而 q_0、E 和 $\mathrm{d}l$ 均不为零,因此,$\cos\theta = 0$,$\theta = \dfrac{\pi}{2}$. 所以,电场线与等势面处处垂直.

又因为检验电荷沿电场方向运动时,电场力做正功,电势是降低的. 所以,电场线的方向指向电势降低的方向.

2. 电场强度与电势的微分关系

电场强度和电势都是描述电场性质的两个基本物理量,两者之间必定存在着紧密的内在联系和确定的对应关系. 式(6.20)给出了电势与电场强度的积分关系 $U = \int_P^{"0"} \boldsymbol{E} \cdot \mathrm{d}\boldsymbol{l}$. 那么电场强度与电势之间的微分关系是什么呢?

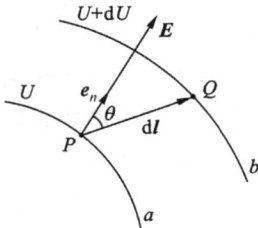

图 6.27

如图 6.27 所示,两个等势面 a 和 b,电势分别为 U 和 $U + \mathrm{d}U$. 设 $\mathrm{d}U < 0$,等势面 a 上的任意点 P 处的电场强度为 $\boldsymbol{E}$. 检验电荷 q_0 自等势面 a 上的 P 点经元位移 $\mathrm{d}\boldsymbol{l}$ 运动到等势面 b 上的任意点 Q. 在此过程中,电场力做的功等于电势能的减少,即有

$$q_0 E \mathrm{d}l \cos\theta = -q_0 \mathrm{d}U$$

式中 $E\cos\theta$ 为 $\boldsymbol{E}$ 在 $\mathrm{d}\boldsymbol{l}$ 方向上的分量,用 E_l 表示,代入上式可得

$$E_l = -\frac{\mathrm{d}U}{\mathrm{d}l}$$

$\frac{\mathrm{d}U}{\mathrm{d}l}$ 为电势 U 沿任意方向 l 上的空间变化率. 沿电场强度 $\boldsymbol{E}$ 的方向即等势面的法线 e_n 方向上,电势 U 的空间变化率有最大值,称为 P 点的**电势梯度**,用 $\frac{\mathrm{d}U}{\mathrm{d}l_E}$ 表示. 于是,任意点的电场强度为

$$E = -\frac{\mathrm{d}U}{\mathrm{d}l_E} \tag{6.29}$$

上式表明,**静电场中,任意点的电场强度等于该点电势梯度的负值**,"一"号表示沿电场强度方向电势是降低的.

在直角坐标系中,电势 $U = U(x, y, z)$,电场强度沿 x, y 和 z 方向的分量分别为

$$E_x = -\frac{\partial U}{\partial x}, \quad E_y = -\frac{\partial U}{\partial y}, \quad E_z = -\frac{\partial U}{\partial z}$$

于是电场强度与电势的微分关系为

$$\boldsymbol{E} = E_x \boldsymbol{i} + E_y \boldsymbol{j} + E_z \boldsymbol{k} = -\left(\frac{\partial U}{\partial x}\boldsymbol{i} + \frac{\partial U}{\partial y}\boldsymbol{j} + \frac{\partial U}{\partial z}\boldsymbol{k}\right) \tag{6.30}$$

由式(6.29)可知,在国际单位制中,电场强度的另一种单位为伏特·米$^{-1}$(V·m^{-1}).

电场强度与电势的微分关系式(6.29)提供了一种求电场电场强度的方法. 与电场强度矢量 $\boldsymbol{E}$ 相比,电势 U 是标量更易于计算. 因此可以先求电势,再利用电场强度与电势的微分关系,就可以较为方便地求得电场强度. 例如,点电荷产生的电场中,任意点的电势为 $U = \frac{q}{4\pi\varepsilon_0 r}$. 利用电场强度与电势的微分关系,可得点电荷产生的电场中,任意点的电场强度为

$$E = -\frac{\mathrm{d}U}{\mathrm{d}r} = -\frac{\mathrm{d}}{\mathrm{d}r}\left(\frac{q}{4\pi\varepsilon_0 r}\right) = \frac{q}{4\pi\varepsilon_0 r^2}$$

6.5　电介质中的静电场

前面我们研究了真空中静电场的性质和规律. 当电介质处在外电场中时,由于相互作用,使得电介质和外电场都发生变化. 本节讨论电介质中静电场的性质和规律.

6.5.1　静电场中的电介质

1. 电介质及其极化

导电能力很差的物质称为**电介质**(dielectric),云母、玻璃、橡胶、干木材等都是电介质. 主要由蛋白质、脂肪和糖组成的有机体的致密组织也是电介质. 与金属导体中存在着大量自由电子不同,电介质分子中的电子受原子核电场的作用非常强处于束缚状态,电介质中几乎没有自由电子.

物质分子中的正、负电荷分布在整个分子空间,且电荷量相等. 单个分子中,所有正电荷的等效集中点称为正电荷中心,所有负电荷的等效集中点称为负电荷中心. 如果分子的正、负电荷中心不重合,则分子对外显电性,相当于一个电偶极子,电矩 m_e 称为分子电矩. 根据分子电矩的差异,可将电介质分为有极分子和无极分子两类.

分子的正、负电荷中心重合的电介质称为**无极分子电介质**. 无极分子电介质的分子对外不显电性,分子电矩 $m_e = 0$. 氢(H_2)、氮(N_2)、氦(He)和甲烷(CH_4)等均为无极分子电介质. 图 6.28(a)为甲烷分子的结构. 分子的正、负电荷中心不重合的电介质称为**有极分子电介质**. 有极分子电介质的分子对外显电性,分子电矩 $m_e \neq 0$. 水(H_2O)、盐酸(HCl)和一氧化碳(CO)等为有极分子电介质. 图 6.28(b)为水分子的结构.

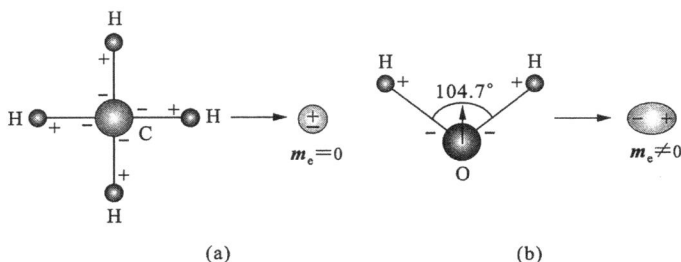

图 6.28

如图 6.29(a)所示,无极分子电介质在没有外电场作用时,不仅单个分子的分子电矩为零,对外不显电性. 整块无极分子电介质的总分子电矩也为零,对外也不显电性. 如图 6.29(b)所示,无极分子电介质在受外电场 E_0 作用时,外电场作用于分子的力使得分子的正、负电荷中心发生相对位移,形成电偶极子,其电矩方向沿外电场 E_0 的方向. 由图 6.29(c)可见,由于电介质内部,相邻电偶极子的正、负电荷相互抵消,因此,电介质内部呈电中性. 而电介质的与外电场垂直的左端面出现负电荷,右端面出现正电荷.

如图 6.30(a)所示,有极分子电介质在没有外电场作用时,单个分子的分子电矩不为零,对外显电性. 整块有极分子电介质中,大量分子电矩由于热运动而杂乱无序分布,因此,不论是在电介质内任一体积元还是整块电介质,分子电矩都为零,对外都不显电性.

有极分子电介质相当于一个电矩为 m_e 的电偶极子. 如图 6.30(b)所示,电矩为 m_e 的电偶极子处在均匀外电场 E_0 中时,其正、负电荷所受电场力分别为 $F_+ = qE_0$ 和 $F_- = -qE_0$. 两力大小相等方向相反,故合力为零,因此电偶极子无平动. 由于 F_+ 和 F_- 的作用点不同,不在同一条直线上,因而电偶极子受电场力施予的力矩作用. 电场力作用于电偶极子的力矩用 M_e 表示,其大小为

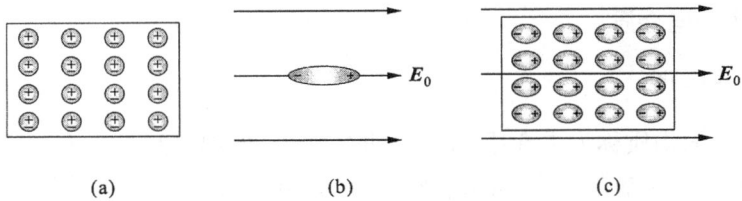

(a)　　　　　　　　　　(b)　　　　　　　　　　(c)

图 6.29

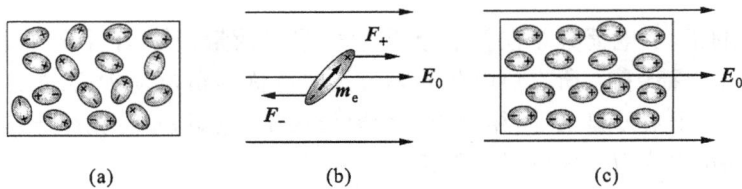

(a)　　　　　　　　　　(b)　　　　　　　　　　(c)

图 6.30

$$M_e = F_+ \frac{l}{2}\sin\theta + F_- \frac{l}{2}\sin\theta = qlE_0\sin\theta = m_e E_0 \sin\theta$$

在此力矩的作用下,电偶极子顺时针方向转动,因此,力矩可写成矢积形式

$$\boldsymbol{M}_e = \boldsymbol{m}_e \times \boldsymbol{E}_0$$

可见,电偶极子处在外电场中时,受力矩的作用转动,使得电矩的方向趋向于外电场的方向. 如图 6.30(c)所示,整块有极分子电介质中,外电场的作用使得各个分子电矩转向外电场 $\boldsymbol{E}_0$ 的方向. 电介质内部,相邻电偶极子的正、负电荷相互抵消,因此,电介质内部呈电中性. 而电介质的与外电场垂直的左端面出现负电荷,右端面出现正电荷.

电介质在受外电场作用时,与外电场垂直的两端面出现束缚电荷的现象称为电介质的**极化**(polarization). 无极分子电介质由于分子的正、负电荷中心相对位移产生的极化称为**位移极化**. 有极分子电介质由于分子电矩转向产生的极化称为**转向极化**. 电介质极化产生的电荷称为**束缚电荷**或**极化电荷**.

综上所述,在外电场中时,不论是有极分子电介质还是无极分子电介质,都会产生极化现象. 尽管两种电介质极化的微观机理不同,然而就其极化效果而言,电介质端面上都出现极化电荷,内部没有净电荷. 因此,在以后的讨论中,将不再分两类电介质了.

2.极化强度

单位体积电介质内所有分子电矩的矢量和称为**极化强度**(polarized strength). 在电介质中任意点处的体积元 $\mathrm{d}V$ 内,由于极化形成的所有分子电矩的矢量和为 $\sum_i \boldsymbol{m}_{ei}$,则该点的极化强度为

$$\boldsymbol{M}_e = \frac{\sum_i \boldsymbol{m}_{ei}}{\mathrm{d}V} \tag{6.31}$$

极化强度的大小反映电介质极化程度,其值越大电介质极化越强,反之亦然;极化强度的方向表征极化电荷的分布,极化强度的方向由负电荷指向正电荷.

在国际单位制中,极化强度单位为库仑·米$^{-2}$(C·m^{-2}).

极化强度的大小反映电介质极化程度,而极化电荷越多电介质极化越强. 因此,极化强度

与极化电荷之间必然存在着一定的关系. 下面我们以充满各向同性且均匀电介质的带电平行板电容器为例, 讨论极化强度与极化电荷的关系.

如图 6.31 所示, 平行板电容器两极板面积均为 S、两极板间距为 d. 两极板间充以各向同性均匀电介质. 在两极板上自由电荷产生电场的作用下, 电介质极化, 两极板内侧电介质端面上产生极化电荷.

设两极板上自由电荷的面密度分别为 $+\sigma_0$ 和 $-\sigma_0$、极化电荷的面密度分别为 $+\sigma'$ 和 $-\sigma'$. 两极板间电介质的体积 $\Delta V = Sd$. ΔV 内由于极化形成的所有分子电矩的方向自左向右, 大小为 $\sum_i m_{ei} = \sigma' Sd$. 极化强度的大小为

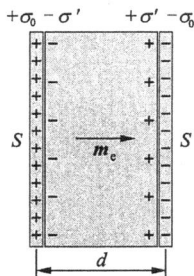

图 6.31

$$M_e = \frac{\sum_i m_{ei}}{\Delta V} = \frac{\sigma' Sd}{Sd} = \sigma' \tag{6.32}$$

可见, 带电平行板电容器两极板间均匀电介质中, 极化强度的大小等于极化电荷的面密度.

6.5.2 电介质中的静电场

下面我们仍以充满各向同性且均匀电介质的平行板电容器为例, 讨论电介质中的电场.

电介质处在外电场 $\boldsymbol{E}_0$ 中时形成极化电荷, 极化电荷产生电场. 面密度分别为 $+\sigma'$ 和 $-\sigma'$ 的极化电荷产生的电场, 电场强度的大小为

$$E' = \frac{\sigma'}{\varepsilon_0}$$

自由电荷在真空中时产生的电场 $\boldsymbol{E}_0$ 称为真空中的电场, 极化电荷产生的电场称为附加电场. 根据电场强度叠加原理, 电介质中的电场 $\boldsymbol{E}$ 是真空中的电场 $\boldsymbol{E}_0$ 和极化电荷产生的附加电场 $\boldsymbol{E}'$ 的叠加, 即 $\boldsymbol{E} = \boldsymbol{E}_0 + \boldsymbol{E}'$. 由于 $\boldsymbol{E}_0$ 与 $\boldsymbol{E}'$ 方向相反, 并考虑到 $\sigma' = M_e$, 有

$$E = E_0 - E' = E_0 - \frac{\sigma'}{\varepsilon_0} = E_0 - \frac{M_e}{\varepsilon_0}$$

实验表明, 在各向同性的均匀电介质中, 极化强度的大小与电场强度的大小成正比, 且方向相同, 即有

$$\boldsymbol{M}_e = \chi_e \varepsilon_0 \boldsymbol{E}$$

式中 χ_e 取决于电介质的性质, 称为电介质的电极化率. 将 $M_e = \chi_e \varepsilon_0 E$ 代入 $E = E_0 - \frac{M_e}{\varepsilon_0}$, 整理可得

$$E = \frac{1}{1 + \chi_e} E_0$$

考虑到 $\boldsymbol{E}$ 与 $\boldsymbol{E}_0$ 方向相同, 并令 $1 + \chi_e = \varepsilon_r$, 于是电介质中电场强度的矢量形式为

$$\boldsymbol{E} = \frac{1}{\varepsilon_r} \boldsymbol{E}_0 \tag{6.33}$$

式中 ε_r 取决于电介质的性质, 称为电介质的**相对电容率**. ε_r 是没有单位的纯数, 其值反映电介质在外电场中的极化程度, 及对外电场的影响程度. 表 6.1 中给出了一些电介质的相对介电常量.

表 6.1　电介质的相对电容率

电介质	ε_r	电介质	ε_r
空气	1.0005	脂肪	5～6
硫黄	3.03	皮肤	40～50
云母	6～8	血液	50～60
玻璃	4～11	肌肉	80～85
纯水	81	钛酸钡	$10^3 \sim 10^4$

表 6.1 中数据显示,各种电介质的相对电容率 $\varepsilon_r > 1$. 式(6.32)表明,**电介质中的电场减弱为同样场源在真空中产生电场的 $1/\varepsilon_r$ 倍**. 这一结论虽然是由两个相互平行的带电无限大平板这一特例得出,但具有普遍意义.

由于电介质的存在,电场被减弱. 然而,电介质极化需要外电场供给能量,可见,电介质具有储存电场能量的作用. 因此,将电介质充入电容器中,就可以增强电容器储存电场能量的作用.

6.5.3　电介质中静电场的高斯定理

有电介质存在时,产生电场的电荷有自由电荷和极化电荷两种,空间任意点的电场是自由电荷和极化电荷产生的电场的叠加. 由于自由电荷和极化电荷产生的电场都是保守场和有源场,所以真空中电场的基本定理仍然成立. 下面我们仍以充满各向同性且均匀电介质的平行板电容器为例,以真空中的高斯定理为基础,分析得到电介质中电场的高斯定理.

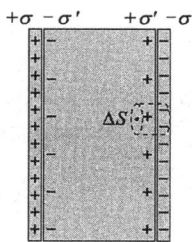

如图 6.32 所示,平行板电容器,两极板上自由电荷的面密度分别为 $+\sigma_0$ 和 $-\sigma_0$、自由电荷的产生的电场为 E_0. 两极板间充满各向同性均匀电介质,两极板内侧电介质端面上极化电荷的面密度分别为 $+\sigma'$ 和 $-\sigma'$、极化电荷产生的电场为 E'.

取一底面面积为 ΔS 的圆柱形高斯面,令其左侧底面在电介质中、右侧底面在右极板内,侧面的法线方向与电场强度的方向垂直. 由于通过右侧底面和侧面的电通量均为零,通过左侧底面的电通量为 $\iint_{\Delta S} \boldsymbol{E} \cdot \mathrm{d}\boldsymbol{S}$. 因此,则通过整个高斯面的电通量为

图 6.32

$$\oiint_S \boldsymbol{E} \cdot \mathrm{d}\boldsymbol{S} = \iint_{\Delta S} \boldsymbol{E} \cdot \mathrm{d}\boldsymbol{S}$$

高斯面内既有自由电荷,还有极化电荷. 由于极化电荷难以测定,因此极化电荷无法知道. 然而电介质的极化是其与外电场相互作用的结果,那么极化电荷与自由电荷之间必然有一定的关系. 根据电场强度叠加原理,并考虑到 E_0 与 E' 方向相反,电介质中电场强度的大小为

$$E = E_0 - E' = \frac{\sigma_0}{\varepsilon_0} - \frac{\sigma'}{\varepsilon_0}$$

又由式(6.33) $E = \dfrac{E_0}{\varepsilon_r}$,而 $E_0 = \dfrac{\sigma_0}{\varepsilon_0}$. 代入上式整理,可得极化电荷面密度与自由电荷面密度之间的关系为

$$\sigma' = \left(1 - \frac{1}{\varepsilon_r}\right)\sigma_0$$

于是,高斯面内包围的电荷量

$$\sum_i q_i = (\sigma_0 - \sigma')\Delta S = \frac{\sigma_0 \Delta S}{\varepsilon_r}$$

根据高斯定理,有

$$\oiint_S \boldsymbol{E} \cdot \mathrm{d}\boldsymbol{S} = \frac{1}{\varepsilon_0}\sum_i q_i = \frac{\sigma_0 \Delta S}{\varepsilon_0 \varepsilon_r} = \frac{q_0}{\varepsilon}$$

式中 q_0 为自由电荷的电荷量,$q_0 = \sigma_0 \Delta S$;ε 称为电介质的电容率,$\varepsilon = \varepsilon_0 \varepsilon_r$. 上式两端同乘以 ε,可得

$$\oiint_S \varepsilon \boldsymbol{E} \cdot \mathrm{d}\boldsymbol{S} = q_0$$

式中 $\varepsilon \boldsymbol{E}$ 称为**电位移**(electric displacement),用 $\boldsymbol{D}$ 表示. 则上式可写成

$$\oiint_S \boldsymbol{D} \cdot \mathrm{d}\boldsymbol{S} = q_0$$

可以证明上式具有普遍意义. 以 $\sum_i q_{0i}$ 表示高斯面内所有自由电荷所带电荷量的代数和. 则上式更一般的形式为

$$\oiint_S \boldsymbol{D} \cdot \mathrm{d}\boldsymbol{S} = \sum_i q_{0i} \tag{6.34}$$

上式表明,**静电场中,通过任意闭合曲面的电位移通量等于该闭合曲面所包围的所有自由电荷所带电荷量的代数和**. 这一结论称为**电介质中静电场的高斯定理**.

与真空中静电场的高斯定理类似,电介质中静电场的高斯定理中的电位移通量仅取决于高斯面内的自由电荷,而与极化电荷无关;而高斯面上任意点的电位移则由自由电荷和极化电荷共同决定.

在各向同性均匀的电介质中,电位移矢量与电场强度矢量的关系为

$$\boldsymbol{D} = \varepsilon \boldsymbol{E} \tag{6.35}$$

在引入了电位移矢量后,电介质中静电场的高斯定理的右端只有自由电荷,极化电荷不再出现,使得处理电介质中电场的问题变得较为简单. 例如,当自由电荷分布具有某种对称性时,可以利用电介质中静电场的高斯定理式(6.34),先求电位移矢量 $\boldsymbol{D}$,再由式(6.35),就可以方便地求得电介质中的电场强度 $\boldsymbol{E}$.

例 6.4 如图 6.33 所示,真空中,半径分别为 R_A 和 R_B 的两个同心球面,其间充满相对电容率为 ε_r 的各向同性均匀电介质,内、外球面分别带电荷量为 $+q$ 和 $-q$. 试求任意点的电位移和电场强度.

解 在小球面内过距球心为 r 的任意点,取与球面同心半径为 r 的球形高斯面 S. 通过该高斯面的电位移通量为 $\oiint_S \boldsymbol{D} \cdot \mathrm{d}\boldsymbol{S} = 4\pi r^2 D$,该高斯面内包围的自由电荷 $\sum_i q_i = 0$. 根据电介质中的高斯定理,小球面内任意点,电位移的大小为

$$D = 0, \quad r < R_A$$

由式(6.35),小球面内任意点,电场强度的大小为

$$E = \frac{D}{\varepsilon} = 0, \quad r < R_B$$

在两球面间电介质中过距球心为 r 的任意点,取与球面同心半径为 r 的球形高斯面 S. 通过该高斯面的电位移通量为 $\oiint_S \boldsymbol{D} \cdot \mathrm{d}\boldsymbol{S} = 4\pi r^2 D$

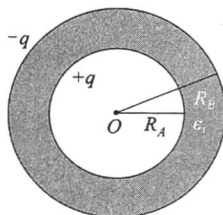

图 6.33

,该高斯面内包围的自由电荷 $\sum_i q_{0i} = q$. 根据电介质中的高斯定理,两球面间任意点,电位移的大小为

$$D = \frac{q}{4\pi r^2}, \quad R_A < r < R_B$$

两球面间任意点电场强度的大小为

$$E = \frac{q}{4\pi \varepsilon r^2} = \frac{q}{4\pi \varepsilon_0 \varepsilon_r r^2}, \quad R_A < r < R_B$$

在大球外过距球心为 r 的任意点,取与球面同心半径为 r 的球形高斯面 S. 通过该高斯面的电位移通量为 $\oiint_S \boldsymbol{D} \cdot \mathrm{d}\boldsymbol{S} = 4\pi r^2 D$,该高斯面内包围的自由电荷 $\sum_i q_{0i} = q - q = 0$. 根据电介质中的高斯定理,大球面外任意点,电位移的大小为

$$D = 0, \quad r > R_B$$

大球面外任意点,电场强度的大小为

$$E = 0, \quad r > R_B$$

6.5.4　电介质中静电场的环路定理

有电介质存在时,产生电场的电荷有自由电荷和极化电荷两种,根据电场叠加原理,空间任意点的电场是自由电荷和极化电荷产生电场的叠加,即 $\boldsymbol{E} = \boldsymbol{E}_0 + \boldsymbol{E}'$. 因此,电场强度沿任意闭合环路的线积分

$$\oint_l \boldsymbol{E} \cdot \mathrm{d}\boldsymbol{l} = \oint_l (\boldsymbol{E}_0 + \boldsymbol{E}') \cdot \mathrm{d}\boldsymbol{l} = \oint_l \boldsymbol{E}_0 \cdot \mathrm{d}\boldsymbol{l} + \oint_l \boldsymbol{E}' \cdot \mathrm{d}\boldsymbol{l}$$

由于自由电荷和极化电荷产生的电场都是保守场,分别有

$$\oint_l \boldsymbol{E}_0 \cdot \mathrm{d}\boldsymbol{l} = 0, \quad \oint_l \boldsymbol{E}' \cdot \mathrm{d}\boldsymbol{l} = 0$$

于是,有电介质存在时,电场强度沿任意闭合环路的线积分

$$\oint_l \boldsymbol{E} \cdot \mathrm{d}\boldsymbol{l} = 0 \tag{6.36}$$

上式表明,**电介质中的静电场,电场强度沿任意闭合环路的线积分恒等于零**. 这一结论称为**电介质中静电场的环路定理**.

6.6　静电场的能量

带电体在电场中运动时,电场力对带电体做功,这表明电场具有能量. 电容器是一种储存电场能量的器件. 本节先介绍电容器的概念,再讨论电场能量的形成过程,最后介绍电场能量的计算.

6.6.1　电容器及其电容

两个彼此绝缘又相距近的导体系统称为**电容器**(capacitor). 组成电容器的两个导体称为电容器的**极板**.

当电容器两极板 A 和 B 分别带有电荷量 $+Q$ 和 $-Q$ 时,两极板间的电势差 $U_{AB} = U_A - U_B$. 实验表明,电容器极板所带电荷量 Q 的值与两极板间的电势差 U_{AB} 成正比,其比值 $\frac{Q}{U_{AB}}$

取决于电容器,称为电容器的电容(capacitance),用 C 表示,即

$$C = \frac{Q}{U_{AB}} \tag{6.37}$$

上式表明,电容器两极板间电势差相同时,电容越大的电容器极板所带的电荷量值越大. 因此,电容反映电容器储存电荷的能力. 电容越大的电容器储存电荷的能力越强,反之越小.

在国际单位制中,电容的单位为法拉(F),$1F = 1C \cdot V^{-1}$. 由于法拉太大,在实际中常用微法(μF)或皮法(pF). $1\mu F = 10^{-6} F$,$1pF = 10^{-12} F$.

平行板电容器由两块相互平行彼此相距很近的导体平板构成. 设两极板 A 和 B 分别带电 $+Q$ 和 $-Q$,两极板间充以相对电容率为 ε_r 的电介质. 由于通常两个导体板的面积 S 很大而间距 d 很小,所以极板间为均匀电场. 应用电介质中电场的高斯定理,可以求得两极板间电场强度的大小为

$$E = \frac{\sigma}{\varepsilon_0 \varepsilon_r}$$

两极板间的电势差

$$U_{AB} = \int_A^B \boldsymbol{E} \cdot \mathrm{d}\boldsymbol{l} = Ed = \frac{Qd}{\varepsilon_0 \varepsilon_r S}$$

平行板电容器的电容为

$$C = \frac{\varepsilon_0 \varepsilon_r S}{d} \tag{6.38}$$

球形电容器由两个同心的导体球面构成. 设两内外球面半径分别为 R_A 和 R_B、分别带电荷量 $+Q$ 和 $-Q$,两极板间充以相对电容率为 ε_r 的电介质. 应用电介质中电场的高斯定理,可以求得两极板间电场强度的大小为

$$E = \frac{Q}{4\pi\varepsilon_0 \varepsilon_r r^2}$$

两极板间的电势差

$$U_{AB} = \int_A^B \boldsymbol{E} \cdot \mathrm{d}\boldsymbol{l} = \int_{R_A}^{R_B} E \mathrm{d}r = \int_{R_A}^{R_B} \frac{Q}{4\pi\varepsilon_0 \varepsilon_r} \frac{\mathrm{d}r}{r^2} = \frac{Q}{4\pi\varepsilon_0 \varepsilon_r} \left(\frac{1}{R_A} - \frac{1}{R_B} \right)$$

球形电容器的电容为

$$C = 4\pi\varepsilon_0 \varepsilon_r \frac{R_A R_B}{R_B - R_A} \tag{6.39}$$

如图 6.34 所示,圆柱形电容器由两个共轴长直圆柱导体面构成. 设圆柱面长度为 l,内外半径分别为 R_A 和 R_B、分别带电 $+Q$ 和 $-Q$,两极板间充以相对介电常量为 ε_r 的电介质. 由于通常两个圆柱导体很长,而内、外半径较小,即 $l \gg R_A$ 和 R_B,近似认为圆柱导体为无限长. 应用电介质中电场的高斯定理,可以求得两极板间电场强度的大小为

$$E = \frac{\lambda}{2\pi\varepsilon_0 \varepsilon_r}$$

两极板间的电势差为

$$U_{AB} = \int_A^B \boldsymbol{E} \cdot \mathrm{d}\boldsymbol{l} = \int_{R_A}^{R_B} E \mathrm{d}r = \int_{R_A}^{R_B} \frac{\lambda}{2\pi\varepsilon_0 \varepsilon_r} \frac{\mathrm{d}r}{r} = \frac{Q}{2\pi\varepsilon_0 \varepsilon_r l} \ln \frac{R_B}{R_A}$$

圆柱形电容器的电容为

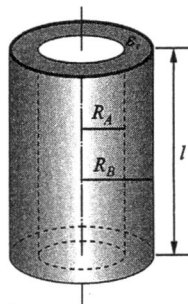

图 6.34

$$C = \frac{2\pi\varepsilon_0\varepsilon_r l}{\ln(R_B/R_A)} \tag{6.40}$$

由式(6.38)～式(6.40)可见,**电容器的电容取决于电容器的几何结构以及两极板间电介质的性质,而与电容器是否带电无关.**

6.6.2 静电场的能量

任何带电体都可以看作将许多带电微元自无限远处移到物体上形成的. 在物体的带电过程中,需要外界供给能量克服电场力做功,外力做的功转变为带电体由于带电而具有的电势能.

电荷量为 Q 的带电体的带电过程,可以看作自无限远处不断地将元电荷 dq 移到物体上,使得物体的电荷量由 0 增大为 Q. 设在带电过程中的任意时刻 t,物体的电荷量为 q,物体与无限远处的电势差为 u. 此时,自无限远处将 dq 移到物体上的微过程中,外力须克服物体已带电荷量 q 与元电荷 dq 的相互作用的静电力做功,外力做的元功为

$$dA = udq$$

在整个带电过程中,外力做的功为

$$A = \int dA = \int_0^Q udq$$

外力做的功转变为带电体由于带电而具有的电势能,即 $A = W$. 因此,带电体由于带电而具有的电势能为

$$W = \int_0^Q udq \tag{6.41}$$

下面我们以平行板电容器为例,讨论带电体的电势能. 设电容为 C 的平行板电容器,两极板上所带电荷量分别为 $+Q$ 和 $-Q$. 考虑平行板电容器的带电过程,设在带电过程中的任意时刻,电容器两极板上的电荷量分别为 $+q$ 和 $-q$、两极板间的电势差为 U_{AB}. 有 $U_{AB} = \frac{q}{C}$. 代入式(6.41),电荷量分别为 $+Q$ 和 $-Q$ 的平行板电容器,电势能为

$$W = \int_0^Q \frac{q}{C} dq = \frac{1}{2} \frac{Q^2}{C} \tag{6.42a}$$

设电荷量分别为 $+Q$ 的和 $-Q$ 的平行板电容器,两极板间的电势差为 U_{AB},有 $Q = CU_{AB}$. 则平行板电容器,电势能为

$$W = \frac{1}{2} CU_{AB}^2 \tag{6.42b}$$

或

$$W = \frac{1}{2} QV_{AB} \tag{6.42c}$$

在带电体的带电过程中,外力克服电场力做的功转变为带电体的能量. 实际上,带电体的带电过程就是带电体周围电场的建立过程. 因此,从场的观点看,带电体的能量也就是电场的能量. 所以,带电体的电势能就称为电场的能量,用 W_e 表示. 下面我们以平行板电容器产生的电场为例,研究电场的能量.

设平行板电容器极板面积为 S、间距为 d,两极板间充以相对电容率为 ε_r 的电介质,则 C

$= \dfrac{\varepsilon_0 \varepsilon_r S}{d}$ 并考虑到 $U_{AB} = Ed$ 以及两极板间空间即电容器产生电场的体积 $V = Sd$. 于是平行板电容器产生电场的能量为

$$W_e = \frac{1}{2} C U_{AB}^2 = \frac{1}{2} \frac{\varepsilon_0 \varepsilon_r S}{d} (Ed)^2 = \frac{1}{2} \varepsilon_0 \varepsilon_r E^2 Sd = \frac{1}{2} \varepsilon_0 \varepsilon_r E^2 V$$

单位体积内的电场能量称为**电场能量密度**(energy density of electric field),用 w_e 表示. 电场中任意点,电场能量密度为

$$w_e = \frac{W_e}{V} = \frac{1}{2} \varepsilon_0 \varepsilon_r E^2 \tag{6.43}$$

上式虽然是从平行板电容器产生的均匀电场这一特例得到的,但是可以证明它具有普遍意义. 无论电场均匀还是不均匀,是静电场还是非静电场,上式都成立.

在国际单位制中,电场能量密度的单位为焦耳·米$^{-3}$(J·m^{-3}).

相对电容率为 ε_r 的电介质中、电场强度为 E 处,体积元 dV 内的元电场能量为

$$dW_e = w_e dV = \frac{1}{2} \varepsilon_0 \varepsilon_r E^2 dV$$

上式对电场分布的整个空间积分,可得电场的总能量

$$W_e = \iiint_V \frac{1}{2} \varepsilon_0 \varepsilon_r E^2 dV \tag{6.44}$$

式中,V 为电场分布的整个空间的体积.

例 6.5 长为 l、半径分别为 R_A 和 $R_B (R_B > R_A)$ 的圆柱形电容器,两极板间充满相对电容率为 ε_r 的均匀电介质. 设两极板上电荷量分别为 $+Q$ 和 $-Q$. 试求该电容器产生电场的能量.

解 应用电介质中电场的高斯定理,可以求得两极板间距轴心为 r 处电场强度的大小为

$$E = \frac{\lambda}{2\pi \varepsilon_0 \varepsilon_r r}$$

两极板间距轴心为 r 处的电场能量密度

$$w_e = \frac{1}{2} \varepsilon_0 \varepsilon_r E^2 = \frac{1}{2} \varepsilon_0 \varepsilon_r \left(\frac{\lambda}{2\pi \varepsilon_0 \varepsilon_r r} \right)^2 = \frac{\lambda^2}{8\pi^2 \varepsilon_0 \varepsilon_r r^2} = \frac{Q^2}{8\pi^2 \varepsilon_0 \varepsilon_r l^2 r^2}$$

两极板间距轴心为 r 处、厚度为 dr 的环状空间 $dV = 2\pi r l \, dr$ 内的元电场能量

$$dW_e = w_e dV = \frac{Q^2}{8\pi^2 \varepsilon_0 \varepsilon_r l^2 r^2} \times 2\pi r l \, dr = \frac{Q^2}{4\pi \varepsilon_0 \varepsilon_r l} \frac{dr}{r}$$

上式对电场分布的两极板间整个空间积分,可得该电容器产生电场的能量为

$$W_e = \int_{R_A}^{R_B} \frac{Q^2}{4\pi \varepsilon_0 \varepsilon_r l} \frac{dr}{r} = \frac{Q^2}{4\pi \varepsilon_0 \varepsilon_r l} \ln \frac{R_B}{R_A}$$

思 考 题

6.1 电场强度的两种表达式 $\boldsymbol{E} = \dfrac{\boldsymbol{F}}{q_0}$ 和 $\boldsymbol{E} = \dfrac{q}{4\pi \varepsilon_0 r^2} \boldsymbol{e}_r$,物理意义有何区别?

6.2 何为电场强度叠加原理? 怎样利用电场强度叠加原理求解任意带电体产生的电场中任意点的电场强度?

6.3 下列关于电场高斯定理的叙述是否正确?

(1) 若高斯面上处处电场强度为零,则高斯面内必定没有电荷;

(2) 若高斯面内没有电荷,则高斯面上处处电场强度为零;

(3) 若高斯面上处处电场强度不为零,则高斯面内必定有电荷;

(4) 若高斯面内有电荷,则高斯面上处处电场强度不为零.

6.4　电场线相互平行而疏密不同的电场是不是静电场?

6.5　在点电荷产生的电场中,正电荷沿着电场线运动时电势能如何变化? 正电荷逆着电场线运动时电势能如何变化? 负电荷沿着电场线运动时电势能如何变化? 负电荷逆着电场线运动时电势能如何变化?

6.6　电偶极子产生的电场中,任意点的电势由什么因素决定? 电势的分布具有什么特点?

6.7　下列关于静电场中电势与电场强度关系的叙述正确吗?

(1) 电场强度为零处电势一定为零,电势为零处电场强度一定为零;

(2) 电势较高处电场强度值一定较大,电场强度值较小处电势一定较低;

(3) 电场强度值相等处电势一定相等,电势相等处电场强度值一定相同;

(4) 在均匀电场中各点电势一定相等,在同一等势面上各点电场强度一定相等.

6.8　平行板电容器,两极板间为空气时的电容为 C_0. 当两极板间充入相对介电常量为 ε_r 的某种电介质后,设充电过程电容器不与电源相连,电容器的电容增为何值?

习　题

6.1　电矩为 m_e 的电偶极子产生的电场中,试求两点电荷垂直平分线上任意点的电场强度.

6.2　如图 6.35 所示,真空中,长 $l=15\text{cm}$ 的带电直导线 AB,电荷线密度 $\lambda = 5.0\times10^{-9}\text{C}\cdot\text{m}^{-1}$. 试求:

(1) 导线延长线上距导线 B 端为 5.0cm 处的 M 点的电场强度;

(2) 导线垂直平分线上距导线中点为 5.0cm 处的 N 点的电场强度.

6.3　半径为 R 的均匀带电半圆环带电荷量为 q,试求圆心处的电场强度.

6.4　真空中,两个半径分别为 R_A 和 R_B 的均匀带电同心球面,带电荷量分别为 q_A 和 q_B. 试求任意点的电场强度.

6.5　真空中,半径为 R 的均匀带电无限长圆柱体,电荷体密度为 ρ,试求任意点的电场强度.

6.6　真空中,电荷量为 $3.0\times10^{-9}\text{C}$ 的点电荷,在均匀电场中逆着电场强度方向运动了 5.0cm 的过程中,外力做功 $6.0\times10^{-5}\text{J}$,同时点电荷的动能增大了 $4.5\times10^{-5}\text{J}$,试求:

(1) 电场力做的功;

(2) 电场强度.

6.7　如图 6.36 所示,真空中,A 点有一正点电荷 $+q$,O 点有一负点电荷 $-q$. $\overset{\frown}{BCD}$ 是半径为 R 的半圆弧,$\overline{AB} = R$. 试求:

(1) 单位正电荷自 B 点沿 $\overset{\frown}{BCD}$ 运动到 D 点的过程中,电场力做的功;

(2) 单位负电荷自 D 点运动到无限远处的过程中,电场力做的功.

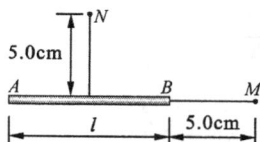

图 6.35

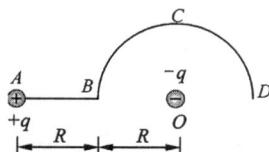

图 6.36

6.8　电荷线密度为 λ 的无限长直导线产生的电场中,A 点离导线的距离为 r_A、B 点离导线的距离为 r_B. 试求:

(1) A、B 两点间的电势差;

(2) 若取 $r_B = 1\text{m}$ 处为电势零点, A 点的电势;

(3) 若取无穷远处为电势零点, A 点的电势.

6.9 真空中,半径为 R 的均匀带电球体,带电荷量为 q,试求任意点的电势.

6.10 已知某一空间电势 $U = 6x - 7x^2y + 8z^2$（SI）,试求:

(1) 该空间任意点的电场强度;

(2) 电场中 $(1,2,3)$ 点的电场强度.

6.11 半径为 R、带电荷量为 q 的均匀带电导体球浸在相对电容率为 ε_r 的无限大均匀电介质中,试求球外任意点的电场强度.

6.12 极板面积为 40cm^2 的平行板电容器,两极板间充满厚度分别为 2.0mm 和 3.0mm,相对介电常量分别为 4.0 和 2.0 的两层电介质. 设两极板上分别带有等量异号电荷,电荷量为 $3.0 \times 10^{-6}\text{C}$,试求:

(1) 电介质中的电位移和电场强度;

(2) 两极板间的电势差.

6.13 真空中,半径为 R 的均匀带电球体带电荷量为 q,试求电场能量.

第7章 直 流 电

7.1 直 流 电 流

电荷的定向运动形成电流. 电流不仅在科学研究、工农业生产中广泛应用,还与人们日常生活密切相关. 大小和方向都不随时间变化的电流通常称为**直流电流**(direct current).

本章先介绍电流和电源的概念,然后讨论直流电流在电阻等元件组成的直流电路中流动时的规律,以及求解直流电路问题的方法,最后介绍直流电流及直流电路在医学中的一些典型应用.

7.1.1 电流强度

设自任意时刻 t 开始的 Δt 时间内,通过导体内某一截面 ΔS 的电荷量为 Δq,则 Δq 与 Δt 之比称为 t 时刻开始的 Δt 时间内,通过导体的平均电流强度,用 $\bar{I}$ 表示,即

$$\bar{I} = \frac{\Delta q}{\Delta t} \tag{7.1}$$

平均电流强度反映自 t 时刻开始的 Δt 时间内,通过导体的电流的强弱. 平均电流强度越大电流越强,反之越弱.

式(7.1)求 $\Delta t \to 0$ 时的极限,可得任意时刻通过导体的截面 ΔS 的瞬时电流强度,瞬时电流强度可以简称为**电流**(electric current),用 I 表示,即

$$I = \lim_{\Delta t \to \infty} \frac{\Delta q}{\Delta t} = \frac{\mathrm{d}q}{\mathrm{d}t} \tag{7.2}$$

上式表明,**通过导体任意截面的电流强度在数值上等于单位时间内通过该截面的电荷量**.

电流强度描述通电导体中电流的强弱. 电流强度越大电流越强,反之越弱.

电流是标量. 通常,为了研究问题方便,习惯上规定,正电荷运动的方向为电流的方向. 由于在恒定电场中,正电荷总是沿着电场方向运动的. 因此,导体中电流的方向总是沿着电场的方向,从高电势处流向低电势处的.

在国际单位制中,电流的单位为安培(A),$1\mathrm{A} = 1\mathrm{C} \cdot \mathrm{s}^{-1}$.

带电粒子在恒定电势差作用下定向运动形成直流电流. 因此在导体两端施加一恒定电势差时,导体中便形成直流电流.

7.1.2 电流密度

为了描述导体中电流的分布情况,我们引入**电流密度**(current density)矢量.

如图 7.1 所示,在通电导体中任意点 P 处,取一个与该处电场强度 E 方向垂直的微小面积 ΔS. 设通过 ΔS 的电流为 ΔI,则 ΔI 与 ΔS 之比称为 ΔS 上的平均电流密度的大小,用 $\bar{j}$ 表示,即

$$\bar{j} = \frac{\Delta I}{\Delta S} \qquad (7.3)$$

对上式求 $\Delta S \to 0$ 时的极限,即得 P 点处电流密度的大小,用 j 表示,即

$$j = \lim_{\Delta S \to \infty} \frac{\Delta I}{\Delta S} = \frac{\mathrm{d}I}{\mathrm{d}S}$$

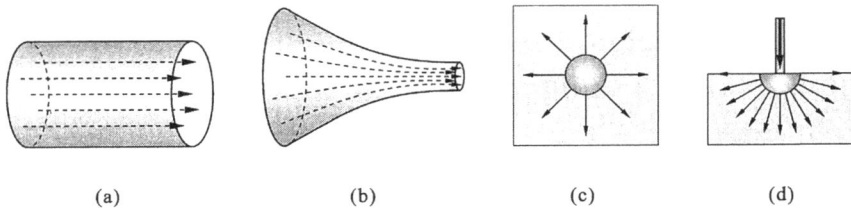

图 7.1

由于电荷在导体中任意点的运动方向取决于该点电场强度的方向,因此,我们用任意点电场强度的方向表示该点电流密度的方向. 这样一来,导体中任意点电流密度的方向就是正电荷通过该点时的运动方向. 于是电流密度可以写成如下的矢量形式

$$\boldsymbol{j} = \frac{\mathrm{d}I}{\mathrm{d}S}\boldsymbol{e}_n \qquad (7.4)$$

式中 $\boldsymbol{e}_n$ 为面积元 $\mathrm{d}S$ 法线方向的单位矢量,其大小等于 1,方向与该点电场强度的方向一致. 上式表明,**通电导体中任意点电流密度的大小在数值上等于该处单位面积上的电流,其方向与该点电场强度的方向一致.**

在国际单位制中,电流密度大小的单位为安培·米$^{-2}$(A·m^{-2}).

通常,导体中各点的电流密度不同,因而构成一种电流密度 $\boldsymbol{j}$ 的矢量场,称为**电流场**. 矢量场可以用流线表示,表示电流场这一矢量场的流线称为**电流线**. 电流线是我们为了形象地描述电流场中电流密度的分布而引入的. 画电流线的规则是:①其上各点的切线方向与该点电流密度的方向相同;②任意场点,通过垂直于电流密度的单位面积的电流线条数等于该点电流密度的大小. 这样画出的电流线,其方向反映电流密度方向的分布,其疏密表征电流密度大小的分布. 电流线较稀疏处电流密度值较小电流场较弱,电流线较密集处电流密度值较大电流场较强.

不同的通电导体的电流密度不同,因而电流线的分布也不同. 图 7.2(a)为导电均匀的圆柱形通电导体中的电流线,图 7.2(b)为导电均匀的喇叭形通电导体中的电流线,图 7.2(c)为导电均匀的球形导体处在无限大均匀介质中时的电流线,图 7.2(d)为导电均匀的半球形接地导体处在无限大均匀介质中时的电流线.

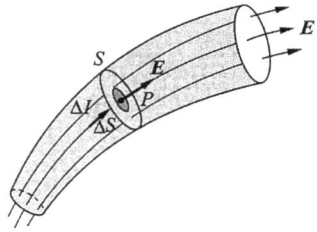

(a) (b) (c) (d)

图 7.2

电流强度反映导体内电荷通过任意截面时的运动情况,而电流密度描述导体内电荷通过任意点时的情况,两者之间必然存在着某种联系. 如图 7.3 所示,考虑任意曲面 S 上的任意面积元 $\mathrm{d}\boldsymbol{S}$,其上电流密度为 $\boldsymbol{j}$. 设 $\mathrm{d}\boldsymbol{S}$ 的与 $\boldsymbol{j}$ 方向之间的夹角为 θ,则通过 $\mathrm{d}\boldsymbol{S}$ 的元电流

$$\mathrm{d}I = j\,\mathrm{d}S\cos\theta = \boldsymbol{j} \cdot \mathrm{d}\boldsymbol{S}$$

对整个任意曲面 S 求积分,可得通过导体中任意曲面 S 的电流

$$I = \int \mathrm{d}I = \iint_S j\,\mathrm{d}S\cos\theta = \iint_S \boldsymbol{j} \cdot \mathrm{d}\boldsymbol{S} \qquad (7.5)$$

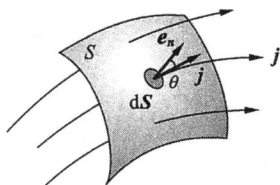

图 7.3

上式表明，**通过导体中任意曲面的电流在数值上等于该截面上的电流密度矢量的通量.**

例 7.1 半径为 R 的球体内，均匀分布着电荷量为 q 的电荷，球以匀角速度 ω 绕球体的一个固定直径转动. 试求球内任意点电流密度的大小.

解 球体的电荷体密度

$$\rho = \frac{q}{\frac{4}{3}\pi R^3} = \frac{3q}{4\pi R^3}$$

如图 7.4 所示，在距转轴为 r 处与转轴共面取一面积元 dS. 当球转动时，dS 在球内划出一个体积 $dV = 2\pi r dS$ 的环带. 环带内的电荷量为

$$dq = \rho dV = \frac{3q}{4\pi R^3} \times 2\pi r dS = \frac{3q}{2R^3} r dS$$

球以角速度 ω 转动，周期 $T = \frac{2\pi}{\omega}$. 单位时间内通过面积元 dS 的电荷量，即通过面积元 dS 的元电流

$$dI = \frac{dq}{T} = \frac{\omega}{2\pi} dq = \frac{3q\omega}{4\pi R^3} r dS$$

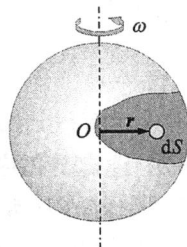

图 7.4

根据电流密度的定义，球内离转轴 r 处电流密度的大小为

$$j = \frac{dI}{dS} = \frac{3q\omega}{4\pi R^3} r$$

电流密度的方向沿环带的切线方向. 以 r 表示 dS 相对于转轴上 O 点的位矢，则电流密度矢量与角速度矢量以及位矢构成右螺旋关系. 因此，球内离转轴 r 处，电流密度矢量可以表示为

$$\boldsymbol{j} = \frac{3q}{4\pi R^3} \boldsymbol{\omega} \times \boldsymbol{r}$$

7.1.3 电流连续原理

如图 7.5 所示，在通电导体中，任取一闭合曲面 S. 考虑 S 上的任意面积元 dS，设 dS 上的电流密度 $\boldsymbol{j}$ 的方向与 dS 的方向之间的夹角为 θ. 则单位时间内，由 dS 流出的元电荷量，即通过 dS 的元电流

$$dI = jdS\cos\theta = \boldsymbol{j} \cdot d\boldsymbol{S}$$

单位时间内，由整个闭合曲面 S 流出的电荷量，即通过整个闭合曲面 S 的电流为

$$I = \oiint dI = \oiint_S j\cos\theta dS = \oiint_S \boldsymbol{j} \cdot d\boldsymbol{S}$$

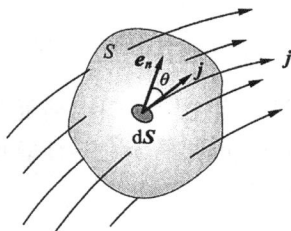

图 7.5

单位时间内，由整个闭合曲面 S 包围的空间内，电荷量的减少量为 $-\dfrac{dq}{dt}$. 根据电荷守恒定律，单位时间内，闭合曲面 S 流出的电荷量应等于在相同时间内，由整个闭合曲面 S 包围空间内电荷量的减少量. 即应有

$$\oiint_S \boldsymbol{j} \cdot \mathrm{d}\boldsymbol{S} = -\frac{\mathrm{d}q}{\mathrm{d}t} \tag{7.6}$$

在恒定电场作用下形成直流电流. 恒定电场中, 电荷的分布应不随时间变化, 即 $-\dfrac{\mathrm{d}q}{\mathrm{d}t}=0$. 因此有

$$\oiint_S \boldsymbol{j} \cdot \mathrm{d}\boldsymbol{S} = 0 \tag{7.7}$$

可见, 单位时间内, 由任意闭合曲面的一侧流入的电荷量, 等于从该闭合曲面的另一侧流出的电荷量, 即电流连续地通过任意闭合曲面. 这一结论称为**电流连续原理**.

7.2 物质的导电性

7.2.1 欧姆定律

1. 欧姆定律的积分形式

我们知道, 电阻为 R 的一段导体 AB, 两端施加电势差 U_{AB} 时, 导体中的电流与导体两端的电势差成正比, 写成等式为

$$I = \frac{U_{AB}}{R} \tag{7.8}$$

式中比例系数 R 取决于导体材料的性质且与导体的几何形状有关, 称为导体的电阻. 由于导体两端的电势差是电场强度的线积分, 即 $U_{AB} = \displaystyle\int_A^B \boldsymbol{E} \cdot \mathrm{d}\boldsymbol{l}$. 而导体中的电流是电流密度的面积分, 即 $I = \displaystyle\iint_S \boldsymbol{j} \cdot \mathrm{d}\boldsymbol{S}$. 因此, 上式称为**欧姆定律的积分形式**.

实验表明, 对于由某种材料制成的截面积均匀的导体, 其电阻为

$$R = \rho \frac{l}{S}$$

式中, l 为导体的长度, S 为导体的截面积; 比例系数 ρ 取决于导体材料的性质, 称为导体材料的电阻率. 电阻率的倒数称为导体材料的**电导率**(electric conductivity), 用 σ 表示, 即

$$\sigma = \frac{1}{\rho} \tag{7.9}$$

在国际单位制中, 电阻的单位为欧姆(Ω), 电阻率的单位为欧姆·米($\Omega \cdot \mathrm{m}$), 电导率的单位为西门子·米$^{-1}$($\mathrm{S} \cdot \mathrm{m}^{-1}$), $1\mathrm{S}=1\Omega^{-1}$. 表 7.1 给出了一些常见物质的电导率.

表 7.1 物质的电导率

物 质	电导率/($\mathrm{S} \cdot \mathrm{m}^{-1}$)	物 质	电导率/($\mathrm{S} \cdot \mathrm{m}^{-1}$)
铁	1.15×10^7	铝	4.00×10^7
铜	6.25×10^7	银	6.67×10^7
皮肤(干)	2.50×10^{-5}	神 经	4.0×10^{-2}
皮肤(湿)	2.63×10^{-4}	肝 脏	0.143
脂 肪	9.26×10^{-4}	血 清	1.40
脑	9.35×10^{-3}	全 血	0.62
肌 肉	1.11×10^{-2}	脑脊液	1.80
骨骼肌	$(0.67 \sim 4.35) \times 10^{-2}$	心 脏	$0.18 \sim 0.40$

对于一段长为 l、截面积为 S 的规则导体,设其导电均匀,即电导率 σ 为常数。导体电阻为

$$R = \frac{l}{\sigma S} \tag{7.10a}$$

形状不规则且导电不均匀的导体的电阻,要通过求积分才能得到,即

$$R = \int dR \tag{7.10b}$$

人体由组织和体液等构成,其组成和结构非常复杂.因此,人体的电阻较金属和电解质溶液的复杂.人体组织中含有钾、钠、钙、镁、铁、氯、碳、氢、氧、硫和磷等元素,以及氨基酸、蛋白质和大量的水分.不同的组织由于成分各异,导电性能差异很大.脑、血液以及淋巴液,由于含水量大而导电性强;骨骼和脂肪,由于其密度大且含水量小而导电性较差;干的毛发、指甲以及牙齿的导电性极差.当给人体施加恒定的电势差时,体内就形成恒定的电场.在电场力的作用下,体内正、负离子分别沿着或逆着电场方向运动,从而形成直流电流.可见,体内存在着带电粒子是人体能够导电的内在因素.

2. 欧姆定律的微分形式

欧姆定律的积分形式只能反映导体整体的导电规律.如何描述导体内部各点的导电规律呢?如图 7.6 所示,在通电导体中沿电流线取一个由电流线围成的圆柱形小导体管,其长度为 dl,垂直于电场强度方向的截面积为 dS.设小导体管内的电流密度、电场强度和电导率分别为 j、E 和 σ;小导体管的电阻 $dR = \frac{dl}{\sigma dS}$;管左端的电势为 U,右端的电势为 $U + dU$.则管两端的电势差为

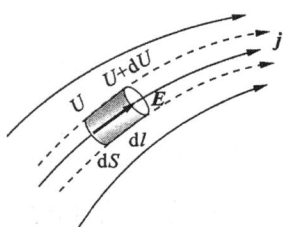

$$U - (U + dU) = -dU$$

由电场强度与电势梯度的关系 $E = -\frac{dU}{dl}$,可得

$$-dU = Edl$$

图 7.6　　对于小导体管,有

$$dI = \frac{-dU}{dR} = \frac{Edl}{dl/\sigma dS} = \sigma E dS$$

以 dS 同除上式两端,并考虑到 $\frac{dI}{dS}$ 即为小导体管内电流密度的大小,即 $\frac{dI}{dS} = j$,有

$$j = \sigma E$$

由于电流密度与电场强度方向相同,于是上式可写成如下的矢量形式:

$$\boldsymbol{j} = \sigma \boldsymbol{E} \tag{7.11}$$

上式表明,**通电导体内,任意点的电流密度等于该点的电场强度与导体电导率的乘积.可见,导体内任意点的电流密度取决于该点导体的导电性质和电场强度,而与导体的形状及大小无关.上式称为欧姆定律的微分形式.**

实验表明,欧姆定律的微分形式式(7.11)不仅适用于金属导体,也适用于电解质溶液,常用于分析人体中的电流分布.

7.2.2 电流密度与带电粒子平均漂移速度的关系

当没有外电场作用时,导体内的带电粒子做杂乱无序的热运动,不会形成电流. 受外电场作用时,导体内的带电粒子宏观定向运动形成电流. 带电粒子宏观定向运动的平均速度称为**平均漂移速度**. 对于图 7.6 中的小导体管,设带电粒子的电荷量为 q、单位体积中带电粒子数即带电粒子的数密度为 n、带电粒子平均漂移速度的大小为 $\bar{u}$. 则在 dt 时间内,通过 dS 的总电荷量为

$$dq = nq\,dSdl = nq\bar{u}\,dSdt$$

通过 dS 的电流

$$dI = \frac{dq}{dt} = nq\bar{u}\,dS$$

根据电流密度的定义,小导体管内电流密度的大小为

$$j = \frac{dI}{dS} = nq\bar{u}$$

考虑到正粒子的平均漂移速度与电场方向相同,负粒子的平均漂移速度与电场方向相反. 电流密度可写成如下的矢量形式:

$$\boldsymbol{j} = \pm nq\,\bar{\boldsymbol{u}} \tag{7.12}$$

式中"+"号适用于正粒子,"−"号适用于负粒子. 可见,**导体中的电流密度不仅取决于带电粒子的数密度,还与带电粒子所带电荷量的大小、正负以及带电粒子的平均漂移速度有关.**

例 7.2 铜的自由电子数密度为 $8.4 \times 10^{28} \cdot m^{-3}$. 截面积为 $1.2\ mm^2$ 的铜导线中通有电流 $2.4A$,试求铜导线中自由电子的平均漂移速度.

解 铜导线中的电流密度的大小

$$j = \frac{I}{S} = \frac{2.4}{1.2 \times 10^{-6}} = 2.0 \times 10^6 (A \cdot m^{-2})$$

铜导线中自由电子平均漂移速度为

$$\bar{u} = \frac{j}{ne} = \frac{2.0 \times 10^6}{8.4 \times 10^{28} \times 1.6 \times 10^{-19}} = 1.5 \times 10^{-4} (m \cdot s^{-1})$$

可见,与热运动的平均速率的数量级 $10^2 \sim 10^3\ m \cdot s^{-1}$ 相比,自由电子的平均漂移速度值非常小.

*7.2.3 物质导电性的微观机理

1. 金属导电的微观机理

考虑金属中的自由电子与正离子(原子核)的碰撞运动. 假定在电场 $\boldsymbol{E}$ 的作用下,质量为 m、电荷量为 e 的自由电子做初速度 $\boldsymbol{u}_0 = 0$ 的匀加速直线运动. 自由电子所受的电场力 $\boldsymbol{F} = -e\boldsymbol{E}$. 根据牛顿第二定律,自由电子的加速度为

$$\boldsymbol{a} = -\frac{e}{m}\boldsymbol{E}$$

设自由电子的平均自由程为 $\bar{\lambda}$、热运动的平均速率为 $\bar{v}$;自由电子两次碰撞之间平均自由飞行的时间为 $\bar{\tau}$,$\bar{\tau} = \dfrac{\bar{\lambda}}{\bar{v}}$. 则自由电子的末速度为

$$u = a\bar{\tau} = -\frac{e\bar{\lambda}}{m\bar{v}}E$$

式中,"一"号表示 u 与 E 方向相反. 自由电子的平均漂移速度为

$$\bar{u} = \frac{1}{2}(u_0 + u) = -\frac{e\bar{\lambda}}{2m\bar{v}}E$$

代入式(7.12),可得

$$j = \frac{ne^2\bar{\lambda}}{2m\bar{v}}E$$

上式与欧姆定律的微分形式比较,可得金属的电导率

$$\sigma = \frac{ne^2\bar{\lambda}}{2m\bar{v}} \tag{7.13}$$

可见,金属的电导率取决于金属的自由电子数密度、热运动的平均自由程和平均速率.

由于平均自由程 $\bar{\lambda}$ 与温度 T 无关,而平均速率与温度有关,$\bar{v}$ 与 $\sqrt{T}$ 成正比,由式(7.13)可知,金属的电导率与温度有关,σ 与 $\sqrt{T}$ 成反比. 这与温度升高时,一般金属材料的电导率减小的事实相符. 但是,实验表明,大多数金属材料的电导率近似与温度成反比,而不是与温度的平方根成反比. 这反映了经典理论的不足,金属材料的电导率与温度的准确关系,需用量子理论才能得到.

由式(7.11)和式(7.13)可见,金属中任意点的电流密度由该点金属的性质和外电场共同决定.

2. 电解质导电的微观机理

人体内含有大量的体液,体液是电解质溶液. 因此,电解质的导电规律是研究人体导电规律的基础. 受外电场作用时,电解质溶液中的带电粒子即正、负离子,除了受电场力外,还受溶液施予的摩擦阻力的作用. 实验表明,当离子定向运动的漂移速度较小时,摩擦阻力的大小与漂移速度的大小成正比而方向相反. 设正、负离子的离子价数分别为 Z_+ 和 Z_-,基本电荷为 e,外电场的电场强度大小为 E. 则正、负离子所受电场力的大小分别为 $Z_+ eE$ 和 $Z_- eE$. 当电场刚加上时,由于定向运动的漂移速度较小,离子所受电场力大于摩擦阻力,离子加速运动. 随着加速过程的进行,漂移速度增大因而摩擦阻力增大. 当摩擦阻力的大小增大到与电场力大小相等时,离子的平均漂移速度称为**迁移速度**,分别用 $\bar{u}_+$ 和 $\bar{u}_-$ 表示. 设正、负离子此时所受的摩擦阻力的大小分别为 $k_+ \bar{u}_+$ 和 $k_- \bar{u}_-$(k_+ 和 k_- 分别为溶液与正、负离子之间的摩擦系数). 根据牛顿第二定律,对于正、负离子,分别有

$$Z_+ eE - k_+ \bar{u}_+ = 0, \quad Z_- eE - k_- \bar{u}_- = 0$$

因此,正、负离子的迁移速度的大小分别为

$$\bar{u}_+ = \frac{Z_+ e}{k_+}E = \mu_+ E, \quad \bar{u}_- = \frac{Z_- e}{k_-}E = \mu_- E$$

式中,μ_+ 和 μ_- 分别称为正、负离子的迁移率,$\mu_+ = \frac{Z_+ e}{k_+}$,$\mu_- = \frac{Z_- e}{k_-}$. 由上式可得

$$\mu_+ = \frac{\bar{u}_+}{E}, \quad \mu_- = \frac{\bar{u}_-}{E}$$

可见,离子的迁移率在数值上等于电场强度的大小为一个单位时,离子迁移速度的大小.

表 7.2 给出了生物体内几种主要离子的迁移率.

表 7.2 生物体内几种主要离子的迁移率($E = 1V \cdot cm^{-1}$)

离 子	K^+	Na^+	H^+	NH_4^+	I^-	Cl^-	OH^-	NO_3^-
迁移率/(10^{-6}m·s^{-1})	6.69	4.50	32.63	6.69	6.87	6.77	18.02	6.39

根据式(7.12),正、负离子定向运动形成的电流密度分别为

$$j_+ = n_+ Z_+ e\bar{u}_+ = n_+ Z_+ e\mu_+ E, \quad j_- = n_- Z_- e\bar{u}_- = n_- Z_- e\mu_- E$$

式中,n_+ 和 n_- 分别为正、负离子的数密度.

由于电解质中的电流是正、负离子的运动形成的,所以电解质中的电流密度为正、负离子形成的电流密度的叠加. 因此,电解质中的电流密度为

$$j = j_+ + j_- = n_+ Z_+ e\mu_+ E + n_- Z_- e\mu_- E = (n_+ Z_+ e\mu_+ + n_- Z_- e\mu_-)E$$

上式与欧姆定律的微分形式比较可知,电解质的电导率为

$$\sigma = n_+ Z_+ e\mu_+ + n_- Z_- e\mu_- \tag{7.14}$$

可见,**电解质的电导率取决于正、负离子的数密度、离子价数和迁移率.**

由式(7.11)和式(7.14)可见,电解质溶液中任意点的电流密度由该点电解质溶液的性质和外电场共同决定.

7.3 直流电路定律

7.3.1 电源

当导体两端施加一恒定的电势差时,导体内就建立并保持了恒定的电场,从而形成恒定电流. 可见,要形成直流电流,就必须提供恒定的电势差. 怎样才能使导体两端的电势差恒定呢?

如图 7.7 所示,A、B 为两个相互平行的带电导体板. 假定 A 板带正电 B 板带负电,则 A 板的电势高而 B 板的电势低. 当用导线经导体板外将 A、B 两板连接起来时,在静电力的作用下,电势高的 A 板上的正电荷经导线流向电势低的 B 板,在导线中形成电流. 其结果两板上的正、负电荷中和,使得两板间的电势差逐渐降低最终为零,同时导线中的电流逐渐减小直至为零. 可见,仅有静电力的作用,是不能形成直流电流的. 要在导线中形成持续不断的直流电流,就必须另外有非静电力的作用,这种非静

图 7.7

电力不断地分离正、负电荷来补充两板上减少的电荷,进而维持两板间的电势差不变,使得导线中的电流恒定不变.

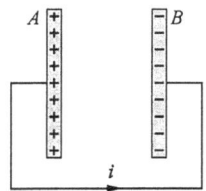

提供非静电力的装置称为**电源**. 在不同的电源中,非静电力的起源不同. 例如,化学电源中,非静电力起源于与离子的溶解和沉积过程相联系的化学作用;发电机中,非静电力起源于导体在磁场中运动所引起的电磁作用;温差电源中,非静电力起源于与温度梯度和电子的浓度梯度相联系的扩散作用.

电源有直流电源和交流电源两类. 直流电源提供恒定电势差,交流电源提供交变电势差.

现在我们以直流电源为例说明电源的工作原理. 如图 7.8 所示,A、B 为两个相互平行的带电导体板,带正电的 A 板称为电源的正极,带负电的 B 板称为电源的负极. 用导线经电源外将电阻 R 与电源的正极 A 以及负极 B 相连. 则在静电力的作用下,正电荷由电势高的正极 A 经

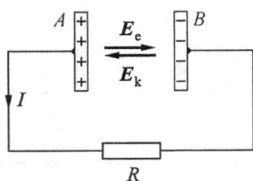

图 7.8

电阻 R 运动到电势低的负极 B. 在电源内部既有两电极上正、负电荷形成的静电场 E_e,又有非静电力提供的非静电场 E_k. 非静电力反抗静电力使正电荷从低电势的负极 B 运动到高电势的正极 A. 于是,在静电力和非静电力的共同作用下,正电荷就持续不断地运动,从而形成直流电流.

电源提供的非静电力克服静电力做功,不断地将其他形式的能量转换成电能. 为了定量描述电源非静电力做功的本领,引入电源电动势的概念. 在电源内,单位正电荷从负极运动到正极的过程中,非静电力做的功称为电源的**电动势**(electromotive force),用 $\mathscr{E}$ 表示.

电源电动势 $\mathscr{E}$ 由什么因素决定呢? 考虑电荷量为 q 的正电荷,从电源负极 $\mathscr{E}$ 经电源内运动到电源正极 A 的过程中,非静电力 F_k 做的功

$$A = \int_{B(内)}^{A} F_k \cdot \mathrm{d}l$$

根据电源电动势的定义,电源的电动势为

$$\mathscr{E} = \frac{A}{q} = \int_{B(内)}^{A} \frac{F_k}{q} \cdot \mathrm{d}l$$

仿照静电场中电场强度的定义,单位正电荷所受的非静电力就是非静电场的电场强度,用 E_k 表示,即 $E_k = \dfrac{F_k}{q}$. 代入上式,电源的电动势为

$$\mathscr{E} = \int_{B(内)}^{A} E_k \cdot \mathrm{d}l \tag{7.15}$$

电源的电动势表征电源本身的性质,与外电路的性质及其是否接通无关.

电源电动势是标量. 通常,为了研究问题方便,习惯上规定,电源内电势升高的方向为电动势的方向,即电源内从负极指向正极就是电动势的方向.

在国际单位制中,电源电动势的单位与电势及电势差的相同,均为伏特(V),$1V = 1J \cdot C^{-1}$.

7.3.2　闭合电路的欧姆定律

对于由 i 个电阻和 j 个电源构成的闭合电路,根据电势差的定义,沿闭合电路一周,所有元件两端电势差的代数和 $\sum U = \oint_l E \cdot \mathrm{d}l$. 由静电场的环路定理 $\oint_l E \cdot \mathrm{d}l = 0$,可知 $\sum U = 0$. 因此,所有电阻两端电势差的代数和等于所有电源两端电势差代数和,即

$$\sum_j I_j r_j + \sum_i I_i R_i = \sum_j \mathscr{E}_j$$

由于通过各个电阻的电流相同,则有

$$I\left(\sum_j r_j + \sum_i R_i\right) = \sum_j \mathscr{E}_j$$

于是可得电路中的电流

$$I = \frac{\displaystyle\sum_j \mathscr{E}_j}{\displaystyle\sum_j r_j + \sum_i R_i} \tag{7.16}$$

上式表明,**闭合电路中的电流等于闭合电路中所有电源电动势的代数和除以所有电阻之和**. 这一结论称为**闭合电路的欧姆定律**(Ohm law of closed circuit).

利用闭合电路的欧姆定律可以求解闭合电路中的电流,其步骤为:

(1) 假定并标定回路中电流的方向(逆时针或顺时针).

(2) 确定电源电动势的正、负号.沿着假定的电流方向,若电源两端的电势差为正则电动势取负号,若电源两端的电势差为负则电动势取正号.

(3) 根据定律列方程,代数据,求出电流.

(4) 根据所求电流的正、负号确定实际电流的方向:若 $I > 0$,实际电流的方向与假定的一致;若 $I < 0$,实际电流的方向与假定的相反.

7.3.3　一段电路的欧姆定律

对于由 i 个电阻和 j 个电源构成的一段电路,如图 7.9 所示的一段电路 A、B,根据电势差的定义,沿这段电路,所有元件两端电势差的代数和 $\sum U = \int_A^B \boldsymbol{E} \cdot \mathrm{d}\boldsymbol{l} = U_{AB}$. 因此,一段电路 A、B 两点间的电势差等于 A、B 两点间所有元件两端电势差的代数和,即

$$U_{AB} = \sum_j \mathscr{E}_j + \sum_j I_j r_j + \sum_i I_i R_i \tag{7.17}$$

上式表明,一段电路始、末两点间的电势差,等于始、末两点间所有电源两端电势差与所有电阻两端电势差的代数和. 这一结论称为**一段电路的欧姆定律**(Ohm law of a section of a circuit).

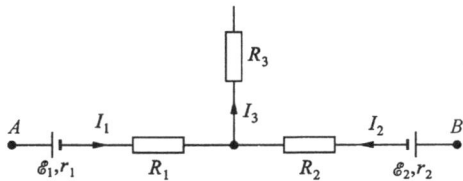

图 7.9

利用式(7.17),可以求解一段电路两点间的电势差,其步骤为:

(1) 假定并标定电路的循行方向(由始点到末点或由末点到始点).

(2) 确定电源电动势的正、负号:沿着选定的电路的循行方向,若电源两端的电势差为正则电动势取正号,若电源两端的电势差为负则电动势取负号.

(3) 确定电阻两端电势差的正、负号.沿着选定的电路的循行方向,若电阻两端的电势差为正则电阻两端的电势差取正号,若电阻两端的电势差为负则电阻两端的电势差取负号.

(4) 根据定律列方程,代数据,求出电势差.

(5) 根据所求电势差的正、负号确定始、末两点电势的高低.若 $U_{AB} > 0$,则 $U_A - U_B > 0$,因此 $U_A > U_B$,即始点 A 的电势高而末点 B 的电势低;若 $U_{AB} < 0$,则 $U_A - U_B < 0$,因此 $U_A < U_B$,即始点 A 的电势低而末点 B 的电势高.

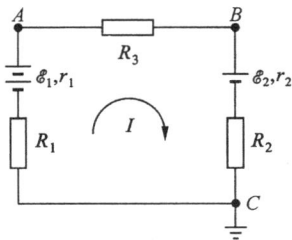

图 7.10

例如,对于图 7.9 的一段电路,选定由始点 A 到末点 B 为电路的循行方向,根据一段电路的欧姆定律,A、B 两点间的电势差

$$U_{AB} = \mathscr{E}_1 - \mathscr{E}_2 + I_1(r_1 + R_1) - I_2(r_2 + R_2)$$

例 7.3　电路如图 7.10 所示,已知 $\mathscr{E}_1 = 8\mathrm{V}, r_1 = 0.2\Omega$;$\mathscr{E}_2 = 4\mathrm{V}, r_2 = 0.1\Omega$;$R_1 = 1\Omega, R_2 = 1.2\Omega, R_3 = 1.5\Omega$,$C$ 点接地.试求:

(1) 电路中的电流;

(2) A、C 两点间的电势差;

(3) B 点的电势.

解　(1) 假定电路中的电流为顺时针方向,根据闭合电路的欧姆定律式(7.15),电路中的电流

$$I = \frac{\mathscr{E}_1 - \mathscr{E}_2}{r_1 + r_2 + R_1 + R_2 + R_3} = \frac{8-4}{0.2+0.1+1+1.2+1.5} = 1(\text{A})$$

$I > 0$,实际电流的方向与假定的一致,为顺时针方向.

(2) 以 A 为始点、C 为末点.选由 A 经 R_3、$\mathscr{E}_2$、R_2 到 C 为循行方向.根据一段电路的欧姆定律,A、C 两点间的电势差

$$U_{AC} = \mathscr{E}_2 + I(r_2 + R_2 + R_3) = 4 + 1 \times (0.1 + 1.2 + 1.5) = 6.8(\text{V})$$

或以 A 为始点、C 为末点.选由 A 经 $\mathscr{E}_1$、R_1 到 C 为循行方向.根据一段电路的欧姆定律,A、C 两点间的电势差

$$U_{AC} = \mathscr{E}_1 - I(r_1 + R_1) = 8 - 1 \times (0.2 + 1) = 6.8(\text{V})$$

(3) 以 C 为始点、B 为末点.选由 C 经 R_2、$\mathscr{E}_2$ 点到 B 为循行方向.根据一段电路的欧姆定律,C、B 两点间的电势差为

$$U_{CB} = -\mathscr{E}_2 - I(r_2 + R_2) = -4 - 1 \times (0.1 + 1.2) = -5.3(\text{V})$$

C 点接地,即 $U_C = 0$,B 点的电势

$$U_B = U_B - U_C = U_{BC} = -U_{CB} = 5.3\text{V}$$

7.3.4 基尔霍夫定律

通常实际电路都比较复杂.怎样求解复杂电路问题呢?下面我们先给出关于复杂电路的几个概念,然后以直流电路为例介绍基尔霍夫定律,最后讨论利用基尔霍夫定律,求解复杂直流电路的具体方法.

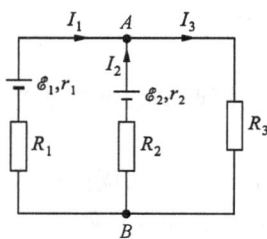

图 7.11

由电源和(或)电阻串联而成的电流通路称为**支路**,由支路构成的闭合通路称为**回路**,三条或三条以上支路的汇集点称为**节点**.例如,图 7.11 所示的电路,是由电源 $\mathscr{E}_1$ 和电阻 R_1、电源 $\mathscr{E}_2$ 和电阻 R_2 以及电阻 R_3 三条支路构成的,有 $\mathscr{E}_1 \rightarrow \mathscr{E}_2 \rightarrow R_2 \rightarrow R_1 \rightarrow \mathscr{E}_1$、$\mathscr{E}_2 \rightarrow R_3 \rightarrow R_2 \rightarrow \mathscr{E}_2$ 和 $\mathscr{E}_1 \rightarrow R_3 \rightarrow R_1 \rightarrow \mathscr{E}_1$ 三个回路,A 和 B 两个节点.

1.基尔霍夫第一定律

根据电流连续原理,直流电路中任意点都不能有电荷的积累.因此,汇集于同一节点的各支路电流的代数和必定为零,即

$$\sum_i I_i = 0 \tag{7.18}$$

上式称为**基尔霍夫第一定律**.

根据基尔霍夫第一定律对电路的节点列出的方程称为节点电流方程.基尔霍夫第一定律也称为**节点电流定律**(electric current law of node).

根据基尔霍夫第一定律列节点电流方程的步骤为:

(1) 假定并标定各支路的电流.

(2) 确定电流的正、负号.流出节点的电流取正号,流入节点的电流取负号;或流出节点的电流取负号,流入节点的电流取正号.

(3) 根据定律列方程.

例如,对于图 7.11 的电路,假定各支路电流如图中所示.根据基尔霍夫第一定律,流出节点的电流取正号,流入节点的电流取负号,则节点 A 和 B 的节点电流方程分别为

$$-I_1 - I_2 + I_3 = 0, \quad I_1 + I_2 - I_3 = 0$$

以上两个节点电流方程,从任意一个可以得到另外一个,即只有一个是独立的.通常,如果电路有 n 个节点,则可以列出 n 个节点电流方程,其中只有 $n-1$ 个电流方程是独立的.

2.基尔霍夫第二定律

对于闭合回路,根据一段电路的欧姆定律,由于 $U_{AB} = 0$,有

$$\sum_j \mathscr{E}_j + \sum_j I_j r_j + \sum_i I_i R_i = 0 \tag{7.19}$$

上式称为**基尔霍夫第二定律**.

根据基尔霍夫第二定律对回路列出的方程称为回路电压方程.基尔霍夫第二定律也称为**回路电压定律**(voltage law of loop).

应用基尔霍夫第二定律列回路电压方程,其步骤为:

(1) 假定并标定各支路的电流和各回路的绕行方向.

(2) 确定电源电动势的正、负号.沿着选定的回路的绕行方向,若电源两端的电势差为正则电动势取正号,若电源两端的电势差为负则电动势取负号.

(3) 确定电阻两端电势差的正、负号.沿着选定的电路的绕行方向,若电阻两端的电势差为正则电阻两端的电势差取正号,若电阻两端的电势差为负则电阻两端的电势差取负号.

(4) 根据定律列方程.

例如,对于图 7.11 的电路,假定三个回路的绕行方向均为顺时针方向,根据基尔霍夫第二定律,三个回路的电压方程分别为

$$\left.\begin{array}{l} -\mathscr{E}_1 + \mathscr{E}_2 + I_1(r_1 + R_1) - I_2(r_2 + R_2) = 0 \\ -\mathscr{E}_2 + I_2(r_2 + R_2) + I_3 R_3 = 0 \\ -\mathscr{E}_1 + I_1(r_1 + R_1) + I_3 R_3 = 0 \end{array}\right\}$$

以上三个回路电压方程中从任意两个中可以得到另一个,即只有两个是独立的.独立的回路电压方程所对应的回路称为独立回路.判断一个回路是不是独立回路的方法是,每一个新选择的回路至少应有一条前面的回路没有用过的支路.

应该注意,以上关于正、负号的取法是相对于式(7.19)的方程形式而言的.如果方程的形式不同于此式,则正、负号的取法会有所不同.

7.3.5　基尔霍夫定律的应用

利用基尔霍夫第一定律和第二定律,可以解决复杂电路问题.例如求各支路中的电流.其方法为:

(1) 假定并标定各支路的电流,根据基尔霍夫第一定律列出各独立的节点电流方程;

(2) 假定并标定各独立回路的绕行方向,根据基尔霍夫第二定律列出各独立回路的电压方程;

(3) 联立方程代入数据,求解;

(4) 根据所求电流的正、负号确定实际电流的方向:若电流为正,则该支路电流的实际方向与假定的方向一致;若电流为负,则该支路电流的实际方向与假定的方向相反.

例 7.4　电路如图 7.12 所示.已知 $\mathscr{E}_1 = 12\text{V}, r_1 = 2\Omega, \mathscr{E}_2 = 6\text{V}, r_2 = 1\Omega$,流过电阻 R 的

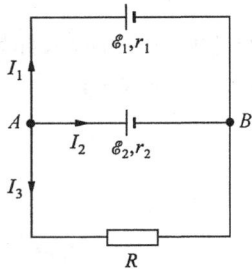

图 7.12

电流 $I_3 = 3A$，方向如图 7.12 中所示. 试求通过两电源的电流和电阻 R.

解　如图中所示，假定两电源支路中的电流分别为 I_1 和 I_2，方向如图 7.12 中所示. 根据基尔霍夫第一定律，独立节点 A 的电流方程为

$$I_1 + I_2 + I_3 = 0 \qquad ①$$

假定顺时针方向为回路的绕行方向，对于独立回路 $\mathscr{E}_1 \to \mathscr{E}_2 \to \mathscr{E}_1$，根据基尔霍夫第二定律，电压方程为

$$\mathscr{E}_1 - \mathscr{E}_2 + I_1 r_1 - I_2 r_2 = 0 \qquad ②$$

假定回路的绕行方向为逆时针方向，对于独立回路 $\mathscr{E}_2 \to R \to \mathscr{E}_2$，根据基尔霍夫第二定律，电压方程为

$$-\mathscr{E}_2 - I_2 r_2 + I_3 R = 0 \qquad ③$$

将电源电动势、内阻以及 I_3 代入方程①～③，整理可得

$$\left.\begin{array}{r} I_1 + I_2 = -3 \\ 2I_1 - I_2 = -6 \\ I_2 - 3R = -6 \end{array}\right\}$$

解得通过两电源 $\mathscr{E}_1$ 和 $\mathscr{E}_2$ 的电流分别为 $I_1 = -3A$ 和 $I_2 = 0$，电阻 $R = 2\Omega$.

7.4　电容器的充放电过程

电容器的两个极板上电荷的积累过程称为电容器的**充电过程**，电容器的两个极板上电荷的释放过程称为电容器的**放电过程**. 在电容器的充、放电过程中，电容器两极板间的电势差变化，电路中的电流也变化. 电容器充、放电过程具有的特殊规律在电工和无线电技术以及生物医学研究中有着广泛的应用. 本节讨论电容器的充、放电过程的规律.

7.4.1　电容器的充电过程

如图 7.13 所示的电路，当开关 K 打向 1 后，电源 $\mathscr{E}$ 通过电阻 R 给电容器 C 充电. 随着充电过程的进行，电路中的电流和电势差都是变化的. 但在任意时刻，电路仍遵守基尔霍夫定律. 设在充电过程的任意时刻 t，电容器两极板间的电势差为 u_C、两极板上的电荷量为 q 电路中的电流为 i. 以逆时针方向为回路的绕行方向，根据基尔霍夫第二定律，有

$$\mathscr{E} - u_C - iR = 0$$

$i = \dfrac{\mathrm{d}q}{\mathrm{d}t} = \dfrac{\mathrm{d}(Cu_C)}{\mathrm{d}t} = C\dfrac{\mathrm{d}u_C}{\mathrm{d}t}$ 代入上式，有

$$\mathscr{E} - u_C - RC\frac{\mathrm{d}u_C}{\mathrm{d}t} = 0$$

整理并分离变量

$$\frac{\mathrm{d}(\mathscr{E} - u_C)}{\mathscr{E} - u_C} = -\frac{\mathrm{d}t}{RC}$$

两端积分

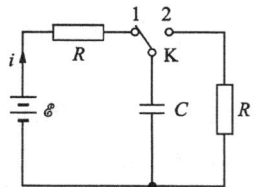

图 7.13

$$\ln(\mathscr{E} - u_C) = -\frac{t}{RC} + A$$

式中, A 为积分常数. 以开关 K 打向 1 的时刻为计时零点, 则 $t=0$ 时, $u_C = 0$, $A = \ln \mathscr{E}$. 代入上式, 可得

$$u_C = \mathscr{E}(1 - e^{-\frac{t}{RC}})$$

式中, $\mathscr{E}$ 为 $t \to \infty$ 时电容器两极板上的电势差, 用 U_C 表示, 即 $U_C = \mathscr{E}$. 于是, 在充电过程中的任意时刻, 电容器两极板上的电势差为

$$u_C = U_C(1 - e^{-\frac{t}{RC}}) \tag{7.20}$$

电容器两极板上的电荷量

$$q = C u_C = C \mathscr{E}(1 - e^{-\frac{t}{RC}})$$

式中 $C \mathscr{E}$ 为 $t \to \infty$ 时电容器两极板上的电荷量, 用 Q 表示, 即 $Q = C \mathscr{E}$. 于是, 在充电过程中的任意时刻, 电容器两极板上的电荷量为

$$q = Q(1 - e^{-\frac{t}{RC}}) \tag{7.21}$$

式(7.21)对时间求导数, 可得

$$i = \frac{dq}{dt} = \frac{d(Cu_C)}{dt} = C\frac{du_C}{dt} = C\frac{d}{dt}\left[\mathscr{E}(1 - e^{-\frac{t}{RC}})\right] = \frac{\mathscr{E}}{R}e^{-\frac{t}{RC}}$$

式中, $\frac{\mathscr{E}}{R}$ 为 $t=0$ 时电路中的电流, 用 I 表示, 即 $I = \frac{\mathscr{E}}{R}$. 于是, 在充电过程中的任意时刻, 电路中的电流为

$$i = I e^{-\frac{t}{RC}} \tag{7.22}$$

可见,**在电容器的充电过程中, 电容器两极板间的电势差和两极板上的电荷量均随着时间的增长按指数规律增大, 电路中的电流随着时间的增长按指数规律减小.**

由式(7.20)和式(7.22)可知, $t=0$ 即充电开始时, 电容器两极板间的电势差最小 $u_C = 0$, 电源电动势 $\mathscr{E}$ 全部加在了电阻 R 上, 故充电电流最大, 其值 $I = \frac{\mathscr{E}}{R}$; 当 $t \to \infty$ 即当充电时间为无限长时, 电容器两极板间的电势差最大, $u_C = \mathscr{E}$, 故充电电流最小, 其值 $i = 0$. 当 $t = RC$ 时, 电容器两极板间的电势差 $u_C = 0.632\mathscr{E}$ (最大值的 63.2%), 充电电流 $i = 0.368I$ (最大值的 36.8%). 图 7.14(a)为充电过程中电容器两极板间的电势差随时间的变化曲线; 图 7.14(b)为充电过程中, 电路中的电流随时间的变化曲线.

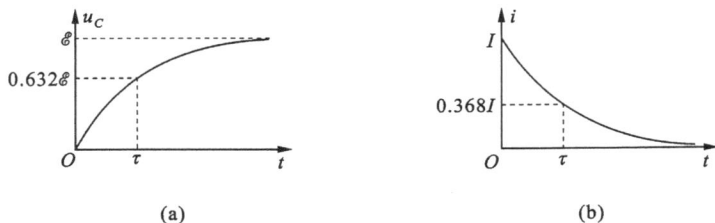

图 7.14

充电过程进行得快慢取决于电阻和电容的乘积 RC, RC 称为充电电路的**时间常数**(time constant), 用 τ 表示, 即

$$\tau = RC$$

τ 越大充电过程进行得越慢,反之越快. 当 $t = 3\tau$ 时, $u_C = 0.950\,\mathscr{E}$;当 $t = 5\tau$ 时, $u_C = 0.993\,\mathscr{E}$. 可见,当 $t > 5\tau$ 时,电容器两极板间的电势差接近最大值 $\mathscr{E}$,充电电流接近最小值 0,可以认为充电过程基本结束.

7.4.2　电容器的放电过程

如图 7.13 所示的电路中,C 为已充好了电的电容器,其上极板带正电下极板带负电,电荷量为 Q,两板间电势差 $U_C = \mathscr{E}$. 当开关 K 打向 2 后,电容器 C 通过电阻 R 放电. 随着放电过程的进行,电路中的电流和电势差都是变化的. 但在任意时刻,电路中的电流和电势差仍遵守基尔霍夫定律. 设在放电过程的任意时刻 t,电路中的放电电流为 i、两极板间的电势差为 u_C. 以顺时针方向为回路的绕行方向,根据基尔霍夫第二定律,有

$$-u_C + iR = 0$$

考虑到随着放电过程的进行,电容器两板上的电荷量 q 随时间 t 的增长而减小,有 $i = -\dfrac{\mathrm{d}q}{\mathrm{d}t}$.

则放电电流 $i = -\dfrac{\mathrm{d}q}{\mathrm{d}t} = -\dfrac{\mathrm{d}(Cu_C)}{\mathrm{d}t} = -\dfrac{C\mathrm{d}u_C}{\mathrm{d}t}$,代入上式,可得

$$u_C + RC\frac{\mathrm{d}u_C}{\mathrm{d}t} = 0$$

整理并分离变量

$$\frac{\mathrm{d}u_C}{u_C} = -\frac{\mathrm{d}t}{RC}$$

两端积分

$$\ln u_C = -\frac{t}{RC} + A$$

式中,A 为积分常数. 以开关 K 打向 2 的时刻为计时零点,则 $t=0$ 时, $u_C = \mathscr{E}$,即 $A = \ln\mathscr{E}$. 于是,在放电过程中的任意时刻,电容器两极板间的电势差为

$$u_C = \mathscr{E}\,\mathrm{e}^{-\frac{t}{RC}} \tag{7.23}$$

电容器两极板上的电荷量

$$q = Cu_C = C\mathscr{E}\,\mathrm{e}^{-\frac{t}{RC}}$$

式中 $C\mathscr{E}$ 为 $t = 0$ 时电容器两极板上的电荷量,用 Q 表示,即 $Q = C\mathscr{E}$. 于是,在放电过程中的任意时刻,电容器两极板上的电荷量为

$$q = Q\mathrm{e}^{-\frac{t}{RC}} \tag{7.24}$$

式(7.24)对时间求导数,可得

$$i = -\frac{\mathrm{d}q}{\mathrm{d}t} = -C\frac{\mathrm{d}u_C}{\mathrm{d}t} = -C\frac{\mathrm{d}}{\mathrm{d}t}(\mathscr{E}\,\mathrm{e}^{-\frac{t}{RC}}) = \frac{\mathscr{E}}{R}\mathrm{e}^{-\frac{t}{RC}}$$

式中,$\dfrac{\mathscr{E}}{R}$ 为 $t = 0$ 时电路中的电流,用 I 表示,即 $I = \dfrac{\mathscr{E}}{R}$. 于是,在放电过程中的任意时刻,电路中的电流为

$$i = I\mathrm{e}^{-\frac{t}{RC}} \tag{7.25}$$

可见,**在电容器的放电过程中,电容器两极板间的电势差和两极板上的电荷量及电路中的电流随着时间的增长均按指数规律减小.**

由式(7.23)和式(7.25)可知,$t=0$ 即放电开始时,电容器两极板间的电势差最大 $u_C = \mathscr{E}$,

其值 $\mathscr{E}$ 全部加在了电阻 R 上,故放电电流最大,其值 $I = \dfrac{\mathscr{E}}{R}$;当 $t \to \infty$ 即当放电时间为无限长时,电容器两极板间的电势差最小,$u_C = 0$,故放电电流最小,其值 $i = 0$. 当 $t = RC$ 时,电容器两极板间的电势差 $u_C = 0.368\mathscr{E}$(最大值的 36.8%),放电电流 $i = 0.368I$(最大值的 36.8%).图 7.15(a)为放电过程中,电容器两极板间的电势差随时间的变化曲线,图 7.15(b)为放电过程中电路中的电流随时间的变化曲线.

放电过程进行得快慢由放电电路的时间常数 τ 决定,$\tau = RC$. τ 越大放电过程进行得越慢,反之越快. 当 $t > 5\tau$ 时,电容器两极板间的电势差接近最小值,即 $u_C \to 0$,放电电流接近最小值,即 $i \to 0$,可以认为放电过程基本结束.

不论是在充电,还是放电过程中,电容器两极板间的电势差都不发生突变,而是按指数规律变化. 由于电路的时间常数一般都非常小,这种变化进行得特别快,因此,电容器的充、放电过程是一种暂态过程. 电容器的这一特殊性质在电子技术及医学研究中有着广泛的应用. 如图 7.16 所示的电子示波器中的锯齿波扫描电压,就是利用电容器的充、放电电路产生的. 人工心脏起搏技术中,起搏器的定时电路就是一个电容器的充、放电电路.

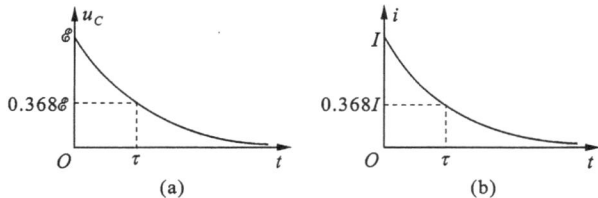

图 7.15

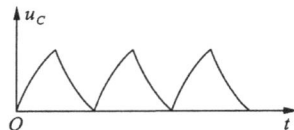

图 7.16

例 7.5 电容器充电电路中,电源电动势为 100V,电阻为 1000Ω,电容为 1.0μF. 试求:

(1) 充电完毕后,电容器两极板上的电荷量;

(2) 电路的时间常数;

(3) 充电进行到 $t = 2.3\text{ms}$ 时,电容器两极板上的电势差.

解 (1) 充电完毕后,即 $t \to \infty$ 时,电容器两板上的电荷量

$$q = Q = C\mathscr{E} = 1.0 \times 10^{-6} \times 100 = 1.0 \times 10^{-4} (\text{C})$$

(2) 电路的时间常数

$$\tau = RC = 1000 \times 1.0 \times 10^{-6} = 1.0 \times 10^{-3} (\text{s})$$

(3) 充电进行到 $t = 2.3\text{ms}$ 时,电容器两板上的电势差

$$u_C = U_C(1 - \mathrm{e}^{-\frac{t}{RC}}) = \varepsilon(1 - \mathrm{e}^{-\frac{t}{RC}}) = 100 \times (1 - \mathrm{e}^{-\frac{2.3 \times 10^{-3}}{1.0 \times 10^{-3}}}) = 90.0 (\text{V})$$

思 考 题

7.1 通电导体中,任意点的电流密度由什么因素决定?

7.2 例 7.2 的计算表明,导体中自由电子平均漂移速度的大小非常小,数量级为 $10^{-4}\,\mathrm{m \cdot s^{-1}}$,可是为什么我们一打开开关,灯立即就亮了呢?

7.3 三段长度相等、截面积相同的圆柱形导体串联后,通有一定的电流. 设三段导体的电导率分别为 σ_1、σ_2 和 σ_3,且 $\sigma_1 > \sigma_2 > \sigma_3$,三段导体中的电场强度 E_1、E_2 和 E_3 呈何关系?

7.4 电源内静电场和非静电场同时存在,非静电场与静电场有何不同?

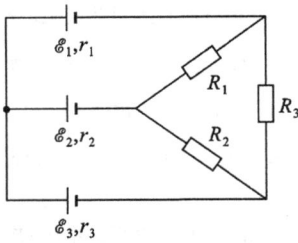

图 7.17

7.5 图 7.17 所示的电路,有几个节点? 几条回路? 几个独立节点? 几条独立回路? 能列出几个独立节点的电流方程? 几个独立回路的电压方程?

7.6 电容器的充电过程具有什么规律? 电容器的放电过程具有什么规律? 时间常数的物理意义是什么?

习 题

7.1 通过一导体横截面的电荷量 $q = 5t^2 - 3t + 1$(SI),试求 $t = 1$s 时导体中的电流.

7.2 由于存在少量自由电子和正离子,大气具有微弱的导电性. 若地球表面附近大气的电导率为 3.0×10^{-14} S·m^{-1}、电场强度为 100 N·C^{-1}. 将大气电流视为直流电流,地球半径取 6370×10^3 m. 试求通过大气流向地球表面的总电流.

7.3 直径 1.0mm 的铜导线中,通有 2.0A 的电流,试求:

(1) 导线横截面上电流密度;

(2) 导线中任意点的电场强度.

7.4 用电导率为 σ 的导电物质做成的空心半球壳,内、外半径分别为 r_1 和 r_2,试求内、外半球面之间的电阻.

7.5 一段电路如图 7.18 所示,已知 $\mathscr{E}_1 = 6.0$V, $r_1 = 1.0\Omega$; $\mathscr{E}_2 = 3.0$V, $r_2 = 0.5\Omega$; $R_1 = 9.0\Omega$, $R_2 = 5.5\Omega$; $I_1 = 1.0$A, $I_2 = 1.5$A. 试求 A、B 两点间的电势差.

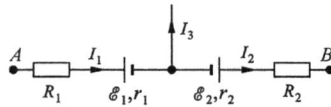

图 7.18

7.6 电路如图 7.19 所示,已知 $\mathscr{E}_1 = 1.3$V, $r_1 = 0.20\Omega$; $\mathscr{E}_2 = 1.5$V, $r_2 = 0.20\Omega$; $\mathscr{E}_3 = 2.0$V, $r_3 = 0.20\Omega$; $R = 0.55\Omega$. 试求各支路中的电流.

7.7 电路如图 7.20 所示,已知 $\mathscr{E}_1 = 12.0$V, $\mathscr{E}_2 = 8.0$V, $\mathscr{E}_3 = 6.0$V; $r_1 = r_2 = r_3 = 1.0\Omega$; $R_1 = R_3 = R_4 = R_5 = 2.5\Omega$, $R_2 = 5.0\Omega$. 试求:

(1) A、B 两点间的电势差和 C、D 两点间的电势差;

(2) C、D 两点相接后,各支路中的电流.

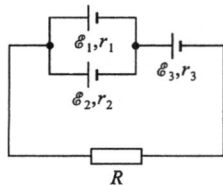

图 7.19

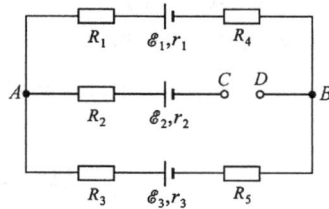

图 7.20

7.8 电路如图 7.21 所示,C 点接地. 已知 $\mathscr{E}_1 = 2.15$V, $r_1 = 0.1\Omega$; $\mathscr{E}_2 = 1.9$V, $r_2 = 0.2\Omega$; $\mathscr{E}_3 = 5$V, $r_3 = 1\Omega$; $R_1 = R_2 = 2\Omega$. 试求:

(1) 各支路中的电流;

(2) A、B 两点间的电势差;

(3) A 点的电势.

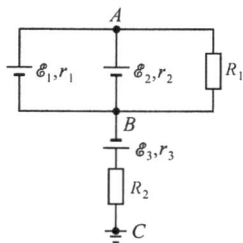

图 7.21

7.9 电容器充电电路,已知电源电动势 $\mathscr{E} = 100\text{V}$,电阻 $R = 2\text{k}\Omega$,电容 $C = 100\mu\text{F}$. 试求:

(1) 充电开始时,电路中的电流;

(2) 充电完毕时,电容器两极板间的电势差;

(3) 充电分别进行到 $t = 0.2\text{s}$、0.6s 和 1.0s 时,电容器两极板间的电势差和电路中的电流.

7.10 闪光灯是利用电容器充、电放电原理工作的. 将 $100\mu\text{F}$ 的电容器充电到两极板间的电势差为 1000V 后,使电容器放电. 若放电进行到 1.0ms 时,电容器两极板上的电荷量为放电开始时的 36.8%,试求:

(1) 放电电路的电阻值;

(2) 放电电路中的电流.

第8章　恒定磁场

电流(运动电荷)在其周围空间产生的特殊物质称为磁场.恒定电流产生的不随时间变化的磁场称为**恒定磁场**,简称**磁场**(magnetic field).

本章先根据运动电荷在磁场中受力的事实出发,引入描述磁场性质的磁感应强度,然后介绍电流产生磁场的规律以及反映磁场性质的高斯定理和安培环路定理.再讨论磁场对电流的作用规律及其应用,以及磁场对运动电荷的作用规律及其应用,最后介绍磁介质的磁化以及磁介质中磁场的性质和规律.

8.1　磁场与磁感应强度

静止电荷在其周围产生静电场,静止电荷之间的相互作用是通过静电场传递的.

运动电荷在其周围产生磁场,运动电荷之间存在着相互作用力.相隔一定距离的两个运动电荷之间的相互作用力的传递介质是什么呢? 根据场的观点,运动电荷在其周围产生磁场.并通过磁场对处在其中的其他运动电荷施以力的作用,即运动电荷之间的相互作用是通过存在于运动电荷周围空间的磁场传递的.因此,磁场施予运动电荷的力也称为磁场力.

在历史上很长一个时期中,磁现象和电现象的研究都在相互独立地进行着.人们未能对磁现象的本质有深入的理解.直到1820年,丹麦物理学家奥斯特发现通电导线附近的磁针发生了偏转,同年,法国数学家安培发现通电导线之间存在着相互作用力,两根通有同向电流的导线相互吸引,两根通有反向电流的导线相互排斥.安培还发现磁场对电流有作用力,通有电流的导线处在马蹄形磁铁中时,导线在磁场作用下运动.

奥斯特和安培的发现表明电流即运动电荷周围存在着磁场,电流产生的磁场对磁针及电流有作用力,磁铁对电流同样也有作用力,从而揭示了磁现象与电现象之间的联系.

磁场对处在其中的运动电荷施以磁场力的作用.因此,可以从力的角度研究磁场,引入**磁感应强度**(magnetic induction intensity)以描述磁场的性质,磁感应强度用 $\boldsymbol{B}$ 表示.

电量足够小的正点电荷称为检验电荷,用 q_0 表示.当检验电荷 q_0 以速度 $\boldsymbol{v}$ 经过磁场中任意点时,所受磁场力 $\boldsymbol{F}$ 与 q_0、$\boldsymbol{v}$ 及该点磁场的性质有什么关系呢? 实验发现,检验电荷 q_0 所受磁场力 $\boldsymbol{F}$ 的大小与其速度 $\boldsymbol{v}$ 的方向有关.如图 8.1(a)所示,对于给定的场点,当 q_0 以 $\boldsymbol{v}$ 沿某一

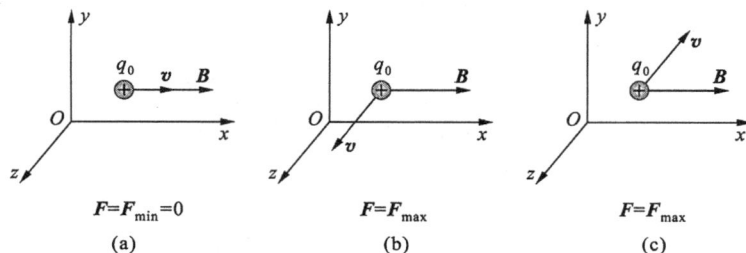

$F=F_{\min}=0$　　　　$F=F_{\max}$　　　　$F=F_{\max}$

(a)　　　　　　　　(b)　　　　　　　　(c)

图 8.1

特殊方向经过该点时，q_0 所受磁场力最小，其值 $F_{min}=0$. 这一特殊方向反映磁场的性质，因此，我们规定该特殊方向即 q_0 不受磁场力时速度 v 的方向为该点磁感应强度 B 的方向.

如图 8.1(b)和图 8.1(c)所示，当 q_0 以速度 v 沿着垂直于上述特殊方向即磁感应强度 B 的方向经过磁场中任意点时，所受磁场力最大，其值 F_{max} 与 q_0v 的比仅取决于磁场及该点的位置，而与 q_0v 无关. 可见，$\dfrac{F_{max}}{q_0v}$ 反映该点磁场的性质. 因此，我们将其定义为该点磁感应强度的大小，即

$$B = \frac{F_{max}}{q_0v} \tag{8.1}$$

可见，**磁场中任意点的磁感应强度的大小等于单位运动电荷在该点所受磁场力的大小.**

如图 8.2(a)所示，检验电荷 q_0 以速度 v 经过磁场中任意点时，所受最大磁场力 F_{max} 的方向垂直于 v 与 B 构成的平面，且满足右手螺旋关系. 因此，磁感应强度的方

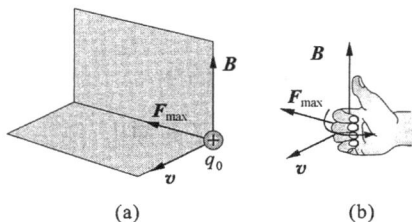

图 8.2

向可以用右手螺旋法则确定. 如图 8.2(b)所示，伸开右手使四指与拇指垂直，然后四指沿最大磁场力 F_{max} 的正向伸出，经90°角转向速度 v，则拇指的指向就是该点磁感应强度 B 的方向.

由于磁场中某一点处的磁感应强度 B 的方向恰好就是小磁针在该点稳定时北极 N 的指向. 因此通常规定，磁场中任意点，小磁针 N 极的稳定指向就是该点磁感应强度 B 的方向.

在国际单位制中，磁感应强度大小的单位为特斯拉(T)，$1T=1N \cdot A^{-1} \cdot m^{-1}$.

8.2　电流的磁场

电流在其周围空间产生磁场，本节研究电流与电流产生的磁场之间的关系.

8.2.1　毕奥-萨伐尔定律

实验证明，与电场一样，磁场也具有叠加性. **任意电流在其周围空间任意点产生的磁场，其磁感应强度等于组成该电流的所有电流元单独存在时在该点产生的磁感应强度的矢量和.** 这一结论称为**磁感应强度叠加原理.**

与在静电场中求任意带电体产生的电场中任意点电场强度的方法类似，欲求任意通电导线产生的磁场中任意点 P 的磁感应强度 B，可以将通电导线看成许多电流元 Idl 组合而成，先求出电流元 Idl 在 P 点产生的元磁感应强度 dB，再根据磁感应强度的叠加原理，通过积分便可求得整个通电导线在 P 点产生的磁感应强度 B. 然而由于电荷可以单独存在，而电流元不能单独存在，因此，无法直接得到电流元 Idl，所以电流元 Idl 产生的磁场也不能直接通过实验观测. 1820 年，法国实验物理学家毕奥和萨伐尔通过认真分析研究大量资料后，总结出了电流元 Idl 产生磁场的规律.

如图 8.3(a)所示，真空中通有电流 I 的导线环路，任意电流元 Idl 在周围空间任意点 P 产生的元磁感应强度为

$$d\boldsymbol{B} = \frac{\mu_0}{4\pi}\frac{Id\boldsymbol{l} \times \boldsymbol{e}_r}{r^2} \tag{8.2}$$

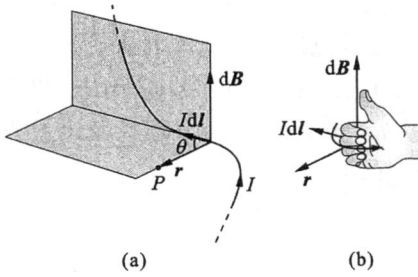

图 8.3

式中 μ_0 为真空磁导率，$\mu_0 = 4\pi \times 10^{-7} \mathrm{N \cdot A^{-2}}$；$e_r$ 为 P 点相对于电流元 Idl 所在点位矢 r 的单位矢量. 上式称为**毕奥-萨伐尔定律**.

以 θ 表示电流元 Idl 与位矢 r 之间的夹角，则元磁感应强度的大小

$$dB = \frac{\mu_0}{4\pi} \frac{Idl \sin\theta}{r^2}$$

元磁感应强度 dB 的方向用右手螺旋法则确定. 如图 8.3(b) 所示，伸开右手使四指与拇指垂直，然后四指沿电流元 Idl 的正向伸出，经小于 $180°$ 的角转向位矢 r，则拇指的指向就是该点元磁感应强度 dB 的方向.

根据磁感应强度叠加原理，式(8.2)对整个电流求积分，可得电流 I 产生的磁场中，任意点的磁感应强度

$$B = \int dB = \int \frac{\mu_0}{4\pi} \frac{Idl \times e_r}{r^2} \tag{8.3}$$

例 8.1　电荷量为 q 的电荷以速度 v 运动. 试求该运动电荷产生磁场中任意点的磁感应强度.

解　电荷的定向运动形成电流，因此，根据电流元产生磁场的毕奥-萨伐尔定律，就可以得到运动电荷产生磁场中任意点的磁感应强度. 电流是由电荷量为 q 的电荷以速度 v 定向运动形成的. 设长为 dl、截面积为 ΔS 的电流元中电荷数为 dN，则电流元 $Idl = dNqv$. 代入毕奥-萨伐尔定律，可得 dN 个电荷量均为 q 的电荷、以速度 v 运动时共同产生的元磁感应强度为

$$dB = dN \frac{\mu_0}{4\pi} \frac{qv \times e_r}{r^2}$$

于是，在电荷量为 q、以速度 v 运动的电荷产生的磁场中，任意点的磁感应强度为

$$B = \frac{dB}{dN} = \frac{\mu_0 q v \times e_r}{4\pi r^2}$$

式中，r 为该点相对于运动电荷 q 所在点的位矢；e_r 为位矢 r 的单位矢量.

8.2.2　毕奥-萨伐尔定律的应用

利用毕奥-萨伐尔定律，可以求得电流产生的磁场中，任意点的磁感应强度. 下面介绍几个实例.

1. 通电直导线产生磁场中，任意点的磁感应强度

如图 8.4(a)所示，通有电流 I 的直导线产生的磁场中，任意点 P 到导线的垂直距离为 x，导线最下端与 P 点的连线与电流正向间的夹角为 θ_1、最上端与 P 点的连线与电流正向间的夹角为 θ_2. 在导线上任取一电流元 Idl，根据毕奥-萨伐尔定律，Idl 在 P 点产生磁感应强度的方向垂直纸面向里（图中用 $\otimes$ 表示），大小为

$$dB = \frac{\mu_0}{4\pi} \frac{Idl \sin\theta}{r^2}$$

式中 l, r 和 θ 都为变量，须先统一变量才能积分. 由图 8.4(a)中的几何关系可知，$l = x\cot(\pi - \theta) =$

$-x\cot\theta$. 微分可得 $\mathrm{d}l = x\sec^2\theta\mathrm{d}\theta$；又 $r = x\sec\theta$. 代入上式，可得

$$\mathrm{d}B = \frac{\mu_0 I}{4\pi x}\sin\theta\mathrm{d}\theta$$

根据磁感应强度叠加原理，上式对整个电流求积分，可得通有电流 I 的直导线产生的磁场中，任意点磁感应强度的大小为

$$B = \int\mathrm{d}B = \int_{\theta_1}^{\theta_2}\frac{\mu_0 I}{4\pi x}\sin\theta\mathrm{d}\theta = \frac{\mu_0 I}{4\pi x}(\cos\theta_1 - \cos\theta_2) \qquad (8.4)$$

当导线无限长时，有 $\theta_1 = 0, \theta_2 = \pi$，则有

$$B = \frac{\mu_0 I}{2\pi x} \qquad (8.5)$$

可见，**通电长直导线产生的磁场中，任意点磁感应强度的大小与该点到导线的垂直距离成反比.**

通电直导线产生磁场磁感应强度的方向，还可以用右手定则确定. 如图 8.4(b)所示，以右手伸直的大拇指表示导线中电流 I 的方向，则四指环绕的方向就是磁感应强度 $\boldsymbol{B}$ 的方向.

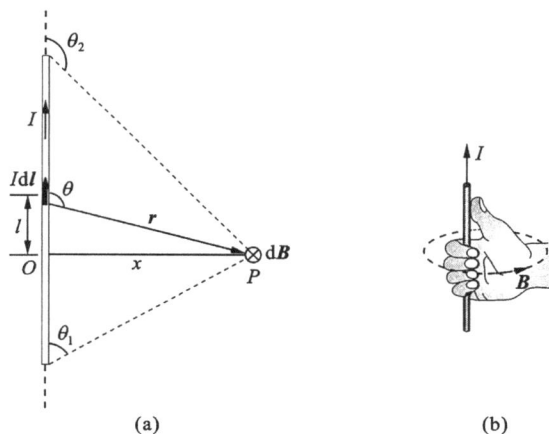

图 8.4

2. 通电圆线圈产生的磁场中，轴线上任意点的磁感应强度

如图 8.5(a)所示，在半径为 R、通有电流 I 的圆线圈产生的磁场中，轴线上任意点 P 到距圆心 O 的距离为 x. 在圆线圈上任取一电流元 $I\mathrm{d}l$，由于 $I\mathrm{d}l$ 与 r 垂直，因此 $\theta = \dfrac{\pi}{2}$. 根据毕奥-萨伐尔定律式(8.2)，$I\mathrm{d}l$ 在 P 点产生的元磁感应强度 $\mathrm{d}\boldsymbol{B}$ 的方向垂直于 $I\mathrm{d}l$ 与 r 构成的平面，并与 y 轴正向成 α 角(如图 8.6 所示)，大小为

$$\mathrm{d}B = \frac{\mu_0}{4\pi}\frac{I\mathrm{d}l}{r^2}$$

根据磁感应强度叠加原理，上式对整个电流求积分，便可得 P 点的磁感应强度. 为了便于积分，取 Oxy 坐标系，将 $\mathrm{d}\boldsymbol{B}$ 分解为 x 和 y 坐标方向上的分量 $\mathrm{d}B_x$ 和 $\mathrm{d}B_y$. 整个圆线圈上各个电流元在 P 点产生的元磁感应强度的大小都相等，方向各不相同，但与 y 轴正向的夹角都是 α. 则

$$\mathrm{d}B_x = \mathrm{d}B\sin\alpha = \frac{\mu_0}{4\pi}\frac{I\mathrm{d}l}{r^2}\sin\alpha, \quad \mathrm{d}B_y = \mathrm{d}B\cos\alpha = \frac{\mu_0}{4\pi}\frac{I\mathrm{d}l}{r^2}\cos\alpha$$

由于对称性,各个电流元产生的 $\mathrm{d}B_y$ 相互抵消,因此

$$B_y = \int \mathrm{d}B_y = 0$$

由图 8.5(a)中的几何关系可知,

$$r^2 = R^2 + x^2, \quad \sin\alpha = \frac{R}{r} = \frac{R}{(R^2+x^2)^{1/2}}$$

有

$$\mathrm{d}B_x = \frac{\mu_0}{4\pi}\frac{RI\mathrm{d}l}{(R^2+x^2)^{3/2}}$$

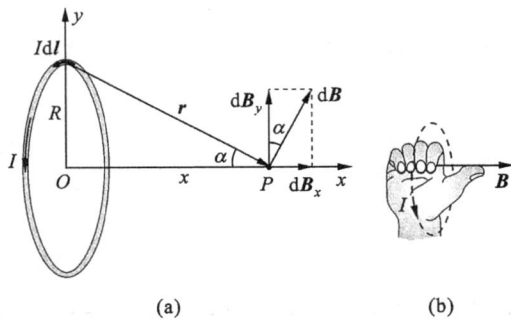

图 8.5

上式对整个电流求积分,可得半径为 R、通有电流 I 的圆线圈产生的磁场中,轴线上任意点磁感应强度的大小为

$$B = \int \mathrm{d}B_x = \int_0^{2\pi R}\frac{\mu_0}{4\pi}\frac{RI\mathrm{d}l}{(R^2+x^2)^{3/2}} = \frac{\mu_0 IR^2}{2(R^2+x^2)^{3/2}} \tag{8.6}$$

由上式可知,圆心处,$x=0$,$B=\dfrac{\mu_0 I}{2R}$;轴线上距圆心较远处,$x\gg R$,$B=\dfrac{\mu_0 IR^2}{2x^3}$.

通电圆线圈产生磁场磁感应强度的方向,还可以用右手定则确定.如图 8.5(b)所示,右手四指沿电流的方向握住线圈,伸直的大拇指的指向就是磁感应强度的方向.

例 8.2　如图 8.6 所示,真空中,半径为 R 的木质圆盘上,均匀分布着电荷量为 q 的电荷,圆盘绕通过圆心并垂直于盘面的轴以角速度 ω 转动.试求圆盘中心 O 点的磁感应强度.

解　在圆盘上 r 处取一厚度为 $\mathrm{d}r$ 的圆环.圆盘转动时圆环相当于一个圆电流 $\mathrm{d}I = \dfrac{q\omega}{\pi R^2}r\mathrm{d}r$. $\mathrm{d}I$ 在圆盘中心 O 产生的磁感应强度的方向垂直于盘面,大小为

图 8.6

$$\mathrm{d}B = \frac{\mu_0\mathrm{d}I}{2r} = \frac{\mu_0 q\omega}{2\pi R^2}\mathrm{d}r$$

圆盘中心 O 磁感应强度的大小为

$$B = \int \mathrm{d}B = \int_0^R \frac{\mu_0 q\omega}{2\pi R^2}\mathrm{d}r = \frac{\mu_0 q\omega}{2\pi R}$$

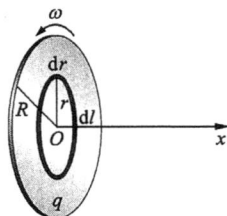

3. 通电螺线管产生的磁场中,轴线上任意点的磁感应强度

如图 8.7(a)所示,密绕在直圆柱面上的螺线形线圈称为**螺线管**(solenoid).如图 8.7(b)所示,半径为 R、单位长度上线圈的匝数为 n、通有电流 I 的螺线管.根据磁感应强度叠加原理,任意点的磁场就是组成螺线管的所有通电线圈单独存在时产生磁场的叠加.

在螺线管上距管轴任意点 P 为 l 处,任取线元 $\mathrm{d}l$,$\mathrm{d}l$ 上的线圈匝数为 $n\mathrm{d}l$、电流为 $nI\mathrm{d}l$.则根据式(8.6),圆电流 $nI\mathrm{d}l$ 在 P 点产生的元磁感应强度的方向沿轴向向右,大小为

$$\mathrm{d}B = \frac{\mu_0 R^2 nI\mathrm{d}l}{2(R^2+l^2)^{3/2}}$$

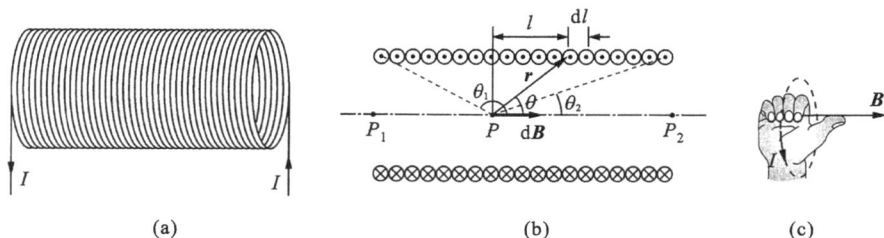

图 8.7

为了便于积分设 dl 和 P 点连线与轴线间的夹角为 θ. 由图 8.7(b)中的几何关系可知, $l = R\cot\theta$, 微分可得 $dl = -R\sec^2\theta d\theta$, $R^2 + l^2 = r^2 = R^2\sec^2\theta$,代入上式,整理可得

$$dB = -\frac{1}{2}\mu_0 nI \sin\theta d\theta$$

上式对整个电流求积分,可得半径为 R、单位长度上线圈的匝数为 n、通有电流 I 的螺线管产生的磁场中,管内轴线上任意点磁感应强度的大小为

$$B = \int dB = \int_{\theta_1}^{\theta_2}\left(-\frac{1}{2}\mu_0 nI\sin\theta\right)d\theta = \frac{1}{2}\mu_0 nI(\cos\theta_2 - \cos\theta_1) \tag{8.7}$$

当螺线管无限长时,有 $\theta_1 = \pi, \theta_2 = 0$,则有

$$B = \mu_0 nI \tag{8.8}$$

可以证明,上式也适用于管内非轴线上的任意点,且与螺线管的形状无关. 因此,**通电无限长螺线管产生的磁场中,管内任意点磁感应强度的大小与单位长度上的匝数以及电流成正比.**

在无限长螺线管的两端 P_1 和 P_2 ,有 $\theta_1 = \frac{\pi}{2}, \theta_2 = 0$ 和 $\theta_1 = \pi, \theta_2 = \frac{\pi}{2}$,代入式(8.7)可得,管内两端磁感应强度的大小为

$$B = \frac{1}{2}\mu_0 nI \tag{8.9}$$

通电螺线管产生的磁场,磁感应强度的方向还可以用右手定则确定. 如图 8.7(c)所示,右手四指沿电流的方向握住螺线管,则伸直的大拇指的指向就是磁感应强度 $\boldsymbol{B}$ 的方向.

8.3 恒定磁场的高斯定理

8.3.1 磁感应线和磁通量

1. 磁感应线

电场可以用电场线形象地描述,磁场也可以用磁感应线描述. 磁感应线上各点的切线方向与该点磁感应强度的方向一致;任意场点,通过垂直于磁感应强度的单位面积上的磁感应线条数,等于该点磁感应强度的大小. 这样画出的磁感应线,方向反映磁感应强度方向的分布,疏密表征磁感应强度大小的分布. 磁感应线较稀疏处磁感应强度值较小磁场较弱,磁感应线较密集处磁感应强度值较大磁场较强.

不同的电流产生的磁场不同,因而磁感应线的分布也不同. 图 8.8 就是按照上述规则画出的几种常见电流产生磁场的磁感应线,其中图 8.8(a)为直电流的磁感应线;图 8.8(b)为圆电流的磁感应线;图 8.8(c)为螺线电流的磁感应线.

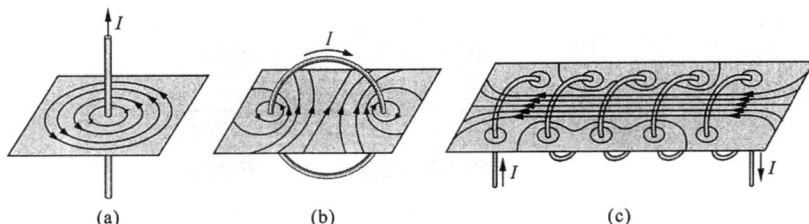

图 8.8

由于磁场中每一点的磁感应强度只能有一个确定的方向,所以,任意两条磁感应线不相交. 电场线有头有尾不闭合,静电场是有源无旋场而磁感应线与闭合电路套连是无头无尾的闭合线,磁场是无源有旋场或涡旋场.

磁感应线只是在研究磁场时一种形象描述磁场分布的手段,实际上,磁感应线是不存在的,但是可以借助实验将磁感应线描绘出来.

2. 磁通量

磁场中,通过某一面积的磁感应线的条数称为通过该面的**磁感应通量**,简称**磁通量**(magnetic flux).

如图 8.9 所示,在任意曲面 S 上任取一面积元 $\mathrm{d}\boldsymbol{S}$, $\mathrm{d}\boldsymbol{S}$ 的方向与其上磁感应强度 $\boldsymbol{B}$ 的方向之间的夹角为 θ . 通过面积元 $\mathrm{d}\boldsymbol{S}$ 的元磁通量

$$\mathrm{d}\varPhi_{\mathrm{m}} = \boldsymbol{B} \cdot \mathrm{d}\boldsymbol{S} = B\mathrm{d}S\cos\theta$$

上式对整个曲面 S 积分,通过任意曲面 S 的磁通量为

$$\varPhi_{\mathrm{m}} = \int \mathrm{d}\varPhi_{\mathrm{m}} = \iint_S \boldsymbol{B} \cdot \mathrm{d}\boldsymbol{S} \qquad (8.10)$$

通过任意闭合曲面 S 的磁通量为

$$\varPhi_{\mathrm{m}} = \int \mathrm{d}\varPhi_{\mathrm{m}} = \oiint_S \boldsymbol{B} \cdot \mathrm{d}\boldsymbol{S} \qquad (8.11)$$

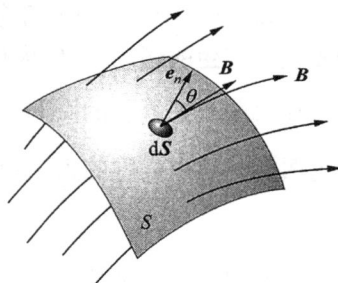

图 8.9

在国际单位制中,磁通量的单位为韦伯(Wb),$1\mathrm{Wb}=1\mathrm{T} \cdot \mathrm{m}^2$.

例 8.3　如图 8.10 所示,通有电流 $I=10.0\mathrm{A}$ 的无限长直导线旁,有一边长 $l=20.0\mathrm{cm}$ 的正方形线框,线框近边距直导线的距离 $d=10.0\mathrm{cm}$. 试求通过矩形线框平面的磁通量.

解　利用式(8.5),距导线为 x 处,磁感应强度的方向垂直纸面向里,大小为

$$B = \frac{\mu_0 I}{2\pi x}$$

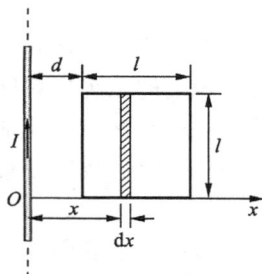

图 8.10

在矩形线框中距直导线 x 处,取宽为 $\mathrm{d}x$ 的矩形面积元 $\mathrm{d}S$,$\mathrm{d}S = l\mathrm{d}x$. 取该面元法向垂直纸面向里,则 $\boldsymbol{B}$ 与 $\mathrm{d}\boldsymbol{S}$ 方向相同. 于是,通过面积元 $\mathrm{d}S$ 的元磁通量为

$$\mathrm{d}\varPhi_{\mathrm{m}} = \boldsymbol{B} \cdot \mathrm{d}\boldsymbol{S} = B\mathrm{d}S = \frac{\mu_0 I l}{2\pi} \frac{\mathrm{d}x}{x}$$

通过整个线框平面的磁通量为

$$\Phi_m = \int_d^{d+l} \frac{\mu_0 Il}{2\pi} \frac{\mathrm{d}x}{x} = \frac{\mu_0 Il}{2\pi} \ln \frac{d+l}{d}$$

$$= \frac{4\pi \times 10^{-7} \times 10.0 \times 20.0 \times 10^{-2}}{2\pi} \ln \frac{10.0 \times 10^{-2} + 20.0 \times 10^{-2}}{10.0 \times 10^{-2}}$$

$$= 4.39 \times 10^{-7} (\mathrm{Wb})$$

8.3.2　恒定磁场的高斯定理

恒定电流产生的恒定磁场的磁感应线是无头无尾的闭合线,对于磁场中的任意闭合曲面来说,有多少磁感应线穿入该闭合曲面,必定有相同数目的磁感应线穿出该闭合曲面. 如图 8.11 所示,穿出任意闭合曲面 S 的磁通量为正,穿入任意闭合曲面 S 的磁通量为负. 于是,通过任意闭合曲面 S 的磁通量

$$\Phi_m = \oiint_S \boldsymbol{B} \cdot \mathrm{d}\boldsymbol{S} = 0 \tag{8.12}$$

上式表明,**恒定磁场中,通过任意闭合曲面的磁通量恒等于零**. 这一结论称为恒定磁场的**高斯定理**.

静电场的高斯定理反映静电场的基本性质:静电场是有

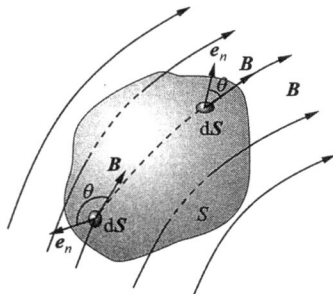

图 8.11

源场,电场线的源头是正电荷所在处或无穷远处,尾闾是负电荷所在处或无穷远处. 磁场的高斯定理则反映磁场的基本性质:磁场是无源场,磁感应线是无头无尾的闭合线.

实验表明,磁场的高斯定理不仅对恒定磁场成立,而且对随时间变化的非恒定磁场也适用.

8.4　恒定磁场的安培环路定理

静电场环路定理 $\oint_l \boldsymbol{E} \cdot \mathrm{d}\boldsymbol{l} = 0$ 反映了静电场是保守场的重要性质. 磁场中,磁感应强度 $\boldsymbol{B}$ 沿任意闭合环路的线积分 $\oint_l \boldsymbol{B} \cdot \mathrm{d}\boldsymbol{l}$ 等于什么? 磁场的安培环路定理反映磁场的什么性质?

8.4.1　恒定磁场的安培环路定理

安培经过缜密论证指出,真空中的恒定磁场,磁感应强度沿任意闭合环路的线积分为

$$\oint_l \boldsymbol{B} \cdot \mathrm{d}\boldsymbol{l} = \mu_0 \sum_{i=1}^{n} I_i \tag{8.13}$$

式中 $\sum_{i=1}^{n} I_i$ 为该闭合环路 l 所包围所有电流的代数和. 上式表明,**真空中的恒定磁场,磁感应强度沿任意闭合环路的线积分等于该闭合环路所包围的所有电流代数和的 μ_0 倍,而与闭合环路外的电流无关**. 上式称为真空中恒定磁场的**安培环路定理**.

恒定磁场的高斯定理表明真空中恒定磁场是无源场,而真空中恒定磁场的安培环路定理则表明真空中磁场是涡旋场. 两个定理结合,完整地揭示了恒定磁场的无源有旋性质.

在求式(8.13)中闭合环路所包围电流的代数和时,当电流的方向与闭合环路绕行方向间满足右手螺旋法则时,式(8.13)中,I 取正值,反之,I 取负值.

恒定磁场的安培环路定理可以利用一个特例由简单到一般进行证明. 如图 8.12(a)所示，在通有电流 I 的无限长直导线产生的磁场中，以电流为中心取半径为 r 的圆环路 l，以逆时针方向为环路的绕行方向. 由于 l 上各点磁感应强度 $\boldsymbol{B}$ 的方向与线元 $\mathrm{d}\boldsymbol{l}$ 的方向相同即 $\theta = 0$，$\cos\theta = 1$，大小均为 $B = \dfrac{\mu_0 I}{2\pi r}$. 因此，磁感应强度 $\boldsymbol{B}$ 沿半径为 r 的圆环路 l 的绕行方向的线积分为

$$\oint_l \boldsymbol{B} \cdot \mathrm{d}\boldsymbol{l} = \oint_l \frac{\mu_0 I}{2\pi r}\mathrm{d}l = \frac{\mu_0 I}{2\pi r} \times 2\pi r = \mu_0 I$$

如果电流的方向相反而以顺时针方向为环路的绕行方向，则磁感应强度沿半径为 r 的圆环路 l 的绕行方向的线积分仍为上式所示.

如果电流的方向不变而以顺时针方向为环路的绕行方向，或如果电流的方向相反，而仍以逆时针方向为环路的绕行方向，则磁感应强度沿半径为 r 的圆环路 l 的绕行方向的线积分为

$$\oint_l \boldsymbol{B} \cdot \mathrm{d}\boldsymbol{l} = -\mu_0 I$$

如图 8.12(b)所示，真空中，通有电流 I 的无限长直导线产生的磁场中，取一包围电流的任意闭合环路 l，仍以逆时针方向为环路的绕行方向. 环路 l 上任意点，磁感应强度 $\boldsymbol{B}$ 的方向与线元 $\mathrm{d}\boldsymbol{l}$ 方向间的夹角为 θ. 设 $\mathrm{d}l$ 对长直导线所张的角为 $\mathrm{d}\varphi$，则 $\mathrm{d}l\cos\theta = r\mathrm{d}\varphi$. 所以，磁感应强度 $\boldsymbol{B}$ 沿任意闭合环路 l 的绕行方向的线积分为

$$\oint_l \boldsymbol{B} \cdot \mathrm{d}\boldsymbol{l} = \oint_l B\mathrm{d}l\cos\theta = \oint_l \frac{\mu_0 I}{2\pi}\mathrm{d}\varphi = \frac{\mu_0 I}{2\pi}\oint_l \mathrm{d}\varphi$$

$\oint_l \mathrm{d}\varphi$ 是整个闭合环路 l 对导线所张的圆周角，$\oint_l \mathrm{d}\varphi = 2\pi$. 于是可得

$$\oint_l \boldsymbol{B} \cdot \mathrm{d}\boldsymbol{l} = \mu_0 I$$

如图 8.13 所示，如果电流在闭合环路 l 外，仍以逆时针方向为环路的绕行方向. $\mathrm{d}\boldsymbol{l}_1$ 与 $\boldsymbol{B}_1$ 的夹角 θ_1，$\mathrm{d}\boldsymbol{l}_2$ 与 $\boldsymbol{B}_2$ 的夹角 θ_2. 则有

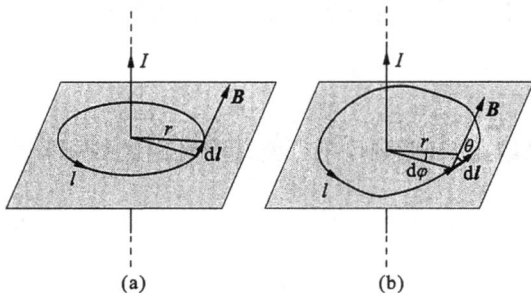

图 8.12

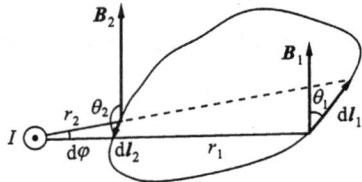

图 8.13

$$\boldsymbol{B}_1 \cdot \mathrm{d}\boldsymbol{l}_1 = B_1 \mathrm{d}l_1\cos\theta_1 = \frac{\mu_0 I}{2\pi r_1}r_1\mathrm{d}\varphi = \frac{\mu_0 I}{2\pi}\mathrm{d}\varphi$$

和

$$\boldsymbol{B}_2 \cdot \mathrm{d}\boldsymbol{l}_2 = B_2 \mathrm{d}l_2\cos\theta_2 = -\frac{\mu_0 I}{2\pi r_2}r_2\mathrm{d}\varphi = -\frac{\mu_0 I}{2\pi}\mathrm{d}\varphi$$

即有

$$\boldsymbol{B}_1 \cdot \mathrm{d}\boldsymbol{l}_1 + \boldsymbol{B}_2 \cdot \mathrm{d}\boldsymbol{l}_2 = \frac{\mu_0 I}{2\pi}\mathrm{d}\varphi - \frac{\mu_0 I}{2\pi}\mathrm{d}\varphi = 0$$

因此,磁感应强度 $\boldsymbol{B}$ 沿任意闭合环路 l 的线积分为

$$\oint_l \boldsymbol{B} \cdot \mathrm{d}\boldsymbol{l} = 0$$

以上的结论虽然是以平面环路中只包围一个直线电流进行的,但是,利用磁感应强度叠加原理可以证明,对任意积分路径,包围多个方向任意的不同电流都成立.

至此,恒定磁场的环路定理得以证明.

应该注意的是,环路上的磁感应强度是由环路内外所有电流共同产生的,满足磁感应强度叠加原理,而磁感应强度沿环路的线积分仅取决于环路内的电流,而与环路外电流无关.

8.4.2 恒定磁场安培环路定理的应用

恒定磁场的安培环路定理不仅在理论上具有十分重要的意义,还提供了一种求解某些电流产生磁场中任意点磁感应强度的简便方法.下面介绍几个实例.

1. 通电无限长直圆柱导体产生的磁场中,任意点的磁感应强度

如图 8.14 所示,真空中,半径为 R 的无限长均匀载流直圆柱导体,自下而上通有电流 I. 由于电流分布具有轴对称性,磁感应强度的分布也具有轴对称性,任意以导线轴线为同心的圆形环路上,各点磁感应强度的大小相等,方向均沿环路的切向.

过导体外距轴线为 $r(r>R)$ 的任意点 P_1,取一半径为 r 的圆环路 l_1,以逆时针方向为环路 l_1 的绕行方向. 由于 l_1 上各点磁感应强度 $\boldsymbol{B}$ 都与该点线元 $\mathrm{d}\boldsymbol{l}$ 方向一致,沿环路的切向,且各点场强大小相等. 因此,磁感应强度 $\boldsymbol{B}$ 沿环路 l_1 的线积分 $\oint_{l_1} \boldsymbol{B} \cdot \mathrm{d}\boldsymbol{l} = 2\pi r B$.

环路 l_1 内包围的电流 $\sum_{i=1}^{n} I_i = I$. 根据安培环路定理,有 $2\pi r B = I$. 可得,半径为 R、通有电流 I 的均匀载流圆柱导体产生的磁场中,导体外任意点磁感应强度的大小为

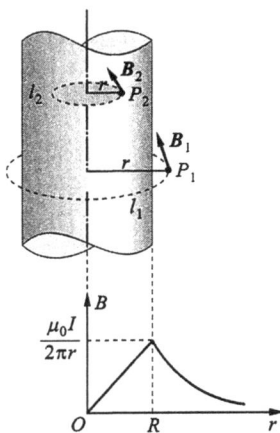

图 8.14

$$B = \frac{\mu_0 I}{2\pi r}, \quad r > R \tag{8.14a}$$

过导体内距轴线为 $r(r<R)$ 的任意点 P,取一半径为 r 的圆环路 l_2. 以逆时针方向为环路 l_2 的绕行方向,则 l_2 上各点磁感应强度都与该点线元 $\mathrm{d}\boldsymbol{l}$ 方向一致,沿环路的切向,且各点场强大小相等. 因此,磁感应强度 $\boldsymbol{B}$ 沿环路 l_2 的线积分 $\oint_{l_2} \boldsymbol{B} \cdot \mathrm{d}\boldsymbol{l} = 2\pi r B$. 环路 l_2 内包围的电流 $\sum_{i=1}^{n} I_i = \frac{I}{\pi R^2}\pi r^2 = \frac{r^2}{R^2} I$. 根据安培环路定理,有 $2\pi r B = \mu_0 \frac{r^2}{R^2} I$. 可得半径为 R、通有电流 I 的均匀载流圆柱导体产生的磁场中,导体内任意点磁感应强度的大小为

$$B = \frac{\mu_0 I r}{2\pi R^2}, \quad r < R \tag{8.14b}$$

可见,通电无限长直圆柱导体产生的磁场中,圆柱体外,磁感应强度的大小与场点距导体

轴线的距离成反比,即通电长直圆柱体外的磁场相当于电流集中于轴线的通电长直导线的磁场;圆柱体内,磁感应强度的大小与场点与导体轴线的距离成正比,如图 8.14 所示.

2. 通电无限长螺线管产生的磁场中,任意点的磁感应强度

如图 8.15(a)所示,真空中,半径为 R 的无限长直螺线管,单位长度上线圈的匝数为 n、通有电流 I. 由于电流分布具有轴对称性,磁感应强度的分布具有轴对称性. 管外各点磁感应强度近似为零,管内轴线上各点磁感应强度的大小相等,方向沿管轴线向右.

如图 8.15(b)所示,过管内任意点 P,取一闭合矩形环路 l. 以顺时针方向为环路 l 的绕行方向,环路 l 的 CD 部分以及 BC 和 DA 的管外部分 $\boldsymbol{B}=0$;而 BC 和 DA 的管内部分 $\boldsymbol{B}$ 与 $\mathrm{d}l$ 垂直,$\boldsymbol{B}\cdot\mathrm{d}l=0$;管内 AB 部分 $\boldsymbol{B}$ 与 $\mathrm{d}l$ 方向相同,$\boldsymbol{B}\cdot\mathrm{d}l=B\mathrm{d}l$. 因此,磁感应强度 $\boldsymbol{B}$ 沿环路 l 的线积分 $\oint_l \boldsymbol{B}\cdot\mathrm{d}l=\overline{AB}B$. 环路 l 内包围的电流为 $\sum_{i=1}^{n}I_i=n\overline{AB}I$. 根据安培环路定理,有 $\overline{AB}B=\mu_0 n\overline{AB}I$. 可得,半径为 R、单位长度上的匝数为 n、通有电流 I 的无限长直螺线管产生的磁场中,管内任意点磁感应强度的大小为

$$B=\mu_0 nI, \quad r<R \tag{8.15}$$

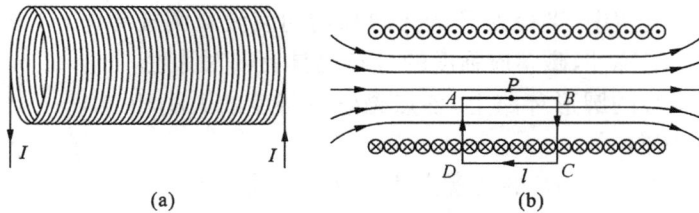

图 8.15

8.5 磁场对电流的作用

磁场的一个基本性质是对处在其中的电流有作用力. 磁场作用于处在其中的通电导线的磁场力称为**安培力**(Ampere force). 本节先介绍描述磁场对电流作用规律的安培定律,然后研究两平行的通电长直导线之间的相互作用,最后讨论磁场对通电线圈的作用.

8.5.1 安培定律

1820 年,安培由实验发现了电流之间的相互作用力,并对精心设计的一系列实验得到的结果进行理论分析、概括和推理,得到了磁场对电流作用力的定量规律.

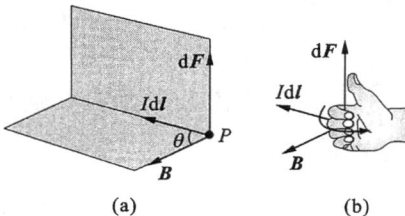

图 8.16

如图 8.16(a)所示,在磁感应强度为 $\boldsymbol{B}$ 的磁场中的任意点 P,电流元 $I\mathrm{d}l$ 所受的元安培力 $\mathrm{d}\boldsymbol{F}$ 与 $I\mathrm{d}l$ 及 P 点磁感应强度 $\boldsymbol{B}$ 的关系为

$$\mathrm{d}\boldsymbol{F}=I\mathrm{d}l\times\boldsymbol{B} \tag{8.16}$$

上式称为**安培定律**. 安培定律为研究磁相互作用和解释物质的磁性奠定了基础,并揭示了磁场的性质. 以 θ 表示 $I\mathrm{d}l$ 与 $\boldsymbol{B}$ 间的夹角,则元安培力 $\mathrm{d}\boldsymbol{F}$ 的大小为

$$dF = IdlB\sin\theta$$

元安培力 dF 的方向用右手螺旋法则确定. 如图 8.16(b)所示,伸开右手使四指与拇指垂直,然后四指沿电流元 Idl 的正向伸出,经小于 $180°$ 的角转向磁感应强度 B 的正向,则螺旋前进的方向即拇指的指向就是元安培力 dF 的方向.

式(8.16)对整个电流求积分,可得磁场作用于任意形状通电导线 l 上的安培力

$$\boldsymbol{F} = \int_l I d\boldsymbol{l} \times \boldsymbol{B} \tag{8.17}$$

例 8.4　两根无限长平行直电流相距为 a,分别通有电流 I_1 和 I_2. 试求两导线间的相互作用力.

解　如图 8.17 所示,根据例 8.1 所得结论,电流 I_1 在导线 l_2 处产生的磁感应强度的大小为

$$B_1 = \frac{\mu_0 I_1}{2\pi a}$$

由安培定律,导线 l_2 上的任意电流元 $I_2 d\boldsymbol{l}_2$ 所受的电流 I_1 产生磁场的元安培力

$$d\boldsymbol{F}_{21} = I_2 d\boldsymbol{l}_2 \times \boldsymbol{B}_1$$

方向指向导线 l_1. 其大小

$$dF_{21} = I_2 B_1 dl_2 = \frac{\mu_0 I_1 I_2}{2\pi a} dl_2$$

由于导线 l_2 上各个电流元所受元安培力的大小及方向都相同,所以单位长度的导线 l_2 所受电流 I_1 产生磁场的安培力方向指向导线 l_1,大小为

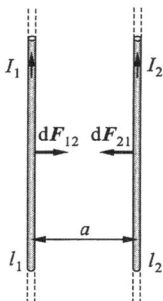

图 8.17

$$f_{21} = \frac{dF_{21}}{dl_2} = \frac{\mu_0 I_1 I_2}{2\pi a}$$

同理,单位长度的导线 l_1 所受电流 I_2 产生磁场的安培力方向指向导线 l_2,大小为

$$f_{12} = \frac{\mu_0 I_1 I_2}{2\pi a}$$

$f_{12} = f_{21}$,用 f 表示. 则分别通有电流 I_1 和 I_2、间距为 a 的两无限长平行通电直导线,单位长度导线间相互作用力的大小为

$$f = \frac{\mu_0 I_1 I_2}{2\pi a}$$

两电流方向相同,两导线相互吸引. 若两电流方向相反,则两导线相互排斥.

8.5.2　磁场对通电线圈的作用　线圈的磁矩

处在磁场中的通电线圈,磁场对通电线圈施以力矩的作用,使得线圈发生转动. 利用安培定律可以分析磁场对通电线圈的作用.

如图 8.18(a)所示,磁感应强度为 B 的均匀磁场中,边长分别为 l_1 和 l_2 的刚性矩形线圈 $ABCD$,通有电流 I. 线圈的法线 e_n 与 B 正向间的夹角为 θ. 线圈可绕垂直 B 的中心轴 OO' 自由转动.

线圈的 AB 边和 CD 边相互平行,且电流方向相反. 根据安培定律,AB 边和 CD 边所受安

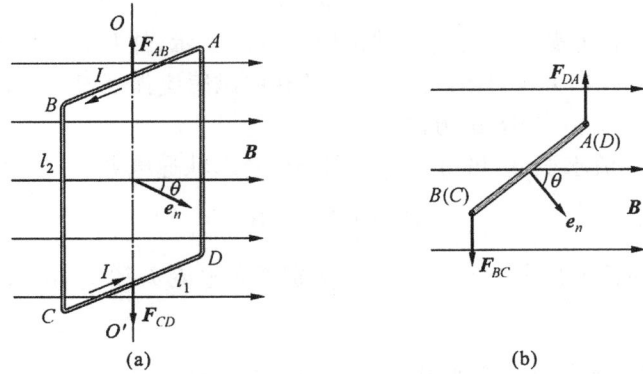

图 8.18

培力的大小分别为

$$F_{AB} = IBl_1 \sin\left(\frac{\pi}{2} + \theta\right) = IBl_1 \cos\theta$$

$$F_{CD} = IBl_1 \sin\left(\frac{\pi}{2} - \theta\right) = IBl_1 \cos\theta$$

$\mathbf{F}_{AB}$ 沿 OO' 轴向上而 $\mathbf{F}_{CD}$ 沿 OO' 轴向下. $\mathbf{F}_{AB}$ 和 $\mathbf{F}_{CD}$ 大小相等、方向相反且在同一条线上,其合力为零.

　　BC 边和 DA 边所受安培力的大小分别为

$$F_{BC} = IBl_2 \sin\frac{\pi}{2} = IBl_2, \quad F_{DA} = IBl_2 \sin\frac{\pi}{2} = IBl_2$$

$\mathbf{F}_{BC}$ 和 $\mathbf{F}_{DA}$ 方向相反,如俯视图 8.18(b)所示.

　　线圈所受的外力 $\mathbf{F} = \mathbf{F}_{AB} + \mathbf{F}_{BC} + \mathbf{F}_{CD} + \mathbf{F}_{DA} = 0$,所以线圈没有平动.

　　$\mathbf{F}_{BC}$ 和 $\mathbf{F}_{DA}$ 不在同一条直线上,相对于 OO' 轴形成力矩.磁场施予处在磁场中通电线圈的力矩称为线圈的**磁力矩**(magnetic moment),用 $\mathbf{M}_{\mathrm{m}}$ 表示.根据力矩的定义,线圈所受磁力矩的方向沿 OO' 轴向上,大小为

$$M_{\mathrm{m}} = F_{BC}\frac{l_1}{2}\sin\theta + F_{DA}\frac{l_1}{2}\sin\theta = IBl_1l_2\sin\theta = IBS\sin\theta$$

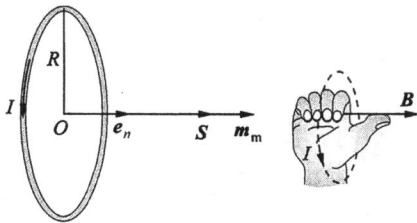

图 8.19

式中,S 为矩形平面线圈的面积,$S = l_1l_2$.如果线圈匝数为 N,则线圈所受磁力矩的大小

$$M_{\mathrm{m}} = NIBS\sin\theta$$

如图 8.19 所示,半径为 R 的平面圆线圈中通有电流 I,以 $\mathbf{e}_n$ 表示线圈法线方向上的单位矢量.通常规定,右手四指沿电流的方向握住线圈,则伸直的拇指的指向就是平面线圈法线 $\mathbf{e}_n$ 的方向,即平面线圈的法线 $\mathbf{e}_n$ 与电流 I 方向服从右螺旋关系.平面线圈的面积矢量为 $\mathbf{S} = S\mathbf{e}_n = \pi R^2 \mathbf{e}_n$.线圈中的电流 I 与线圈的面积矢量 $\mathbf{S}$ 的乘积称为通电线圈的**磁偶极矩**,简称**磁矩**(magnetic moment),用 $\mathbf{m}_{\mathrm{m}}$ 表示.N 匝线圈的磁矩为

$$\mathbf{m}_{\mathrm{m}} = NI\mathbf{S} = NIS\mathbf{e}_n \tag{8.18}$$

磁矩的方向与通电线圈的法线 e_n 相同,大小为

$$m_m = NIS$$

可以证明,式(8.18)适用于任意形状的平面通电线圈.

在国际单位制中,磁矩的单位为安培·米²(A·m²).

在静电场中,我们引入了电偶极子的概念,电偶极子的特征量是电矩 m_e,$m_e = ql$,电矩描述电偶极子产生电场性质的物理量.类似地,在磁场中我们引入磁偶极子的概念.半径为 R、通有电流 I 的平面圆电流称为**磁偶极子**.磁偶极子的特征量磁矩 m_m 由式(8.18)给出.磁矩描述磁偶极子产生磁场性质的物理量.

于是,磁矩为 m_m 的平面矩形通电线圈处在磁感应强度为 B 的磁场中时,所受磁力矩的大小为

$$M_m = m_m B \sin \theta$$

式中,θ 为线圈磁矩 m_m 与磁场 B 之间的夹角.考虑到磁力矩、磁矩与磁场方向满足右手螺旋关系,则磁矩为 m_m 的矩形平面线圈处在磁感应强度为 B 的均匀磁场中,线圈磁力矩的矢量形式为

$$M_m = m_m \times B \tag{8.19}$$

在此磁力矩的作用下,线圈绕 OO' 轴逆时针转动.因此,处在均匀磁场中的通电平面线圈,在磁场施予的磁力矩的作用下,线圈磁矩 m_m 的方向将转向于外磁场 B 的方向.

8.6　磁场对运动电荷的作用

安培定律描述电流元所受的磁场力,而电流是由运动电荷形成的,因此,电流元在磁场中所受的安培力的实质就是运动电荷在磁场中所受磁场力的综合效应.本节讨论磁场对运动电荷的作用规律.

8.6.1　洛伦兹力

磁场对运动电荷的作用力称为**洛伦兹力**(Lorentz force).如图 8.20(a)所示,电量为 q 的电荷以速度 v 在磁感应强度为 B 的磁场中运动,v 与 B 之间的夹角为 θ.实验表明,运动电荷所受的洛伦兹力 F 与 qv 和 B 的关系为

$$F = qv \times B \tag{8.20}$$

洛伦兹力的大小为

$$F = qvB \sin \theta$$

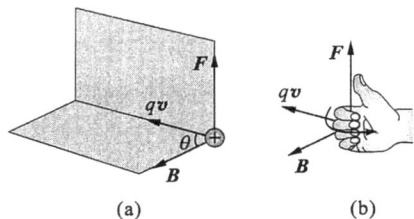

图 8.20

F 与 qv 和 B 三个矢量的方向满足右手螺旋关系,因此,洛伦兹力 F 的方向用右手螺旋法则确定.如图 8.20(b)中所示,伸开右手,使四指与拇指垂直,然后四指沿 qv 的正向伸出,经小于 $180°$ 的角转向磁感应强度 B,则拇指的指向就是洛伦兹力 F 的方向.

如果粒子带负电,即 $q < 0$,则洛伦兹力的方向为 $-v \times B$ 的方向.

8.6.2　洛伦兹力的应用

磁场对处在其中的带电粒子施以洛伦兹力的作用,其规律有着广泛的应用.下面介绍两个实例.

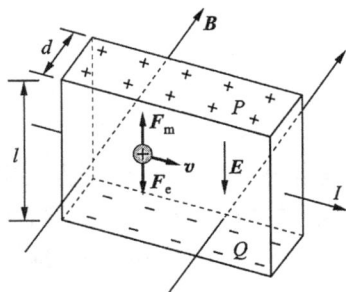

图 8.21

1. 霍尔效应

1879 年,美国物理学家霍尔发现,通电导体板处在与电流方向垂直的均匀磁场中时,导体板与磁场和电流都垂直的两端面之间出现电势差,这一现象称为**霍尔效应**,相应的电势差称为**霍尔电势差**.

霍尔效应可以用电荷在磁场中受洛伦兹力作用发生偏转来解释. 如图 8.21 所示,宽为 l、厚为 d 的导体板中自左向右通有电流 I,磁感应强度 B 向里与导体板中电流 I 的方向垂直. 设导体板中的带电粒子(载流子)的数密度为 n(载流子浓度)、电量为 q、平均定向运动速率为 v.

在洛伦兹力 $F_m = qvB$ 的作用下,导体的 P、Q 两端面分别聚集正电荷和负电荷,形成电场 E. 电场 E 作用于载流子的电场力 F_e 的方向与洛伦兹力的方向相反,大小为 $F_e = qE$. 载流子同时受磁场力 F_m 和电场力 F_e 的作用. 随着电荷的聚集,电场不断加强,F_e 不断增大. 当两力平衡 $F_m = F_e$ 时,有 $qvB = qE$,可得

$$E = vB$$

此时,导体板 P、Q 两端面之间的电势差就是霍尔电势差,用 U 表示. $U = El$,将上式代入,可得

$$U = vBl$$

由 $I = nqldv$,可得 $v = \dfrac{I}{nqld}$. 代入上式,霍尔电势差为

$$U = vBl = \frac{1}{nq}\frac{IB}{d} = k\frac{IB}{d} \tag{8.21}$$

式中 k 取决于导体材料的性质,$k = \dfrac{1}{nq}$,称为**导体的霍尔系数**. 实验表明,若载流子带正电,k 为正;若载流子带负电,k 为负. 上式给出的结论与实验结果相符.

霍尔效应在科学技术和生产实践中有着极其广泛的应用,如利用测量霍尔系数值,可以确定载流子浓度、研究载流子浓度变化规律;根据霍尔系数的正、负,可以判断材料的导电类型. 还可以利用霍尔效应测量磁感应强度或电流及功率,进行信号转换等. 利用霍尔效应制成的霍尔元件,结构简单、使用方便且成本低廉,不仅广泛应用于测量磁场、测量交流电路中的电流和功率,还广泛应用于电子技术、自动控制和计算机技术中转换和放大电信号.

利用等离子体的霍尔效应发电的方法称为磁流体发电. 其原理是将工作气体加热到较高温度使其充分电离成为等离子体,然后以很高的速度通过磁场,离子体中的正、负离子在洛伦兹力的作用下,分别偏转到导管两侧的电极上,于是,两电极之间形成电势差. 使等离子体连续不断地通过磁场,便可连续不断地输出电能. 由于没有机械转动引起的损耗,磁流体发电的效率高,但这一技术目前仍在研制中.

2. 电磁血流计

一种利用磁场对血液中带电粒子洛伦兹力的作用,测量血液流速的仪器称为**电磁血液流速计**. 如图 8.22 所示,直径为 D 的血管处在垂直纸面向内的均匀磁场 B 中,血管内的血液自左向右以速度 v 流动. 由于血液中电量为 q 的带电粒子在洛伦兹力 $F_m = qvB$ 的作用下运动,

血管的 P、Q 两侧面分别聚集正电荷和负电荷,形成电场 E. 电场 E 作用于粒子的电场力 F_e 的方向与洛伦兹力的方向相反,大小为 $F_e = qE$. 当两力平衡 $F_m = F_e$ 时,有 $qvB = qE$. 可得

$$v = \frac{E}{B}$$

此时,血管的 P、Q 两侧面之间的电势差就是霍尔电势差,用 U 表示. 由 $U = ED$,有 $E = \dfrac{U}{D}$,代入上式,带电粒子的运动速度,即血液的流速为

$$v = \frac{U}{DB} \tag{8.22}$$

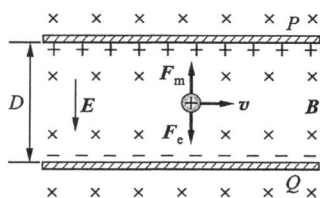
图 8.22

可见,给定的血管,处在一定的磁场中时,血液的流速与霍尔电势差成正比. 因此,测得霍尔电势差,便可求得血液的流速.

8.7　磁介质中的恒定磁场

前面我们讨论的是真空中恒定电流产生磁场的性质及其规律. 实际的磁场中通常都存在着各种不同的物质. 处在磁场中时对磁场产生影响的物质称为**磁介质**. 本节先介绍磁介质的磁化及其机理,然后讨论磁介质中磁场的性质及规律.

8.7.1　磁介质及其极化

1. 磁介质的分类

一切实物物质都是磁介质. 当磁介质处在外磁场中时,外磁场会发生变化. 真空中,磁感应强度为 B_0 的磁场,如果充满某种均匀磁介质时,磁感应强度为 B. 实验表明,

$$B = \mu_r B_0 \tag{8.23}$$

式中 μ_r 取决于磁介质的性质,称为磁介质的相对磁导率(relative permeability). 磁介质的相对磁导率 μ_r 反映磁介质的极化程度和磁介质极化对原磁场的影响程度.

实验还表明,磁介质的相对磁导率 μ_r 有的小于 1,有的大于 1,还有的远大于 1. 根据磁导率值小于 1、大于 1 和远大于 1 三种情况,将磁介质分为三类:

μ_r 稍大于 1 的磁介质称为**顺磁质**. 锂、钠、铝和镁等金属,氧等非金属,氧化铜、氧化钾和氯化铜等化合物是顺磁质. μ_r 稍小于 1 的磁介质称为**抗磁质**. 金、银、铜、汞和锌等金属,氢、硫、碘和溴等非金属以及人类喉、兔肝等生物组织是抗磁质. $\mu_r \gg 1$ 的磁介质称为**铁磁质**. 铁、钴和钢等金属,铁和其他金属或非金属的合金以及铁的氧化物,如铁氧体等都是铁磁质.

表 8.1 给出了几种磁介质的相对磁导率.

表 8.1　物质的相对磁导率

顺磁质	μ_r	抗磁质	μ_r	铁磁质	μ_r
空气(标准状况)	$1+3.6\times10^{-7}$	汞	$1-3.2\times10^{-5}$	铸铁	$500\sim2000$
氧气(标准状况)	$1+1.8\times10^{-6}$	锑	$1-7.0\times10^{-5}$	纯铁	1800(最大值)
铝	$1+2.1\times10^{-5}$	水	$1-8.8\times10^{-6}$	硅钢	7000(最大值)
铂	$1+2.9\times10^{-4}$	铜	$1-9.4\times10^{-6}$	坡莫合金	100000(最大值)

顺磁质的相对磁导率 μ_r 稍大于 1,抗磁质的相对磁导率 μ_r 稍小于 1.顺磁质和抗磁质使原磁场稍微增强或减弱是弱磁性物质,称为弱磁质.铁磁质的相对磁导率 $\mu_r \gg 1$,铁磁质使原磁场显著增强是强磁性物质,称为强磁质.

2.磁介质的磁化

磁介质为什么具有不同的特性呢? 根据安培的分子电流假设,物质的分子相当于一个圆电流,称为分子电流.分子电流产生磁场,分子电流的磁矩称为分子磁矩,用 m_m 表示.分子磁矩为电子绕核轨道运动磁矩和电子自旋运动磁矩的矢量和.

由于不同物质分子的电子数目不同,且电子状态各异,所以各个电子的磁矩方向不相同.若物质分子中电子的轨道磁矩和自旋磁矩相互没有完全抵消,则分子磁矩 $m_m \neq 0$;若物质分子中电子的轨道磁矩和自旋磁矩相互完全抵消,则分子磁矩 $m_m = 0$.

处在磁场中的磁介质,其分子中的电子与磁场之间相互作用,其结果使得磁介质发生变化的现象称为磁介质的**磁极化**,简称**磁化**(magnetization).下面我们讨论磁介质的磁化及其机理.

1) 顺磁质的磁化

顺磁质分子中,电子的轨道磁矩和自旋磁矩相互没有完全抵消,分子磁矩 $m_m \neq 0$,单个分子对外显磁性.如图 8.23(a)所示,无外磁场作用时,由于热运动,各个分子磁矩杂乱无序分布.因此,从宏观上看,任意体积元内所有分子磁矩的矢量和为零,所以整块顺磁质对外不显磁性.

如图 8.23(b)所示,当顺磁质分子处在外磁场 B_0 中时,受磁场施予磁力矩的作用,分子磁矩转向外磁场方向分布.如图 8.23(c)所示,当整块顺磁质处在外磁场 B_0 中时,由于各个分子磁矩转向外磁场方向分布,因此从宏观上看,任意体积元内所有分子磁矩的矢量和不为零,形成与外磁场方向相同的附加磁矩.

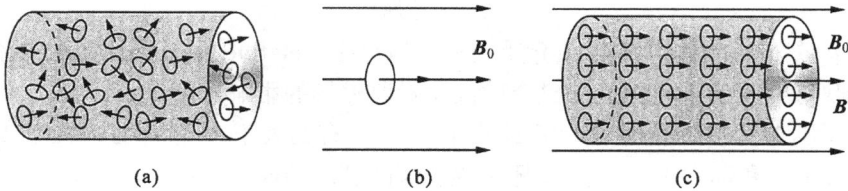

图 8.23

顺磁质处在外磁场中时,分子磁矩转向外磁场方向分布形成与外磁场方向相同的附加磁矩,致使顺磁质磁化.磁化了的整块顺磁质对外显磁性.

顺磁质磁化形成的附加磁矩产生的附加磁场用 B' 表示.附加磁场 B' 与原磁场 B_0 方向相同,大小较原磁场的磁感应强度小得多,使得磁介质中的磁场稍微增强.顺磁质中,附加磁场 B' 和外磁场 B_0 同时存在,根据磁感应强度叠加原理,顺磁质中的实际磁感应强度为

$$B = B_0 + B'$$

由于 B' 与 B_0 方向相同,所以顺磁质中磁感应强度的大小为

$$B = B_0 + B'$$

$B > B_0$,可见,磁化了的顺磁质中的磁场较原磁场增强.

2) 抗磁质的磁化

抗磁质分子中,电子的轨道磁矩和自旋磁矩相互完全抵消,分子磁矩 $\boldsymbol{m}_m = 0$. 单个分子对外不显磁性. 无外磁场作用时,从宏观上看,无论是任意体积元内还是整块抗磁质,对外都不显磁性.

没有外磁场时,抗磁质的原子核作用于电子的静电力 F_e 提供了电子绕核运动的向心力 F,即向心力 $F = F_e$. 当抗磁质处在外磁场中时,受磁场施予洛伦兹力 F_m 的作用,电子的轨道运动发生变化. 设外磁场 $\boldsymbol{B}_0$ 的方向与电子运动轨道平面垂直向上. 如图 8.24(a)所示,若电子顺时针方向运动,则电子轨道运动磁矩 $\boldsymbol{m}_m$ 的方向向上与外磁场 $\boldsymbol{B}_0$ 的方向相同. 磁场施予电子的洛伦兹力 F_m 与静电力 F_e 方向相反,向心力 $F = F_e - F_m$,即向心力减小. 向心力的减小使得电子的运动速率减小,相应的磁矩也减小. 磁矩的减小等效于形成了与外磁场方向相反的附加磁矩. 附加磁矩等效于形成了与外磁场方向相反的附加磁场 $\boldsymbol{B}'$. 同理,如图 8.24(b)所示,若电子逆时针方向运动,也等效于形成了与外磁场方向相反的附加磁场 $\boldsymbol{B}'$.

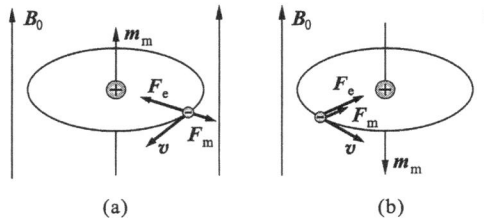

图 8.24

抗磁质处在外磁场中时形成了与外磁场方向相反的附加磁场,致使抗磁质磁化. 磁化了的整块抗磁质对外显磁性.

抗磁质磁化后产生的附加磁场的磁感应强度与原磁场的方向相反,大小较原磁场的磁感应强度小得多,使得磁介质中的磁场稍微减弱. 抗磁质中附加磁场 $\boldsymbol{B}'$ 和外磁场 $\boldsymbol{B}_0$ 同时存在,根据磁感应强度叠加原理,抗磁质中的实际磁感应强度为

$$\boldsymbol{B} = \boldsymbol{B}_0 + \boldsymbol{B}'$$

由于 $\boldsymbol{B}'$ 与 $\boldsymbol{B}_0$ 方向相反,所以抗磁质中磁感应强度的大小为

$$B = B_0 - B'$$

$B < B_0$,可见,磁化了的抗磁质中的磁场较原磁场减弱.

实际上,由于一切物质的原子内的电子都有轨道运动,因此,无论是顺磁质还是抗磁质,在外磁场中都会产生与外磁场方向相反的附加磁矩,结果都表现出一定的抗磁性. 只不过顺磁质中大量分子磁矩方向改变产生的磁性远大于分子附加磁矩大小改变所产生的磁性. 弱磁质磁化后对原磁场影响很小. 顺磁质使原磁场稍微增强,抗磁质使原磁场稍微减弱,顺磁质和抗磁质表现出不同的性质.

以上就是用经典理论对于顺磁质的顺磁性和抗磁质的抗磁性的解释.

* 3)铁磁质的磁化

铁磁质在外磁场作用下产生很强的附加磁场,因此,相对磁导率很大(通常其数量级为 $10^2 \sim 10^4$),且其值随磁场强弱不同而发生复杂的变化. 由于其磁性不同于顺磁质和抗磁质,铁

磁质的磁性不能用经典理论解释. 量子理论认为,在铁磁质中相邻原子磁矩间存在着一种特殊作用,使得在小区域内分子磁矩自发地按一定方向平行整齐有序分布,形成一个个的磁化小区(体积为$10^{-12}\sim10^{-8}\,\mathrm{m^3}$),这种磁化小区称为磁畴. 如图 8.25(a)所示,无外磁场作用时,虽然各个磁畴对外都显示很强的磁性,但是由于热运动,各个磁畴杂乱无序分布. 因此,从宏观上看,任意局部内所有磁畴磁矩的矢量和为零,所以整块铁磁质对外不显磁性.

如图 8.25(b)~(d)所示,当铁磁质处在外磁场中时,随着外磁场不断增强,磁矩方向与外磁场方向一致或接近的磁畴,体积不断增大,磁矩方向与外磁场方向相反或接近相反的磁畴,体积不断缩小. 如图 8.25(e)所示,当外磁场增强到一定值时,所有磁畴磁矩的方向都转到与外磁场方向一致整齐有序分布,达到饱和磁化状态. 饱和磁化时,铁磁质在宏观上显示出比顺磁质强得多的磁性.

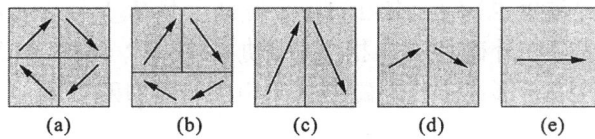

(a)　　　(b)　　　(c)　　　(d)　　　(e)

图 8.25

实验表明,铁磁质的磁化与温度有关. 随着温度的升高,磁化能力减弱,当温度超过某一值时,磁畴被破坏,铁磁质变为顺磁质. 铁磁质变为顺磁质的临界温度称为铁磁质的居里点. 纯铁的居里点为 770℃,78%的坡莫合金的居里点是 550℃.

铁磁材料在工程技术上应用很广.

8.7.2　磁化强度和磁化电流

磁化了的磁介质内,单位体积所有分子磁矩的矢量和称为磁介质的**磁化强度**(magnetization strength),用 $\boldsymbol{M}_\mathrm{m}$ 表示. 在磁介质中任意点处的体积元 $\mathrm{d}V$ 内,由于磁化形成的所有分子磁矩的矢量和为 $\sum_i \boldsymbol{m}_{\mathrm{m}i}$,则该点的磁化强度为

$$\boldsymbol{M}_\mathrm{m} = \frac{\sum_i \boldsymbol{m}_{\mathrm{m}i}}{\mathrm{d}V} \tag{8.24}$$

磁化强度的大小反映磁介质的磁化程度,其值越大磁介质磁化越强,反之亦然. 磁化强度的方向因磁介质的不同而异:顺磁质中磁化强度的方向与外磁场的方向相同,抗磁质中磁化强度的方向与外磁场的方向相反.

在国际单位制中,磁化强度单位为安培·米$^{-1}$(A·m^{-1}).

磁介质磁化后会出现磁化电流. 下面我们以长直螺线管为例,讨论磁化电流的概念.

如图 8.26(a)所示,长直螺线管中充以某种各向同性的均匀顺磁质. 电荷定向运动形成的电流称为传导电流,用 I_0 表示. 当螺线管通有传导电流 I_0 时,螺线管中为均匀磁场 $\boldsymbol{B}_0$. 由于磁场的作用,分子磁矩沿磁场方向整齐有序分布. 螺线管任意截面上分子电流的分布如图 8.26(b)所示,在磁介质内任意点,由于相邻分子电流总是成对且反向,因而相互抵消,其结果等效为形成沿截面边缘的圆电流. 这种由于磁介质磁化产生的电流称为**磁化电流**(或**束缚电流**),用 I' 表示. 由于磁化电流与传导电流方向相同,因此,磁化电流 I' 产生的附加磁场 $\boldsymbol{B}'$ 的方向与传导电流 I_0 产生的磁场 $\boldsymbol{B}_0$ 的方向相同,如图 8.26(c)所示.

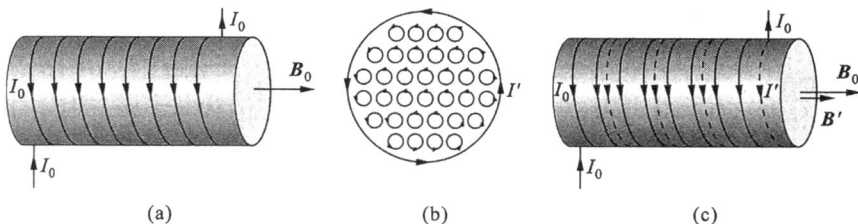

图 8.26

如果长直螺线管中充的是各向同性的均匀抗磁质,由于分子磁化产生的附加磁场 $\boldsymbol{B}'$ 的方向与外磁场 $\boldsymbol{B}_0$ 的方向相反,磁化电流的方向与传导电流的方向相反,因此,磁化电流 I' 产生的附加磁场 $\boldsymbol{B}'$ 的方向与传导电流 I_0 产生的磁场 $\boldsymbol{B}_0$ 的方向相反.

8.7.3　磁介质中恒定磁场的高斯定理

磁介质存在着两种磁场,传导电流 I_0 产生的磁场 $\boldsymbol{B}_0$ 和磁化电流 I' 产生的磁场 $\boldsymbol{B}'$. 因此,磁介质中的实际磁场是两种磁场的叠加,即磁介质中的磁场为

$$\boldsymbol{B} = \boldsymbol{B}_0 + \boldsymbol{B}'$$

通过任意闭合曲面 S 的磁通量为

$$\oiint_S \boldsymbol{B} \cdot \mathrm{d}\boldsymbol{S} = \oiint_S \boldsymbol{B}_0 \cdot \mathrm{d}\boldsymbol{S} + \oiint_S \boldsymbol{B}' \cdot \mathrm{d}\boldsymbol{S}$$

由于不论是传导电流 I_0 产生的磁场 $\boldsymbol{B}_0$(真空中的磁场),还是磁化电流 I' 产生的磁场 $\boldsymbol{B}'$(磁化磁场),磁场线都是一系列无头无尾的闭合曲线,因此有

$$\oiint_S \boldsymbol{B}_0 \cdot \mathrm{d}\boldsymbol{S} = 0, \quad \oiint_S \boldsymbol{B}' \cdot \mathrm{d}\boldsymbol{S} = 0$$

于是,在磁介质中,通过任意闭合曲面 S 的磁通量为

$$\oiint_S \boldsymbol{B} \cdot \mathrm{d}\boldsymbol{S} = 0 \tag{8.25}$$

上式称为**磁介质中恒定磁场的高斯定理**.

8.7.4　磁介质中恒定磁场的安培环路定理

1. 磁化强度与磁化电流的关系

磁化强度的大小反映磁介质的磁化程度,磁介质磁化产生磁化电流. 磁化电流越大磁介质磁化越强. 因此,磁化强度与磁化电流之间必然存在着一定的关系. 下面我们以长直螺线管为例,讨论磁化强度与磁化电流的关系.

截面积为 S 的长直螺线管,其内充以某种各向同性的均匀顺磁质. 在传导电流 I_0 产生的磁场 $\boldsymbol{B}_0$ 中,磁介质磁化. 如图 8.27 所示,在螺线管沿轴向取一长为 L 的闭合矩形环路 l. 设 L 上的磁化电流为 I'. 根据磁化强度的定义,磁介质中磁化强度的大小为

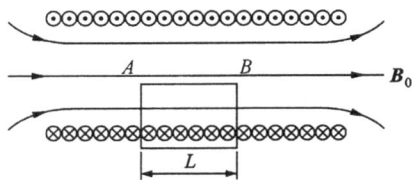

图 8.27

$$M_\mathrm{m} = \frac{\sum m_\mathrm{m}}{\Delta V} = \frac{I'S}{SL} = \frac{I'}{L} = \lambda' \tag{8.26}$$

式中 λ' 为磁化电流的线密度, $\lambda' = \dfrac{I'}{L}$. 可见, 磁介质表面 (螺线管侧面) 磁化强度的大小等于磁化电流的线密度.

磁化强度对闭合环路 l 的线积分

$$\oint_l \boldsymbol{M}_{\mathrm{m}} \cdot \mathrm{d}\boldsymbol{l} = \int_A^B \boldsymbol{M}_{\mathrm{m}} \cdot \mathrm{d}\boldsymbol{l} = M_{\mathrm{m}} L$$

将 $M_{\mathrm{m}} = \lambda'$ 代入, 可得

$$\oint_l \boldsymbol{M}_{\mathrm{m}} \cdot \mathrm{d}\boldsymbol{l} = \lambda' L = I' \tag{8.27}$$

上式表明, **磁化强度对闭合环路的线积分等于通过环路所包围的总磁化电流**. 这一结论虽然是从一个特例得到, 但是可以证明, 它适用于任何磁场.

2. 磁介质中恒定磁场的安培环路定理

磁介质中的磁场由传导电流 I_0 和磁化电流 I' 共同产生. 如果知道传导电流和磁化电流的空间分布, 我们就可以求出传导电流产生的磁场 $\boldsymbol{B}_0$ 和磁化电流产生的磁场 $\boldsymbol{B}'$, 然后根据磁场叠加原理, 磁介质中的磁场 $\boldsymbol{B} = \boldsymbol{B}_0 + \boldsymbol{B}'$. 然而由于磁化电流不像传导电流那样可以测量, 对研究磁介质中的磁场带来了困难. 我们仿照在静电场中引入电位移矢量的方法, 避开磁化电流, 引入一个新的物理量——磁场强度. 从而方便地解决了磁介质中的磁场问题. 下面我们仍以通电长直螺线管为例, 根据磁场的安培环路定理, 对磁场强度进行定义, 然后得到磁介质中的安培环路定理.

根据磁场的安培环路定理, 在图 8.27 中, 磁感应强度沿闭合环路 l 的线积分为

$$\oint_l \boldsymbol{B} \cdot \mathrm{d}\boldsymbol{l} = \mu_0 \sum I_i = \mu_0 (NI_0 + I') = \mu_0 NI_0 + \mu_0 I'$$

式中 $\boldsymbol{B} = \boldsymbol{B}_0 + \boldsymbol{B}'$. 将式 (8.27) 代入上式, 整理可得

$$\oint_l \left(\dfrac{\boldsymbol{B}}{\mu_0} - \boldsymbol{M}_{\mathrm{m}} \right) \cdot \mathrm{d}\boldsymbol{l} = NI_0$$

式中 $\dfrac{\boldsymbol{B}}{\mu_0} - \boldsymbol{M}_{\mathrm{m}}$ 称为**磁场强度** (magnetic field intensity; magnetic field strength), 用 $\boldsymbol{H}$ 表示, 即

$$\boldsymbol{H} = \dfrac{\boldsymbol{B}}{\mu_0} - \boldsymbol{M}_{\mathrm{m}} \tag{8.28}$$

在国际单位制中, 磁场强度的单位为安培·米$^{-1}$ (A·m^{-1}).

通常, 将环路 l 包围的传导电流的代数和写作 $\sum_i I_{0i}$, 则磁场强度沿任意闭合环路 l 的线积分为

$$\oint_l \boldsymbol{H} \cdot \mathrm{d}\boldsymbol{l} = \sum_i I_{0i} \tag{8.29}$$

式中磁场强度 $\boldsymbol{H}$ 为由闭合环路内的传导电流和磁化电流共同决定的. 上式表明, **磁场强度沿任意闭合环路的线积分, 等于闭合环路所包围传导电流的代数和**. 上式称为**磁介质中恒定磁场的安培环路定理**.

式 (8.29) 虽然是从一个特例得到, 但是可以证明, 它适用于任何磁场.

8.7.5　磁介质中的恒定磁场

实验表明, 当各向同性的磁介质处在不太强的外磁场中时, 磁化强度与磁场强度大小成正

比而方向相同,即有

$$\boldsymbol{M}_m = \chi_m \boldsymbol{H}$$

式中比例系数 χ_m 仅由磁介质的性质决定,称为磁介质的**磁化率**.

真空中, $\boldsymbol{M}_m = 0$,因此 $\chi_m = 0$. 由式(8.28),真空中,磁感应强度与磁场强度的关系为

$$\boldsymbol{B}_0 = \mu_0 \boldsymbol{H} \tag{8.30}$$

磁介质中, $\boldsymbol{M}_m \neq 0$,因此 $\chi_m \neq 0$. 由式(8.28)并考虑 $\boldsymbol{M}_m = \chi_m \boldsymbol{H}$ 可得

$$\boldsymbol{B} = \mu_0 \boldsymbol{H} + \mu_0 \boldsymbol{M}_m = \mu_0(1 + \chi_m)\boldsymbol{H} = \mu_0 \mu_r \boldsymbol{H}$$

式中 μ_r 为磁介质的相对磁导率, $\mu_r = 1 + \chi_m$. 令 $\mu = \mu_0 \mu_r$, μ 称为磁介质的磁导率. 于是,磁导率为 μ 的磁介质中,磁感应强度与磁场强度的关系为

$$\boldsymbol{B} = \mu \boldsymbol{H} \tag{8.31}$$

磁介质中磁场的安培环路定理式(8.29)和磁介质中磁感应强度与磁场强度的关系式(8.31),提供了一种求解磁介质中磁场问题的简便方法:在各向同性的磁介质中,如果传导电流分布具有对称性,就可由式(8.29)先求出磁场强度,再根据式(8.31)求出磁感应强度.

例 8.5　单位长度上线圈匝数为 n 的螺绕环,通有电流 I,环内充满相对磁导率为 μ_r 的均匀顺磁质,试求:

(1) 螺绕环内的磁场强度;

(2) 螺绕环内的磁感应强度.

解　(1) 如图 8.28 所式,在螺绕环内取一个半径为 r 的同心圆环路 l,磁场强度沿环路 l 的线积分为

$$\oint_l \boldsymbol{H} \cdot \mathrm{d}\boldsymbol{l} = 2\pi r H$$

环路包围的传导电流

$$\sum_i I_{0i} = 2\pi r n I$$

根据磁介质中磁场的安培环路定理式(8.29),磁场强度的大小为

$$H = \frac{NI}{2\pi r} = nI$$

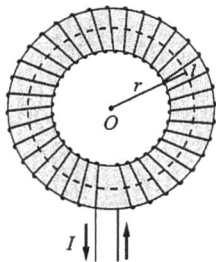

图 8.28

(2) 由磁介质中磁感应强度与磁场强度的关系式(8.31),可得磁介质中磁感应强度的大小为

$$B = \mu H = \mu_0 \mu_r n I$$

思 考 题

8.1　电流元 $I\mathrm{d}\boldsymbol{l}$ 产生的磁场中,任意点的磁感应强度的表达式 $\mathrm{d}\boldsymbol{B} = \frac{\mu_0 I\mathrm{d}\boldsymbol{l} \times \boldsymbol{e}_r}{4\pi r^2}$ 与静电场中的哪一个公式对应? 两式的异同为何?

8.2　若电流元 $I\mathrm{d}\boldsymbol{l}$ 在磁场中 P 点处沿直角坐标系的 x 轴方向放置时不受力,而电流元 $I\mathrm{d}\boldsymbol{l}$ 沿 y 轴正向放置时受力沿 z 轴负方向, P 点磁感应强度的方向为何?

8.3　磁感应线的特征是什么? 磁通量是如何定义的? 怎样求通过任意闭合曲面的磁通量? 何为磁场的高斯定理? 磁场的高斯定理反映磁场的什么性质?

8.4　若磁感应强度沿某一环路的线积分等于零,环路上各点的磁感应强度一定为零吗? 为什么?

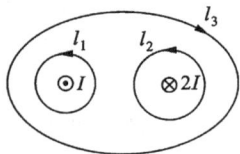

图 8.29

8.5　如图 8.29 所示,相互平行放置的两条通电无限长直导线,分别通有电流 I (流出纸面)和 $2I$(流入纸面),磁感应强度沿环路 l_1、l_2 和 l_3 的线积分各等于何值?

8.6　均匀磁场中,三角形、矩形和圆形三个平面线圈,面积相等且通有相同的电流.线圈的磁矩是否相等? 线圈所受的最大磁力矩是否相等? 磁场力之和是否相等?

8.7　电荷量为 q、以速度 $\boldsymbol{v}$ 在磁感应强度为 $\boldsymbol{B}$ 的磁场中运动的电荷,磁场施予洛伦兹力 $\boldsymbol{F} = q\boldsymbol{v} \times \boldsymbol{B}$,电流元 $I\mathrm{d}l$ 在磁感应强度为 $\boldsymbol{B}$ 的磁场中时,磁场施予安培力 $\mathrm{d}\boldsymbol{F} = I\mathrm{d}l \times \boldsymbol{B}$,两力有什么关系?

8.8　什么是霍尔效应? 霍尔效应具有什么规律? 怎样根据霍尔电势差的正、负判断导电材料中的带电粒子所带电荷的正、负?

习　　题

8.1　如图 8.30 所示,真空中,通有电流 I 的无限长直导线的中间 O 处折成钝角状. P 为距折点 O 为 $x = 2.0\mathrm{cm}$ 的一点,折角 $\alpha = 120°$.试求 P 点的磁感应强度.

8.2　真空中,半径为 20cm 的圆线圈,通有电流 2.0A.试求圆心处和轴线上距圆心为 20cm 处的磁感应强度.

8.3　如图 8.31 所示,真空中,无限长导线的中间部分弯成半径为 R 的 3/4 圆弧状,圆心 O 在直线段 l_1 的延长线上,导线中通有电流 I.试求 O 点的磁感应强度.

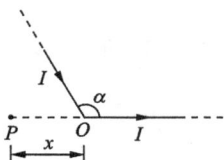

图 8.30

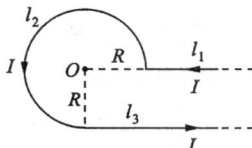

图 8.31

8.4　真空中,直径是长度的 4 倍的螺线管,单位长度上的线圈匝数200 匝·cm^{-1},线圈中通有电流 0.10A.试求螺线管轴线上中点和两端点的磁感应强度.

8.5　如图 8.32 所示,真空中,扇形线圈 $ABCD$ 处在垂直于均匀磁场 $\boldsymbol{B}$ 的平面内,扇形对圆心 O 点的圆心角为60°,$\overline{OA} = \overline{AB} = R$,线圈中通有电流 I,试求:

(1)扇形线圈各段导线所受的磁场力;

(2)扇形线圈所受的磁场力.

8.6　真空中,平面圆线圈处在均匀磁场中,线圈的半径为 20cm,通有电流 20A;磁场的磁感应强度为 $8.0 \times 10^{-2}\mathrm{T}$.线圈平面与磁场方向平行.试求:

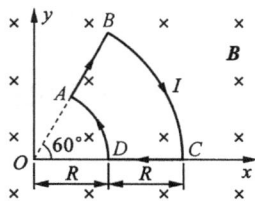

图 8.32

(1)线圈所受的磁场力;

(2)线圈的磁矩和线圈所受的磁力矩.

8.7　如图 8.33 所示,真空中,相距 40cm 的两无限长直导线相互平行,分别通有大小均为 2.0A、方向相反的电流.两导线之间距两导线等距处有宽 20cm、高 15cm 的长方形面积.试求通过长方形面积的磁通量.

8.8　无限长直电缆由两个圆筒导体共轴构成,内外圆筒导体的半径分别为 R_1 和 R_2.电流 I 自内筒的一端流入,由外筒的另一端流出,设电流均匀分布在圆筒导体的侧面上.试求任意点的磁感应强度.

8.9　如图 8.34 所示,磁感应强度为 $\boldsymbol{B}$ 的均匀磁场中,半径为 R 的半圆形导线通有电流 I,试求该导线所受的安培力.

8.10　在霍尔效应实验中,磁感应强度为 0.40T.2.5mm 厚的半导体样品中通有 2.0mA 的电流.测得霍尔电势差为 6.5mV,试求载流子的浓度并判断该样品是 p 型还是 n 型半导体.

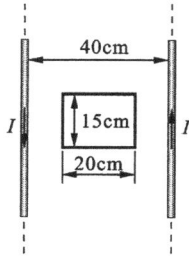

图 8.33

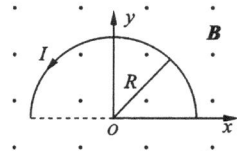

图 8.34

8.11 两个半径分别为 R_A 和 R_B 的同轴圆筒形均匀载流导体,两圆筒间充以相对磁导率为 μ_r 的均匀顺磁质,两导体通有方向相反的电流 I,试求磁介质中任意点的磁场强度和磁感应强度.

8.12 平均半径为 4.0cm 的细螺绕环上绕有 2500 匝线圈.

(1)当环中为真空时,测得环内磁感应强度的大小为 B.试求环内的磁场强度和线圈中的电流;

(2)当环内充以相对磁导率为 μ_r 的磁介质时,测得磁感应强度的大小为 B.试求环内的磁场强度和线圈中的电流.

第9章 电磁感应 电磁场和电磁波

利用磁场产生电流的现象称为电磁感应(electromagnetic induction).麦克斯韦在总结前人工作的基础上,提出了有旋电场和位移电流的概念,建立了完整的电磁场理论,并预言了电磁波的存在,随后,赫兹用实验产生了电磁波,从而证实了麦克斯韦预言的正确性.

本章先讨论电磁感应现象及其基本定律、感应电动势产生的机理和计算方法,然后介绍自感、互感及磁场能量,最后简要介绍麦克斯韦电磁场理论及电磁场的基本性质.

9.1 电 磁 感 应

9.1.1 法拉第电磁感应定律

1820 年奥斯特通过实验发现电流的磁效应后,人们提出了能否利用磁效应产生电流的问题.法拉第经过多年反复实验和研究,于 1831 年发现,**只要使穿过闭合导体回路的磁通量发生变化,回路中就会有电流产生**,这一现象称为**电磁感应现象**.

电磁感应现象表明,当穿过导体回路的磁通量发生变化时,回路中就有了感应电流,而回路中有感应电流就说明回路中一定有电动势.回路中的这种电动势称为**感应电动势**(induction electromotive force).

法拉第通过大量实验总结归纳指出,**导体回路中产生的感应电动势$\mathscr{E}$的大小与穿过回路的磁通量变化率 $\dfrac{\mathrm{d}\Phi_\mathrm{m}}{\mathrm{d}t}$ 成正比**.这一结论称为**法拉第电磁感应定律**.在国际单位制中,法拉第电磁感应定律的数学表述为

$$\mathscr{E} = -\frac{\mathrm{d}\Phi_\mathrm{m}}{\mathrm{d}t} \tag{9.1}$$

式中"一"号用于确定感应电动势中非静电性场强 E_k 的方向,也就是确定电源内部由负极指向正极的方向.具体方法是:先设定回路 l 绕行的方向,如图 9.1 所示,再按右手螺旋法则确定回路所包围面积的法线正方向 e_n,然后计算穿过回路面积的磁通量 Φ_m,得到 $\dfrac{\mathrm{d}\Phi_\mathrm{m}}{\mathrm{d}t}$ 的正负.若 $\dfrac{\mathrm{d}\Phi_\mathrm{m}}{\mathrm{d}t} > 0$,由式(9.1),则 $\mathscr{E} < 0$,这时感应电动势 $\mathscr{E}$ 的方向与所设定的回路绕行方向相反,如图 9.1(a)所示.若 $\dfrac{\mathrm{d}\Phi_\mathrm{m}}{\mathrm{d}t} < 0$,则 $\mathscr{E} > 0$,感应电动势 $\mathscr{E}$ 的方向如图 9.1(b),与所设定的回路绕行方向一致.

式(9.1)只适用于单匝导体回路,若回路由 N 匝线圈串联而成,式(9.1)中的 Φ_m 应为**全磁通量** $\psi_\mathrm{m} = \sum\limits_{i=1}^{N}\Phi_{mi}$,式中 $\Phi_{m1},\Phi_{m2},\cdots,\Phi_{mi},\cdots,\Phi_{mN}$ 分别为穿过各匝线圈的磁通量.如果穿过每匝线圈的磁通量 Φ_m 相等,则穿过回路的全磁通量 $\psi_\mathrm{m} = N\Phi_\mathrm{m}$,称为**磁通链**,用 ψ_m 表示,即 $\psi_\mathrm{m} = \psi_\mathrm{m} = N\Phi_\mathrm{m}$,则

$$\mathscr{E} = -\frac{\mathrm{d}\psi_\mathrm{m}}{\mathrm{d}t} = -N\frac{\mathrm{d}\Phi_\mathrm{m}}{\mathrm{d}t} \tag{9.2}$$

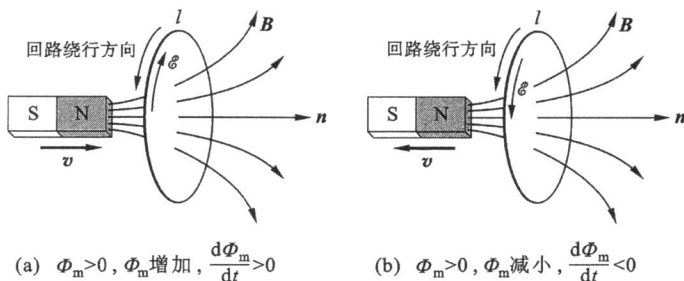

(a) $\Phi_{\mathrm{m}}>0$，Φ_{m}增加，$\dfrac{\mathrm{d}\Phi_{\mathrm{m}}}{\mathrm{d}t}>0$　　　　(b) $\Phi_{\mathrm{m}}>0$，Φ_{m}减小，$\dfrac{\mathrm{d}\Phi_{\mathrm{m}}}{\mathrm{d}t}<0$

图 9.1

9.1.2　楞次定律

由于电磁感应而在导体回路中产生的电流称为**感应电流**. 感应电流的方向取决于导体回路的感应电动势的方向，而感应电流又将在导体回路中产生磁场和磁通量. 将感应电动势的方向与感应电流的磁场在回路中产生的磁通量联系起来考虑，楞次通过大量实验总结出感应电动势方向的规律为：**闭合回路中，感应电流的方向总是使得感应电流所产生的磁通量反抗引起感应电流的磁通量的变化**，这一规律称为**楞次定律**(Lenz law).

如图 9.2(a)所示，磁铁的插入使通过线圈的磁通量增加. 由楞次定律可知，线圈中感应电流产生的磁场应反抗这种增加，因此，线圈中感应电流产生磁场的方向应如图 9.2(a)中虚线所示，再由右手定则确定感应电流的方向. 若磁铁如图 9.2(b)拔出，则感应电流反向.

需要强调的是在楞次定律的表达中，用来确定感应电流方向的关键词是"反抗"，与式(9.1)中的"—"号所表示的意义一致，其实质是能量守恒定律在电磁感应中的具体表现. 如图 9.2 中所示，当磁铁插入或拔出线圈时，必须有外力克服磁力做机械功，同时线圈中产生感应电流，释放焦耳热，从而将其他形式的能量转换成电能. 因此对闭合回路用法拉第电磁感应定律和用楞次定律确定感应电动势的方向是完全一致的.

例 9.1　如图 9.3 所示，半径 $r=0.20\mathrm{m}$ 的半圆形导线和直导线组成一回路. 半圆形导线处在均匀磁场 $B=4.0t^2+2.0t+3.0$ (SI)中，回路的电阻 $R=2.0\Omega$，电源的电动势 $\mathcal{E}_0=2.0\mathrm{V}$. 试求 $t=10\mathrm{\,s}$ 时回路中的感应电流.

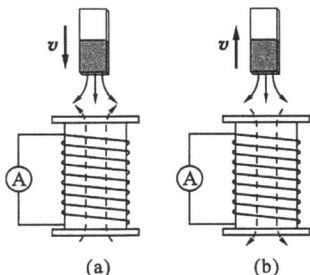

图 9.2

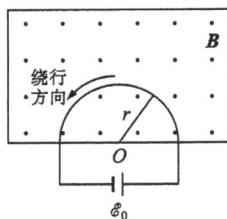

图 9.3

解　取半圆绕行方向如图中所示，穿过回路的磁通量

$$\Phi_{\mathrm{m}}=\boldsymbol{B}\cdot\boldsymbol{S}=\frac{1}{2}\pi r^2(4.0t^2+2.0t+3.0)$$

由法拉第电磁感应定律，当 $t=10\mathrm{\,s}$ 时回路中的感应电动势

$$\mathscr{E} = -\frac{\mathrm{d}\Phi_{\mathrm{m}}}{\mathrm{d}t} = -\frac{1}{2}\pi r^2(8.0t + 2.0)$$

$$= -\frac{1}{2} \times 3.14 \times 0.20^2 \times (8.0 \times 10 + 2.0) = -5.2(\mathrm{V})$$

感应电动势值为负,表示感应电动势的方向与设定绕行方向相反,为顺时针方向.

当 $t = 10\mathrm{s}$ 时回路中的电流为

$$i = \frac{\sum \mathscr{E}}{R} = \frac{\mathscr{E} - \mathscr{E}_0}{R} = \frac{5.2 - 2.0}{2.0} = 1.6(\mathrm{A})$$

电流方向为顺时针方向.

9.2　感应电动势

按照磁通量发生变化的原因不同,感应电动势可分为动生电动势和感生电动势.

9.2.1　动生电动势

磁场不随时间变化,而导体或导体回路在磁场中运动,导体或导体回路中产生的感应电动势称为**动生电动势**(motional electromotive force).

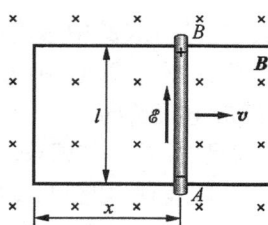

图 9.4

如图 9.4 所示,一矩形导体回路中,长为 l 的导体棒 AB 在恒定均匀磁场 B 中以速度 v 沿垂直磁场 B 的方向运动.某一时刻,穿过回路的磁通量

$$\Phi_{\mathrm{m}} = BS = Blx$$

回路中的动生电动势的大小为

$$\mathscr{E} = \frac{\mathrm{d}\Phi_{\mathrm{m}}}{\mathrm{d}t} = \frac{\mathrm{d}}{\mathrm{d}t}(Blx) = Blv$$

由于导体回路的其他边未动,所以动生电动势是由于 AB 棒的运动产生的.动生电动势的方向用楞次定律判定为逆时针方向,即由 A 到 B.

我们知道,电动势是非静电力作用的结果,那么,产生动生电动势的非静电力是什么力呢?随着导体棒的运动,棒中的自由电子将随棒一起以速度 v 在恒定磁场 B 中运动,因而每个自由电子都受到洛伦兹力 $\boldsymbol{F}_{\mathrm{m}}$ 的作用,洛伦兹力是引起动生电动势的非静电力,其大小为

$$\boldsymbol{F}_{\mathrm{m}} = -e(\boldsymbol{v} \times \boldsymbol{B})$$

相应非静电场强为

$$\boldsymbol{E}_{\mathrm{k}} = -\frac{\boldsymbol{F}_{\mathrm{m}}}{e} = (\boldsymbol{v} \times \boldsymbol{B})$$

由电动势的定义,导体棒 AB 上的动生电动势也可表示为

$$\mathscr{E} = \int_A^B \boldsymbol{E}_{\mathrm{k}} \cdot \mathrm{d}\boldsymbol{l} = \int_A^B (\boldsymbol{v} \times \boldsymbol{B}) \cdot \mathrm{d}\boldsymbol{l} \tag{9.3}$$

动生电动势的大小与电磁感应定律得到的相同,为 $\mathscr{E} = \int_A^B Bv\mathrm{d}l = Bvl$.动生电动势的方向则根据选定的从下限到上限积分路径的方向,由式(9.3)得到 $\mathscr{E}$ 的正、负决定.若 $\mathscr{E} > 0$,则表明积分路径是沿着非静电性场强 $\boldsymbol{E}_{\mathrm{k}}$ 的方向进行的,因此 A 点的电势比 B 点的电势低;若 $\mathscr{E} < 0$,则 A 点电势比 B 点电势高.例如,在图 9.4 中,当积分路径由 A 到 B,由式(9.3)得到 AB 棒上的动生电动势 $\mathscr{E} = \int_A^B (\boldsymbol{v} \times \boldsymbol{B}) \cdot \mathrm{d}\boldsymbol{l} = \int_A^B Bv\mathrm{d}l = Bvl$,即 $\mathscr{E} > 0$,说明 A 点电势比 B 点的电势低,与用楞次定律判别得到的结果相同.

虽然式(9.3)是由直导体棒在均匀磁场中运动这一特例导出的,但是可以证明,式(9.3)也适用一段任意形状的导线在恒定的非均匀磁场中运动时的情况.

如果导体回路 l 在恒定磁场 $\boldsymbol{B}$ 中运动,则回路内的动生电动势为

$$\mathscr{E} = \oint_l \mathrm{d}\mathscr{E} = \oint_l (\boldsymbol{v} \times \boldsymbol{B}) \cdot \mathrm{d}\boldsymbol{l} \tag{9.4}$$

若由式(9.4)得到 $\mathscr{E} > 0$,则 $\mathscr{E}$ 的方向与所取的积分绕行方向一致;若 $\mathscr{E} < 0$,则 $\mathscr{E}$ 的方向与所取的积分绕行方向相反.

例 9.2　如图 9.5 所示,通有电流 $I = 10\mathrm{A}$ 的无限长直导线旁,与其共面的金属杆 MN 长为 $l = 0.2\mathrm{m}$,其 M 端到直导线距离 $a = 0.1\mathrm{m}$,杆与长直导线垂直.杆以速度 $v = 2\mathrm{m \cdot s^{-1}}$ 平行于长直导线向上运动,试求杆中的动生电动势.

解　在杆上距直导线 x 处取线元 $\mathrm{d}x$,该处的 $B = \dfrac{\mu_0 I}{2\pi x}$,且 $\boldsymbol{v} \times \boldsymbol{B}$ 与线元 $\mathrm{d}x\boldsymbol{i}$ 的夹角为 π ,所以线元 $\mathrm{d}x\boldsymbol{i}$ 上的元动生电动势为

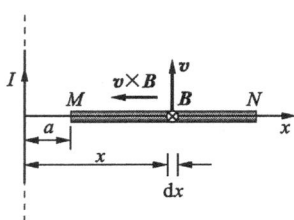

图 9.5

$$\mathrm{d}\mathscr{E} = (\boldsymbol{v} \times \boldsymbol{B}) \cdot \mathrm{d}x\boldsymbol{i} = -vB\,\mathrm{d}x = -\frac{\mu_0 Iv}{2\pi}\frac{\mathrm{d}x}{x}$$

整个导线上的动生电动势为

$$\mathscr{E} = \int \mathrm{d}\mathscr{E} = \int_a^{a+l} -\frac{\mu_0 Iv}{2\pi}\frac{\mathrm{d}x}{x} = -\frac{\mu_0 Iv}{2\pi}\ln\frac{a+l}{a}$$

$$= -\frac{4 \times 10^{-7} \times 10}{2\pi} \times 2 \times \ln 3 = -4.4 \times 10^{-6}\,(\mathrm{V})$$

$\mathscr{E} < 0$,电动势 $\mathscr{E}$ 的方向与积分方向相反,即由 N 指向 M .

9.2.2　感生电动势

导体或导体回路不运动,而磁场随时间变化,导体或导体回路中产生的感应电动势称为**感生电动势**(induced electromotive force).

产生感生电动势的非静电力是什么力呢? 由于导体回路未动,导体中的电荷无宏观运动,所以它不可能像在动生电动势中那样是洛伦兹力.但它对静止的电荷有作用力,类似于电场力,推测其非静电性场强也类似于电场.显然这种电场不是由静止电荷产生,它到底由什么产生呢? 麦克斯韦分析和研究了这类电磁感应现象后提出假设:**不论有无导体或导体回路,变化的磁场都将在其周围空间产生具有闭合电场线的电场**,这种电场称为**感生电场**(induced electric field),感生电场的存在已为实验所证实.

根据麦克斯韦的假设,感生电场就是产生感生电动势的"非静电场",用 $\boldsymbol{E}_V$ 表示.按照电动势的定义,由于磁场的变化,在导体回路 l 中产生的感生电动势应为

$$\mathscr{E} = \oint_l \boldsymbol{E}_V \cdot \mathrm{d}\boldsymbol{l}$$

按照法拉第电磁感应定律,应有

$$\oint_l \boldsymbol{E}_V \cdot \mathrm{d}\boldsymbol{l} = -\frac{\mathrm{d}\Phi_{\mathrm{m}}}{\mathrm{d}t} \tag{9.5}$$

法拉第当时只着眼于导体回路中感应电动势的产生,而麦克斯韦则更着重于电场和磁场

的关系的研究,从而提出感生电场的假设,即变化的磁场会产生感生电场,并指出感生电场沿任何闭合路径的环路积分满足式(9.5)表示的关系,用磁感应强度表示磁通量,则式(9.5)可以用下面的形式更明显地表示出电场和磁场的关系

$$\mathcal{E} = \oint_l \boldsymbol{E}_\mathrm{v} \cdot \mathrm{d}\boldsymbol{l} = -\frac{\mathrm{d}}{\mathrm{d}t} \iint_S \boldsymbol{B} \cdot \mathrm{d}\boldsymbol{S} \tag{9.6}$$

当回路固定不动,磁通量 Φ_m 的变化仅来自磁场的变化时,上式可改写为

$$\mathcal{E} = \oint_l \boldsymbol{E}_\mathrm{v} \cdot \mathrm{d}\boldsymbol{l} = -\iint_S \frac{\partial \boldsymbol{B}}{\partial t} \cdot \mathrm{d}\boldsymbol{S} \tag{9.7}$$

式中面积分的区间 S 是以闭合路径 l 为周界的平面或曲面.上式表明,**在变化的磁场中,感生电场强度对任意闭合路径 l 的线积分等于这一闭合路径所包围面积上磁通量的变化率.**

由于感生电场的环路积分不等于零,所以感生电场不同于静电场(无旋电场),因此,感生电场又称为**有旋电场或涡旋电场.**

有旋电场和静电场有一些共同的性质,如都对场中的电荷有力的作用,都具有能量等.但它们也有重要的区别,静电场是由电荷激发的,其电场线由正电荷出发,终止于负电荷,其电场强度 E 的环流为零,因而静电场是保守场,可以定义电势;而有旋电场是由变化的磁场所激发的,其电场线是无头无尾的闭合曲线,其环流不为零,即 $\oint_l \boldsymbol{E}_\mathrm{v} \cdot \mathrm{d}\boldsymbol{l} \neq 0$,因而有旋电场是非保守场,也不能定义电势.有旋电场对电荷的作用力是非静电力,正是这种力使固定的导体回路中产生感应电动势.

使闭合路径 l 的积分绕行正方向与其所包围面积的法线正方向满足右手螺旋法则,则由式(9.7)可知,$\boldsymbol{E}_\mathrm{v}$ 线的方向与 $\frac{\partial \boldsymbol{B}}{\partial t}$ 的方向之间满足左手螺旋法则.

如图 9.6 所示,若积分路径是一个闭合的导体回路,则导体回路内会产生感应电流;其方向与 $\mathcal{E}$ 的方向(即 $\boldsymbol{E}_\mathrm{v}$ 线的方向)相同,为顺时针方向.此感应电流会产生方向向下的磁场去反抗向上的变化磁场,这是符合楞次定律的.

例 9.3　半径为 R 的长直螺线管中载有变化的电流.在管内产生的匀强磁场的一个横截面如图 9.7 所示.当磁感应强度的变化率 $\frac{\partial \boldsymbol{B}}{\partial t}$ 以恒定的速率增加时,试求管内外感生电场的分布.

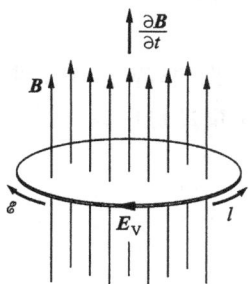

图 9.6

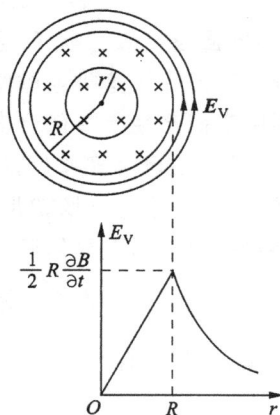

图 9.7

解　一般情况下,计算感生电场是比较困难的.本题中磁场分布具有对称性,因此螺线管内、外的感生电场线都是以螺线管轴线为圆心的同心圆线,见图 9.7,且同一个同心圆线上各点 E_V 的大小相等.

在管内,即取 $r < R$.以 r 为半径取圆形闭合路径沿逆时针方向积分,有

$$2\pi r E_V = -\frac{\partial B}{\partial t}\pi r^2$$

由此得

$$E_V = -\frac{r}{2}\frac{\partial B}{\partial t}$$

E_V 方向沿逆时针方向.

在管外,即取 $r > R$,注意到在此区域 $B = 0$,$\dfrac{\partial B}{\partial t} = 0$,由式(9.7)沿圆形路径积分有

$$2\pi r E_V = -\frac{\partial B}{\partial t}\pi R^2$$

由此得

$$E_V = -\frac{R^2}{2r}\frac{\partial B}{\partial t}$$

式中"—"号表示 E_V 的方向沿逆时针方向,E_V 随 r 的变化关系如图 9.7 中所示.

9.3　自感和互感

在实际电路中,磁场的变化常常是由于电流的变化引起的,因此,把感生电动势直接和电流的变化联系起来是有重要实际意义的.自感和互感现象的研究就是要找出这方面的规律.

9.3.1　自感现象　自感电动势

当一个回路的电流随时间变化时,通过回路自身的全磁通也会发生变化,因而回路自身也产生感生电动势.这一现象称为**自感现象**(self-induced phenomena).自感现象产生的电动势称为**自感电动势**(self-induced electromotive force).

如图 9.8 所示,设回路中电流为 I.则穿过该回路全磁通 ψ_m 与 I 成正比,即

$$\psi_m = LI \tag{9.8}$$

式中比例系数 L 称为该回路的**自感系数**,简称**自感**.实验表明,如果回路周围不存在铁磁质,自感 L 仅由回路的匝数、几何形状和大小以及周围介质的磁导率决定,而与电流 I 无关.

图 9.8

根据电磁感应定律,自感电动势为

$$\mathscr{E}_L = -\frac{d\psi_m}{dt} = -\left(L\frac{dI}{dt} + I\frac{dL}{dt}\right)$$

若回路的匝数、几何形状和大小以及周围介质的磁导率都不随时间变化,则 L 为常数,因而

$$\mathscr{E}_L = -L\frac{dI}{dt} \tag{9.9}$$

式中,"—"号反映自感电动势 $\mathscr{E}_L$ 产生的感应电流的方向总是阻碍回路中电流 I 的变化.

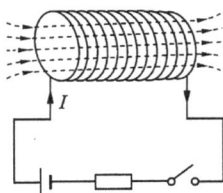

根据式(9.9),对于不同的回路在电流变化率 $\dfrac{\mathrm{d}I}{\mathrm{d}t}$ 相同的条件下,回路的 L 越大,产生的 $\mathscr{E}_{\mathrm{L}}$ 越大,电流越不容易变化. 换言之,自感作用越强的回路,保持其回路中电流不变的性质越强.

自感通常由实验测定. 只有在一些典型的、简单的情况下,才能利用式(9.8)或式(9.9)来计算 L 的值.

例9.4　一实心单层密绕长直螺线管,管内介质的相对磁导率为 μ_{r},总匝数为 N、长为 l、半径为 R,且 $l \gg R$. 试求螺线管的自感.

解　设螺线管中通有电流 I. 由于 $l \gg R$,对于长直螺线管,管内各处的磁场可近似为均匀,由磁介质中的安培环路定理,可得磁感应强度的大小为

$$B = \mu_{\mathrm{r}}\mu_0\, n\, I = \mu \frac{N}{l} I$$

全磁通为

$$\psi_{\mathrm{m}} = NBS = \mu_0 \mu_{\mathrm{r}} \frac{N^2 I}{l} \pi R^2$$

根据式(9.8),可得螺线管的自感为

$$L = \frac{\psi_{\mathrm{m}}}{I} = \frac{\mu N^2 \pi R^2}{l} = \mu_{\mathrm{r}} \mu_0\, n^2 V$$

式中 $V = \pi R^2 l$ 是螺线管的体积. 可见 L 与 I 无关,仅由 n、μ_{r} 和 V 决定.

9.3.2　互感现象　互感电动势

一个回路中的电流发生变化,在另一个回路中产生感应电动势的现象称为**互感现象**. 互感现象产生的电动势称为**互感电动势**(mutual-induced electromotive force).

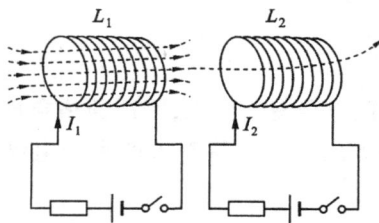

图 9.9

如图 9.9 所示,两相邻回路 1 和 2. 当两个回路的结构、相对位置及周围介质的磁导率不变时,回路 1 中的电流 I_1 产生的磁场在回路 2 中的全磁通 ψ_{21} 与 I_1 成正比,即

$$\psi_{21} = M_{21} I_1 \tag{9.10a}$$

同理,回路 2 中的电流 I_2 产生的磁场在回路 1 中的全磁通 ψ_{12} 与 I_2 成正比,即

$$\psi_{12} = M_{12} I_2 \tag{9.10b}$$

系数 M_{21} 称为回路 1 对回路 2 的互感系数,M_{12} 称为回路 2 对回路 1 的互感系数. 理论和实验都表明,M_{21} 与 M_{12} 相等,用 M 表示,即

$$M = M_{21} = M_{12} \tag{9.11}$$

M 为两个回路间的**互感系数**,简称**互感**(mutual-inductor),其值由回路的几何形状、尺寸、匝数和周围介质的磁导率以及回路的相对位置决定,与回路中的电流无关. 如果回路周围有铁磁质存在,互感就与回路中的电流有关了.

当 M 不变时,应用电磁感应定律和式(9.10a),可以得出由于电流 I_1 的变化在回路 2 中产生的互感电动势为

$$\mathscr{E}_{21} = -\frac{\mathrm{d}\psi_{21}}{\mathrm{d}t} = -M \frac{\mathrm{d}I_1}{\mathrm{d}t}$$

同理,由于电流 I_2 的变化在回路 1 中产生的互感电动势为

$$\mathcal{E}_{12} = -\frac{\mathrm{d}\psi_{12}}{\mathrm{d}t} = -M\frac{\mathrm{d}I_2}{\mathrm{d}t}$$

以上两式可统一表示为

$$\mathcal{E}_M = -M\frac{\mathrm{d}I}{\mathrm{d}t} \tag{9.12}$$

互感是描述两个回路之间的相互影响、耦合程度或互感能力的物理量，M 的值越大，两回路之间的互感作用就越强.

例 9.5 如图 9.10 所示，矩形截面螺绕环由 N 匝细导线密绕而成. 在螺绕环的轴线上另有无限长直导线，螺绕环内通以交变电流 $i = I_0\cos\omega t$. 试求它们的互感和长直导线中的互感电动势.

解 设直导线中通电流 I，在螺绕环中产生的磁感应强度为

$$B = \frac{\mu_0 I}{2\pi r}$$

螺绕环中一匝的磁通为

$$\Phi_m = \int B\mathrm{d}S = \int_{R_1}^{R_2}\frac{\mu_0 I}{2\pi r}h\,\mathrm{d}r = \frac{\mu_0 Ih}{2\pi r}\ln\frac{R_2}{R_1}$$

互感为

$$M = \frac{\psi_m}{I} = \frac{N\Phi_m}{I} = \frac{\mu_0 Nh}{2\pi}\ln\frac{R_2}{R_1}$$

直导线中的互感电动势

$$\mathcal{E}_M = -M\frac{\mathrm{d}i}{\mathrm{d}t} = \frac{\mu_0 NhI_0\omega}{2}\ln\frac{R_2}{R_1}\sin\omega t$$

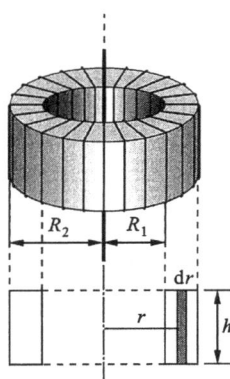

图 9.10

9.4　磁场的能量

磁场力具有做功的本领表明磁场具有能量. 自感为 L 的线圈中通有一定的电流时，线圈就储存着一定的磁场能量. 因此，磁场能量可以用在线圈中电流的建立过程中外力反抗自感电动势所做的功计算.

如图 9.11 所示，由电阻 R、自感线圈 L 和电源 $\mathcal{E}$ 组成的电路，当开关 K 接通后，由于自感现象，电路中的电流随时间逐渐增长. 在电流增长过程中，由于反向自感电动势的存在，电源 $\mathcal{E}$ 不仅要供给电路中电阻产生焦耳热的能量，还要反抗自感电动势 $\mathcal{E}_L$ 做功. 设在电流增长过程中的任意时刻 t，电路中的电流为 i，在 $t+\mathrm{d}t$ 时刻，电路中的电流为 $i+\mathrm{d}i$，则在 $\mathrm{d}t$ 时间内使电流增长 $\mathrm{d}i$ 电源 $\mathcal{E}$ 必须反抗自感电动势 $\mathcal{E}_L$ 做的元功为

$$\mathrm{d}A = -\mathcal{E}_L i\mathrm{d}t$$

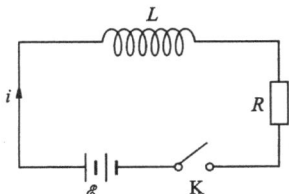

将自感电动势 $\mathcal{E}_L = L\frac{\mathrm{d}i}{\mathrm{d}t}$ 代入，有

$$\mathrm{d}A = Li\,\mathrm{d}i$$

在整个电流自零增长至 I 的过程中，电源 $\mathcal{E}$ 反抗自感电动势 $\mathcal{E}_L$ 做功

图 9.11

$$A = \int\mathrm{d}A = \int_0^I Li\,\mathrm{d}i = \frac{1}{2}LI^2$$

此功转变为线圈中由于通有电流而储存的磁场能量 W_m . 因此, 自感为 L 的线圈中通有电流 I 时储存的磁场能量为

$$W_\mathrm{m} = \frac{1}{2} L I^2 \tag{9.13}$$

上式表明, **通电线圈储存的磁场能量与线圈的自感以及线圈中电流的平方成正比, 而与磁场产生的过程无关**.

当磁场建立后, 外界以电源做功的形式提供的磁场能量便分布在磁场中了. 为了描述磁场能量的分布, 可以引入能量密度的概念. 下面我们用特例导出磁场能量密度公式.

考虑通有电流为 I 的长直螺线管, 设长直螺线管单位长度上匝数为 n、体积为 V, 其内充以相对磁导率为 μ_r 的均匀磁介质. 将自感 $L = \mu_0 \mu_\mathrm{r} n^2 V$ 代入式 (9.13), 可得

$$W_\mathrm{m} = \frac{1}{2} L I^2 = \frac{1}{2} \mu_0 \mu_\mathrm{r} n^2 I^2 V$$

由于长直螺线管的磁场集中于管内, 且分布均匀, 用磁介质中的安培环路定理, 可以求得管内均匀磁场强度的大小为 $H = nI$, 磁感应强度的大小为 $B = \mu_0 \mu_\mathrm{r} H = \mu_0 \mu_\mathrm{r} nI$. 于是有

$$W_\mathrm{m} = \frac{1}{2} B H V$$

又由于 $\boldsymbol{H}$ 和 $\boldsymbol{B}$ 方向相同, 磁场能量可以表示为

$$W_\mathrm{m} = \frac{1}{2} (\boldsymbol{B} \cdot \boldsymbol{H}) V$$

单位体积的磁场能量称为**磁场能量密度**(energy density of magnetic field), 用 w_m 表示. 长直螺线管内磁场能量密度为

$$w_\mathrm{m} = \frac{W_\mathrm{m}}{V} = \frac{1}{2} \boldsymbol{B} \cdot \boldsymbol{H} \tag{9.14}$$

上式虽然是从通电长直螺线管产生的均匀恒定磁场这一特例得到的, 但是可以证明它对磁场普遍有效.

在国际单位制中, 磁场能量密度的单位为焦耳·米$^{-3}$(J·m^{-3}).

非均匀磁场中各点 $\boldsymbol{B}$ 和 $\boldsymbol{H}$ 不同, 因而各点的磁场能量密度不同. 磁场分布的空间可以看作由无穷多个体积元组成, 任意体积元 $\mathrm{d}V$ 内的元磁场能量为

$$\mathrm{d}W_\mathrm{m} = w_\mathrm{m} \mathrm{d}V = \frac{1}{2} (\boldsymbol{B} \cdot \boldsymbol{H}) \mathrm{d}V$$

上式对整个磁场分布的空间积分, 便可得总磁场能量为

$$W_\mathrm{m} = \int \mathrm{d}W_\mathrm{m} = \iint_V \frac{1}{2} (\boldsymbol{B} \cdot \boldsymbol{H}) \mathrm{d}V \tag{9.15}$$

例 9.6 如图 9.12 所示, 同轴电缆中金属芯线的半径为 R_1, 共轴金属圆筒的半径为 R_2, 中间充以相对磁导率为 μ_r 的磁介质, 将芯线与圆筒分别和电池两极相接, 芯线与圆筒上的电流大小相等、方向相反. 忽略金属芯线内的磁场. 试求此同轴电缆芯线与圆筒之间单位长度上的磁场能量.

解 依题意和安培环路定理, 同轴电缆产生的磁场只存在于芯线与圆筒之间. 由磁介质中的安培环路定理, 可以求得电缆内距轴线为 r 处的磁场强度为

$$H = \frac{I}{2\pi r}$$

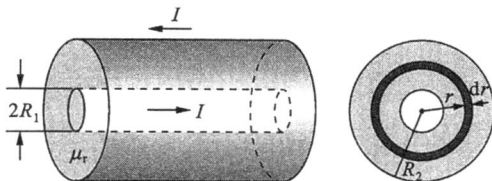

图 9.12

磁感应强度的大小为

$$B = \mu_0 \mu_r H = \mu_0 \mu_r \frac{I}{2\pi r}$$

r 处单位长度薄圆筒形体积元 $\mathrm{d}V = 2\pi r \mathrm{d}r$ 内的元磁场能量为

$$\mathrm{d}W_m = w_m \mathrm{d}V = \frac{1}{2} BH \times 2\pi r \mathrm{d}r = \frac{\mu_0 \mu_r I^2}{4\pi} \frac{\mathrm{d}r}{r}$$

单位长度同轴电缆所储存的磁场能量为

$$W_m = \int \mathrm{d}W_m = \int_{R_1}^{R_2} \frac{\mu_0 \mu_r I^2}{4\pi} \frac{\mathrm{d}r}{r} = \frac{\mu_0 \mu_r I^2}{4\pi} \ln \frac{R_2}{R_1}$$

*9.5　电　磁　场

　　麦克斯韦提出变化的磁场产生有旋电场后,变化的电场会不会也产生磁场呢? 麦克斯韦从传导电流连续性问题入手,提出了"位移电流"的概念,发现了电场产生磁场的规律,在此基础上给出了电磁场理论的完整的数学表达.

9.5.1　位移电流

　　前面我们曾讨论了恒定电流的磁场遵从安培环路定理,即

$$\oint_l \boldsymbol{H} \cdot \mathrm{d}\boldsymbol{l} = \sum_{l内} I_i = \int_S \boldsymbol{j} \cdot \mathrm{d}\boldsymbol{S}$$

　　对于非恒定电流产生的磁场,安培环路定理是否适用呢? 图 9.13(a)所示,一个没有分支的闭合导体电路中,任何时刻通过导体上的任何截面的传导电流总是相等的,即电流是连续的. 对图 9.13(b)所示的接有电容器的电路,当开关接通后,电路中的电流随时间变化,是非恒定电流的过程. 同时,传导电流不能流过电容器的两极板间,因此,对整个电路来说,传导电流也不连续. 在这段时间过程中,于电容器的一个极板附近,任取一包围载流导线的闭合曲线 l,以 l 为边界作 S_1 和 S_2 两个曲面,S_1 穿过导线的横截面,S_2 穿过电容器两极板间的空间,如图 9.14 所示. 当把安培环路定理按相同于恒定电流的情况应用于曲面 S_1 和曲面 S_2 上时,对于 S_1 曲面,因有传导电流 I 穿过该面,故有

$$\oint_l \boldsymbol{H} \cdot \mathrm{d}\boldsymbol{l} = I$$

由于曲面 S_2 伸展到电容器两极板之间,不与载流导线相交,则穿过该曲面的传导电流为零,因此有

$$\oint_l \boldsymbol{H} \cdot \mathrm{d}\boldsymbol{l} = 0$$

　　可见,在非恒定电流产生的磁场中,将安培环路定理应用到以同一闭合曲线 l 为边界的不同曲面时,得到了不同的结果.由于电流分布确定后,空间的磁场分布是唯一确定的,因此磁场强度对闭合回路 l 的线积分也一定具有唯一确定的值.显然上述两个结果存在着矛盾,不可能都正确.这说明安培环路定理不适用于有电容器存在的非恒定电路.

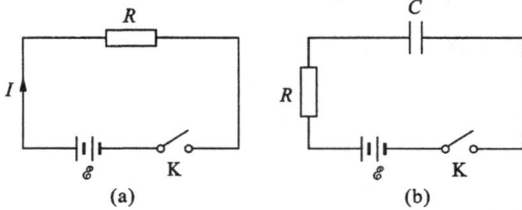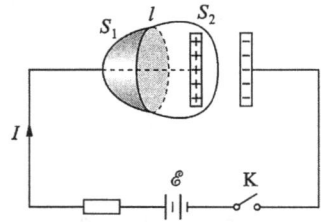

图 9.13　　　　　　　　　　　　　　　　　图 9.14

　　麦克斯韦注意到在上述电容器充电过程中,电容器两极板上的电量 q 和电荷面密度 σ 都随时间增加.设极板的面积为 S,则极板内的传导电流为

$$I = \frac{\mathrm{d}q}{\mathrm{d}t} = \frac{\mathrm{d}(\sigma S)}{\mathrm{d}t} = S\frac{\mathrm{d}\sigma}{\mathrm{d}t}$$

传导电流密度为

$$j = \frac{\mathrm{d}\sigma}{\mathrm{d}t}$$

而在电容器两板之间,由于没有自由电荷的定向移动,所以传导电流为零.但是,在电容器充电过程中,两极板之间,电位移矢量 $\boldsymbol{D}$ 和通过整个截面的电位移通量 $\Phi_D = DS$ 都随时间在增加.电位移矢量大小和电位移通量对随时间的变化率分别为

$$\frac{\mathrm{d}D}{\mathrm{d}t} = \frac{\mathrm{d}\sigma}{\mathrm{d}t}, \qquad \frac{\mathrm{d}\Phi_D}{\mathrm{d}t} = S\frac{\mathrm{d}\sigma}{\mathrm{d}t}$$

将上述结果进行比较,可以看出,极板间电位移矢量随时间的变化率 $\dfrac{\mathrm{d}\boldsymbol{D}}{\mathrm{d}t}$,在数值上等于板内传导电流密度 j;板间电位移通量随时间的变化率 $\dfrac{\mathrm{d}\Phi_D}{\mathrm{d}t}$,在数值上等于板内传导电流 I.并且当电容器充、放电时,$\dfrac{\mathrm{d}\boldsymbol{D}}{\mathrm{d}t}$ 的方向都与导体中电流的方向一致,同时 $\dfrac{\mathrm{d}\boldsymbol{D}}{\mathrm{d}t}$ 和 j 又都具有相同的量纲,因此,麦克斯韦把 $\dfrac{\mathrm{d}\boldsymbol{D}}{\mathrm{d}t}$ 和 $\dfrac{\mathrm{d}\Phi_D}{\mathrm{d}t}$ 分别等效为一种电流密度和电流,称为**位移电流密度** $\boldsymbol{j}_\mathrm{D}$ 和**位移电流**(displacement current) I_D,即

$$\boldsymbol{j}_\mathrm{D} = \frac{\mathrm{d}\boldsymbol{D}}{\mathrm{d}t}, \quad I_D = \frac{\mathrm{d}\Phi_D}{\mathrm{d}t} \tag{9.16}$$

　　引入位移电流概念以后,在电容器极板处中断的传导电流 I 被位移电流 $\dfrac{\mathrm{d}\Phi_D}{\mathrm{d}t}$ 接替,使电路中电流保持连续不断.传导电流和位移电流之和称为**全电流**.在上述非闭合、电流不恒定的电路中,全电流 $I + I_D$ 是保持连续的.

　　麦克斯韦还进一步假设,位移电流在磁效应方面也和传导电流等效.即位移电流不仅和传导电流一样,在其周围要产生磁场,而且位移电流产生的磁场与位移电流之间的关系,也和传导电流产生的磁场与传导电流之间的关系相同.这样,空间任一点的磁场既可能由传导电流产生,也可能由位移电流产生.如果两者同时存在,则磁场可以看成是由全电流产生的.因此,在电流非恒定情况下安培环路定理应推广为

$$\oint_l \boldsymbol{H} \cdot \mathrm{d}\boldsymbol{l} = \sum I + I_D = \int_s \boldsymbol{j} \cdot \mathrm{d}\boldsymbol{S} + \int_s \frac{\mathrm{d}\boldsymbol{D}}{\mathrm{d}t} \cdot \mathrm{d}\boldsymbol{S} \tag{9.17}$$

上式表明,不仅传导电流 I 能产生有旋磁场,位移电流也能产生有旋磁场.上式称为**全电流安培环路定理**.

应该注意的是位移电流只表示电位移通量的变化率,不是有真实的电荷在空间运动.显然,形成位移电流不需要导体,位移电流没有热效应,即使在真空中仍可以有位移电流存在.麦克斯韦的位移电流假设的实质是"变化的电场能产生磁场",这也被后来的实验证实是客观存在的.

9.5.2 麦克斯韦电磁场方程

麦克斯韦"有旋电场"和"位移电流"概念的引入,深刻地揭示了电场和磁场的内在联系:变化电场的空间必然存在着磁场,变化磁场的空间也必然存在着电场.这就是说,变化的电场和变化的磁场密切联系,构成了一个统一的电磁场整体.这就是麦克斯韦关于电磁场的基本概念.

将静电场、稳恒磁场的规律以及变化磁场产生有旋电场和变化电场产生磁场的规律综合起来,麦克斯韦归纳出如下四个方程,用于描述电磁场的普遍规律.

$$\left. \begin{aligned} &\oiint_s \boldsymbol{D} \cdot \mathrm{d}\boldsymbol{S} = \sum_i q_i \\ &\oiint_s \boldsymbol{B} \cdot \mathrm{d}\boldsymbol{S} = 0 \\ &\oint_l \boldsymbol{E} \cdot \mathrm{d}\boldsymbol{l} = -\iint_s \frac{\partial \boldsymbol{B}}{\partial t} \cdot \mathrm{d}\boldsymbol{S} \\ &\oint_l \boldsymbol{H} \cdot \mathrm{d}\boldsymbol{l} = \iint_s \boldsymbol{j} \cdot \mathrm{d}\boldsymbol{S} + \iint_s \frac{\partial \boldsymbol{D}}{\partial t} \cdot \mathrm{d}\boldsymbol{S} \end{aligned} \right\} \tag{9.18}$$

这四个方程就称为麦克斯韦方程组的积分形式.在 $\frac{\partial \boldsymbol{B}}{\partial t} = 0, \frac{\partial \boldsymbol{D}}{\partial t} = 0$ 的条件下,方程组退化为静电场和稳恒磁场的方程组.

*9.6 电 磁 波

麦克斯韦的电磁场理论的核心思想就是:只要在空间某一区域内有了变化的磁场,就在邻近区域内会激发有旋电场;而所激发的有旋电场若也随时间变化,又会在较远处激发出有旋磁场.如果介质不吸收电磁场能量,则电场与磁场之间的相互激发过程就会由近及远地传播出去形成电磁波.为此,麦克斯韦于 1865 年预言了电磁波的存在,1888 年德国物理学家赫兹用实验验证了电磁波的存在并研究了它的特性,从而证实了麦克斯韦预言的正确性.

9.6.1 电磁波的性质

研究表明,电磁波的主要特性为:

(1)电磁波是横波 在传播过程中,电场强度 $\boldsymbol{E}$ 和磁场强度 $\boldsymbol{H}$ 都垂直于波的传播方向 $\boldsymbol{v}$,

所以电磁波是横波, E,H,v 三者相互垂直,构成右手螺旋关系,如图 9.15 所示. 对于 E 和 H 只在各自所在处的平面内振动的这一特性,称为横波的偏振性. 所以,电磁波具有偏振性.

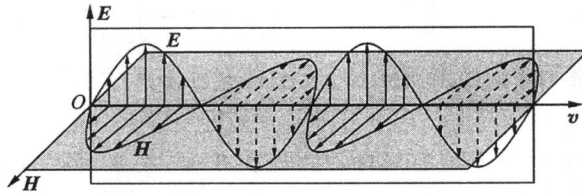

图 9.15

(2) E 和 H 同相位　电磁波场中任何一点处的电场 E 和磁场 H 均是同步变化的,即同时达到极大值、极小值和零.

(3) 电磁场中同一点处 E 值和 H 值成比例

$$\sqrt{\varepsilon}E = \sqrt{\mu}H \tag{9.19}$$

(4) 电磁波的传播速度的大小取决于介质的性质

$$v = \frac{1}{\sqrt{\varepsilon\mu}} \tag{9.20}$$

真空中电磁波的传播速度为

$$v = \frac{1}{\sqrt{\varepsilon_0\mu_0}} = \frac{1}{\sqrt{8.85 \times 10^{-12} \times 4\pi \times 10^{-7}}} = 2.998 \times 10^8 (\text{m} \cdot \text{s}^{-1})$$

这个数值与真空中光的传播速度完全相同. 麦克斯韦曾假定:光波就是电磁波,此预言果然为以后的实验所证实,从而使光学和电磁学统一了起来,这是电磁理论的又一辉煌成就.

9.6.2　电磁波的能量

电场和磁场都具有能量,电磁波的传播伴随着能量的传播,这种以电磁波形式传播出去的能量称为辐射能. 辐射能传播的速度和方向就是电磁波传播的速度和方向.

前面导出的电场和磁场能量密度公式同样适用于电磁波中的电场和磁场,由此得到电磁波的能量密度为

$$w = w_\text{e} + w_\text{m} = \frac{1}{2}(\varepsilon E^2 + \mu H^2)$$

单位时间内,通过与电磁波的传播方向垂直的单位截面的波的能量称为电磁波的**能流密度**,用 S 表示. 在介质不吸收电磁能量的条件下,可以得到空间某一点的电磁波的能流密度为

$$S = wv$$

将 $w = w_\text{e} + w_\text{m} = \frac{1}{2}(\varepsilon E^2 + \mu H^2)$ $\sqrt{\varepsilon}E = \sqrt{\mu}H$ 和 $v = \frac{1}{\sqrt{\varepsilon\mu}}$ 代入上式,可得

$$S = EH$$

由于 E,H 和 v 三者相互垂直,并成右手螺旋关系,而辐射能的传播方向就是电磁波传播的速度方向,故上式可用矢量表示为

$$\boldsymbol{S} = \boldsymbol{E} \times \boldsymbol{H} \tag{9.21}$$

式中 S 称为电磁波的**能流密度矢量**,或**坡印廷矢量**.

9.6.3　电磁波谱

赫兹运用电磁振荡的方法产生了电磁波,并证明电磁波的性质与光波相同后,人们又进行了许多实验,不仅证明了光是一种电磁波,而且还发现电磁波的范围很广,波长没有上、下限的限制,从无线电波、红外线、可见光、紫外线到 X 射线和 γ 射线等都是电磁波.电磁波在真空中按波长(或频率)大小依次排列,称为**电磁波谱**.电磁波谱如图 9.16 所示.

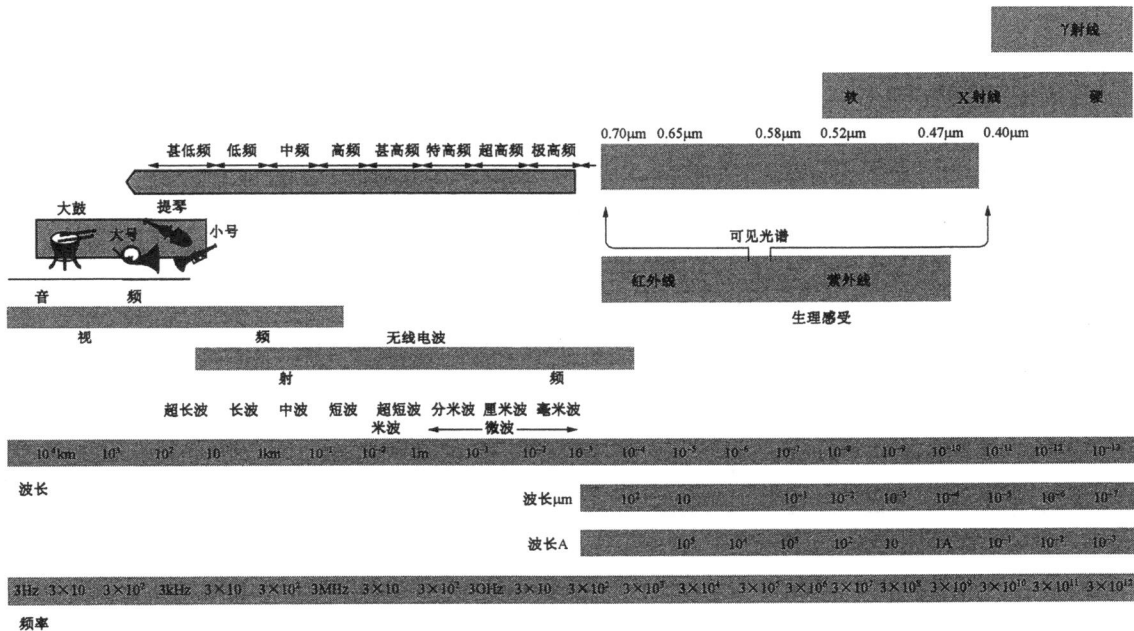

图 9.16

思　考　题

9.1　在电磁感应定律 $\mathscr{E} = -\dfrac{\mathrm{d}\Phi_{\mathrm{m}}}{\mathrm{d}t}$ 中,"-"号的意义是什么? 怎样根据"-"号确定感应电动势的方向?

9.2　动生电动势和感生电动势的异同是什么?

9.3　线圈的自感由哪些因素决定? 怎样绕制一个自感为零的线圈? 线圈的互感由哪些因素决定? 怎样放置可使两线圈间的互感最大?

9.4　什么叫位移电流? 位移电流和传导电流有什么异同?

9.5　试从产生的原因、电场线的分布以及对导体中电荷的作用三个方面来比较静电场和感生电场的异同.

9.6　什么是坡印亭矢量? 它与电场和磁场有什么关系?

习　　题

9.1　电阻为 $R = 20\mathrm{m}\Omega$ 、边长为 20cm 的正方形线圈,平面与均匀磁场方向垂直,均匀磁场的磁感应强度大小为 2.0T. 如果在线圈的相对两边拉线圈,则另两相对边将自动相互靠近以致线圈面积逐渐减小. 设线圈面积在 0.20s 时间内减小到零.试求:

(1) 线圈中的平均感应电动势；

(2) 在 0.20s 时间内线圈中平均感应电流.

9.2　如图 9.17 所示，在磁感应强度为 $B = 0.70$ T 的匀强磁场中，长 $l = 0.20$m 的铜棒 OA 绕其 O 端在垂直磁场的平面内转动，角速度为 50rad $\cdot$ s^{-1}，试求棒两端的动生电动势.

9.3　如图 9.18 所示，质量为 M，长为 l 的金属棒 ab 从静止开始沿倾斜的绝缘框架下滑，设回路的电阻为 R，磁场方向竖直向上，摩擦可忽略不计. 试求棒两端动生电动势随时间变化的函数关系.

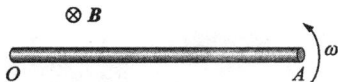

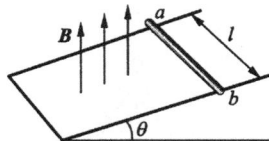

图 9.17　　　　　　　　　　　　　　　图 9.18

9.4　如图 9.19 所示，通有电流 I 的无限长直导线与长为 l 的导体棒 OM 共面，棒以角速度 ω 绕端点 O 转动，导线至点 O 的距离为 r_0. 求棒转至与导线平行时，棒两端的动生电动势.

9.5　如图 9.20 所示，在半径 $r_1 = 20.0$cm 和 $r_2 = 30.0$cm 的圆形区域 S_1 和 S_2 中有匀强磁场，S_1 中的磁感应强度大小 $B_1 = 50.0$mT，方向垂直纸面向里；S_2 中的 $B_2 = 75.0$mT，方向垂直纸面向外. 这两个磁场按同一速率 8.50mT $\cdot$ s^{-1} 减小（不考虑两磁场边缘情况），试对图中的三条路径分别计算 $\oint_l \boldsymbol{E} \cdot d\boldsymbol{l}$.

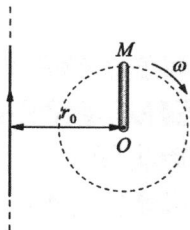

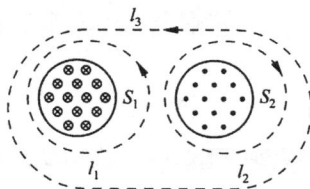

图 9.19　　　　　　　　　　　　　　　图 9.20

9.6　圆形小线圈 C_1 由 50 匝表面绝缘的细导线制成，圆面积 $S = 4.0$cm^2. 圆形大线圈 C_2 由 100 匝表面绝缘的导线绕成，半径 $R = 20$cm. 将小线圈 C_1 同轴地放在大线圈 C_2 中内.

(1) 试求两线圈的互感；

(2) 当大线圈 C_2 中的电流以 50A $\cdot$ s^{-1} 的变化率减小时，试求小线圈 C_1 中的感应电动势.

9.7　如图 9.21 所示，一根长直导线与一正方形线圈共面放置，正方形边长为 a，AB 边平行于直导线，且与直导线的距离为 b，正方形线圈中通有电流 $i = I_0 \sin\omega t$，电流的正方向如箭头所示，试求直导线中的感生电动势.

9.8　(1) 地球磁场的磁感应强度大小 $B = 50\mu$T，试计算地球磁场能量密度；

(2) 在地球表面附近，与地球半径相比小的距离范围内，设地球磁场能量密度为常数，试求在地面与离地面 16km 的空间储存的磁场能量.

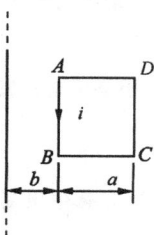

图 9.21

第 10 章　波 动 光 学

通过讨论光在传播过程中产生的干涉、衍射和偏振现象研究光的波动性的光学分支称为**波动光学**(wave optics).

本章先介绍光的相干性、光程和光程差的概念,再讨论光的双缝干涉和薄膜干涉的规律及其应用,然后讨论光的单缝衍射、圆孔衍射和光栅衍射的规律及其应用,最后介绍自然光和偏振光、起偏与检偏以及物质旋光性的概念及其应用.

10.1　光的相干性

10.1.1　光的相干性

实验测得,光在真空中的传播速度 c 为定值,近代实验测得 $c = 299792458\mathrm{m \cdot s^{-1}}$. 这一结论与电磁波在真空中传播速度的理论值符合得很好. 光和电磁波在两种介质分界面上都发生反射和折射,都表现出波动现象特有的规律,并且都具有横波才具有的偏振特性,以上事实及利用电磁波理论研究光学现象的结果都表明,**光是电磁波**. 光波是交变的电场和磁场在空间的传播.

实验表明,引起视觉和感光作用的是电磁波中的电场强度 E. 因此,E 称为**光矢量**,E 振动称为光振动.

电磁波谱中能够引起人眼视觉的狭窄波段的光称为可见光. 可见光的波长范围为 $400\sim760\mathrm{nm}$,其频率范围为 $3.9 \times 10^{14} \sim 7.5 \times 10^{14}\,\mathrm{Hz}$. 不同波长的可见光使人眼产生不同颜色的感觉,波长从长到短,相应的颜色从红到紫.

与相干波定义相同,振动方向一致、频率相同且相位差恒定的光称为**相干光**. 当相干光在空间相遇时,在叠加区域内,合成光强在空间形成强弱相间且稳定分布的现象称为**光的干涉**(interference of light). 相干光的叠加称为**相干叠加**. 不满足相干条件的光称为**非相干光**,非相干光在空间相遇时,在叠加区域内,合成光强等于分光强之和,不产生干涉现象. 非相干光的叠加称为**非相干叠加**.

普通光源物质的各个原子或分子的辐射发光过程彼此独立、随机且是间歇性的. 同一瞬间不同原子或同一原子先后发射的光波,其频率、振动方向和初相位不可能完全相同. 因此,两个普通光源发出的光或同一光源不同部分发出的光都不是相干光. 将普通光源发出的光通过某些装置进行分束后,便能获得相干光. 通常有两种方法从普通光源发出的光中得到相干光:分波前法和分振幅法. 分波前法是从同一波面上分离出两束光. 从一点光源发出的光波波面上并列放置几个小孔或狭缝,这些小孔或狭缝可视为具有同相位的发射子波的波源,通过小孔或狭缝分离出的光束是同相位的相干光. 例如,在杨氏双缝干涉实验中就采用了分波前法. 分振幅法是利用光在两种透明介质分界面上的部分反射和部分折射,将一束光分为若干相干光. 例如,薄膜干涉实验中就采用了分振幅法.

10.1.2　光程和光程差

如图 10.1 所示,相干光源 S_1 和 S_2 发出的两束相干光的波长均为 λ、初相位分别为 φ_1 和 φ_2 . 两束光在 P 点相遇, P 点距 S_1 和 S_2 的距离分别为 r_1 和 r_2 . 则两束光传播到 P 点产生的相位差

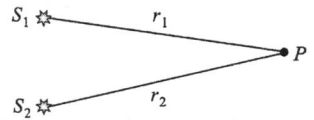

図 10.1

$$\Delta\varphi = \left[\omega_1\left(t - \frac{2\pi}{\lambda}r_1\right) + \varphi_1\right] - \left[\omega_2\left(t - \frac{2\pi}{\lambda}r_2\right) + \varphi_2\right]$$

$$= \varphi_1 - \varphi_2 + \frac{2\pi}{\lambda}(r_2 - r_1)$$

若两个相干光源的初相位相同,即 $\varphi_1 = \varphi_2$,　则相位差为

$$\Delta\varphi = \frac{2\pi}{\lambda}(r_2 - r_1)$$

以上讨论适用于光在同种均匀介质中传播的情况. 为了便于计算相干光在不同介质中传播相遇时的相位差,我们引入光程的概念. 我们知道,不同介质中,光速是不同的. 在折射率为 n 的介质中,光速 $u = \dfrac{c}{n}$. 因此,在相同的时间 t 内,光波在不同介质中传播的路程是不同的. 若 t 时间内光在介质中传播的路程为 r ,则光在真空中传播的路程应为

$$x = ct = c\frac{r}{u} = nr$$

可见,在相同时间内,光在介质中传播的路程 r 可折合为光在真空中传播的路程 nr . 介质的折射率乘以光在介质中传播的路程称为**光程**,即

$$光程 = nr \tag{10.1}$$

当一束光连续经过几种介质时,则

$$光程 = \sum_i n_i r_i$$

図 10.2

另外,频率为 ν 的单色光在介质中的波长为

$$\lambda' = \frac{u}{\nu} = \frac{c}{n\nu} = \frac{\lambda}{n}$$

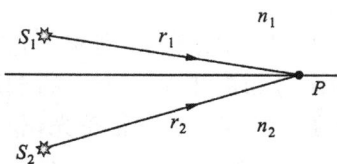

式中 λ 为真空中光的波长. 显然,在不同介质中,同一频率的光的波长是不同的. 如图 10.2 所示,相干光源 S_1 和 S_2 发出的两束相干光,初相位分别为 φ_1 和 φ_2 ,在折射率为 n_1 和 n_2 的介质中传播 r_1 和 r_2 距离后在 P 点相遇,则相位差为

$$\Delta\varphi = \varphi_1 - \varphi_2 + \frac{2\pi}{\lambda_2}r_2 - \frac{2\pi}{\lambda_1}r_1 = \varphi_1 - \varphi_2 + \frac{2\pi}{\lambda}(n_2 r_2 - n_1 r_1)$$

式中 $n_2 r_2 - n_1 r_1$ 称为两束光在到达 P 点的传播过程中的**光程差**(optical path length difference),用 δ 表示,即 $\delta = n_2 r_2 - n_1 r_1$. 因此,两束相干光的相位差为

$$\Delta\varphi = \varphi_1 - \varphi_2 + \frac{2\pi}{\lambda}\delta \tag{10.2}$$

注意上式中的 λ 为真空中的波长.

根据相干波的干涉条件,当

$$\Delta\varphi = \varphi_1 - \varphi_2 + \frac{2\pi}{\lambda}\delta = \pm 2k\pi, \quad k = 0,1,2,\cdots \tag{10.3a}$$

时,P 点的振动最强,称为**干涉加强**(或**干涉相长**).

若两波源的初相位相同,即 $\varphi_1 = \varphi_2$,则干涉加强的条件简化为

$$\delta = r_2 - r_1 = \pm 2k\frac{\lambda}{2}, \quad k = 0,1,2,\cdots \tag{10.3b}$$

当

$$\Delta\varphi = \varphi_1 - \varphi_2 + \frac{2\pi}{\lambda}\delta = \pm(2k-1)\pi, \quad k = 1,2,3,\cdots \tag{10.4a}$$

时,P 点的振动最弱,称为**干涉减弱**(或**干涉相消**).

若两波源的初相位相同,即 $\varphi_1 = \varphi_2$,则干涉减弱的条件简化为

$$\delta = r_2 - r_1 = \pm(2k-1)\frac{\lambda}{2}, \quad k = 1,2,3,\cdots \tag{10.4b}$$

10.2 光 的 干 涉

10.2.1 双缝干涉

光照射在双缝上产生的干涉现象称为**双缝干涉**(two-slit interference).1801 年,托马斯・杨以他巧妙的构思创造性地设计出双缝干涉实验装置,首次用实验的方法观察到了光的干涉现象,使光的波动理论得以证实.

双缝干涉实验装置如图 10.3(a)所示,S、S_1 和 S_2 分别为三个相互平行的狭缝.S_1、S_2 离得很近,并且与 S 距离相等.E 是像屏.用光源照射狭缝 S,S 相当于一个光源.S 发出的光照射到狭缝 S_1 和 S_2 上.S_1 和 S_2 位于 S 发出光的同一波面上.根据惠更斯原理,S_1 和 S_2 就是从同一光源得到的两个线光源.由于 S、S_1 和 S_2 对称,S_1、S_2 发出的两束光是同相位的,满足相干条件,在叠加区内相干叠加形成干涉条纹,在像屏 E 上,就可以观察到如图 10.3(b)所示的明暗相间的直条状干涉条纹.

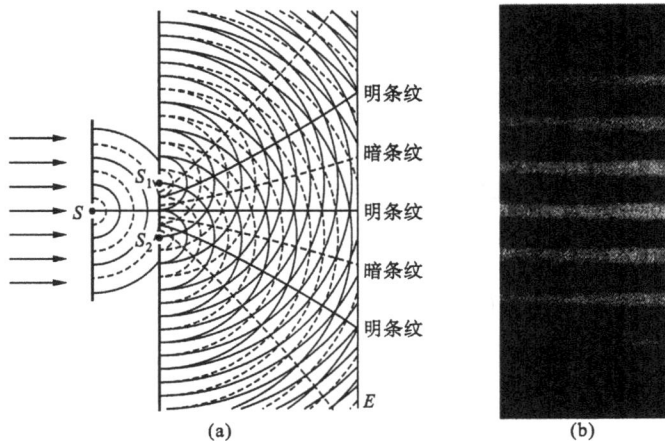

图 10.3

　　双缝干涉条纹是怎样形成的呢？如图 10.4 所示,设双缝 S_1 和 S_2 的间距为 a,双缝到像屏 E 的距离为 D. O 为像屏与 S_1、S_2 连线中垂线的交点,双缝到像屏上任意点 P 的距离分别为 r_1 和 r_2,P 点到 O 点的距离为 x. 由同相位光源 S_1 和 S_2 发出的两束光到 P 点的光程差仅由两束光的路程差决定. 由图 10.4 中的几何关系可知

$$r_1^2 = D^2 + \left(x - \frac{a}{2}\right)^2, \qquad r_2^2 = D^2 + \left(x + \frac{a}{2}\right)^2$$

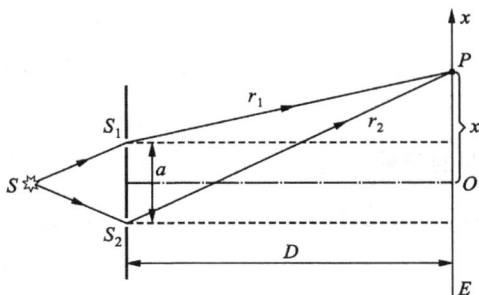

图 10.4

两式相减,可得

$$r_2^2 - r_1^2 = 2xa$$

又有 $r_2^2 - r_1^2 = (r_2 + r_1)(r_2 - r_1)$. 于是有

$$\delta = r_2 - r_1 = \frac{2a}{r_2 + r_1}x$$

由于 $a \ll D$,且在实验中只在 O 点两侧很有限的范围内观测到干涉条纹,亦即 $x \ll D$,近似有 $r_2 + r_1 = 2D$. 因此,两束光的光程差为

$$\delta = \frac{a}{D}x$$

设入射光的波长为 λ. 当

$$\delta = \frac{a}{D}x = \pm k\lambda, \qquad k = 0, 1, 2, \cdots \tag{10.5a}$$

时干涉相长. 明条纹的位置为

$$x = \pm k\frac{D}{a}\lambda, \qquad k = 0, 1, 2, \cdots \tag{10.5b}$$

式中 k 为明条纹级次. $k = 0$ 时的明条纹在 $x = 0$ 即过 O 点平行于双缝处,称为**零级明条纹**或**中央明条纹**. $k = 1, 2, 3, \cdots$ 时的明条纹分别称为 ± 1 级明条纹,± 2 级明条纹,± 3 级明条纹等. 可见,除中央明条纹外,其他各级明条纹在中央明条纹两侧对称且均匀分布.

　　当

$$\delta = \frac{a}{D}x = \pm (2k-1)\frac{\lambda}{2}, \qquad k = 1, 2, 3, \cdots \tag{10.6a}$$

时干涉相消. 暗条纹的位置为

$$x = \pm (2k-1)\frac{D}{2a}\lambda, \qquad k = 1, 2, 3, \cdots \tag{10.6b}$$

式中 k 为暗条纹级次. $k = 1, 2, 3, \cdots$ 的暗条纹称为 ± 1 级暗条纹,± 2 级暗条纹,± 3 级暗条纹等. 可见,暗条纹的分布也是对称且均匀分布的.

　　由式(10.5b)和式(10.6b)可知,相邻明条纹或相邻暗条纹的间距均为 $\Delta x = \frac{D}{a}\lambda$. 可见,明暗条纹相间分布,且只有 $a \ll D$,使得干涉条纹间距 Δx 大到可以分辨,才会观察到干涉条纹.

　　干涉条纹的强度分布具有什么规律呢？以 A 表示 P 点光振动的合振幅,以 A_1 和 A_2 分别表示 S_1 和 S_2 单独存在时在 P 点引起的光振动的振幅. 由于两振动频率相同、振动方向相同,所以有

$$A^2 = A_1^2 + A_2^2 + 2A_1 A_2 \cos \Delta\varphi$$

式中 $\Delta\varphi$ 为两分振动的相位差. 由于光强正比于光矢量振幅的平方,所以 P 点的光强为

$$I = I_1 + I_2 + 2\sqrt{I_1 I_2}\cos\Delta\varphi \qquad (10.7)$$

式中 I_1、I_2 分别为 S_1、S_2 单独存在时 P 点的光强.

当 $I_1 = I_2 = I_0$ 时,明条纹最亮处(中心)的光强 $I_{max} = 4I_0$;暗条纹的光强 $I_{min} = 0$. 如图 10.5 所示.

综上所述,杨氏双缝干涉条纹具有如下特点:

(1) 由于 Δx 与 k 无关,且明条纹最亮处(中心)光强均为 $I = 4I_0$,故干涉条纹为平行于双缝的等亮度、等间距的明暗相间直条纹.

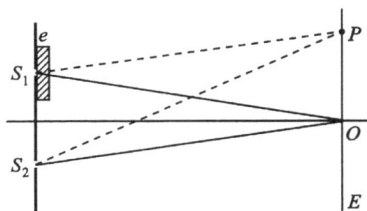

图 10.5

(2) 若入射光的波长 λ 一定,由 $\Delta x \propto \dfrac{D}{a}$ 可知,缝间距越小,相邻干涉条纹间距越大,干涉效应越显著;像屏与缝相距越远,相邻干涉条纹间距越大,干涉效应越显著. 故只有在 $a \ll D$ 的条件下,才能清晰观察到干涉条纹.

(3) 若 a 与 D 保持不变,由于 $\Delta x \propto \lambda$,即波长长的相邻干涉条纹间距大,波长短的相邻干涉条纹间距小. 若用白光照射双缝时,则除中央明条纹为白色外,其余明条纹为内紫外红的光谱,高级次的干涉条纹光谱可能会重叠.

例 10.1　用平行单色光垂直照射一双缝. 双缝间距 $a = 2.0 \times 10^{-4}$ m,缝与像屏的间距 $D = 2.0$ m,测得中央明条纹两侧的正、负第 10 级明条纹中心的距离 $L = 0.11$ m.

(1) 试求入射光的波长;

(2) 若用一厚度 $e = 7.0 \times 10^{-6}$ m、折射率 $n = 1.58$ 的云母片覆盖在上面缝上时,中央明条纹向何方移动? 移到原来第几级明条纹附近?

解　(1) 由于正、负第 10 级明条纹中心间的距离为 20 个条纹宽度,所以有

$$\Delta x = \frac{L}{20} = \frac{D}{a}\lambda$$

解得入射光的波长

$$\lambda = \frac{La}{20D} = \frac{0.11 \times 2.0 \times 10^{-4}}{20 \times 2.0} = 5.5 \times 10^{-7}\,\text{m} = 550(\text{nm})$$

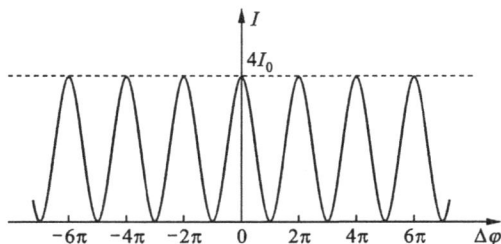

图 10.6

(2) 如图 10.6 所示,当上面的缝被云母片覆盖时,光程差为零的中央明条纹应向上移动. 设移动到原来的第 k 级明条纹处,则未盖云母片前有

$$r_2 - r_1 = k\lambda$$

覆盖云母片后,根据光程差的概念,中央明条纹的条件为

$$r_2 - (r_1 - e + ne) = 0$$

联立以上两式解得

$$k = \left[\frac{(n-1)e}{\lambda}\right] = \left[\frac{(1.58-1) \times 7.0 \times 10^{-6}}{5.5 \times 10^{-7}}\right] = [7.4] = 7$$

即中央明条纹将向上移到原第 7 级明条纹附近.

10.2.2　薄膜干涉

厚度很小的透明介质层称为薄膜. 光照射在薄膜上产生的干涉现象称为**薄膜干涉**(film interference). 薄膜干涉是日常生活中常见的光学现象. 例如,肥皂泡或水面上的油膜上都呈现出彩色条纹,蝴蝶、蜻蜓等昆虫的翅膀在阳光下会形成绚丽的色彩等.

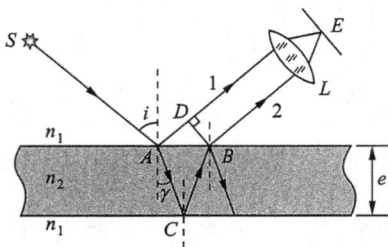

薄膜干涉如图 10.7 所示,折射率为 n_2、厚度为 e 的薄膜处在折射率为 n_1 的介质中. 当光源 S 发出的光照射到薄膜的上表面时,自上表面反射的和从下表面反射的两束光相干叠加形成干涉条纹,在位于透镜 L 的焦平面上的像屏 E 上就可以观察到干涉条纹.

图 10.7

现在我们来讨论薄膜干涉条纹的形成及其规律. 设光源 S 发出波长为 λ 的单色光,以入射角 i 照射到薄膜的上表面. 入射光在 A 处分为两部分,一部分在上表面反射成为光线 1,另一部分以折射角 γ 进入薄膜,并在薄膜的下表面 C 处反射,再由上表面 B 处折射形成光线 2. 光线 1 和光线 2 是由同一入射光分成的两部分,是两束相干光. 经透镜 L 会聚后,在像屏 E 上相干叠加形成干涉条纹.

由图 10.7 可知,光线 1 和光线 2 之间的光程差为

$$\delta = n_2(AC+CB) - n_1AD$$

其中 $AC = CB = \dfrac{e}{\cos\gamma}$, $AD = AB\sin i = 2e\tan\gamma\sin i$. 再由折射定律 $n_1\sin i = n_2\sin\gamma$,可得

$$\delta = 2n_2\frac{e}{\cos\gamma} - 2n_1e\tan\gamma\sin i = \frac{2n_2e}{\cos\gamma}(1-\sin^2\gamma)$$
$$= 2n_2e\cos\gamma = 2e\sqrt{n_2^2 - n_1^2\sin^2 i}$$

与机械波一样,当光由光疏介质进入光密介质时,反射光有半波损失. 而折射率大的介质密度较大,而折射率 n 值小的介质密度较小,因此,在上述薄膜干涉装置中,不论 $n_1 < n_2$,还是 $n_1 > n_2$,1、2 两条光线之一总有半波损失. 因此,光线 1 和光线 2 之间的光程差应为

$$\delta = 2e\sqrt{n_2^2 - n_1^2\sin^2 i} + \frac{\lambda}{2}$$

当

$$\delta = 2e\sqrt{n_2^2 - n_1^2\sin i} + \frac{\lambda}{2} = k\lambda, \qquad k = 1,2,3,\cdots \tag{10.8a}$$

时,满足干涉相长的条件,形成明条纹. 可见,明条纹对称且相间分布.

若光线垂直入射,即 $i = \gamma = 0$ 时,则上式可写为

$$\delta = 2n_2e + \frac{\lambda}{2} = k\lambda, \qquad k = 1,2,3,\cdots \tag{10.8b}$$

当

$$\delta = 2e\sqrt{n_2^2 - n_1^2\sin i} + \frac{\lambda}{2} = (2k+1)\frac{\lambda}{2}, \qquad k = 0,1,2,\cdots \tag{10.9a}$$

时干涉相消,形成暗条纹. 可见,暗条纹对称且相间分布.

若光线垂直入射,即 $i = \gamma = 0$,则上式可写为

$$\delta = 2n_2e + \frac{\lambda}{2} = (2k+1)\frac{\lambda}{2}, \qquad k = 0,1,2,\cdots \tag{10.9b}$$

薄膜干涉在日常生活中应用很广,如在现代光学仪器中的光学系统一般都由多个透镜组合而成,然而组合透镜不仅使其光能损失,而且由反射形成的杂散光还会影响其成像质量. 为此,常在透镜表面镀一层厚度均匀的透明薄膜,使入射光在膜的两个表面的反射光干涉相消,于是,入射光就几乎不反射而完全透过透镜. 这种使反射光相消,透射光增强的薄膜称为**增透膜**.

同理,为了提高反光镜对某种波长光的反射能力,常在反光镜上镀一层薄,使这种波长的光反射增强而透射减弱,这样的薄膜称为**增反膜**. 如在玻璃平板表面上镀一层硫化锌(ZnS)介质膜,选择适当的薄膜厚度,就可使在硫化锌薄膜上、下表面的反射光干涉相长,从而使反射光增强. 有些太阳镜片就是这样处理的.

例 10.2　波长为 550nm 的黄绿色光对人眼和照相底片最敏感,要使照相机对此波长的光透射最强,可在照相机镜头上镀一层氟化镁(MgF$_2$)薄膜. 已知氟化镁的折射率 $n = 1.38$、玻璃的折射率为 1.50. 试求氟化镁增透薄膜的最小厚度.

解　如图 10.8 所示,设光线垂直入射. 因氟化镁的折射率介于空气与玻璃之间,所以,光在氟化镁薄膜上、下表面反射时均有半波损失. 因此两反射光的光程差为 $2ne$,故当

$$2ne = (2k+1)\frac{\lambda}{2}, \qquad k = 0,1,2,\cdots$$

时,反射光因干涉而减弱,而透射光加强. 取 $k=0$,对应氟化镁薄膜的厚度最小,其值为

$$e_{min} = \frac{\lambda}{4n} = \frac{550}{4 \times 1.38} = 99.64 (\text{nm})$$

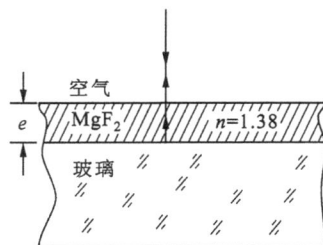
图 10.8

劈尖和牛顿环是薄膜干涉的两个典型实例,下面分别进行讨论.

1. 劈尖干涉

两块平面玻璃片,一端相叠合,另一端用一微小物体垫起,两玻璃片之间形成的劈形空气薄膜称为**空气劈尖**. 光照射在劈尖上产生的干涉现象称为**劈尖干涉**. 劈尖干涉的实验装置如图 10.9(a)所示,W 为空气劈尖,M 是一个半反射玻璃片,T 为显微镜,点光源 S 位于透镜 L 的焦平面上. 点光源 S 发出的波长为 λ 的单色光经透镜 L 后成为平行光,再经半反射玻璃片 M 反射后垂直照射到劈尖 W 上. 由劈尖上、下表面反射的光束,部分地通过玻璃片 M,相干叠加形成干涉条纹,在显微镜 T 中,就可以观察到如图 10.9(b)所示的明暗相间的直条状干涉条纹.

现在我们来分析劈尖干涉条纹的形成及规律. 如图 10.10 所示(图中三条光线分开画是为了读者能够看得清楚),一束平行光自上而下垂直照射一劈尖. 由于劈尖的夹角 θ 非常小,因此可以近似地认为光线既垂直于劈尖的上表面,又垂直于下表面. 空气劈尖上、下都是玻璃,光在劈尖的下表面反射时,由于 $n_0 < n$,即光是从光疏介质空气入射到光密介质玻璃上的,反射波有半波损失,需要加上半个波长的附加光程差 $\frac{\lambda}{2}$. 厚度为 e 处,上、下表面反射的 b、c 两光束的光程差为几何路程引起的光程差 nr 和附加光程差 $\frac{\lambda}{2}$ 两部分. 由于空气的折射率 $n_0 = 1$,故 $nr = 2e$. 因此,b、c 两光束的光程差为

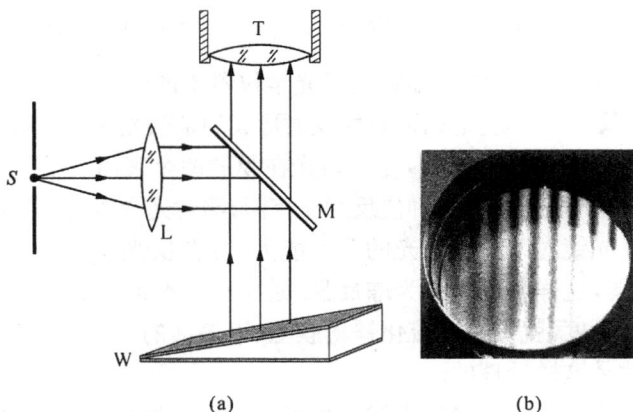

图 10.9

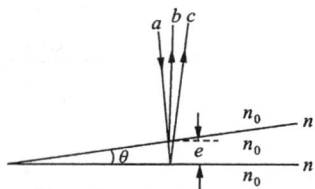

图 10.10

$$\delta = 2e + \frac{\lambda}{2}$$

当

$$\delta = 2e + \frac{\lambda}{2} = k\lambda, \qquad k = 1,2,3,\cdots \qquad (10.10a)$$

时干涉相长,形成明条纹.可见,明条纹对称且相间分布.

当

$$\delta = 2e + \frac{\lambda}{2} = (2k+1)\frac{\lambda}{2}, \qquad k = 0,1,2,\cdots \qquad (10.10b)$$

时干涉相消,形成暗条纹.可见,暗条纹对称且相间分布.

同一级明条纹(或暗条纹)对应的空气层的厚度相同的干涉称为**等厚干涉**.劈尖干涉就是一种等厚干涉.

同理可知,干涉条纹是一组与棱边相平行的明、暗相间的直线条纹.在棱边处,$e = 0$,两条反射光线的光程差仅取决于半波损失引起的附加光程差 $\frac{\lambda}{2}$,由式(10.10b)可知,棱边为暗条纹.

由式(10.10a)或式(10.10b),可以求得相邻明条纹(或暗条纹)对应的厚度差均为

$$\Delta e = e_{k+1} - e_k = \frac{\lambda}{2}$$

如图 10.11 所示,相邻明条纹(或暗条纹)的间距应满足关系

$$\Delta x \sin \theta = \Delta e = \frac{\lambda}{2}$$

考虑到劈尖夹角 θ 一般比较小,近似有 $\sin \theta = \theta$.相邻明条纹(或暗条纹)的间距可近似表示为

$$\Delta x = \frac{\lambda}{2\sin \theta} = \frac{\lambda}{2\theta} \qquad (10.11)$$

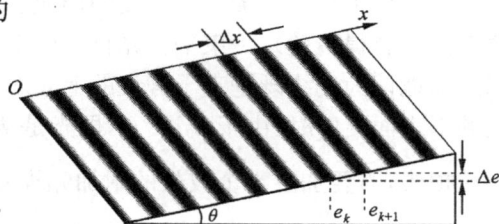

图 10.11

可见,劈尖夹角 θ 越小,条纹分布越稀疏,干涉现象越显著,反之亦然. 当 θ 大到一定程度,干涉条纹将密得无法分辨,这时将观察不到干涉现象.

由式(10.11)还可看出,如果已知夹角 θ,通过测量条纹间距 Δx,可以求得入射光的波长 λ;如果已知入射光的波长 λ,通过测量条纹间距 Δx,可以求得微小角度 θ.

例 10.3 利用劈尖干涉可以测量细金属丝的直径. 如图 10.12 所示,用波长 $\lambda = 589.3\text{nm}$ 的平行单色光垂直照射劈尖. 测得金属丝到棱边的距离 $L=28.880\text{mm}$,第 1 级明条纹到第 31 级明条纹的距离为 4.295mm. 试求金属丝的直径.

解 依题意,相邻明条纹中心的间距为

$$\Delta x = \frac{4.295}{30} = 0.1432(\text{mm})$$

由于劈尖夹角 θ 很小,近似有

$$\sin\theta = \tan\theta = \frac{D}{L}$$

将 $\sin\theta = \frac{\lambda}{2\Delta x}$ 代入上式,可得金属丝直径

$$D = \frac{L}{\Delta x}\frac{\lambda}{2} = \frac{28.880}{0.1432} \times \frac{589.3 \times 10^{-6}}{2} = 0.05942(\text{mm})$$

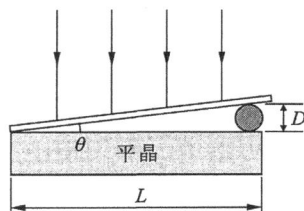

图 10.12

2. 牛顿环干涉

光照射在牛顿环上产生的干涉现象称为**牛顿环干涉**. 牛顿环干涉实验装置如图 10.13(a) 所示,一块平板玻璃 A 上是一个曲率半径 R 较大的平凸透镜 B,两者之间形成一层凸球面形的空气薄层. 当平行光自上而下垂直照射时,由平凸透镜球面反射的光线与从平板玻璃上表面反射的光线发生干涉,在显微镜 T 中,就可以观察到如图 10.13(b)所示的明暗相间的环状干涉条纹,称为**牛顿环**.

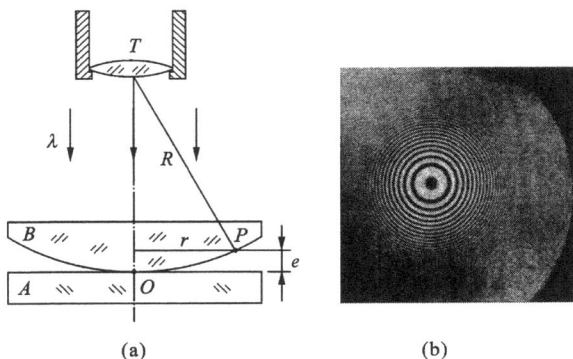

图 10.13

设入射光的波长为 λ,P 点处空气层的厚度为 e,由于光在下表面反射时有半波损失,因此,从平凸透镜球面反射的光线与从平板玻璃上表面反射的光线的光程差为

$$\delta = 2e + \frac{\lambda}{2}$$

当

$$\delta = 2e + \frac{\lambda}{2} = k\lambda, \qquad k = 1, 2, 3, \cdots \tag{10.12a}$$

时干涉相长,形成明环. $k = 1, 2, 3, \cdots$ 的明环分别称为第一级明环,第二级明环,第三级明环等.

由图 10.13(a)的几何关系可知,明环半径 r 与透镜的曲率半径 R 及空气层厚度 e 之间的关系为

$$R^2 = r^2 + (R - e)^2 = r^2 + R^2 - 2Re + e^2$$

由于 $R \gg e$,高次项 e^2 可略去,近似有 $e = \frac{r^2}{2R}$. 代入式(10.12a),可得明环的半径

$$r = \sqrt{\frac{(2k-1)}{2}R\lambda}, \qquad k = 1, 2, 3, \cdots \tag{10.12b}$$

同理,当

$$\delta = 2e + \frac{\lambda}{2} = (2k+1)\frac{\lambda}{2}, \qquad k = 0, 1, 2, \cdots \tag{10.13a}$$

时干涉相消,形成暗环. $k = 0, 1, 2, \cdots$ 的暗环分别称为第零级暗环,第一级暗环,第二级暗环等.

同理可得暗环的半径

$$r = \sqrt{kR\lambda}, \qquad k = 0, 1, 2, \cdots \tag{10.13b}$$

以上讨论可知,牛顿环干涉条纹是以接触点为中心的同心圆环,条纹间距从中心到边缘越来越小. 在牛顿环干涉中,同一级明环(或暗环)对应的空气层的厚度相同,因此,牛顿环也是一种等厚干涉.

在实验室中,常用牛顿环测定光波的波长或平凸透镜的曲率半径.

例 10.4 用波长 $\lambda = 589.3 \, \text{nm}$ 的平行钠光,垂直照射到一牛顿环实验装置上,测得第 k 级暗环半径 $r_k = 4.00 \, \text{mm}$,第 $k+5$ 级暗环半径 $r_{k+5} = 6.00 \, \text{mm}$. 试求平凸透镜的曲率半径和暗环的 k 值.

解 由式(10.13b),第 k 级和第 $k+5$ 级暗环半径分别为

$$r_k = \sqrt{kR\lambda}, \qquad r_{k+5} = \sqrt{(k+5)R\lambda}$$

从以上两式消去 k,可得透镜曲率半径

$$R = \frac{r_{k+5}^2 - r_k^2}{5\lambda} = \frac{(6.00 \times 10^{-3})^2 - (4.00 \times 10^{-3})^2}{5 \times 589.3 \times 10^{-9}} = 6.79 \, (\text{m})$$

由第 k 级暗条纹公式 $r_k = \sqrt{kR\lambda}$,可得暗环的级数

$$k = \frac{r_k^2}{R\lambda} = \frac{(4.00 \times 10^{-3})^2}{6.79 \times 589.3 \times 10^{-9}} = 4$$

10.3 光 的 衍 射

光绕过障碍物传播的现象称为**光的衍射**(film interference).

10.3.1 单缝衍射

光照射在单缝上产生的干涉现象称为**单缝衍射**(single slit diffraction). 单缝衍射实验装置如图 10.14(a)所示,AB 为单缝,点光源 S 位于透镜 L_1 的焦平面上,像屏 E 位于透镜 L_2 的

焦平面上. S 发出的光, 经透镜 L_1 后成为平行光, 垂直照射到单缝上, 由单缝衍射后的光线经过透镜 L_2 会聚于其焦平面处的像屏, 在像屏 E 上相干叠加形成衍用暗相间的直条状射条纹, 如图 10.14(b) 所示.

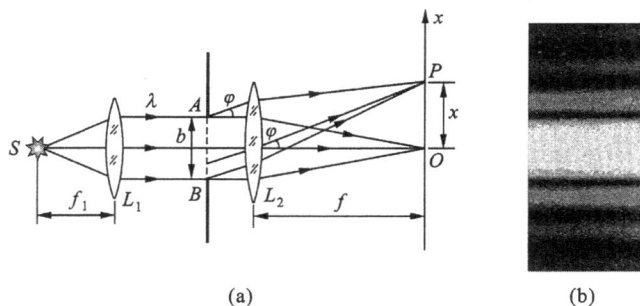

图 10.14

下面我们运用菲涅耳半波带法分析单缝衍射图样的形成及其规律.

如图 10.15 所示, 波长为 λ 的平行单色光垂直照射到宽度为 b 的单缝 AB 上. 设透过缝的与入射方向成 φ 角 (称为衍射角) 方向传播的光线, 经透镜会聚于像屏上的 P 点. 自 A 做垂直于衍射角为 φ 的光线的平面 AC, 则单缝上、下边缘处衍射光线的光程差为

$$\delta = BC = b\sin\varphi$$

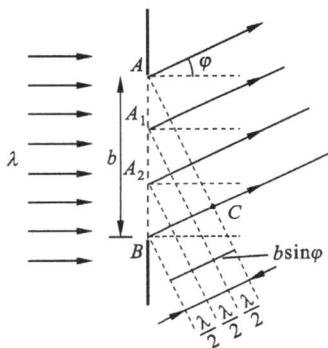

图 10.15

P 点是明还是暗取决于光程差 δ.

当衍射角 $\varphi = 0$ 时, 即光程差为

$$\delta = b\sin\varphi = 0 \qquad (10.14a)$$

时, 透过缝的所有光线会聚于像屏中心 O 处, 所以 O 为中央明条纹.

当衍射角 $\varphi \neq 0$ 时, 我们用入射光的半波长即 $\dfrac{\lambda}{2}$ 去等分光程差 δ, 并过各分点做 AC 的平行线. 这样就将单缝处的波面分成了若干部分, 光程差为 $\dfrac{\lambda}{2}$ 的一部分称为一个半波带. 半波带的数目为

$$N = \frac{\delta}{\lambda/2} = \frac{b\sin\varphi}{\lambda/2}$$

若 N 为奇数, 即光程差为

$$\delta = b\sin\varphi = \pm(2k+1)\frac{\lambda}{2}, \qquad k = 1,2,3,\cdots \qquad (10.14b)$$

时, 通过相邻半波带的光线两两干涉相消后, 余下一个半波带的光线未被抵消, 因此, P 点是明的, 过 P 点与缝平行的直线上各点的情况都与 P 点相同, 因此, 沿此直线为一明条纹. $k = 1,2,3,\cdots$ 的明条纹分别称为 ±1 级明条纹, ±2 级明条纹, ±3 级明条纹等. 可见, 其他各级明条纹在中央明条纹两侧对称分布.

若 N 为偶数, 即光程差为

$$\delta = b\sin\varphi = \pm k\lambda, \qquad k = 1,2,3,\cdots \qquad (10.15)$$

时,相邻半波带各点对应的光线的光程差都是 $\dfrac{\lambda}{2}$,即相位差为 π,通过相邻半波带的光线两两干涉相消,两相邻半波带的光线在 P 点都干涉相消,因此 P 点是暗的,过 P 点与缝平行的直线上各点的情况都与 P 点相同,因此,沿此直线为一暗条纹. $k = 1,2,3,\cdots$ 的暗条纹分别称为 ± 1 级暗条纹, ± 2 级暗条纹, ± 3 级暗条纹等.可见,其他各级暗条纹在中央明条纹两侧对称分布.

当 N 不是整数时, P 处光强介于明、暗之间.

相邻两暗条纹间的距离称为明条纹的**宽度**.由图 10.14 可知,近似有 $x = f\tan\varphi = f\sin\varphi$.因此,中央明条纹的位置为 $x = 0$.其他明条纹的位置为

$$x = f\sin\varphi = \pm(2k+1)f\frac{\lambda}{2b}, \qquad k = 1,2,3,\cdots \qquad (10.16a)$$

其他暗条纹的位置为

$$x = f\sin\varphi = \pm kf\frac{\lambda}{b}, \qquad k = 1,2,3,\cdots \qquad (10.16b)$$

中央明条纹的宽度为

$$\Delta x_0 = 2f\frac{\lambda}{b} \qquad (10.17a)$$

其他各级明条纹的宽度为

$$\Delta x = f\frac{\lambda}{b} \qquad (10.17b)$$

可见,其他各级明条纹的宽度相等,都等于中央明条纹宽度的一半.

由以上讨论可知,对于一定波长的平行单色光,缝宽 b 越小,衍射角 φ 越大,各级明条纹的宽度 Δx 也就越大,衍射效果越显著;反之,缝宽 b 越大, φ 越小, Δx 也就越小,即衍射效果不显著.当 $b \gg \lambda$ 时,各级衍射条纹向中央靠拢,只显示一条明条纹,衍射现象消失.

当缝宽 b 一定时,如果用白光作为光源,由于波长越大衍射角越大,明条纹的宽度越大,因此,不同波长的光所形成的衍射条纹中,除了中央明条纹外其余明条纹将彼此错开,所以,观察到的中央明条纹的中心仍为白色,其他各级的同一级明条纹将按波长逐次排开,靠近中心为紫色,远离中心为红色,形成彩色的衍射光谱.

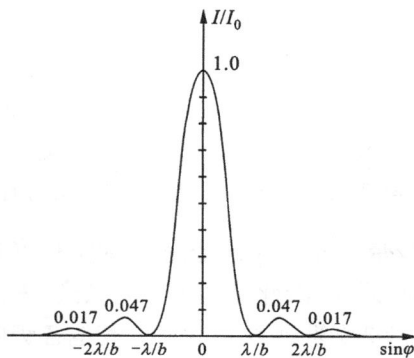

图 10.16

由菲涅耳半波带法可知,单缝衍射,中央明条纹中心处,各衍射光强互相加强,所以光强最大.在其他各级明条纹处,明条纹级次越高,衍射角 φ 也越大,半波带数 N 也就越大,每个半波带的面积就越小.由于偶数个半波带中的光线总是干涉相消的,只有余下一个半波带中的光线叠加形成明条纹,所以明条纹的光强随级数的增加而减少.事实上,中央明条纹处集中了绝大部分能量,其他明条纹光强迅速下降,如图 10.16 所示.因此,在实际应用中,只有低级次条纹才有意义.

例 10.5 用白光垂直照射宽度为 b 的单缝.

(1) 波长为 650nm 的红光的第一级暗条纹的衍射角 $\varphi=30°$,试求单缝的宽度;

(2) 波长为 λ' 的光的第一级明条纹中心的衍射角 $\varphi=30°$,试求此光的波长 λ'.

解　(1) 由第一级暗条纹应满足的条件 $b\sin\varphi_1=\lambda$,可得单缝的宽度

$$b=\frac{\lambda}{\sin\varphi_1}=\frac{650\times10^{-9}}{\sin30°}=1.3\times10^{-6}(\text{m})$$

(2) 第一级明条纹应满足的条件为

$$b\sin\varphi_1=(2k+1)\frac{\lambda'}{2}=(2+1)\frac{\lambda'}{2}=\frac{3}{2}\lambda'$$

此光的波长为

$$\lambda'=\frac{b\sin\varphi_1}{1.5}=\frac{1.3\times10^{-6}\times\sin30°}{1.5}=4.33\times10^{-7}(\text{m})=433(\text{nm})$$

10.3.2　圆孔衍射

光照射在圆孔上产生的衍射现象称为**圆孔衍射**(circular hole diffraction).圆孔衍射装置如图 10.17(a)所示,光源 S 位于透镜 L_1 的焦平面上,B 为开有圆孔的屏,圆孔后置有透镜 L_2,像屏 E 位于透镜 L_2 的焦平面上.

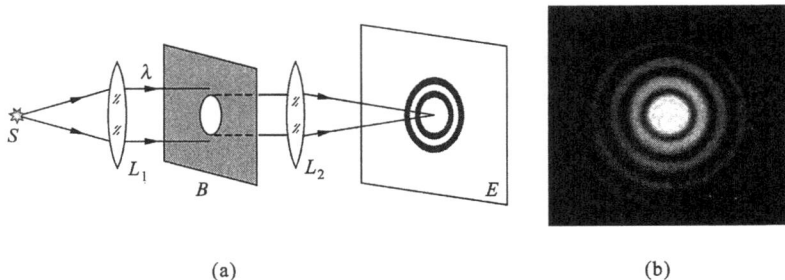

图 10.17

光源 S 发出的光照射到透镜 L_1 上成为平行光.平行光照射到屏 B 圆孔上,经圆孔衍射后的光经透镜 L_2 会聚在其焦平面处的像屏 E 上.在像屏 E 上出现中央为一个亮斑,周围明、暗相间的同心环状条纹,如图 10.17(b)所示.

理论计算可得圆孔衍射条纹的强度分布曲线如图 10.18 所示.由第一级暗条纹所围成的中央亮斑称为**艾里斑**.艾里斑集中了大约 84% 的衍射能量,而周围的环纹强度相对很弱.光源 S 发出波长为 λ 的平行单色光垂直照射到直径为 D 的圆孔上,艾里斑的直径为 d,艾里斑对透镜中心的张角为 2θ,如图 10.19 所示.θ 称为艾里斑的角半径,也称半角宽度.理论计算表明,艾里斑的角半径为

$$\theta=1.22\frac{\lambda}{D} \tag{10.18}$$

上式表明,**圆孔直径越小,则艾里斑越大,衍射效果越明显**.

显微镜、望远镜以及照相机等光学仪器的物镜就相当于一个小圆孔,对每个物点所成的像实际上都是衍射斑,因此衍射效应将直接影响到仪器的成像质量.两相近物点经透镜形成的像斑就有可能发生重叠,以致分辨不清.

瑞利通过研究指出,两个等光强的非相干物点,若一个物点的像的艾里斑中心恰好落在另

一个物点的像的艾里斑边缘(第一级暗条纹处),则两物点恰能被分辨,这一条件称为**瑞利判据**.

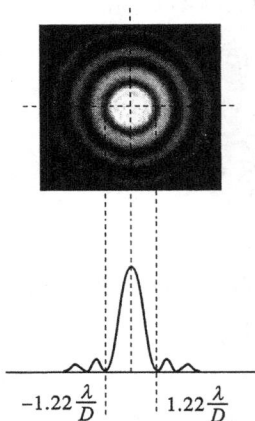

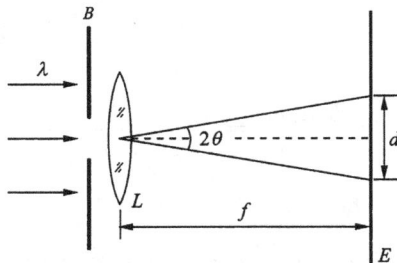

图 10.18　　　　　　　　　　　　　　　　　　图 10.19

光学仪器分辨两个离得较近的物点的能力称为光学仪器的**分辨率**或**分辨本领**(resolving power).

两物点恰能被光学仪器分辨时,两像艾里斑中心的角距离称为**最小分辨角**,用 β_{min} 表示. 由瑞利判据,光学仪器的最小分辨角即为艾里斑的半角宽度,即

$$\beta_{min} = \frac{1.22\lambda}{D} \tag{10.19}$$

可见,当入射光波长 λ 一定时,物镜的直径 D 越大,β_{min} 越小,光学仪器的分辨本领越高. 如天文望远镜物镜的直径可达几米;而当物镜直径 D 一定时,入射光波长 λ 越小,β_{min} 越小,光学仪器的分辨本领也越高. 如电子显微镜的分辨本领要比一般光学显微镜的分辨本领高.

必须指出,瑞利判据只是一个基本标准,实际上影响分辨本领的因素很多,如光源与周围环境的相对亮度,空气的干扰以及观察者视觉功能的差异等.

10.3.3　光栅衍射

由大量等宽度、等间距的平行狭缝(或反射面)构成的光学元件称为**光栅**. 在一块玻璃上刻有大量相互平行的等宽度、等间距的刻痕就形成了光栅. 在刻痕处入射光向各方向散射,不易透过,而两刻痕之间的平滑部分为透光部分,相当于一条狭缝. 设光栅不透光部分的宽度为 a、透光部分的宽度为 b,则 $a+b$ 称为**光栅常数**.

光照射在光栅上产生的衍射现象称为**光栅衍射**(grating diffraction). 光栅衍射的实验装置如图 10.20 所示,在光栅常数为 $a+b$ 的光栅后放一透镜 L,像屏 E 位于透镜的焦平面上. 平行光照射到光栅上时,通过各个狭

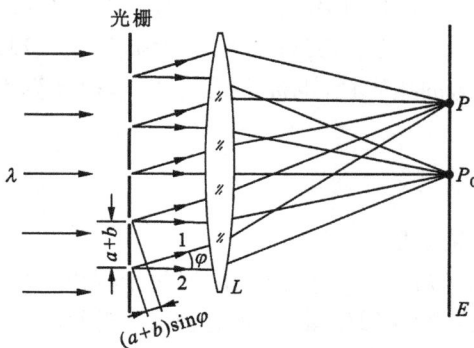

图 10.20

缝向不同方向发射的光经透镜聚焦在像屏的不同位置.在光栅衍射中,每个单缝都发生衍射,而且每个缝的衍射条纹在像屏上完全重合,这是因为由各狭缝射出的同一方向的光束,通过透镜后聚焦位置完全相同所致.而各个单缝发出的光又是相干光,通过光栅不同狭缝的光在相遇的区域又要发生干涉,因此在像屏上满足干涉相长的位置出现明条纹,满足干涉相消的位置出现暗条纹.可见,光栅衍射是单缝衍射和多缝干涉的综合结果.下面我们讨论光栅衍射条纹的形成及其规律.

1. 明条纹

设波长为 λ 的平行单色光垂直照射到光栅上.考虑图 10.20 中衍射角为 φ 的光线,在所有相邻的狭缝中,彼此相距为 $a+b$ 的对应点射出的沿 φ 方向的光线,其光程差均为 $(a+b)\sin\varphi$.由式(10.5)可知,当光程差为入射波长 λ 的整数倍时,通过各缝的、聚焦于像屏上 P 点的光因相干叠加后干涉相长,形成明条纹.因此,光栅衍射明条纹的条件为

$$(a+b)\sin\varphi=\pm k\lambda,\qquad k=0,1,2,\cdots \tag{10.20}$$

上式称为**光栅方程**(grating equation). $k=0$ 时, $\varphi=0$,称为**中央明条纹**, $k=1,2,3,\cdots$ 时的明条纹分别称为 ±1 级明条纹, ±2 级明条纹, ±3 级明条纹等.可见,各级明条纹对称地分布在中央明条纹的两侧.光栅衍射的明条纹也称为光谱线.

从光栅方程可以看出,光栅常数越小,各级明条纹的衍射角越大,即各级明条纹分得越开.对于给定的光栅常数,入射光的波长越大,各级明条纹的衍射角也就越大.各级明条纹的强度几乎相等.光栅上的狭缝数越多,明条纹越亮.

2. 缺级现象

由于光栅衍射是单缝衍射和多缝干涉的综合结果,故光栅衍射同时保留着单缝衍射的痕迹.如图 10.21 所示.

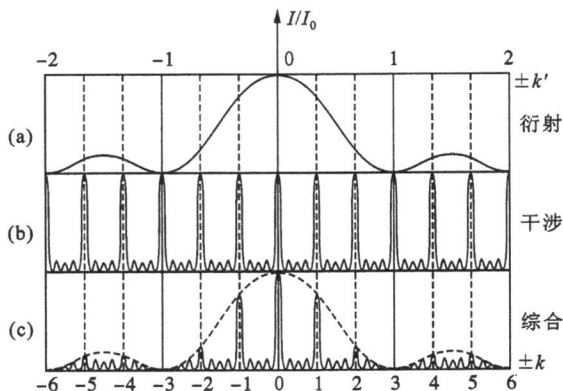

图 10.21

当衍射角既满足光栅方程,同时还满足单缝衍射的暗条纹条件时,自各个狭缝出射的光都由于单缝的衍射而相消,相应的明条纹不可能出现,这一现象称为**缺级现象**.缺级条件应同时满足光栅方程 $(a+b)\sin\varphi=\pm k\lambda,k=0,1,2,\cdots$ 和单缝衍射暗条纹的条件 $b\sin\varphi=\pm k'\lambda$, $k'=1,2,3,\cdots$.所以所缺的级数为

$$k = \pm \frac{a+b}{b} k', \qquad k' = 1, 2, 3, \cdots \tag{10.21}$$

例如,当 $a+b = 2b$ 时,所缺的级数为 $\pm 2, \pm 4, \pm 6, \cdots$;当 $2(a+b) = 3b$ 时,所缺的级数为 $\pm 3, \pm 6, \pm 9, \cdots$.

由此可见,由于明条纹受单缝衍射光强调制,使得明条纹光强大小不同,在单缝衍射光强极小处的明条纹缺级,所缺级数 $k = \pm 3, \pm 6, \cdots$ 时的情况如图 10.21 中所示.

例 10.6 波长为 600nm 的平行单色光垂直照射到一光栅上,已知第二级明条纹出现在 $\sin \varphi = 0.24$ 处,首次缺级为第 4 级,试求:

(1) 光栅常数;

(2) 光栅狭缝的宽度;

(3) 实际呈现的全部谱线条数.

解 (1) 由光栅方程,可得光栅常数

$$a + b = \frac{k\lambda}{\sin \varphi} = \frac{2 \times 600 \times 10^{-9}}{0.24} = 5.0 \times 10^{-6} (\mathrm{m})$$

(2) 由于第 4 级首次缺级,故光栅衍射的第 4 级明条纹与单缝衍射的第 1 级暗条纹重合,即 φ_4 同时满足 $(a+b)\sin \varphi_4 = 4\lambda$ 和 $b\sin \varphi_4 = \lambda$. 故有

$$b = \frac{a+b}{4} = \frac{5.0 \times 10^{-6}}{4} = 1.25 \times 10^{-6} (\mathrm{m})$$

(3) 在光栅方程中令 $\varphi = \frac{\pi}{2}$, $\sin \varphi = 1$,即得最高级数

$$k_{\max} = \left[\frac{a+b}{\lambda} \right] = \left[\frac{5.0 \times 10^{-6}}{600 \times 10^{-9}} \right] = [8.3] = 8$$

由于第 4 级和第 8 级缺级,所以像屏上实际呈现级数 $k = 0, \pm 1, \pm 2, \pm 3, \pm 5, \pm 6, \pm 7$ 共 13 条谱线.

3. 光栅光谱

由光栅方程可知,当光栅常数一定时,如果用复色光照射,则由于各成分色光的波长不同,除中央明条纹外,其他同级明条纹将以不同的衍射角出现,同级而不同颜色的明条纹将按波长顺序排列形成**光栅光谱**,光栅的这一分光作用称为光栅的色散. 当用白光垂直照射时,中央明条纹仍为白色,在中央明条纹的两侧对称地分布着由紫到红的彩色光谱,但从第二级光谱开始,各级光谱发生重叠. 不同物质发出的光谱是不同的,测定其光栅光谱中各光谱线的波长及相对强度,可以确定发光物质的成分和含量. 在固体物理中,利用光栅衍射测定物质光谱线的精细结构,可以使人们对物质微观结构有更深入的了解. 在天文学中,可以通过把某种物质的光谱线与各种元素的特征光谱线进行比较来确定物质的成分,从而分析遥远的恒星或星云的化学成分.

10.4 光 的 偏 振

10.4.1 自然光和偏振光

电磁波理论表明光是电磁波,而电磁波是变化的电场和变化的磁场相互激发形成的. 在电磁波的传播过程中,电场强度矢量 $\boldsymbol{E}$ 与磁场强度矢量 $\boldsymbol{H}$ 始终相互垂直,并与波的传播速度 $\boldsymbol{u}$

垂直.如图 10.22 所示，**E**、**H** 和 **u** 三者构成右螺旋关系，这表明电磁波是横波.**E** 和 **H** 各自与波的传播方向构成的平面分别称为 **E** 的振动面和 **H** 的振动面，**E** 和 **H** 分别在各自的振动面内振动，即光波具有**偏振性**.偏振性是横波的特性，所以光波是横波.

光矢量只在垂直于光传播方向的平面内沿一固定方向振动的光称为**线偏振光**（Pinearly polarized light）.在图 10.22 中，光矢量 **E** 只沿 y 方向振动.又由于光振动限制在 xy 平面内，故线偏振光又称**平面偏振光**.平面 xy 为 **E** 的振动面.图 10.23(a)表示光振动垂直纸面，自左向右传播的线偏振光；图 10.23(b)表示光振动在纸面内，自左向右传播的线偏振光.

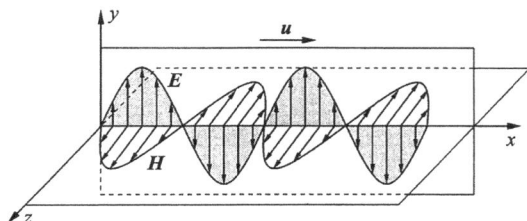 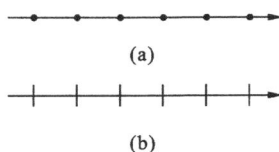

图 10.22　　　　　　　　　　　　　　　　　　　图 10.23

太阳、白炽灯以及钠光灯等普通光源的发光机理主要是大量分子、原子的自发辐射.由于所辐射的各个光波列的振动方向、频率和相位不尽相同，且光振动方向完全是无规则的，因此，在垂直于光传播方向的平面上看，光矢量可以在任何方向振动，无论哪个方向都不比其他方向更占优势，所以，各个方向上光振动的振幅相等.这种各个方向上光振动振幅相等的光称为**自然光**.自然光如图 10.24(a)所示.

自然光中任何一个方向上的光振动，都可以分解为相互垂直方向的两个分振动，虽然在各个方向上的分振动的平均值相等，但由于这两个分振动是相互独立的，没有固定的相位关系，所以不能合成线偏振光.通常把自然光用两个相互独立的、振动方向垂直且振幅相等的线偏振光表示，如图 10.24(b)所示.这两个线偏振光的强度各等于自然光强度的一半.

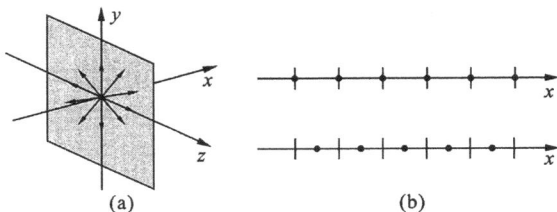

图 10.24

如果光波中虽然像自然光一样包括各个方向的振动，但在某特定方向上的振动占有优势，如在某一方向上的振幅最大，而在与之垂直的另一方向上的振幅最小，如图 10.25(a)所示，这种光称为**部分偏振光**.部分偏振光如图 10.25(b)和 10.25(c)所示，图 10.25(b)表示平行于纸面的光振动较强；图 10.25(c)表示垂直于纸面的光振动较强.一般来说，部分偏振光可看成是线偏振光和自然光的组合.

如果线偏振光的光振动方向随时间变化，光矢量在垂直于传播方向的平面内以一定的角速度旋转（左旋或右旋），光矢量末端的轨迹是椭圆的偏振光称为**椭圆偏振光**，如图 10.26(a)所示.光矢量末端的轨迹是圆的偏振光称为**圆偏振光**，如图 10.26(b)所示.也就是说，圆偏振光的光矢量方向随时间变化,但大小不变,而椭圆偏振光的光矢量的大小、方向均随时间而变化. 根据相互垂直的简谐振动的合成规律,椭圆偏振光和圆偏振光都可以分解为两个相互垂直的、频率相同、有确定相位差的光振动.

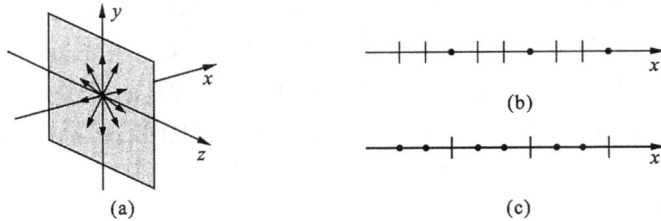

图 10.25

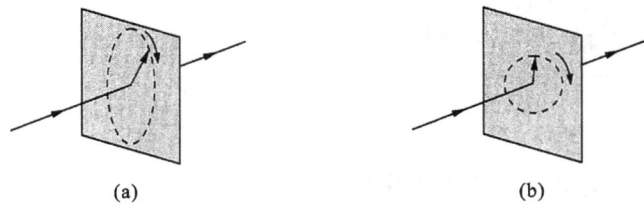

图 10.26

10.4.2　起偏与检偏

在光学实验中,常常采用某些装置,完全阻断自然光中两相互垂直的分振动之一而获得线偏振光,或阻断分振动的一部分而获得部分偏振光.

选择性地吸收某一方向的光振动,而允许与之相垂直方向上的光振动通过的光学元件称为**偏振片**(polarizer). 允许光振动通过的方向称为偏振片的偏振化方向. 利用偏振片,可以从自然光获得线偏振光.

设光强为 I_0 的自然光照射到偏振片 P 上,由于垂直于偏振片的偏振化方向的光被吸收,透射光为与偏振片的偏振化方向一致的线偏振光. 由于自然光的光矢量在垂直于传播方向的各个方向上均匀分布,因此,无论 P 的偏振化方向如何,通过 P 的光强总是入射光强的一半,即透过偏振片 P 的光强为

$$I_1 = \frac{I_0}{2}$$

透过偏振片 P 的光是不是线偏振光呢？ 如图 10.27(a)所示,在 P 后再放一块偏振片 A. 显然当 A 的偏振化方向与 P 的偏振化方向一致,即与入射线偏振光的振动方向一致时,线偏振光完全通过 A,透射光强最强,即透射光强 $I_2 = I_1$,如图 10.27(b)所示,当 A 的偏振化方向与 P 的

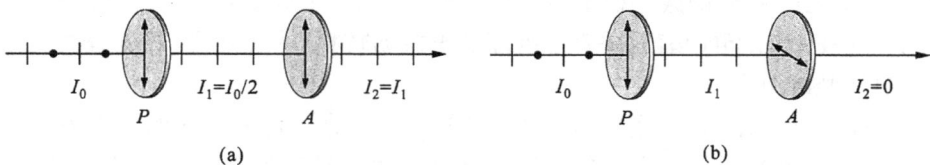

图 10.27

偏振化方向垂直,即与入射线偏振光的振动方向垂直时,线偏振光被 A 完全吸收,透射光强为零,即 $I_2 = 0$. 当我们以入射光的传播方向为轴,旋转偏振片 A 时,会看到透过 A 的光强经历由亮变暗,再由暗变亮的变化过程. 可见,利用偏振片 A 可以检验透射光是不是线偏振光. 因为如果是自然光,则在旋转 A 的过程中透射光的光强不会变化.

　　P 使自然光成为线偏振光,P 称为**起偏器**. 利用 A 检验透过 P 的光是不是线偏振光,A 称为**检偏器**.

　　自然光通过起偏器后成为线偏振光. 透过检偏器的光强是怎样变化的呢? 如图 10.28 所示,设入射到检偏器上的线偏振光的强度为 I_1、光振动的振幅为 E_1,振动方向与检偏器的偏振化方向的夹角为 α(锐角). 将 E_1 沿平行和垂直于偏振片的偏振化方向分解. 由于垂直于偏振化方向的分量 E_2' 被吸收,只有平行于偏振化方向的分量 E_2 通过偏振片. 而光强正比于光振动振幅的平方,所以有

$$\frac{I_2}{I_1} = \frac{E_2^2}{E_1^2}$$

将 $E_2 = E_1 \cos \alpha$ 代入,整理可得透射光的光强

$$I_2 = I_1 \cos^2 \alpha \tag{10.22}$$

上式称为**马吕斯定律**.

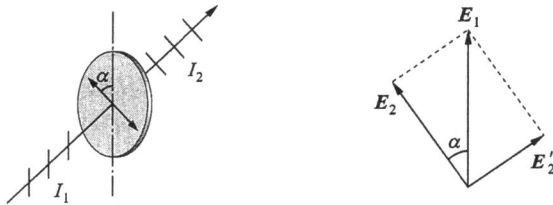

图 10.28

　　由马吕斯定律可知,当 $\alpha = 0$ 或 $\alpha = 180°$ 时,透射光强最大,$I_2 = I_1$;当 $\alpha = 90°$ 或 $\alpha = 270°$ 时,透射光强最小,$I_2 = 0$;α 为其他值时,光强介于最大与最小,即 $I_1 \sim 0$ 之间. 因此从偏振片透射出来的光强随检偏器的偏振化方向而变化.

10.4.3　线偏振光的产生

1. 反射与折射　布儒斯特定律

　　早在 19 世纪初期,人们就发现当一束自然光以任意入射角 i 照射到两种介质的分界面上时,反射光和折射光一般都是部分偏振光.

　　如图 10.29 所示,反射光是以垂直于入射面的光振动占优势的部分偏振光,而折射光是以平行于入射面的光振动占优势的部分偏振光.

　　1815 年,布儒斯特通过实验发现,反射光的偏振化程度随着入射角 i 的变化而变化. 如图 10.30 所示,当入射角 i 与折射角 γ 之和等于90°,即反射光与折射光相互垂直时,反射光为光矢量振动方向与入射面垂直的线偏振光,而折射光仍为部分偏振光. 以 i_0 表示此时的入射角,则有 $i_0 + \gamma = 90°$ 即 $\gamma = 90° - i_0$,代入折射定律 $n_1 \sin i_0 = n_2 \sin \gamma = n_2 \sin (90 - i_0) = n_2 \cos i_0$. 可得

$$\tan i_0 = \frac{n_2}{n_1} \tag{10.23}$$

式中，n_1 和 n_2 分别为上、下两种介质的折射率，i_0 称为**布儒斯特角**或**起偏角**. 上式称为**布儒斯特定律**. 例如，当光线由空气（$n_1 = 1$）照射到折射率 $n_2 = 1.5$ 的玻璃上时，起偏角 $i_0 = 56.3°$.

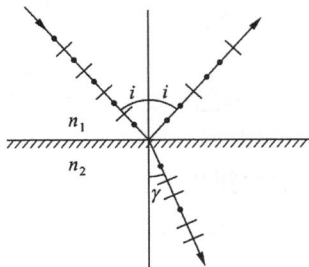 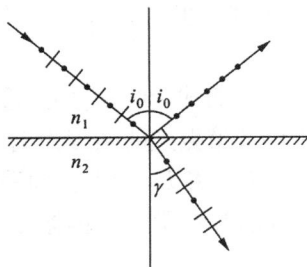

图 10.29　　　　　　　　　　　　　　图 10.30

反射光的偏振现象在生活中随处可见. 例如，当汽车在马路上迎着太阳行驶时，司机会因路面的反射光而感到眩目，但如果司机戴上偏振太阳镜，就可以滤去大部分的反射光而清晰地看到路面，以确保行车安全.

2. 双折射

将一块普通玻璃片放在有字的纸上，由于光的折射，通过玻璃片看到的是字的单一像. 若以方解石晶片替换普通玻璃片放在纸上，通过方解石晶片看到的却是字的双重像，如图 10.31(a) 所示. 这一现象表明光进入方解石后分成了两束，如图 10.31(b) 所示. 这种一束光照射到各向异性的介质上时，介质中出现两束折射光的现象称为**双折射**（double refraction）.

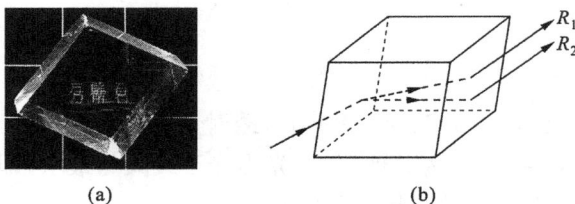

(a)　　　　　　　　　　　　(b)

图 10.31

实验发现，双折射具有以下特点：

（1）两束折射光都是线偏振光，但光振动的方向不同.

（2）两束折射光线一束遵守折射定律，而另一束不遵守折射定律. 遵守折射定律的折射光线始终在入射面内，称为**寻常光**或 **o 光**. 不遵守折射定律的折射光一般不在入射面内，称为**非常光**或 **e 光**. 如图 10.32 所示，当光线垂直于晶体表面入射时，o 光沿原方向传播，即折射角为零；而 e 光一般不沿原方向传播，即折射角不为零. 如以入射光为轴转动晶体，则 o 光不动，e 光绕轴旋转. 必须注意，o 光和 e 光的划分只在晶体内部才有意义.

（3）当光沿晶体的光轴方向入射时不发生双折射现象. 晶体中存在着一个特殊方向，当光沿该方向入射时，o 光和 e 光不分开，即不发生双折射现象. 这个特殊方向称为晶体的**光轴**. 注意，光轴只是一个特殊的方向，任何平行于该方向的直线都是晶体的光轴. 例如，各棱长度相等的方解石晶体, AD 连线方向就是光轴方向,如图 10.33 所示.只有一个光轴的晶体称为**单轴晶体**,有两个光轴的晶体称为**双轴晶体**.例如,方解石、石英以及红宝石等为单轴晶体;云母、硫黄等为双轴晶体.

（4）o 光和 e 光的光振动方向相互垂直.折射光线与晶体光轴构成的平面称为该光线的主平面.o 光的光振动垂直于 o 光的主平面,而 e 光的光振动平行于 e 光的主平面.一般情况下,o 光和 e 光的主平面并不重合,只有当光轴位于入射面内时,两折射线才都在入射面内,o 光和 e 光的主平面才重合.但在一般情况下,这两个主平面的夹角很小,因此可以认为 o 光和 e 光的光振动的方向相互垂直,如图 10.34 所示.

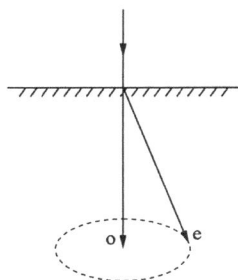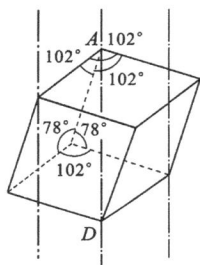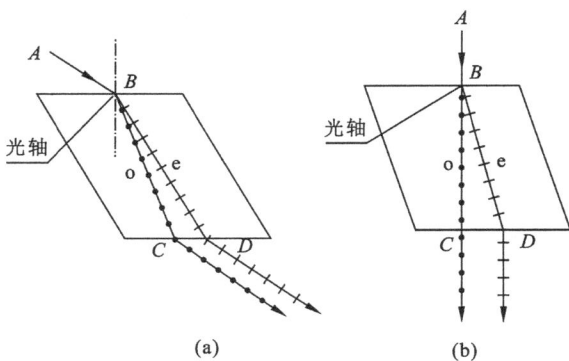

图 10.32　　　　　　　　图 10.33　　　　　　　　　　　图 10.34

有些晶体不但可以产生双折射,而且对 o 光和 e 光的吸收不同,晶体的这种性质称为晶体的**二向色性**.例如,电气石的二向色性极强,1mm 厚的电气石片,就可以几乎全部吸收 o 光,出射的就只有 e 光了.利用具有二向色性的晶体,可以制作偏振片.

用天然晶体制成的偏振片的尺寸过小且成本高.在科研和生产中,常用人工的方法制成具有二向色性的晶体片,称为人造偏振片.例如,将碘化硫金鸡钠微晶(具有较强的二向色性)悬浮在胶体中,当胶体拉成薄膜时,微晶随着拉伸方向整齐排到,形成一大块二向色性晶体片,从而制成大面积的人造偏振片.

人造偏振片的应用很广.例如,太阳镜和照相机某些特殊用途的滤光镜就是人造偏振片.观看立体电影的眼镜的左右两个镜片就是两个偏振化方向相互垂直的偏振片.

10.4.4　物质的旋光性

某些晶体(如石英)当线偏振光沿晶体的光轴方向传播时,出射光仍为线偏振光,但光的振动面相对于原入射线偏振光的振动面旋转了一个角度,如图 10.35 所示.物质使偏振光的振动面旋转的性质称为物质的**旋光性**(optic rotation).具有旋光性的物质称为**旋光物质**.白糖、松

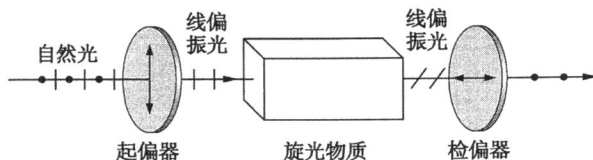

图 10.35

节油、石油、酒石酸等许多有机液体及溶液都是旋光物质. 物质旋光性的强弱用物质使线偏振光振动面旋转的角度表示, 称为**旋光角**, 用 φ 表示.

实验表明, 当入射平行单色光的波长一定时, 固体旋光物质的旋光角 φ 与光在旋光物质内通过的厚度 d 成正比, 即

$$\varphi = \alpha d \tag{10.24}$$

式中比例系数 α 取决于旋光物质的性质, 称为旋光物质的**旋光率**. 表 10.1 给出了石英对不同波长偏振光的旋光率.

表 10.1　石英的旋光率

波长/nm	794.76	728.1	656.2	546.1	430.7	382.0	257.1
$\alpha/(° \cdot mm^{-1})$	11.589	13.294	17.318	25.538	42.604	55.625	143.266

当入射平行单色光的波长一定时, 旋光溶液的旋光角 φ 与溶液的浓度 c 和光在溶液内通过的厚度 d 成正比, 即

$$\varphi = \alpha c d$$

式中的比例系数 α 称为旋光溶液的**旋光率**. 实际上, 旋光溶液的旋光率不仅取决于旋光溶液的性质, 还与旋光溶液的温度以及入射光的波长有关. 因此, 通常用 $[\alpha]_\lambda^t$ 表示温度为 t、入射光的波长为 λ 时, 旋光溶液的旋光率. 于是, 旋光溶液的旋光角为

$$\varphi = [\alpha]_\lambda^t c d \tag{10.25}$$

旋光物质使线偏振光的振动面旋转具有方向性. 迎着光的传播方向看, 有的旋光物质使线偏振光的振动面沿着顺时针方向旋转, 有的旋光物质使线偏振光的振动面沿着逆时针方向旋转. 因而, 可以将旋光物质分为两类: 振动面沿顺时针方向旋转的旋光物质称为**右旋物质**, 振动面沿逆时针方向旋转的旋光物质称为**左旋物质**. 一般规定, 右旋物质的旋光率为正; 左旋物质的旋光率为负. 物质的旋光性是左旋还是右旋, 取决于物质微观结构构型. 例如, 天然蔗糖都是右旋物质, 组成生物体蛋白质的 20 多种氨基酸除了甘氨酸外都是左旋物质, 石英晶体有左旋和右旋两种异构体. 一些旋光性药物也有左旋和右旋之分. 例如, 降压药施慧达的成分苯磺酸氨氯地平是左旋的, 而降粘药低分子糖浆是右旋的, 天然氯霉素是左旋的, 而人工合成的氯霉素则有左旋和右旋两种. 表 10.2 给出了入射光波长为 589.3nm 的钠黄光在温度为 20℃时, 几种旋光药物的旋光率. 波长为 589.3nm 的钠黄光相当于太阳光谱的 D 线, 因此, 旋光率用 $[\alpha]_D^{20}$ 表示.

表 10.2　药物的旋光率

物　质	旋光率 $[\alpha]_D^{20}$	物　质	旋光率 $[\alpha]_D^{20}$
蔗　糖	+65.9°	维生素 C	+21°～+22°
葡萄糖	+52.5°～+53.0°	桂皮油	-1.0°～+1.0°
蓖麻油	>+50°	氯霉素	-17°～-20°
樟　脑	+41°～+43°	薄荷油	-49°～-50°

实验还表明, 在其他条件不变时, 旋光角随入射光的波长而变, 这一现象称为**旋光色散**. 不同的旋光物质, 旋光色散现象可能很不相同, 而且旋光色散现象对分子结构的变化、分子内部和分子间相互作用反映特别灵敏. 因此, 旋光现象的研究不仅在物理学中, 而且在医学、药物学、化学、以及生物学中都有着重要的意义.

旋光现象有着广泛的应用,式(10.25)常用于测定旋光溶液的浓度,所用仪器称为**偏振计**.偏振计的原理如图 10.36 所示,单色光源(如钠光灯)S 位于透镜 L 的焦平面;P 是起偏器,A 是检偏器;T 是盛溶液的试管.光源 S 发出的单色光经起偏器 P 成为线偏振光,利用检偏器 A 测定线偏振光通过溶液后的旋光角,就可以求出旋光溶液的浓度.由于这种方法简便且可靠,因此广泛用于临床检测药物分析、商品检验以及制糖工业中.专门测定糖溶液浓度的偏振计称为糖量计.

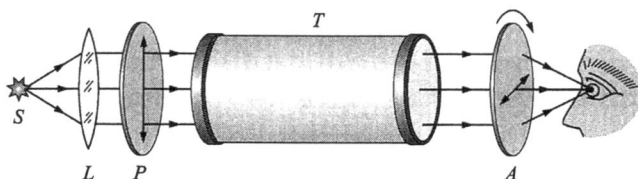

图 10.36

思　考　题

10.1　单色光在折射率为 n 的介质中由 A 点到 B 点,相位改变了 π,光程改变了多少? 光从 A 到 B 的几何路程是多少?

10.2　若将空气劈尖上面的平板玻璃缓慢地向上平移,干涉条纹有何变化? 若使劈尖夹角逐渐增大,干涉条纹有何变化?

10.3　如果已知光在空气中的传播速度,怎样利用牛顿环实验来测出光在某种液体中的传播速度?

10.4　在单缝衍射中,为什么衍射角越大的明条纹的光强越小?

10.5　双缝干涉条纹、单缝衍射条纹和光栅衍射条纹各有什么异同?

10.6　当光栅常数分别为 $a+b=2b$、$a+b=3b$ 和 $a+b=4b$ 时,哪些级数的光谱线缺失?

10.7　怎样用偏振片区分线偏振光和自然光?

习　　题

10.1　平行单色光垂直照射在相距 0.60mm 的双缝上,在距双缝 2.5m 处的像屏上观察到干涉条纹,测得两相邻明纹中心的间距为 2.27mm,试求入射光的波长.

10.2　平行单色光垂直照射在缝间距为 0.2mm 的双缝上,双缝与像屏的间距为 0.8m.

(1) 若从第一级明纹到同侧第四级明条纹间的距离为 7.5mm,试求入射光的波长;

(2) 若入射光的波长为 600nm,试求相邻两明纹中心的间距.

10.3　波长为 700nm 的平行单色光垂直照射在折射率为 1.40 的介质劈尖上,测得相邻明纹的间距为 0.25cm,试求劈尖的顶角.

10.4　当空气牛顿环装置中的玻璃透镜与玻璃片间充以某种液体时,观测到第 10 级暗环的直径由 1.40cm 变成 1.27cm,试求该液体的折射率.

10.5　在玻璃平板表面上镀一层硫化锌介质膜,如适当选取膜层厚度,则可使在硫化锌薄膜上下表面的反射光干涉加强,从而使反射光增强.已知玻璃的折射率为 1.50,硫化锌的折射率为 2.37,垂直入射的红光的波长为 633.0nm,试求硫化锌膜层的最小厚度.

10.6　波长为 600.0nm 的平行单色光垂直照射宽度为 0.30 mm 的单缝,在缝后透镜焦平面的像屏上形成衍射条纹.测得中央明条纹两侧两第 2 条暗条纹相距 1.20cm,试求透镜的焦距.

10.7 钠黄光垂直照射到宽度为 0.308mm 的单缝上,在缝后 126.2cm 的像屏上形成衍射条纹.测得中央明条纹两侧两第 5 级暗条纹间相距 2.414cm.试求钠黄光的波长.

10.8 用平行单色可见光垂直照射宽度为 0.5mm 的单缝,透镜的焦距为 100cm.若像屏上离中央明条纹中心为 1.5mm 处的 P 点处为明条纹,试求:

(1) 入射光的波长;

(2) P 点处的明条纹级次和对应的衍射角,以及此时单缝波面可分出的半波带数.

10.9 月球距地面 $3.86×10^5$ km,设月光波长为 550nm.月球表面相距多远的两点恰能被地面上直径为 500cm 的天文望远镜分辨?

10.10 波长为 500nm 和 520nm 的平行单色光,同时垂直照射在光栅常数为 $2.0×10^{-5}$ m 的光栅上,在光栅后面用焦距为 2.0m 的透镜把光线聚在像屏上,试求这两种平行单色光的第一级光谱线之间的距离.

10.11 波长为 600nm 的平行单色光垂直照射一光栅,相邻两明条纹的衍射角分别由式 $\sin \varphi_1 = 0.20$, $\sin \varphi_2 = 0.30$ 确定,已知第 4 级明条纹缺级.试求:

(1) 光栅常数;

(2) 光栅上透光缝的最小宽度;

(3) 能看到几级光谱?

10.12 一束自然光照射到互相重叠的四块偏振片上,每块偏振片的偏振化方向相对前一块偏振片沿顺时针方向(迎着透射光观察)转过30°角.试求透射光强与入射光强之比.

10.13 自然光以58°的入射角照射到空气中的平面玻璃上时,反射光恰好是线偏振光,试求玻璃的折射率及光线的折射角.

10.14 维生素 C 溶液的旋光率 $[\alpha]_{589.3nm}^{25℃} = 21.5° \, cm^2 \cdot g^{-1}$.实验测得 25℃时 20cm 厚的维生素 C 溶液将线偏振光的振动面旋转了53.75°,试求该溶液的浓度.

第 11 章 几 何 光 学

不考虑光的衍射效应,以光的直线传播定律、反射定律和折射定律以及光路可逆的性质为基础,用几何方法研究光的传播和成像规律的光学分支称为**几何光学**(geometrical optics).

本章先介绍球面折射成像及共轴球面折射成像的规律,透镜折射成像及共轴透镜折射成像的规律,然后讨论人眼成像及屈光不正眼的矫正,最后介绍几种常见医用光学仪器的成像原理及成像质量问题.

11.1 球面折射成像

大部分实际光学系统由球面或平面共轴组合而成,因此球面折射成像规律是研究实际光学系统成像规律的基础.

11.1.1 球面折射成像

1.球面折射成像

光投射在两种介质的分界面时会发生折射现象.光从一种透明介质进入另一种透明介质,而两种介质的分界面为球面或球面的一部分时,产生的折射现象称为**球面折射**(refraction at a spherical surface).

如图 11.1 所示,折射率为 n 和 n' 的两种介质的分界面为球面,n 为物所在空间介质的折射率,n' 为像所在空间介质的折射率.C 点为球面的曲率中心,r 为球面的曲率半径.通过球心的水平直线称为光轴,光轴与球面的交点 O 称为球面顶点或光心.设 $n < n'$,位于光轴上的点 Q 发出的光线,经球面折射后形成像点 Q',即实物 Q 成实像 Q'.

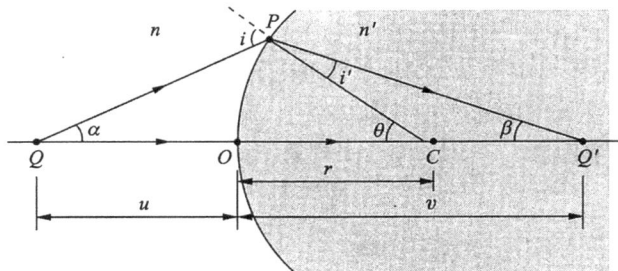

图 11.1

物点 Q 与球面顶点 O 的间距称为**物距**,用 u 表示;像 Q' 与球面顶点 O 的间距称为**像距**,用 v 表示.球面折射成像的物距、像距之间有怎样的关系呢?

入射光线与光轴之间的夹角用 α 表示.入射点 P 处球面的法线与光轴之间的夹角用 θ 表示,折射光线与光轴之间的夹角用 β 表示.入射点 P 处,入射光线与球面法线之间的夹角称为入射角,用 i 表示;折射光线与球面法线之间的夹角称为折射角,用 i' 表示.入射光线 QP 和折

射光线 PQ' 应遵守折射定律

$$n\sin i = n'\sin i'$$

考虑靠近光轴的光线(称为近轴光线). 由于近轴光线 α 很小,因此 i 和 i' 也都很小. 近似有 $\sin i = i$, $\sin i' = i'$. 于是,折射定律近似为

$$ni = n'i'$$

在三角形 PCQ 中, $i = \alpha + \theta$; 在三角形 PCQ' 中, $i' = \theta - \beta$. 于是有

$$n(\alpha + \theta) = n'(\theta - \beta)$$

由于是近轴光线, α、β 和 θ 都很小. 故近似有 $\alpha = \dfrac{\overline{PO}}{u}$, $\beta = \dfrac{\overline{PO}}{v}$, $\theta = \dfrac{\overline{PO}}{r}$. 代入上式,消去 $\overline{PO}$, 整理可得

$$\frac{n}{u} + \frac{n'}{v} = \frac{n' - n}{r} \tag{11.1}$$

上式称为**球面折射成像公式**. 可见,**光轴上任意点物发出的近轴光线经过球面折射所成的像都是位于光轴上的一个确定的像点,与光线和光轴之间的夹角无关**. 因此,点物发出的近轴光线通过光学系统所成的像是点像. 点物成点像称为**理想成像**. 以下我们讨论的都是理想成像.

在研究一个有限大小的物体成像时,该物体可以看作由无数多个点物构成. 这样一来,物体的成像问题就归结为组成物体的点物的成像了.

式(11.1)虽然是以实物点 Q 成实像点 Q' 这一特殊情形得到的. 但一般来说,物、像和球心的位置可以在球面顶点的两侧. 因此,为了适应各种情形,在使用式(11.1)时,设入射光自左向右传播,应遵守以下符号规则:

(1) 若物为实物,物距 u 取正;若物为虚物,物距 u 取负;

(2) 若像为实像,像距 v 取正;若像为虚像,像距 v 取负;

(3) 若球面的凸面迎光线时,曲率半径 r 取正;若球面的凹面迎光线时,曲率半径 r 取负.

2. 球面的焦距和焦度

如图 11.2(a)所示,球面左方的近轴平行光线,经球面折射后会聚于光轴上球面右方的 F' 点;或如图 11.2(b)所示,球面左方的近轴平行光线,经球面折射后成为发散光线,其发散中心位于光轴上球面左方的 F' 点,则 F' 点称为球面的**像方焦点**. 相应的像距称为球面的**像方焦距**,用 f' 表示. 将 $u = \infty$ 代入球面折射成像公式,可得球面的像方焦距

$$f' = \frac{n'}{n' - n}r \tag{11.2}$$

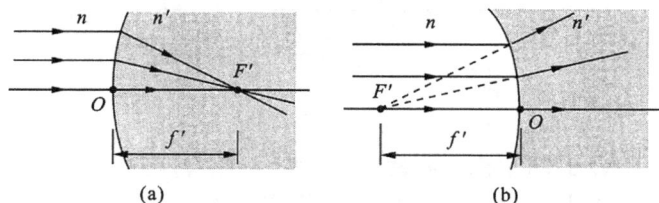

图 11.2

如图 11.3(a)所示,球面左方光轴上 F 点发出的近轴发散光线,经球面折射后成为近轴平行

光线;或如图 11.3(b)所示,球面左方光轴上 F 点发出的近轴会聚光线,经球面折射后成为会聚光线,其会聚中心位于光轴上球面右方的 F 点,则 F 点称为球面的**物方焦点**.相应的物距称为球面的**物方焦距**,用 f 表示.将 $v=\infty$ 代入球面折射成像公式,可得球面的物方焦距

$$f=\frac{n}{n'-n}r \tag{11.3}$$

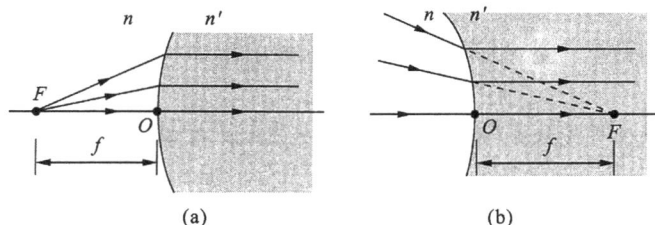

图 11.3

由于球面的曲率半径可正可负,根据式(11.2)或(11.3)可知,球面的焦距是可正可负的.如图 11.2(a)所示,当 $r>0$ 时,像方焦距 $f'>0$;如图 11.3(a)所示,当 $r>0$ 时,物方焦距 $f>0$.焦距为正时,球面是会聚光线的.如图 11.2(b)所示,当 $r<0$ 时,像方焦距 $f'<0$;如图 11.3(b)所示,当 $r<0$ 时,物方焦距 $f>0$.焦距为负时,球面是发散光线的.通常焦距为负,在焦距值前加"−"号,而焦距为正,在焦距值前加"+"号,通常"+"号一般省去.

球面的焦距反映球面对光线的折射本领.焦距越长,球面对入射光线的折射本领越低,反之越高.

垂直于光轴并通过焦点的平面称为焦平面.物方焦点对应的焦平面称为物方焦平面,像方焦点对应的焦平面称为像方焦平面.

除了用焦距表征球面对光线的折射本领外,通常还用焦度表示球面对光线的折射本领.球面某一侧介质的折射率与该侧焦距之比称为球面的**光焦度**,简称**焦度**(dioptric strength),用 D 表示,由式(11.2)和式(11.3)可知,球面的焦度为

$$D=\frac{n'}{f'}=\frac{n}{f}=\frac{n'-n}{r} \tag{11.4}$$

焦度越大,球面对入射光线的折射本领越高,反之越低.

在国际单位制中,球面焦距的单位为米(m);焦度的单位为米$^{-1}$(m^{-1}),称为**屈光度**(D),$1D=1m^{-1}$.

例 11.1　空气中,水平放置的长玻璃棒,折射率为 1.5、左端是曲率半径为 5cm 的凸球面.高为 0.1cm 的物体垂直于棒的轴线位于棒凸面顶点左方 20cm 处的光轴上方.试求该物体通过该凸球面所成的像.

解　由题意知,若 $r=5$cm,$n=1$,$n'=1.5$,$u=20$cm,代入球面折射成像公式,有

$$\frac{1}{20}+\frac{1.5}{v}=\frac{1.5-1}{5}$$

解得像距为

$$v=30(\text{cm})$$

$v>0$,表明像在物的异侧(棒凸面右方),且为实像.可见,物体经该光学系统后,在玻璃棒内、棒凸面右方距其顶点 30cm 处的光轴上,成一实像.

3. 用作图法确定球面折射成像的位置和性质

物体通过球面折射成像问题,除了利用球面折射成像公式求像外,还可以利用作图法解决.

通常,从一个物点发出的任一条投射在球面上的入射光线,经球面折射后都成为一条必然通过像点的出射光线.因此,要确定像点的位置,只需确定由物点发出的两条特定光线通过球面折射后在像方的交点,便可确定该物点的像点.

考虑物体上端的物点 P,当已知球面焦点时,利用物点 P 发出的以下三条特殊光线确定其像点 P':

(1) 平行光轴的入射光线经球面折射后,出射光线必定通过像方焦点 F',如图 11.4(a)中的光线 1—1′,图 11.4(b)中的光线 1—1′;

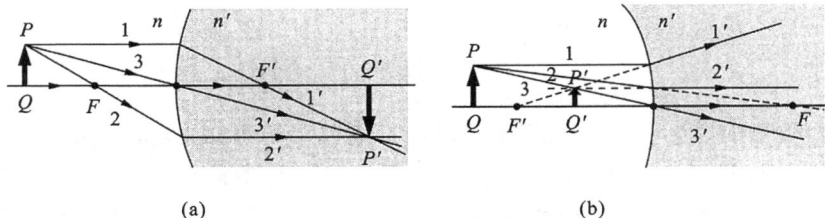

图 11.4

(2) 通过物方焦点 F 的入射光线经球面折射后,出射光线必定平行于光轴,如图 11.4(a)中光线 2—2′,图 11.4(b)中的光线 2—2′;

(3) 通过光心的入射光线经球面折射后,出射光线不改变方向.如图 11.4(a)中光线 3—3′,或如图 11.4(b)中的光线 3—3′.

以上物点 P 发出的三条入射光线中的任意两条光线经球面折射后,出射光线的交点就是像点 P'.

对于物体下端的物点 Q,由于 Q 为过物点 P 与光轴垂线的垂足,则 Q 的像一定在光轴上,且为过 P' 点与光轴垂线的垂足,即 Q' 点.

利用作图法所得的物像关系图称为光路图.如例 11.1 题,像方焦距和物方焦距分别为

$$f' = \frac{n'}{n'-n}r = \frac{1.5}{1.5-1} \times 5 = 15(\text{cm}), \qquad f = \frac{n}{n'-n}r = \frac{1}{1.5-1} \times 5 = 10(\text{cm})$$

如图 11.5 所示,首先根据题意,将球面及其两焦点的位置和物体的位置按比例标在图中.然后根据物体发出的三条特殊光线(或其中的任意两条),确定物体上端点的物点 P 的像点 P'.然后过像点 P' 做 P' 与光轴的垂线,垂足即为 Q' 点,则 $P'Q'$ 即为物 PQ 的像.图 11.5 就是例 11.1 题的光路图.

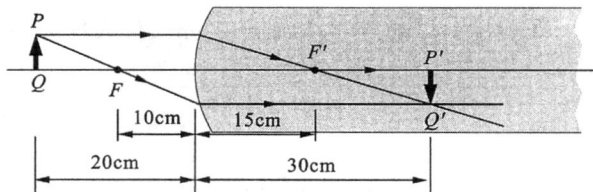

图 11.5

11.1.2　共轴球面系统折射成像

实际的光学系统通常由两个或两个以上的折射面组成. 由若干个球心位于同一条直线上的球面组成的系统称为**共轴球面系统**. 该直线称为共轴球面系统的主光轴, 简称**光轴**.

共轴球面系统的折射成像就是组成共轴球面系统的每一个折射球面逐一成像的结果. 解决共轴球面系统折射成像问题常用**逐次成像法**, 即先求出物通过第一个球面的像, 以此像作为第二个球面的物, 再求物通过第二个球面的像, 依此类推, 直至求出最后一个球面所成的像, 就是物通过整个共轴球面系统所成的像.

例 11.2　如图 11.6 所示, 空气中, 曲率半径分别为 10cm 和 26cm 的两个折射球面凸面相对共轴组合, 两球面顶点相距 10cm, 两折射面之间为折射率为 $\frac{4}{3}$ 的水. 一点物位于第一个折射面左方 20cm 处的光轴上, 试求点物经该光学系统所成的像.

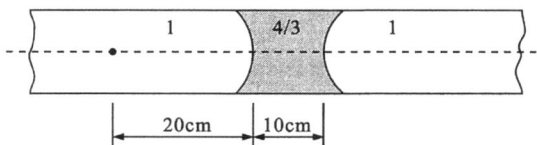

图 11.6

解　第一个折射球面, $n=1, n'=\frac{4}{3}, r_1=-10\text{cm}, u_1=20\text{cm}$, 代入球面折射成像公式, 有

$$\frac{1}{20}+\frac{4/3}{v_1}=\frac{4/3-1}{-10}$$

解得第一个折射球面的物距

$$v_1=-16\text{cm}$$

即经第一个折射球面所成的像在第一个折射球面左方距其顶点 16cm 处, 为一虚像.

对于第二折射球面, $n_2=\frac{4}{3}, n'=1, r_2=26\text{cm}$. 第一个折射球面所成的虚像为第二个折射球面的实物, 物距为 $u_2=16\text{cm}+10\text{cm}=26\text{cm}$. 代入球面折射成像公式, 有

$$\frac{4/3}{26}+\frac{1}{v_2}=\frac{1-4/3}{26}$$

解得

$$v_2=-15.6\text{cm}$$

点物经该光学系统后在第二个折射球面左方光轴上距其顶点 15.6cm 处成一虚像.

11.2　薄透镜折射成像

11.2.1　薄透镜折射成像

由两个折射面(至少有一个面是曲面)组成的光学元件称为**透镜**(lens). 由于球面容易加工和检验, 所以常用透镜的两个折射曲面, 其中一个是球面, 另一个是球面或平面. 对于两个折射面都是球面的透镜, 过两球面曲率中心的连线称为透镜的**光轴**. 对于两个折射面一个是球面另一个是平面的透镜, 过球面的曲率中心且垂直于平面的直线称为透镜的**光轴**. 透镜中心与光轴的交点称为透镜的光心.

透镜两折射面中心间的距离称为透镜的厚度. 厚度与两折射面的曲率半径以及物距和像距

相比可以忽略不计的透镜称为**薄透镜**(thin lens).实际透镜的厚度都很小,厚度特别大的透镜很少使用.薄透镜是一种十分有用、切合实际的理想模型,因此我们只讨论薄透镜的折射成像问题.

1.薄透镜折射成像

如图 11.7 所示,折射率为 n 的薄透镜两折射面的曲率半径分别为 r_1 和 r_2.两侧透明介质的折射率分别为 n_1 和 n_2.设 Q 点发出的近轴光线经过薄透镜折射成像于 Q' 点.由于薄透镜是两个折射球面共轴系统,采用逐次成像法就可以得到薄透镜折射成像的物距与像距之间的关系.

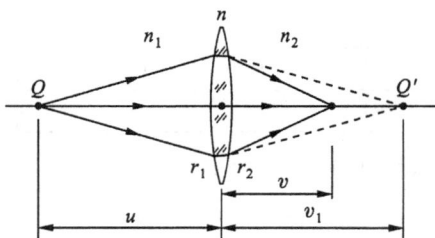

图 11.7

对于第一和第二个折射球面,分别应用球面折射成像公式,有

$$\frac{n_1}{u} + \frac{n}{v_1} = \frac{n-n_1}{r_1}, \qquad \frac{n}{u_2} + \frac{n_2}{v} = \frac{n_2-n}{r_2}$$

以上两式相加,并考虑到第一个折射球面的像就是第二个折射球面的物,即 $u_2 = -v_1$.可得

$$\frac{n_1}{u} + \frac{n_2}{v} = \frac{n-n_1}{r_1} - \frac{n-n_2}{r_2} \qquad (11.5)$$

如果两侧介质的折射率相等,即 $n_1=n_2$.用 n_0 表示,即则 $n_1=n_2=n_0$,式(11.5)可以写作

$$\frac{1}{u} + \frac{1}{v} = \frac{n-n_0}{n_0}\left(\frac{1}{r_1} - \frac{1}{r_2}\right) \qquad (11.6)$$

当两侧介质均为空气时,$n_0=1$ 时,则上式可简化为

$$\frac{1}{u} + \frac{1}{v} = (n-1)\left(\frac{1}{r_1} - \frac{1}{r_2}\right) \qquad (11.7)$$

式(11.5)～式(11.7)称为**薄透镜折射成像公式**.

例 11.3 折射率为 $\frac{3}{2}$ 的双凸玻璃薄透镜,两球面的曲率半径分别为 5cm 和 10cm. 一点物位于透镜左方距透镜球面顶点 20cm 的光轴上. 试求:

(1)薄透镜在空气中时,该点物通过薄透镜所成像的像距;

(2)薄透镜在水$\left(\text{折射率为}\frac{4}{3}\right)$中时,该点物通过薄透镜所成像的像距.

解 (1)薄透镜在空气中时,$n_0=1, n=\frac{3}{2}; r_1=5\text{cm}, r_2=-10\text{cm}; u=20\text{cm}$ 代入薄透镜折射成像公式,有

$$\frac{1}{20} + \frac{1}{v} = (1.5-1) \times \left(\frac{1}{5} - \frac{1}{-10}\right)$$

解得该点物通过薄透镜所成的像距

$$v = 10\text{cm}$$

(2)薄透镜在水中时,$n_0=\frac{4}{3}, n=\frac{3}{2}; r_1=5\text{cm}, r_2=-10\text{cm}; u=20\text{cm}$ 代入薄透镜折射成像公式,有

$$\frac{1}{20} + \frac{1}{v} = \frac{3/2-4/3}{4/3} \times \left(\frac{1}{5} - \frac{1}{-10}\right)$$

解得该点物通过薄透镜所成的像距

$$v = -80\text{cm}$$

可见,同一物点通过处在不同介质的同一薄透镜成像,像的性质有所不同.

2. 薄透镜的焦距和焦度

如图 11.8(a)所示,折射率为 n 的薄透镜处在折射率为 n_0 的透明介质中,若薄透镜左方的近轴平行光线,经薄透镜折射后会聚于薄透镜右方光轴上的 F' 点;或如图 11.8(b)所示,薄透镜左方的近轴平行光线,经薄透镜折射后成为发散光线,其发散中心位于光轴上薄透镜左方的 F' 点,则 F' 点称为薄透镜的**像方焦点**,F' 距透镜光心 O 点的距离 f' 称为薄透镜的**像方焦距**.

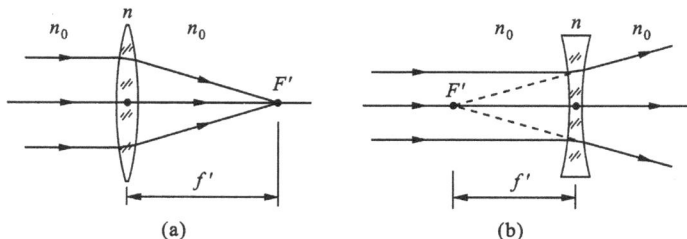

图 11.8

如图 11.9(a)所示,若薄透镜左方光轴上 F 点发出的近轴发散光线,经薄透镜折射后成为薄透镜右方的近轴平行光线;或如图 11.9(b)所示,薄透镜左方会聚中心位于光轴上薄透镜右方 F 点的近轴会聚光线,经薄透镜折射后成为薄透镜右方的近轴平行光线,则 F 点称为薄透镜的**物方焦点**,F 距透镜光心 O 点的距离 f 称为薄透镜的**物方焦距**.

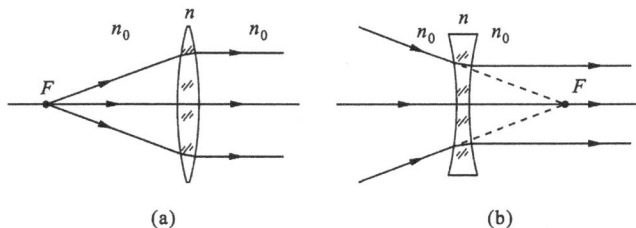

图 11.9

将 $u = -\infty$ 代入薄透镜折射成像公式,即可得像方焦距. 将 $v = \infty$ 代入薄透镜折射成像公式,即可得物方焦距. 由于薄透镜两侧介质的折射率相同,薄透镜物方焦距与像方焦距相等,统称为薄透镜的**焦距**(focal length),用 f 表示,即

$$f = \left[\frac{n-n_0}{n_0}\left(\frac{1}{r_1} - \frac{1}{r_2}\right)\right]^{-1} \tag{11.8}$$

可见,**当两侧介质的折射率相同时,薄透镜的焦距由其折射率和折射面的曲率半径及两侧介质的折射率共同决定.**

根据焦距的正负,薄透镜可以分为会聚透镜和发散透镜两种. $f > 0$ 的透镜称为正透镜,由于在空气中,正透镜总是会聚光线的,因此正透镜又称为会聚透镜. 会聚透镜有双凸、平凸、凸弯月等多种形状. $f < 0$ 的透镜称为负透镜. 由于在空气中,负透镜总是发散光线的,因此负

透镜又称为发散透镜.发散透镜有双凹、平凹、凹弯月等多种形状.通常焦距为负,在焦距值前加"－"号,而焦距为正,在焦距值前加"＋"号,而"＋"号一般省去.

透镜的焦距表征透镜折射光线的本领.焦距越短,透镜折射光线的本领越高,反之越低.通常还用透镜焦距的倒数度量透镜的折射光线的本领,称为透镜的**焦度**,用 D 表示.即

$$D = \frac{1}{f} = \frac{n - n_0}{n_0}\left(\frac{1}{r_1} - \frac{1}{r_2}\right) \tag{11.9}$$

在国际单位制中,透镜焦度的单位与球面焦度的单位相同,为米$^{-1}$(m^{-1}),称为**屈光度**,(D).$1D = 1m^{-1}$.例如,焦距 $f = 50cm$ 的透镜,焦度 $D = \frac{1}{0.5} = 2D$;焦距 $f = -25cm$ 的透镜,焦度 $D = \frac{1}{-0.25} = -4D$.

比较式(11.7)和式(11.8),可得薄透镜折射成像公式的另一种形式

$$\frac{1}{u} + \frac{1}{v} = \frac{1}{f} \tag{11.10}$$

例 11.4 空气中,折射率为 1.5 的双凸薄透镜,两球面的曲率半径均为 10cm.试求位于距透镜顶点为 30cm 处的小螺钉通过该光学系统所成的像.

解 根据题意可知,对于薄透镜,$n_0 = 1, n = 1.5, r_1 = 10cm, r_2 = -10cm$,代入式(11.8),薄透镜的焦距为

$$f = \left[\frac{n - n_0}{n_0}\left(\frac{1}{r_1} - \frac{1}{r_2}\right)\right]^{-1} = \left[\frac{1.5 - 1}{1} \times \left(\frac{1}{10} - \frac{1}{-10}\right)\right]^{-1} = 10(cm)$$

依题意,$u = 30cm$,代入式(11.10),有

$$\frac{1}{30} + \frac{1}{v_1} = \frac{1}{10}$$

解得像距为

$$v_1 = 15cm$$

可见,螺钉在透镜右方光轴上距透镜顶点为 15cm 处的空气中成一实像.

11.2.2 共轴薄透镜系统折射成像

由若干个中心位于同一条直线上的薄透镜组成的系统称为**共轴薄透镜系统**.该直线称为共轴薄透镜系统的主光轴,简称**光轴**(optical axis).

根据具体情况,共轴薄透镜系统有两种组合方式,下面分别讨论.

1. 密接共轴薄透镜系统折射成像

在实际中,往往需要将两个或更多的透镜组合起来使用,一种最简单的情形是两个薄透镜紧密接触(简称密接)构成一个复合透镜.复合透镜与组成复合透镜的两个透镜的焦距之间有怎样的关系呢?

设两个薄透镜的焦距分别为 f_1 和 f_2,利用式(11.10),分别有

$$\frac{1}{u_1} + \frac{1}{v_1} = \frac{1}{f_1}, \qquad \frac{1}{u_2} + \frac{1}{v_2} = \frac{1}{f_2}$$

由于两个薄透镜紧密接触，$u_2 = -v_1$，于是可得

$$\frac{1}{u_1} + \frac{1}{v_2} = \frac{1}{f_1} + \frac{1}{f_2}$$

根据焦距的定义，$v_2 = \infty$ 对应的 u_1 就是复合透镜的焦距，用 f 表示．由上式可得，复合透镜的焦距为

$$\frac{1}{f} = \frac{1}{f_1} + \frac{1}{f_2} \tag{11.11}$$

根据焦度与焦距的关系，可得密接复合透镜的焦度为

$$D = D_1 + D_2 \tag{11.12}$$

可见，**密接复合透镜焦距的倒数为组成它的透镜焦距的倒数之和，焦度等于组成它的透镜的焦度之和**．

2. 相间共轴薄透镜系统折射成像

对于相间共轴薄透镜系统折射成像问题，与共轴球面系统成像方法类似，利用薄透镜折射成像公式，采用逐次成像法，便可求解相间共轴薄透镜系统折射成像问题．

例 11.5　空气中，焦距分别为 $f_1 = 20\text{cm}$ 和 $f_2 = -40\text{cm}$ 的两个薄透镜，相距 40cm 共轴组合．一小物体位于第一个薄透镜左方 30cm 处的光轴上．

(1) 试计算小物体经此光学系统所成的像；

(2) 作图法求小物体经此光学系统所成的像．

解　(1) 第一个薄透镜，$u_1 = 30\text{cm}$，$f_1 = 20\text{cm}$，代入式 (11.10)，有

$$\frac{1}{30} + \frac{1}{v_1} = \frac{1}{20}$$

解得第一个薄透镜的像距为

$$v_1 = 60(\text{cm})$$

第二个薄透镜，由题意知，两薄透镜相距 $d = 40\text{cm}$．物距 $u_2 = -(v_1 - d) = -(60-40) = -20\text{cm}$，焦距 $f_2 = -40\text{cm}$，代入式 (11.10)，有

$$\frac{1}{-20} + \frac{1}{v_2} = \frac{1}{-40}$$

解得第二个薄透镜的像距为

$$v_2 = 40(\text{cm})$$

该物体经此光学系统在位于第二个薄透镜右方 40cm 处的光轴上成实像．

(2) 根据题意，将两透镜及其焦点及物体位置按比例标在图 11.10(a) 中．物 PQ 顶端 P 发出的平行入射光线 1_1 经第一个薄透镜折射成为通过其像方焦点 F_1' 的出射光线 $1_1'$，通过物方焦点 F_1 的入射光线 2_1 经第一个薄透镜折射成为平行出射光线 $2_1'$．$1_1'$ 和 $2_1'$ 两条出射光线交于 P_1 点，实物 PQ 经第一个薄透镜折射成一实像 P_1Q_1．

第一个薄透镜所成实像 P_1Q_1 对于第二个薄透镜而言为虚物．为了清楚起见，虚物 P_1Q_1 经第二个薄透镜的成像如图 11.10(b) 所示．物 P_1Q_1 顶端 P_1 发出的平行入射光线 1_2 经第二个薄透镜折射成为延长线通过像方焦点 F_2' 的出射光线 $1_2'$；物 P_1Q_1 顶端 P_1 发出的延长线通过物方焦点 F_2 的光线 2_2 经第二个薄透镜折射成为平行出射光线 $2_2'$．$1_2'$ 和 $2_2'$ 两条出射光线交于 P' 点，虚物 P_1Q_1 经第二个薄透镜折射成一实像 $P'Q'$．图中实线表示光线实际经过部分，虚线表示光线的延长线．

小物体 PQ 经第一个薄透镜折射成一实像 P_1Q_1. 虚物 P_1Q_1 经第二个薄透镜折射成一倒立放大的实像 $P'Q'$.

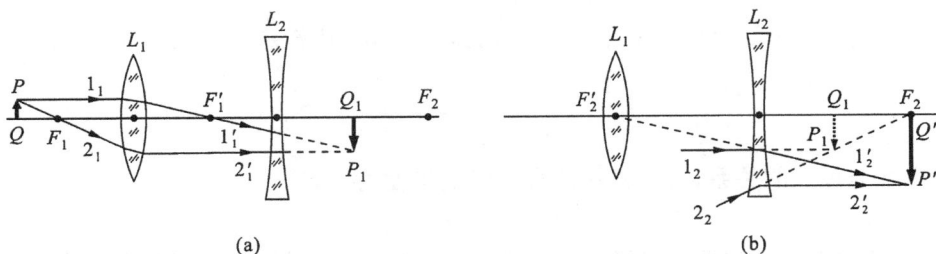

图 11.10

11.3　几种常用光学仪器

11.3.1　人眼

1. 人眼的结构及其光学性质

人眼是一种特殊的感觉器官. 正常人眼大致为直径约 25mm 的球体,眼球的水平剖面如图 11.11 所示. 最前面一层凸出的透明膜称为**角膜**,角膜的折射率为 1.376. 角膜后面的水状液称为**前房**,折射率为 1.336. 前房后面是虹膜,虹膜中心与睫状肌相连的圆孔称为**瞳孔**. 瞳孔的大小可以随环境亮度的不同自动改变,其直径在白昼强光时可缩小到 2mm,在黑夜弱光时

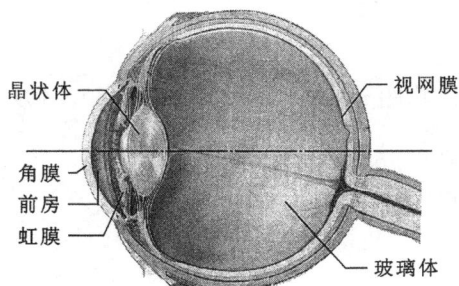

图 11.11

可增大到 8mm. 瞳孔起着光阑的作用,控制进入人眼的光能量,同时使成像的清晰程度增强. 虹膜后面形状为双凸透镜的弹性透明组织称为**晶状体(或眼球)**. 晶状体由外皮质和内体核构成,外皮质的折射率为 1.386,内体核的折射率为 1.406. 在自然状态下,晶状体前表面的曲率半径为 10.0mm、后表面为 6.0mm. 晶状体表面的曲率半径可因其附近睫状肌的收缩或松弛在一定范围内改变. 因此,晶状体就相当一个焦距可变的透镜. 晶状体后面的透明玻璃状液称为**玻璃体**,折射率为 1.336. 玻璃体内壁的膜称为**视网膜**. 视网膜上布满两种感光细胞——视椎细胞和视杆细胞,是光线成像的区域. 来自外界的光线,经人眼折射成像在视网膜上,使视神经细胞受到刺激,从而引起人对物体形状、颜色以及位置等视觉效应. 物体在视网膜上成的像是倒立的,由于神经系统内部作用的结果,使得人们对像的感觉仍然是正立的.

对于人眼这样一个多个折射面、多种介质且像距一定的共轴复杂光学系统,原则上可以用逐次成像法求解成像问题,但实际上太麻烦. 考虑到组成人眼折射系统的介质中,角膜与空气的折射率相差最大,且角膜的曲率半径很小(2~8mm),由球面折射焦距式(11.2)可知,角膜的焦距最小折射光线的本领最强. 因此,生理上常将人眼简化为一个凸球面折射系统,称为简约眼. 凸球面代表角膜,曲率半径为 5mm、折射率为 1.33. 根据式(11.2)和式(11.3),可求得像方焦距

$$f' = \frac{n'}{n'-n}r = \frac{1.33}{1.33-1} \times 5 = 20(\mathrm{mm})$$

物方焦距

$$f = \frac{n}{n'-n}r = \frac{1}{1.33-1} \times 5 = 15(\mathrm{mm})$$

简约眼如图 11.12 所示.

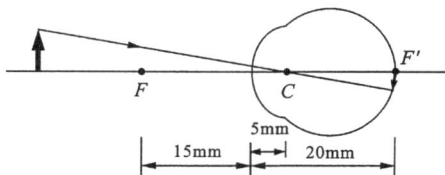

图 11.12

2. 人眼的调节

从成像的角度看,人眼最重要的是瞳孔、晶状体和视网膜.人眼通过收缩或松弛睫状肌,在一定范围内改变晶状体表面的弯曲程度以改变其焦距,使得远近不同的物体都可以在视网膜上成像,从而能够看清楚远近不同的物体.人眼的这种改变焦距的本领称为**调节**(accommodation).正常视力的人,在观测无限远处的物体时眼睛不调节,睫状肌完全松弛,晶状体的曲率半径最大.人眼能看清楚的最远处物体与眼之间的距离称为**远点**.在观测近处物体时眼睛需要调节,睫状肌压缩晶状体,使其曲率半径减小焦距减小,像仍然成在视网膜上.然而,眼睛的这种调节作用是有限度的.当物体位于距人眼较近的一定位置时,经过人眼的调节也不能使光线在视网膜上会聚.眼能看清楚的最近处物体与眼之间的距离称为**近点**.在人的一生中,人眼的近点是变化的.青少年的晶状体正处在生长发育阶段,调节能力很强,近点较近.成年后随着年龄的增长,人眼的调节能力逐渐衰退,近点变远.如 10 岁时近点为 7cm,20 岁时为 10cm,30 岁时为 14cm,40 岁时为 22cm,50 岁时为 40cm,60 岁时为 200cm.远点与近点之间的距离就是人眼的最大调节范围.

在观测较近处的物体时,即使没有超出人眼的调节范围,由于睫状肌处在高度紧张状态,时间久了人眼也会感到疲劳.正常人眼在正常照明(约 50Lx)条件下,观测物体舒适且不过分疲劳的距离称为**明视距离**,其值为 25cm.

3. 人眼的屈光不正及其矫正

人眼不调节时,能看清楚无限远处的物体;人眼高度调节时,能看清楚近点处的物体.这种屈光正常的人眼称为**正视眼**.正视眼的远点在无限远处,近点通常取 10～12cm,即正视眼的调节范围为无限远至眼前 10～12cm,如图 11.13(a)和图 11.15(a)所示.调节范围不在无限远至眼前 10～12cm 范围内的人眼屈光不正常称为屈光不正眼.屈光不正眼有近视眼、远视眼、老花眼和散光眼四种.

1) 近视眼

远点变近的眼睛称为**近视眼**.如图 11.13(b)所示,近视眼患者的眼睛不调节时,无限远处至较远处的物体成像在视网膜前而不是视网膜上.如图 11.13(c)所示,当物体位于某一较正视眼的远点近的点时,近视眼不调节也能看清.这一较近的点就是近视眼的远点,用 $d_{远}$ 表示.可见,近视眼的远点近移,调节范围变小.近视眼看不清其远点以外的物体,可以看清其远点及其以内的物体.欲使近视眼看清其远点以外的物体,可在眼睛前加一透镜,将无限远的物体成一虚像于近视眼的远点.近视眼应配怎样的透镜呢?由于透镜的作用是将无限远的物体成一虚像于近视眼的远点,物体位于无限远处,即 $u = \infty$,像为虚像,且在 $d_{远}$ 处,即 $v = -d_{远}$.根据薄透镜折射成像公式,有

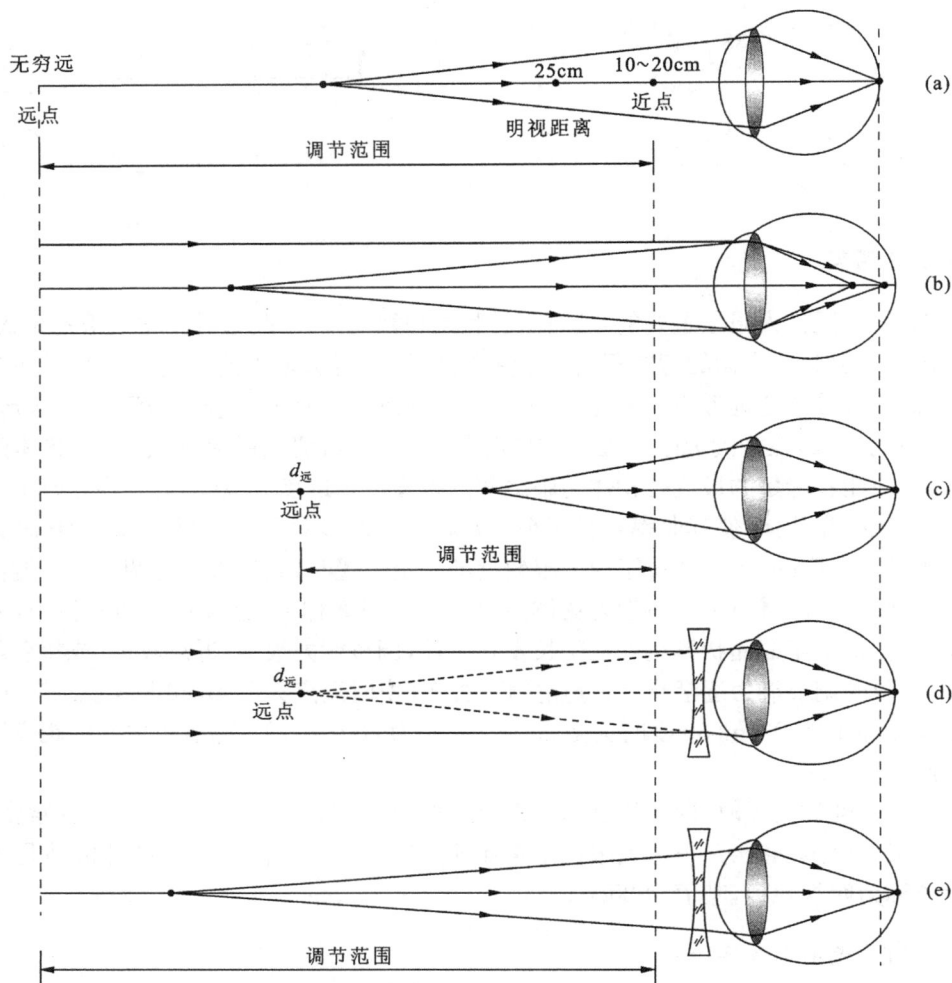

图 11.13

$$\frac{1}{\infty} + \frac{1}{-d_{远}} = \frac{1}{f}$$

可见,透镜的焦距 $f < 0$,表明近视眼所配戴的眼镜为凹透镜.眼镜的焦度为

$$D = \frac{1}{f} = \frac{1}{-d_{远}} \tag{11.13}$$

近视眼配戴一副适当的凹透镜眼镜,使光线在进入眼前先适当发散,再经人眼折射就可以将无限远处的物体成像于近视眼的远点,即将其较近的远点移到无穷远处,如图 11.13(d)所示.这样一来,无穷远到其远点范围内的物体成像在近视眼的视网膜上,调节范围被扩展,如图 11.13(e)所示.

近视眼的形成原因可能是角膜或晶状体的曲率半径太小,或眼球前后直径过大.高度近视与遗传有关,但大多数近视的形成与发展通常与视力卫生是否健康有关.为了预防近视,要养成正确用眼的习惯.看书写字等近距离用眼时,姿势要正确,光强要适宜,距离要合适,且连续时间不宜过长.

例 11.6　一人看不清眼前 2.5m 以外的物体,此人看远物应配戴什么眼镜?

解　看不清楚眼前 2.5m 以外的物体,说明此人眼的远点在 2.5m 处.应配戴眼镜的作用是将无限远处的物体成一虚像于其远点 2.5m 处.根据式(11.13),此人看远物应配戴眼镜的焦度为

$$D = \frac{1}{-d_{远}} = \frac{1}{-2.5} = -0.4D = -40 \text{ 度}$$

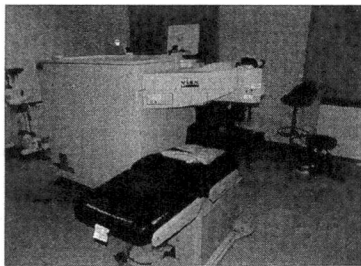

$D < 0$,即此人为近视眼,应配戴 -40 度的凹透镜.

随着科学技术的不断发展,除了用配戴眼镜的方法矫正近视眼外,还可以利用准分子激光器发出的激光脉冲照射角膜,使其组织气化起到切削角膜表面基质的作用,从而使角膜曲率适当变大,会聚光线的作用减弱,光线恰好聚焦于视网膜上,视力变清晰,从而达到治疗近视的目的.

图 11.14 为准分子激光视力矫正设备.

图 11.14

2)远视眼

近点变远的眼睛称为**远视眼**.如图 11.15(b)所示,远视眼患者的眼睛不调节时,无限远处或较远处的物体成像在视网膜后而不是视网膜上.如图 11.15(c)所示,当物体位于某一较正视眼的近点远的点时,远视眼不调节也能看清,这一较远的点就是远视眼的近点.用 $d_{近}$ 表示.可见,远视眼的近点远移,调节范围变小.远视眼看不清其近点以内的物体,可以看清其近点及其以外的物体.欲使远视眼看清其近点以内的物体,可在眼前加一透镜,将近点以内某一位置(通常取明视距离 25cm)的物体成一虚像于远视眼的近点.远视眼应配怎样的透镜呢? 由于透镜的作用是将近点以内一定范围的物体成一虚像于远视眼的近点,设物体位于眼前 d 处,即 $u = d$,像为虚像,且在 $d_{近}$ 处,$v = -d_{近}$.根据薄透镜折射成像公式,有

$$\frac{1}{d} + \frac{1}{-d_{近}} = \frac{1}{f}$$

由于物体位于近点以内,所以 $d < d_{近}$,故透镜的焦距 $f > 0$,表明远视眼所配戴的眼镜为凸透镜.眼镜的焦度为

$$D = \frac{1}{f} = \frac{1}{d} - \frac{1}{d_{近}} \tag{11.14}$$

远视眼配戴一副适当的凸透镜眼镜,使光线在进眼前先适当会聚,再经人眼折射,就可以将合适位置(通常为明视距离 25cm)处的物体成像于远视眼的近点,即将其较远的近点移到合适的位置处,如图 11.15(d)所示.这样一来,其近点到其合适位置范围内的物体成像在视网膜上,调节范围被扩展,如图 11.15(e)所示.

远视眼的形成原因可能是角膜或晶状体的曲率半径太大,或眼球前后直径过小.远视眼也与遗传有关.由于晶状体的发育尚未完全,新生儿大多数为远视.新生儿远视一般不需要矫正,随着逐渐成长会自然消失,如果到几岁时仍然远视,则需配戴眼镜,否则会变成斜视.

例 11.7　某人看不清眼前 1m 以内的物体,此人阅读需配戴什么眼镜?

解　看不清眼前 1m 以内的物体,表明此人眼的近点在眼前 1m 处,$d_{近} = 1$m.需配戴眼镜的作用是将位于明视距离 25cm 处的物体成像于其近点 1m 处,即 $d = 0.25$m.根据式(11.14),此人应配戴眼镜的度数为

$$D = \frac{1}{f} = \frac{1}{d} - \frac{1}{d_{近}} = \frac{1}{0.25} - \frac{1}{1} = 3D = 300 \text{ 度}$$

$D > 0$,即此人为远视眼,应配戴 300 度的凸透镜.

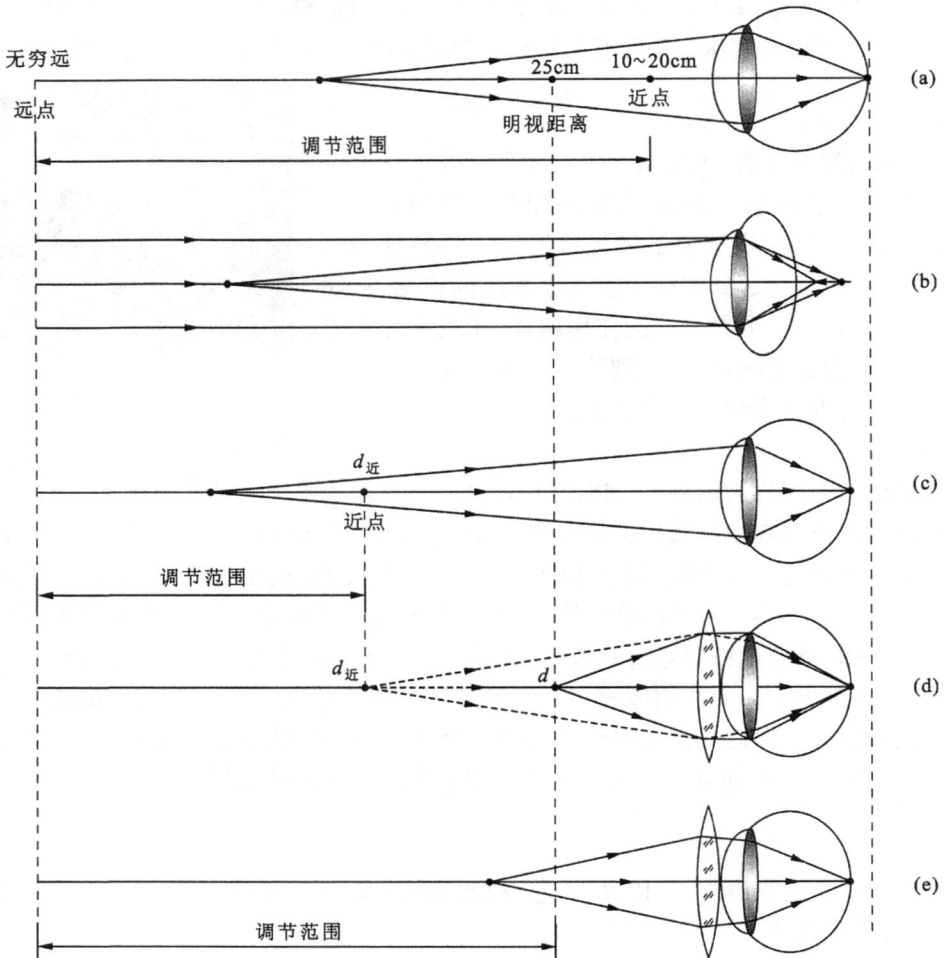

图 11.15

3) 老花眼

由于晶状体调节能力减退,看远物正常而看不清楚近物或虽能看清但不能持久的眼睛称为**老花眼**.上了年纪的人往往都是老花眼,老花眼是正常的生理现象,并非屈光不正.老花眼在看远物时正常,但看不清楚近物.欲看清近物,应配一副适当焦度的凸透镜.

4) 散光眼

通过前面的讨论可知,折射面的焦度与折射面的曲率有关.对于折射面,通过光轴的平面称为子午面.各个子午面上的曲率都相同的折射面相对光轴是对称的,称为对称折射面.球形折射面就是一种对称折射面.由于各个子午面上的曲率都相同,光轴上的物点发出的光束,不论在哪个方向的子午面上的折射情况都相同,因此,经折射后的光束在光轴上的另一点形成清晰的像.近视眼和远视眼的角膜表面是球面,为对称折射面.物点发出的近轴光线经远视眼或近视眼折射后成一像点,只不过像在视网膜前或后,因而视网膜上的像不清楚罢了.

各个子午面上的曲率不相同的折射面相对光轴是非对称的.一种简单的非对称折射如

图 11.16 所示,折射面在水平子午面 xx' 上的焦度最大,而在竖直子午面 yy' 上的焦度最小.
因此,物点发出的近轴光线经这种非对称折射后不能成清楚的像点.若将像屏置于 Q'_x 处,像
为一条水平直线;若将像屏置于 Q'_y 处,像为一条竖直直线;若将像屏置于 Q'_x、Q'_y 之间,则像
为大小不等的椭圆或圆.

由于角膜曲率的不对称引起的非对称折射的眼睛称为**散光眼**.因为不同方向上对光线的折射
能力不一样,散光眼看东西时,总是有些方向比较清楚,而
有些方向不清楚.折射面在一个子午面上的焦度最大,而在
另一个垂直的子午面上的焦度最小.且两个子午面相互垂
直的散光眼称为**规则散光眼**.规则散光眼可以通过改变其
子午面焦度的方法矫正.设一规则散光眼如图 11.16 所示,
在水平子午面 xx' 上的焦度最大,而竖直子午面 yy' 上的
焦度最小.如果视网膜在 Q'_x 处,为了成清晰的点像,应加强

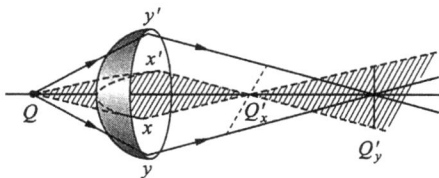

图 11.16

yy' 子午面的焦度;如果视网膜在 Q'_y 处,为了成清晰的点像,应减弱 xx' 子午面的焦度.

怎样的透镜才能加强 yy' 子午面的焦度而减弱 xx' 子午面的焦度呢? 如图 11.17 所示,
至少有一个折射曲面为柱面的透镜称为圆柱透镜.圆柱透镜在一个子午面(横截面)上焦度最
大(正或负),而与该子午面垂直的子午面(纵截面)的焦度为零.如图 11.18 所示的圆柱透镜,
在水平子午面上的焦度为正,可以会聚光线;在竖直子午面上的焦度为零,不能会聚光线.配戴
适当的圆柱透镜,就可以弥补任何子午面焦度过大或过小的缺陷,对规则散光眼进行矫正.

对于最大与最小子午面不相互垂直的非规则散光眼,一般很难校正.

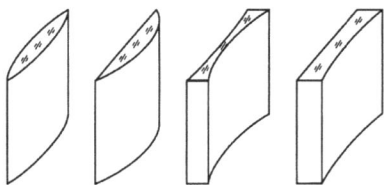

图 11.17

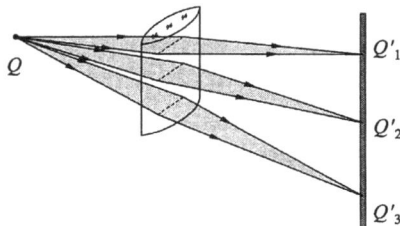

图 11.18

11.3.2　放大镜和显微镜

1. 放大镜

从物体的两端发出的光线对人眼所张的角称为**视角**(visual angle),用 β 表示.如图 11.19 所
示,视角的大小由物体的大小以及物体距人眼的
距离决定.视角越大,物体在视网膜上所成的像越
大,像越大越能看清物体.因此,在观测小物体时,
通常将物体移近人眼,使视角增大,从而使人能看
见小物体.然而如果物体太小,位于近点以内时在
视网膜上所成的像就模糊了.可见,只有当小物体

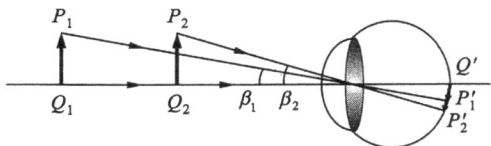

图 11.19

对人眼的视角足够大,而且物体的位置也适当时,才能清晰地观察物体.然而视角足够大与位置适
当这两个条件是相互制约的.为了能清晰地看到小物体,通常将一个会聚透镜或会聚透镜组放在眼
前,使得光线适当会聚后再进入人眼,所用的会聚透镜或会聚透镜组称为**放大镜**(magnifier).

对于小物体,当人眼直接观察时,视角为 β;人眼通过放大视角的光学仪器观察时,视角为 γ,则 β 与 γ 之比反映放大视角光学仪器放大视角的本领,称为光学仪器的**角放大率**,用 α 表示,即

$$\alpha = \frac{\gamma}{\beta} \tag{11.15}$$

光学仪器的角放大率越大,光学仪器放大视角的本领越高.

如图 11.20(a)所示,人眼直接观察高度为 y 的小物体时,通常是将其放在明视距离 25cm 处,物体对人眼所张的视角近似为

$$\beta = \frac{y}{25}$$

由于 β 较小,需借助放大视角的光学仪器观察.放大镜是一种最简单的放大视角的光学仪器.最简单的放大镜就是一个短焦距的会聚透镜,如图 11.20(b)所示.使用放大镜观察小物体时,将放大镜紧挨人眼,将物放在放大镜焦点以内靠近焦点的光轴上.高度为 y 的小物体经放大镜折射后,在眼前成一正立、放大了的虚像 y',物体对人眼的视角增大为 γ.设放大镜的焦距为 f,近似有

$$\gamma = \frac{y}{f}$$

将 $\beta = \frac{y}{25}$ 和 $\gamma = \frac{y}{f}$ 代入式(11.15),可得放大镜的角放大率

$$\alpha = \frac{25}{f} \tag{11.16}$$

式中焦距 f 的单位为 cm.

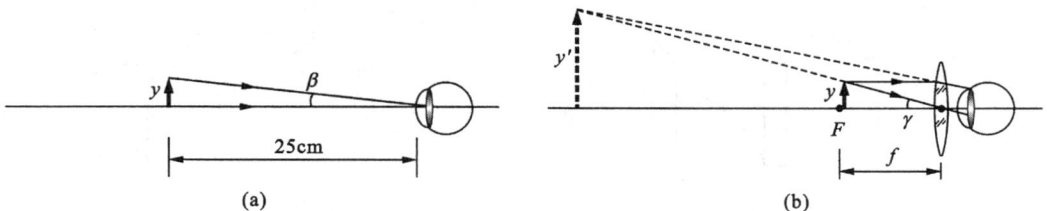

图 11.20

式(11.16)表明,放大镜的角放大率与其焦距成反比.焦距越短的放大镜角放大率越大,减小透镜的焦距可以增大放大镜的角放大率.然而,短焦距的透镜磨制困难,而且像差(下节中讨论)严重.通常的放大镜都是单片透镜,以×表示角放大率的倍数,放大镜的角放大率仅为 2～3×.高倍率放大镜通常是几片透镜组成的透镜组,角放大率约为 10～20×.

2. 显微镜

放大镜的角放大率较小,只能观察较小的物体,无法观测微小物体.观测微小物体需要角放大率更大的光学仪器.显微镜是一种角放大率较大的放大视角的光学仪器,主要用于观察近处物体的微小细节.

由两个短焦距的会聚透镜共轴适当组合而成的光学仪器称为**显微镜**(microscope).如图 11.21 所示,靠近被观测物体的会聚透镜称为**物镜**,靠近人眼的会聚透镜称为**目镜**.物镜的焦距较短而目镜的焦距较长.物镜焦点 F_1 外靠近 F_1 处的倒立物体 PQ,经物镜折射后,在目镜

焦点 F_2 内靠近 F_2 处成一放大了的正立实像 $P'Q'$. $P'Q'$ 经目镜折射后,在观测者的明视距离或无限远处成一放大了的正立虚像 $P''Q''$.

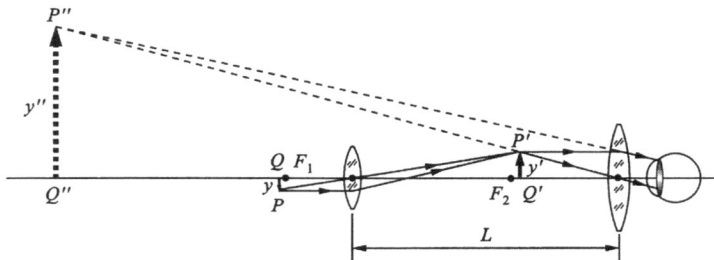

图 11.21

显微镜的角放大率简称**放大率**,用 M 表示. 根据角放大率的定义,显微镜的放大率为

$$M = \frac{\gamma}{\beta}$$

由图中可见,近似有 $\gamma = \frac{y'}{f_2}$. 而 $\beta = \frac{y}{25}$. 代入上式,可得

$$M = \frac{y'/f_2}{y/25} = \frac{y'}{y} \times \frac{25}{f_2}$$

式中 $\frac{y'}{y}$ 是物镜的线放大率,用 m 表示,即 $m = \frac{y'}{y}$; $\frac{25}{f_2}$ 是目镜的角放大率,即 $\alpha = \frac{25}{f_2}$. 因此,放大镜的放大率可以用下式表示

$$M = m\alpha \tag{11.17}$$

可见,**显微镜的放大率为物镜的线放大率和目镜的角放大率的乘积.**

物镜和目镜之间的距离称为显微镜的机械筒长,简称镜筒长,用 L 表示. 由图 11.21 中可见, $\frac{y'}{y} = \frac{L}{f_1}$,则物镜的线放大率 $m = \frac{y'}{y} = \frac{L}{f_1}$,而目镜的角放大率 $\alpha = \frac{25}{f_2}$,代入式(11.21),放大镜的放大率可以表示为

$$M = \frac{25L}{f_1 f_2} \tag{11.18}$$

由于物镜的像距与镜筒长近似相等,取 $v_1 = L$,因此,放大镜的放大率还可以表示为

$$M = \frac{25v_1}{f_1 f_2} \tag{11.19}$$

例 11.8　一显微镜,物镜的焦距为 1.5cm、目镜焦距为 2.5cm,目镜与物镜相距 22.1cm,目镜的像成在观测者的明视距离处.试求:

(1) 标本应放在何处?

(2) 物镜的线放大率;

(3) 显微镜的放大率.

解　(1) 依题意,$f_1 = 1.5$cm,$f_2 = 2.5$cm,$L = 22.1$cm,$v_2 = -25$cm. 对于目镜,$u_2 = L - v_1$,有

$$\frac{1}{L - v_1} + \frac{1}{-25} = \frac{1}{2.5}$$

解得物镜的像距

$$v_1 = 19.8\text{cm}$$

对物镜,有

$$\frac{1}{u_1} + \frac{1}{19.8} = \frac{1}{1.5}$$

解得物镜的物距

$$u_1 = 1.6\text{cm}$$

即标本应放在物镜左方 1.6cm 处.

(2) 物镜的线放大率

$$m = \frac{v_1}{u_1} = \frac{19.8}{1.6} = 12.4 \times$$

(3) 显微镜的放大率

$$M = \frac{25v_1}{f_1 f_2} = \frac{25 \times 19.8}{1.5 \times 2.5} = 132 \times$$

或

$$M = \frac{25L}{f_1 f_2} = \frac{25 \times 22.1}{1.5 \times 2.5} = 147 \times$$

11.4　光学仪器的成像质量

11.4.1　分辨本领

由于光的衍射效应,物点发出的近轴光线经光学仪器所成的像不是一个几何像点,而是中心区域为艾里斑、外围为明暗相间强度迅速衰减的衍射斑.

实际物体可以看成是大量物点组成的,实际物体经光学仪器所成的像可以看成是大量物点经光学仪器所形成的大量衍射斑叠加而成的.因此,物体的像是否清楚取决于相邻衍射斑之间的间距.物体上离得较近的物点形成的衍射斑可能由于相互重叠严重,使得物体的像不清楚,以至于无法分辨物体的细节.可见,光的衍射效应限制了光学仪器的分辨本领.

光学仪器的分辨本领,通常采用第 10 章中介绍过的瑞利判据作为统一标准.

1. 人眼的分辨本领

人眼能分辨两个离得较近物点的能力称为人眼的**分辨本领**.人眼恰能分辨的两物点对人眼的视角称为人眼的**最小分辨角**,用 $\beta_{\min}$ 表示.人眼瞳孔的直径可在 2～8mm 范围内调节,取 $D = 2\text{mm}$.以人眼最敏感的黄绿光波长 $\lambda = 550\text{nm}$ 估算.由瑞利判据可知,人眼的最小分辨角为

$$\beta_{\min} = 1.22 \frac{\lambda}{D} = 1.22 \times \frac{550 \times 10^{-9}}{2 \times 10^{-3}} = 3.36 \times 10^{-4}(\text{rad}) \approx 1'$$

实际上,当人眼观测物体时,如果物体上相邻两物点的视角小于 $1'$ 时,两物点的像将落在视网膜的同一个视锥细胞上,这时人眼分辨不出是两个点,而认为是一个点.因此,人眼的最小分辨角通常取 $1'$,即

$$\beta_{\min} = 1'$$

人眼的最小分辨角对应物体上下两端点之间的距离称为人眼的最小分辨距离,用 z 表示.通常,位于明视距离 25cm 的小物体,对人眼所张的视角为 $1'$ 时,大多数正常眼恰能分辨.因此,人眼的最小分辨距离近似为

$$z = 25\beta_{min} = 25 \times 10^{-2} \times 3.36 \times 10^{-4} = 84 \times 10^{-6}(m) = 0.084(mm)$$

留有余地,人眼的最小分辨距离通常取 0.1mm,即

$$z = 0.1mm$$

2. 显微镜的分辨本领

由于显微镜物镜的直径比目镜的小,故物镜的衍射效应较目镜的更显著,同时目镜所观测到的物体细节取决于物镜所成像的质量. 因此,显微镜的分辨本领取决于物镜的分辨本领.

显微镜能分辨的物体两点间的最短距离称为显微镜的最小分辨距离. 显微镜的最小分辨距离的倒数称为显微镜的分辨本领. 阿贝根据瑞利判据,并考虑到显微镜使用时的具体情况指出,对于发光物体上的两个物点,显微镜的最小分辨距离为

$$z = \frac{1.22\lambda}{2n\sin u} = \frac{1.22\lambda}{2NA} \qquad (11.20a)$$

式中 n 为物方介质的折射率;u 为入射到物镜上的边缘光线与光轴之间的夹角,称为物所在空间的孔径角,$n\sin u$ 称为物镜的数值孔径或孔径数,用 NA 表示,即 NA$=n\sin u$.

对于不能发光的物体,根据其照明情况不同,最小分辨距离的表达式不同. 当物体被光垂直照明时,显微镜的最小分辨距离为

$$z = \frac{3\lambda}{4NA} \qquad (11.20b)$$

当物体被光斜照明时,显微镜的最小分辨距离为

$$z = \frac{\lambda}{2NA} \qquad (11.20c)$$

以上三式表明,**显微镜的分辨本领取决于光源的波长和物镜的数值孔径**. 光源波长越短,物镜的数值孔径越大,显微镜的最小分辨距离越小,显微镜的分辨本领越高.

提高显微镜分辨本领的措施之一是增大物镜的数值孔径. 物体与物镜之间为空气时,物镜称为干物镜. 如图 11.22(a)所示,由 P 点处物体发出或反射的光线到达盖波片(折射率为 1.52)与空气的界面时,由于是自光密到光疏介质,会发生全反射现象,入射角大于 42° 的光线被反射. 因此,干物镜的数值孔径为 0.05~0.95. 为了增大物镜的数值孔径,可在物体与物镜之间浸以油(对于波长为 587nm 的单色光,油的折射率为 1.5~1.7. 如香柏油的折射率约为 1.52). 当物体与物镜之间为油时,物镜称为油物镜. 如图 11.22(b)所示,由于盖波片的折射率与油的折射率接近,避免了全反射. 因此,油物镜的数值孔径为 0.85~1.30,最大可到 1.5 左右. 假设物体被光斜照明,根据式(11.20c),波长以 $\lambda = 550$nm 代入,可得显微镜的最小分辨距离为

$$z = \frac{\lambda}{2NA} = \frac{\lambda}{2 \times 1.5} = \frac{550 \times 10^{-9}}{3} = 1.8 \times 10^{-7}m = 0.18(\mu m)$$

人眼的最小分辨距离 0.1mm 是显微镜最小分辨距离 0.18μm 的 556 倍. 因此,满足人眼视觉要求,光学显微镜的放大率不超过 1500×. 一般显微镜设计的最大放大率通常为 1000×.

提高显微镜分辨本领的另一个措施是缩短波长,如电子显微镜中以电子射线替代光线. 由于电子波的波长很短,电子显微镜的分辨本领较光学显微镜高得多.

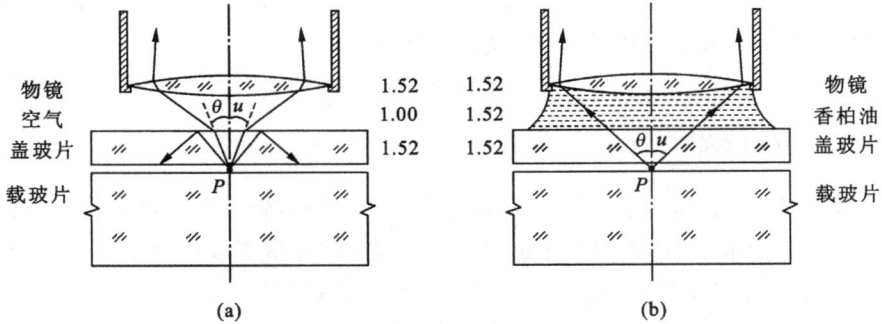

图 11.22

11.4.2　像差

近轴光线通过光学系统所成的像是理想像. 但是在实际光学系统中, 成像光线并非都是近轴光线, 实际光学系统所成的像与理想像之间的差异称为**像差**(aberration). 像差产生的原因和种类很多, 为简单起见, 下面我们将光学系统简化为一个凸透镜, 简单介绍两种主要的像差.

1. 球面像差

实际上, 透镜对光的折射能力与光线距轴的远近有关. 通常, 透镜对远轴光线的折射能力强, 而对近轴光线的折射能力差. 如图 11.23(a)所示, 位于光轴上的点物发出的光束投射在透镜上. 由于透镜对远轴光线的折射能力强会聚点近, 而对近轴光线的折射能力差会聚点远, 远轴光线和近轴光线经透镜折射后, 会聚于光轴上不同点. 这种由于透镜对远轴光线和近轴光线折射能力不同产生的像差称为**球面像差**(spherical aberration).

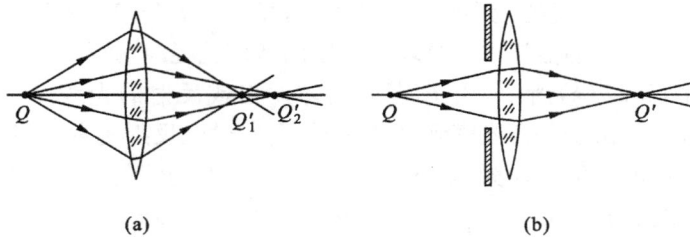

图 11.23

由于球面像差的存在, 物点 Q 经透镜折射后, 在 $Q_1' \sim Q_2'$ 任意处的像都不是一个清晰的像点, 而是一个弥散的像斑.

球面像差的存在使得像不清晰. 减小球面像差的简单办法是在透镜前加一光阑, 如图 11.22(b)所示. 由于光阑阻断远轴光线, 从而使球面像差减小. 减小球面向差的有效办法是采用凸凹透镜组合. 由于凸透镜和凹透镜产生的球面像差正好相反, 所以适当选择凸凹透镜组合可使球面向差减小.

2. 色像差

实际上, 透镜对光的折射能力与透镜材料的折射率有关, 而透镜材料的折射率与光的波长有关. 通常, 波长越短透镜的折射率越大折射能力越强, 而波长越长透镜的折射率越小折射能力越弱. 如图 11.24(a)所示,位于光轴上的物点发出的白色光束投射在透镜上. 紫光的会聚点近,红光的会聚点远,不同波长的光线经透镜折射后,会聚于光轴上不同点. 这种不同颜色光线的像点. 沿光轴方向的位置差称为色像差.

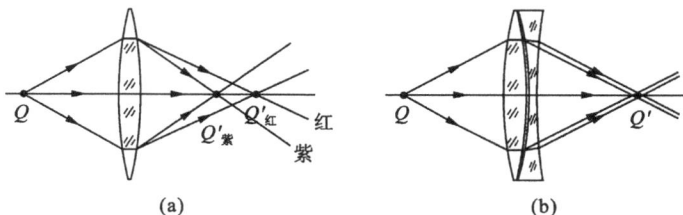

图 11.24

由于色像差的存在,点物 Q 经透镜折射后,所成的像 Q' 不是一个清晰的点像,而是一个彩色的弥散像斑.

色像差的存在使得像不清晰. 单个透镜的色像差是不可避免的. 减小色像差的办法是适当选择不同材料制成的凸凹透镜组合. 由于不同材料的透镜产生的色像差相互抵消,从而使色像差减小. 例如,一个冕牌玻璃的双凸透镜与一个火石玻璃的双凹透镜密切贴合而成,如图 11.24(b)所示,冕牌玻璃的双凸透镜火石玻璃的双凹透镜产生的色像差正好相反,从而使色像差减小.

思　考　题

11.1　球面的焦距由什么因素决定? 如图 11.25 所示的折射球面,在什么条件下起会聚光线的作用? 在什么条件下起发散光线的作用?

11.2　怎样利用球面折射成像公式求解球面成像问题?

11.3　一折射率为 1.5 的会聚透镜,将其分别浸在折射率为 1.3、1.5 和 1.7 的液体中,此透镜在三种液体中的焦距如何? 是会聚光线还是发散光线?

11.4　近视眼所戴眼镜的作用是什么? 远视眼所戴眼镜的作用是什么? 配戴＋2D 眼镜的人是近视眼还是远视眼?

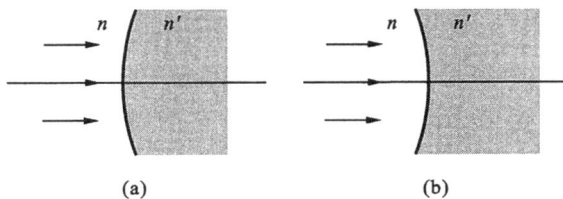

图 11.25

11.5　显微镜放大视角的原理是什么? 显微镜的放大率由什么因素决定? 怎样提高显微镜的分辨本领? 怎样选用显微镜?

11.6　像差形成的两种主要原因是什么? 怎样减小像差?

习　　题

11.1　人眼瞳孔距眼球表面的距离称为瞳孔的深度. 设瞳孔的深度为 3.54mm,眼球的平均折射率为 $\frac{4}{3}$、平均曲率半径为 7.8mm. 试求人眼瞳孔的像.

11.2　空气中,折射率为 1.52、半径为 20cm 的玻璃球内,距球面顶点 5cm 处的光轴上有一小气泡. 试求小气泡通过距其近的球面折射所成的像.

11.3　空气中,平行光线通过折射率为 1.5、半径为 3cm 的实心玻璃球后,会聚在球外何处?

11.4　空气中,曲率半径分别为 12cm 和 26cm 的两个球面凹面相对共轴组合,两球面顶点相距 10cm,两折射面之间为折射率为 1.5 的透明介质.试求光轴上第一个折射面左方无穷远处的近轴光线经该光学系统成的像.

11.5　焦距为 10cm 薄透镜置于水中,试求:

(1) 位于透镜左方 30cm 光轴上的小物体,通过该薄透镜所成的像;

(2) 位于透镜左方 5cm 处光轴上的小物体,通过该薄透镜所成的像.

11.6　空气中,折射率为 1.5 的弯月薄透镜,两球面的曲率半径分别为 10cm 和 20cm.一点光源位于光轴上透镜左方 40cm 处,试求该点光源经该薄透镜折射所成的像.

11.7　空气中,焦距为 −20cm 的双凹薄透镜,左方光轴上的小物体经双凹薄透镜成一高为物高的一半的虚像.试求小物体的物距及像距.

11.8　空气中,焦距分别为 5.0cm 和 10.0cm 的两个薄透镜,相距 5.0cm 共轴组合.一小物体位于第一个薄透镜左方 10.0cm 处的光轴上.试求小物体经此光学系统所成的像.

11.9　空气中,焦距分别为 2cm 和 5cm 的两个双凸薄透镜,相间 10cm 共轴放置.一小标本位于第一透镜左方 3cm 的光轴上,试求小标本经过该光学系统所成的像.

11.10　如图 11.26 所示.空气中,折射率为 $\frac{3}{2}$ 的长玻璃棒,左端是半径为 10cm 的凸球面.棒内距凸球面顶点 10cm 处嵌一双凹薄透镜,其球面的曲率半径均为 10cm、折射率为 $\frac{4}{3}$.一小物体位于棒外光轴上距棒凸球面顶点 20cm 处,试求小物体通过该光学系统所成的像.

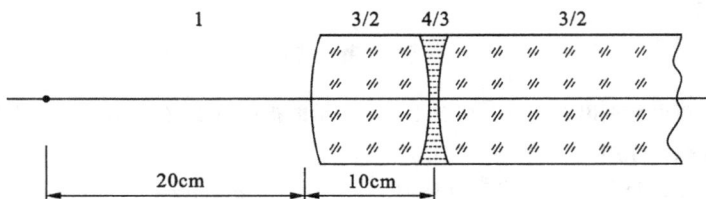

图 11.26

11.11　远点在眼前 30cm 处的人看远物时应配什么眼镜? 近点在眼前 200cm 处的人阅读时应配什么眼镜?

11.12　物镜焦距为 1.6cm、目镜焦距为 2.5cm 的显微镜,镜筒长为 22.1cm.目镜所成的像在无穷远处,试求:

(1) 标本应放在何处?

(2) 显微镜的放大率.

11.13　光源波长为 556nm 的显微镜,物镜的数值孔径为 0.85、焦距为 1.0cm,目镜的焦距为 1.4cm.设光源斜照射标本.

(1)试求该显微镜的最小分辨距离;

(2)该显微镜能否看清细节为 0.25μm 的标本?

11.14　光源波长为 600nm 的显微镜斜照射标本,欲观察细节为 0.24μm 的标本,应选用怎样的显微镜?

第 12 章　狭义相对论基础

在描述宏观物体低速运动规律的经典力学中,时间、空间以及物体的质量被认为是与运动无关的. 然而,当研究光、电磁场和微观粒子等一些物理现象时,人们发现,不能用经典理论解释高速运动物体所呈现出的实验事实,即时间、空间以及物体的质量与运动相关. 于是,爱因斯坦提出新的假设和概念,建立了描述物体的高速运动规律的狭义相对论(special relativity theory).

本章先介绍经典力学中时间和空间、质量与能量分离的概念以及伽利略变换,然后讨论狭义相对论的基本原理,洛伦兹变换和狭义相对论的时空观,最后介绍相对论动力学的一些主要结论.

12.1　经典力学的时空观

12.1.1　经典力学的相对性原理

经典力学中的牛顿运动定律适用于所有的惯性系. 早在 1632 年,伽利略通过对做匀速直线运动的密封船舱里所观察到的力学现象的研究,总结得出,相对于某一惯性系做匀速直线运动的参考系中所得到的力学规律与该惯性系中的力学规律相同,相对于某一惯性系静止或做匀速直线运动的参考系也是惯性系. 即力学现象的规律在所有的惯性系中都是相同的,换句话说,力学现象的规律对一切惯性系都是等价的,或者说,在一切惯性系中,力学定律的形式是相同的,即具有不变性,这一结论称为**经典力学的相对性原理**. 可以证明,在一切惯性系中,经典力学中所有的基本定律,如牛顿运动定律、动量守恒定律、机械能守恒定律的形式都对应相同. 由此可见,在一个惯性系中做的任何力学实验,都不能确定这个惯性系是处在静止状态,还是在做匀速直线运动.

经典力学的相对性原理表明,力学规律对于一切惯性系都是等价的,即存在着绝对空间. 那么就一定存在着相对于绝对空间静止的惯性系,这样的参考系称为绝对参考系. 然而如果绝对参考系存在,则物体相对于这个绝对参考系的运动就应当是可以测量的. 那么地球相对于绝对参考系的速度是多少呢? 由于相对于任何惯性系,力学规律都具有伽利略变换的不变性. 因此,无法根据力学现象判别哪一个惯性系是绝对静止的,即不可能用力学实验的方法找到特殊的惯性系,也就不可能用力学实验的方法找出绝对空间. 因为假如可以找到这样的绝对空间,就可以把它同一个惯性系联系起来,得到一个绝对静止的惯性系. 而找到这样一个特殊的惯性系是与经典力学相对性原理所要求的惯性系之间彼此平等相悖的.

经典力学的相对性原理是人们根据大量实验事实总结出来的,反映了实际力学现象的客观事实.

12.1.2　伽利略变换

在所有的惯性系中,力学规律具有相同的形式,因此,无论在哪一个惯性系中都能研究力学现象. 然而,这并不意味着在不同的惯性系中描述同力学现象的物理量都对应. 例如,同一物体的位矢、速度及加速度等,在不同的惯性系中所观察的结果是不同的.

描述质点运动状态的一组时空坐标称为一个事件. 一个事件在两个不同的惯性系中的两组时空坐标之间的关系如何呢? 为简单起见, 考虑两个惯性参考系 S 和 S'. 如图 12.1 所示, 在 S 和 S' 上分别固结坐标系 $Oxyz$ 和 $O'x'y'z'$, 并令两坐标系对应轴相互平行. 设 S' 相对 S 以速度 u 沿 x 轴正方向运动, $t=t'=0$ 时, 两坐标系的原点 O 和 O' 重合.

设有两个观测者, 分别在 S 系和 S' 系中观察一质点的运动情况. S 系中的观测者测得, t 时刻质点在 P 点, 质点的位置坐标为 (x,y,z). 则 S 系中的观测者测得质点在 P 点这一事件的时空坐标为 (x,y,z,t). S' 系中的观测者测得, 质点在 P 点这一事件的时空坐标为 (x',y',z',t'). 怎样由 S 系中的观测者测得质点在 P 点这一事件的时空坐标 (x,y,z,t) 得到 S' 系中的观测者测得质点在 P 点这一事件的时空坐标 (x',y',z',t') 呢?

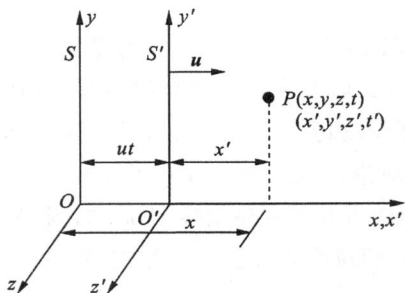

图 12.1

由于在 S 系中的观测者测得事件发生处 P 的位置坐标为 (x,y,z), 而 t 时刻 S' 系原点 O' 的位置坐标为 $(ut,0,0)$. 因此, S 系中的观测者测得 $x'=x-ut, y'=y, z'=z$. 由于经典力学认为, 两事件发生的空间间隔与观测者所在的参考系无关, 即空间是绝对的. 所以, S' 系中的观测者测得质点在 P 点这一事件的空间位置与 S 系中的观测者测得的相同, 即

$$x'=x-ut, \qquad y'=y, \qquad z'=z$$

又因为经典力学认为, 两事件发生的时间间隔与观测者所在的参考系无关, 即时间是绝对的. 因此, S' 系中的观测者测得两事件发生的时间间隔相等, 即

$$t=t'$$

于是, 在 S' 系中的观测者测得, 质点在 P 点这一事件的时空坐标为

$$\left.\begin{array}{l} x'=x-ut \\ y'=y \\ z'=z \\ t'=t \end{array}\right\} \tag{12.1}$$

根据速度的定义, 有

$$\left.\begin{array}{l} v'_x=\dfrac{\mathrm{d}x'}{\mathrm{d}t'}=\dfrac{\mathrm{d}x}{\mathrm{d}t}-u=v_x-u \\[2mm] v'_y=\dfrac{\mathrm{d}y'}{\mathrm{d}t'}=\dfrac{\mathrm{d}y}{\mathrm{d}t}=v_y \\[2mm] v'_z=\dfrac{\mathrm{d}z'}{\mathrm{d}t'}=\dfrac{\mathrm{d}z}{\mathrm{d}t}=v_z \end{array}\right\} \boldsymbol{v}'=\boldsymbol{v}-\boldsymbol{u} \tag{12.2}$$

根据加速度的定义, 有

$$\left.\begin{array}{l} a'_x=\dfrac{\mathrm{d}v'_x}{\mathrm{d}t'}=\dfrac{\mathrm{d}v_x}{\mathrm{d}t}=a_x \\[2mm] a'_y=\dfrac{\mathrm{d}v'_y}{\mathrm{d}t'}=\dfrac{\mathrm{d}v_y}{\mathrm{d}t}=a_y \\[2mm] a'_z=\dfrac{\mathrm{d}v'_z}{\mathrm{d}t'}=\dfrac{\mathrm{d}v_z}{\mathrm{d}t}=a_z \end{array}\right\} \boldsymbol{a}'=\boldsymbol{a} \tag{12.3}$$

以上三式称为**伽利略正变换.**

若已知在 S' 系中,质点在 P 点这一事件的时空坐标 (x',y',z',t'),则由式(12.1),可得在 S 系中,质点在 P 点这一事件的时空坐标 (x,y,z,t) 为

$$\left.\begin{aligned} x &= x' + ut' \\ y &= y' \\ z &= z' \\ t &= t' \end{aligned}\right\} \tag{12.4}$$

根据速度的定义,有

$$\left.\begin{aligned} v_x &= \frac{\mathrm{d}x}{\mathrm{d}t} = \frac{\mathrm{d}x'}{\mathrm{d}t'} + u = v'_x + u \\ v_y &= \frac{\mathrm{d}y}{\mathrm{d}t} = \frac{\mathrm{d}y'}{\mathrm{d}t'} = v'_y \\ v_z &= \frac{\mathrm{d}z}{\mathrm{d}t} = \frac{\mathrm{d}z'}{\mathrm{d}t'} = v'_z \end{aligned}\right\} \boldsymbol{v} = \boldsymbol{v}' + \boldsymbol{u} \tag{12.5}$$

根据加速度的定义,有

$$\left.\begin{aligned} a_x &= \frac{\mathrm{d}v_x}{\mathrm{d}t} = \frac{\mathrm{d}v'_x}{\mathrm{d}t'} = a'_x \\ a_y &= \frac{\mathrm{d}v_y}{\mathrm{d}t} = \frac{\mathrm{d}v'_y}{\mathrm{d}t'} = a'_y \\ a_z &= \frac{\mathrm{d}v'_z}{\mathrm{d}t} = \frac{\mathrm{d}v_z}{\mathrm{d}t} = a'_z \end{aligned}\right\} \boldsymbol{a} = \boldsymbol{a}' \tag{12.6}$$

以上三式称为**伽利略逆变换.**

伽利略变换表明,**在相对做匀速直线运动的不同参考系中,同一质点的时空坐标不同、速度不同,但加速度相同.**

由于 S 系为惯性系,则牛顿第二定律在 S 系中成立,即有

$$\boldsymbol{F} = m\boldsymbol{a}$$

经典力学认为,在不同参考系中的观测者,测得的物体的质量以及物体之间相互作用力是对应相同的.按照伽利略变换,相对于 S 系和 S' 系的加速度相等,因而对 S' 系,牛顿第二定律也成立,即应有

$$\boldsymbol{F}' = m'\boldsymbol{a}'$$

因此,牛顿定律在 S' 系中也是成立的,即牛顿定律满足力学相对性原理.

经典力学相对性原理表明,对于不同的惯性系,牛顿运动定律的形式相同,也就是说,牛顿运动定律具有伽利略变换的不变性.可以证明,经典力学中的一切动力学定律都具有伽利略变换的不变性.力学定律对于一切惯性系都是等价的.可见,伽利略变换就是经典力学的相对性原理的数学表述.

12.1.3　经典力学的绝对时空观

伽利略变换蕴涵着经典力学的时空特性,根据伽利略变换,可得经典力学的绝对时空观.

1. 同时性的绝对性

考虑在两个惯性参考系 S 和 S' 中观测同时异地发生的两事件.设在 S 系中的观测者测量于

t 时刻同时发生的两事件,时空坐标分别为(x_1,t)和(x_2,t);在 S' 系中的观测者测量时,两事件的时空坐标分别为(x'_1,t'_1)和(x'_2,t'_2).根据伽利略变换式(12.1),可得 $t'_1 = t$, $t'_2 = t$,即

$$t'_2 = t'_1$$

可见,在 S' 系中的观测者测量时,两事件也是同时发生的.这表明时间的测量与参考系的选择无关,在一个惯性参考系中同时发生的两事件,在其他惯性参考系中测量时必然也是同时发生的,即同时性具有绝对性.在经典力学中,时间的测量与参考系无关,称为**绝对时间**.

2. 时间间隔的绝对性

考虑在两个惯性参考系 S 和 S' 中观测不同时刻发生的两事件.设在 S 系中的观测者测量于 t_1 和 t_2 时刻先后发生的两事件,时空坐标分别为($x_1,0,0,t_1$)和($x_2,0,0,t_2$);在 S' 系中的观测者测量时,两事件的时空坐标分别为(x'_1,y'_1,z'_1,t'_1)和(x'_2,y'_2,z'_2,t'_2).根据伽利略变换式(12.1),可得 $t'_1 = t_1$,$t'_2 = t_2$,即

$$t'_2 - t'_1 = t_2 - t_1$$

可见,在 S' 系中的观测者测量两事件发生的时间间隔与在 S 系中的观测者测量的相同.这表明时间间隔的测量与参考系的选择无关,在一个参考系中测量的两事件发生的时间间隔与在其他参考系中测量的相同,即时间间隔的测量也具有绝对性.在经典力学中,时间间隔的测量也与参考系无关.

3. 空间间隔的绝对性

时间间隔的测量具有绝对性,空间间隔的测量是否也具有绝对性呢? 考虑在两个惯性参考系 S 和S' 中观测一根细棒的长度.在 S 系中沿 Ox 轴放置的一根细棒,S 系中的观测者测得棒的两端点的坐标分别为 x_1 和 x_2,则棒长为 $x_2 - x_1$.S' 系中的观测者测得棒的两端点的坐标分别为 x'_1 和 x'_2,则棒长为 $x'_2 - x'_1$.根据伽利略变换式(12.1),可得 $x'_1 = x_1 - ut$,$x'_2 = x_2 - ut$,即

$$x'_2 - x'_1 = x_2 - x_1$$

可见,在 S 系中的观测者测量同一空间间隔与在 S' 系中的观测者测量的相同.这表明空间间隔的测量与参考系的选择无关.在一个参考系中测量的两事件发生的空间间隔与在其他参考系中测量的相同,即空间间隔的测量也具有绝对性.在经典力学中,空间间隔的测量也与参考系无关.

同时性、时间间隔和空间间隔都具有绝对性.即绝对时间中两事件的时间间隔,绝对空间中两点间的距离,任何观测者测量的结果都是相同的,时间和空间均与参考系的运动状态无关,这就是经典力学的绝对时空观.正如牛顿所说:"绝对的、真正的和数学的时间就其本性来说,均匀地流逝而与任何外在事物无关"."绝对空间"就其本性来说,与任何外在的事物无关,而且永远是相同的和不动的".因此,在经典力学中就形成了自然界除了存在一般物质外,还存在与物质及其运动无关的"绝对时间"和"绝对空间".

经典力学的绝对时空观的概念是否正确呢? 伽利略变换是建立在经典力学的时空观基础上的,而牛顿运动定律只适用于低速宏观物体在惯性系中的运动.因此,经典力学的绝对时空观只是在两惯性系相对运动速度远比光速小的情况下才是正确的.

12.2　狭义相对论的基本原理

12.2.1　狭义相对论的基本原理

1. 迈克耳孙-莫雷实验

经典力学认为有绝对空间存在,那么就一定存在着相对于绝对空间静止的惯性系,这样的参考系称为绝对参考系. 然而如果绝对参考系存在,则物体相对于绝对参考系的运动就是可以测量的. 那么地球相对于绝对参考系的速度是多少呢? 由于相对于任何惯性系,力学规律都具有伽利略变换的不变性. 因此,无法根据力学现象判别哪一个惯性系是绝对静止的,即不可能用力学实验的方法找出特殊的惯性系,也就不可能用力学实验的方法找出绝对空间.

那么,通过电磁学实验能否测出地球相对于绝对参考系的速度? 在麦克斯韦的电磁学理论建立后,麦克斯韦方程组是否也具有伽利略变换的不变性?

麦克斯韦的电磁学理论表明,光在真空中传播的速率 $c = \dfrac{1}{\sqrt{\varepsilon_0 \mu_0}}$,由于 ε_0 和 μ_0 都是与参考系无关的常数,所以光在真空中传播的速率与参考系无关. 即,无论相对于哪个参考系,光在真空中沿各个方向传播的速率都相同,应为 $c = \dfrac{1}{\sqrt{\varepsilon_0 \mu_0}}$,近代实验测得 $c = 299\ 792\ 458\mathrm{m \cdot s^{-1}}$,与参考系无关. 于是,当时的人们认为,与传播机械波需要弹性介质一样,光和电磁波的传播也需要一种充满包括真空在内的整个空间的弹性介质,这种弹性介质称为"以太". 只有在相对以太静止的参考系中,光在各个方向上的传播速率才是相同的. 这个参考系称为以太参考系,以太参考系就可以作为所谓的绝对参考系了. 有了绝对参考系,设光相对于绝对参考系的速度为 c,如果一个运动参考系相对于绝对参考系以速度 u 运动,根据伽利略速度变换,可得光在运动参考系中的速度为 $c' = c \pm u$. 可见,相对于运动参考系,光在各个方向上的传播速率是不同的. 因此,如果真的有绝对静止的以太存在,只要在运动参考系中测得光沿各个方向传播速率的差异,就可以确定运动参考系相对于以太的速度. 为此,科学家们设计了许多精巧的实验来探寻绝对参考系的存在,其中最具有代表意义的就是迈克耳孙-莫雷实验. 1887 年,迈克耳孙和莫雷用迈克耳孙干涉仪测定运动参考系相对于以太的速度,其主要实验装置的原理如图 12.2(a)所示,光源发出的波长为 λ 的单色光照射在半透半反分光镜 P 上后分成两束光,光束①自 P 沿水平方向传播经反射镜 M_1 反射回到 P,经过 P 后进入望远镜 T. 光束②沿竖直方向传播经反射镜 M_2 反射也回到 P,经过 P 后进入望远镜 T. 两束光重新相遇时,由于传播路径不同存在光程差,从而产生干涉现象,通过望远镜就可以观测到干涉条纹. 如果光程差变化,干涉条纹就会移动.

设以太存在并相对太阳静止,以太参考系为绝对参考系 S. 固定在地球上的整个实验装置为运动参考系 S',S' 系相对以太以地球的公转速率 u 运动. 在 S' 系中的观测者观测,以太以速率 u 运动,方向如图 12.2(a)中所示. 根据伽利略变换,光束①由 P 到 M_1 的速率为 $c - u$,由 M_1 回到 P 的速率为 $c + u$. 假定 P 到 M_1 和 P 到 M_2 的长度均为 l,因此,光束①在水平方向上往返一来回经历的时间为

$$t_1 = \frac{l}{c - u} + \frac{l}{c + u} = \frac{2lc}{c^2 - u^2} = \frac{2l}{c} \frac{1}{1 - u^2/c^2}$$

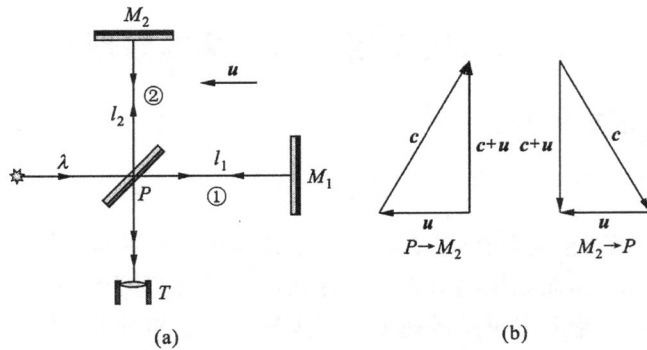

图 12.2

如图 12.2(b)所示,在 S' 系中的观测者观测,光束②自 P 到 M_2 和自 M_2 到 P 的速率均为 $\sqrt{c^2-u^2}$. 因此,光束②在竖直方向上往返一来回经历的时间

$$t_2 = \frac{2l}{\sqrt{c^2-u^2}} = \frac{2l}{c}\frac{1}{\sqrt{1-u^2/c^2}}$$

于是,在 S' 系中的观测者观测到两束光由 P 点沿不同路径到达望远镜的时间差为

$$\Delta t = t_1 - t_2 = \frac{2l}{c}\frac{1}{1-u^2/c^2} - \frac{2l}{c}\frac{1}{\sqrt{1-u^2/c^2}} = \frac{2l}{c}\left[\left(1+\frac{u^2}{c^2}+\cdots\right) - \left(1+\frac{u^2}{2c^2}+\cdots\right)\right]$$

由于 $u \ll c$,近似有

$$\Delta t = \frac{lu^2}{c^3}$$

两束光在传播过程中的光程差为

$$\delta = c\Delta t = \frac{lu^2}{c^2}$$

若将整个装置在水平面上顺时针旋转 90°,则两束光在两臂上传播的总光程差为 $2\delta = \frac{2lu^2}{c^2}$. 在整个过程中,干涉条纹移动的条数

$$\Delta N = \frac{2\delta}{\lambda} = \frac{2lu^2}{\lambda c^2} \tag{12.7}$$

式中 l、c 和 λ 都是已知的. 因此,只要测出条纹移动的条数 ΔN,就可以由上式求出地球相对于以太的绝对速率 u. 于是,就证明了以太是存在的,可以把以太作为绝对参考系了.

实验中,$l=11\mathrm{m}$、$u=3\times10^4\mathrm{m\cdot s^{-1}}$ 和 $\lambda=590\mathrm{nm}$,代入式(12.7)可得 $\Delta N = 0.4$. 当时所用实验装置的精度高到可以测量 0.001 条条纹的移动,因此 0.4 条条纹的移动应该能够明显地观察到的. 然而,迈克耳孙和莫雷在不同的地理条件(平地高山),不同的季节(春夏秋冬),不同的时间(白天夜晚)进行了长期的观测,始终没有发现条纹丝毫的移动. 继迈克耳孙和莫雷之后,许多人以极高的精度在不同地方重复实验,仍然没有得到预期的结果.

迈克耳孙-莫雷实验结果表明,沿任何方向光在真空中传播的速率都相同. 因此,以太不存在,绝对参考系是找不到的. 这是否意味着相对性原理只适用力学定律而不适用电磁场规律? 是伽利略变换正确,电磁现象所遵循的规律不符合相对性原理? 还是电磁现象本身符合相对性原理,而伽利略变换应该修正?

2. 狭义相对论的基本原理

爱因斯坦另辟蹊径,认为解决这一难题的关键在于,不能固守经典力学的绝对时空观,必须在物理观念上进行重大变革. 首先他坚信自然界具有对称性,相对性原理也具有普适性,包括电磁现象在内的一切物理现象所遵循的规律和力学现象所遵循的规律一样,都应该满足相对性原理. 其次,伽利略变换,或者绝对时空概念应该修正. 并于 1905 年提出了两个基本假设:

（1）**一切物理定律在所有惯性系中的形式都相同**. 爱因斯坦的这一假设称为**狭义相对论的相对性原理**. 根据这一原理,对于一切物理现象规律的描述来说,所有的惯性系都是等价的,不存在特殊的绝对惯性系. 狭义相对论的相对性原理是将经典力学的相对性原理推广到了整个物理学领域. 狭义相对论的相对性原理表明,对运动的描述只有相对意义,绝对静止的绝对参考系是不存在的.

（2）**在所有的惯性系中,光在真空中的传播速率都相等**. 爱因斯坦的这一假设称为**光速不变原理**. 该原理肯定了麦克斯韦电磁学理论的正确性并符合相对性原理,但是却与伽利略变换相悖.

在这两个基本假设的基础上,爱因斯坦建立了狭义相对论.

12. 2. 2　洛伦兹变换

伽利略变换反映的是经典力学的时空观,与爱因斯坦关于光速不变原理不相容. 因此,必须重新建立适应新原理的不同惯性系之间的坐标变换. 与爱因斯坦的两个基本假设相适应的坐标变换式,应当满足爱因斯坦的两个基本假设,同时在 $u \ll c$ 的条件下应转化为伽利略变换式.

如图 12.3 所示,任意两个惯性系 S 和 S',S' 相对 S 以速度 u 沿 x 轴正方向运动. 设两坐标原点 O 和 O' 重合时刻为计时零点,即 $t = t' = 0$ 时,一光源位于真空中坐标原点 O 和 O' 重合处,在 $t = t' = 0$ 时,光源发出一光信号,称为事件 1. 则事件 1 在 S 和 S' 中的时空坐标都是 $(0,0,0,0)$. 光信号传到空间 P 点处,称为事件 2. 事件 2 在 S 和 S' 中的时空坐标分别为 (x,y,z,t) 和 (x',y',z',t'). 若已知在 S 系中,事件 2 的时空坐标 (x,y,z,t),怎样确定在 S' 系中,事件 2 的时空坐标 (x',y',z',t') 呢?

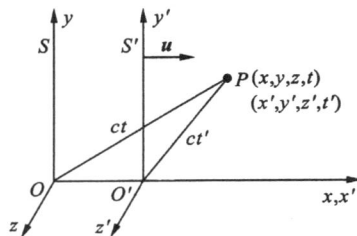

图 12.3

S 系中的观测者观测得到,位于 O 点的光源在 $t = 0$ 时刻发出的光信号以光速 c 向各个方向传播. 任意时刻 t,光信号传过距离 r 到空间 x,y,z 点. 则 $r = ct$,$r = \sqrt{x^2 + y^2 + z^2}$. 所以 t 时刻光波波前是半径为 r 的球面,其方程为

$$x^2 + y^2 + z^2 - c^2 t^2 = 0$$

根据光速不变原理,S' 系中的观测者观测到,位于 O' 点的光源在 $t' = 0$ 时刻发出的光信号也以光速 c 自 O' 点向各个方向传播. 任意时刻 t',光波波前是半径为 r' 的球面,其方程为

$$x'^2 + y'^2 + z'^2 - c^2 t'^2 = 0$$

由于光速不变原理与伽利略变换不相容,所以伽利略变换不可能使以上两式同时成立. 可以证明,使以上两式同时成立的新时空变换关系为

$$x' = \frac{x - ut}{\sqrt{1 - u^2/c^2}}$$
$$y' = y$$
$$z' = z$$
$$t' = \frac{t - \frac{u}{c^2}x}{\sqrt{1 - u^2/c^2}}$$

(12.8)

上式称为**洛伦兹正变换**(Lorentz transformation).

由式(12.8),可解得

$$x = \frac{x' + ut'}{\sqrt{1 - u^2/c^2}}$$
$$y = y'$$
$$z = z'$$
$$t = \frac{t' + \frac{u}{c^2}x'}{\sqrt{1 - u^2/c^2}}$$

(12.9)

上式称为**洛伦兹逆变换**.

当 $u \ll c$ 时,有 $\sqrt{1 - u^2/c^2} \rightarrow 1, \frac{u}{c^2}x \rightarrow 0$,洛伦兹正变换式(12.8)就变成了伽利略正变换式(12.1),洛伦兹逆变换式(12.9)就变成了伽利略逆变换式(12.4). 这表明,经典的伽利略变换是相对论的洛伦兹变换在低速情况下的近似. 实际上,由于宏观物体的运动速率通常比光速小得多,即使是宇宙火箭,其运动速率也只有光速的几万分之一. 这就是我们在日常的直观运动中,没有发现伽利略变换的偏离,即伽利略变换与实际事实近似相符的原因.

当 $u > c$ 时, $\sqrt{1 - u^2/c^2}$ 为虚数,洛伦兹变换失去意义. 这表明,**光速是一切物体运动速率的极限**.

由式(12.8)可得事件 1 和事件 2 在 S 系和 S' 系中的时间间隔和空间间隔之间的变换关系为

$$\Delta x' = \frac{\Delta x - u\Delta t}{\sqrt{1 - u^2/c^2}} \qquad \Delta x = \frac{\Delta x' + u\Delta t'}{\sqrt{1 - u^2/c^2}}$$
$$\Delta y' = \Delta y \qquad\qquad \Delta y = \Delta y'$$
$$\Delta z' = \Delta z \quad , \qquad \Delta z = \Delta z'$$
$$\Delta t' = \frac{\Delta t - \frac{u}{c^2}\Delta x}{\sqrt{1 - u^2/c^2}} \qquad \Delta t = \frac{\Delta t' + \frac{u}{c^2}\Delta x'}{\sqrt{1 - u^2/c^2}}$$

(12.10)

不难看出,对于两个事件的时间间隔和空间间隔,在不同的惯性系中观测,所得的结果一般是不同的. 即两个事件之间的时间间隔和空间间隔都是相对的,随观测者所在的惯性系不同而不同. 这反映出相对论时空观和绝对时空观的根本区别.

例 12.1 设地面参考系 S 中,当 $t = 2.0 \times 10^{-2}$ s 时,在 $x = 2.0 \times 10^6$ m 处点燃奥运火炬. 一飞船沿 x 轴正方向以 $u = 0.8c$ 的速率运动. 试求在飞船参考系 S' 中,观测者测得点燃奥运火炬的地点和时刻.

解 根据洛伦兹正变换,在飞船参考系 S' 中,测得点燃奥运火炬地点的坐标和时刻分

别为

$$x' = \frac{x - ut}{\sqrt{1 - u^2/c^2}} = \frac{2.0 \times 10^6 - 0.8 \times 3 \times 10^8 \times 2.0 \times 10^{-2}}{\sqrt{1 - (0.8 \times 3 \times 10^8)^2/(3 \times 10^8)^2}} = -4.67 \times 10^6 (\text{m})$$

$$t' = \frac{t - \frac{u}{c^2}x}{\sqrt{1 - u^2/c^2}} = \frac{2.0 \times 10^{-2} - \frac{0.8 \times 3 \times 10^8}{(3 \times 10^8)^2} \times 2.0 \times 10^6}{\sqrt{1 - (0.8 \times 3 \times 10^8)^2/(3 \times 10^8)^2}} = 2.45 \times 10^{-2}(\text{s})$$

$x' < 0$，说明在 S' 系中测得点燃奥运火炬的地点在坐标原点的左侧. $t' \neq t$，说明在 S 和 S' 系中测得点燃奥运火炬这同一事件发生的时刻不同.

12.3　狭义相对论的时空观

以爱因斯坦的两个基本假设为基础的洛伦兹变换蕴涵着狭义相对论的时空观. 由洛伦兹变换可以得到许多与人们的日常经验相悖的奇异结论. 例如，两事件发生的空间间隔和时间间隔随观测者所在的惯性系的不同而异. 下面我们先介绍作为狭义相对论的时空观基础的同时性的相对性，然后讨论两事件发生的空间间隔和时间间隔随观测者所在的惯性系的不同而异的规律.

12.3.1　同时性的相对性

在经典力学中，时间是绝对的. 在某一惯性系中的观测者观测到的同时发生的两事件，在另一惯性系中的观测者观测时，必定是同时发生的. 在狭义相对论中，在某一惯性系中的观测者观测到的同时发生的两事件，在另一惯性系中的观测者观测时，还是同时发生的吗？

假定 S' 系相对于 S 系以速度 u 沿 x 轴正方向运动. 在 S 系中的观测者观测时，1 和 2 两事件是同时异地发生的，时空坐标分别为 (x_1, t) 和 (x_2, t). 在 S' 系中的观测者观测时，两事件发生的时间分别为 t'_1 和 t'_2. 根据洛伦兹正变换可得

$$t'_1 = \frac{t - \frac{u}{c^2}x_1}{\sqrt{1 - u^2/c^2}}, \qquad t'_2 = \frac{t - \frac{u}{c^2}x_2}{\sqrt{1 - u^2/c^2}}$$

由于 $x_2 \neq x_1$，所以 $t'_1 \neq t'_2$. 可见，在 S 系中同时异地发生的两事件，在 S' 系中的观测者观测时，两事件不是同时发生的. 可见，**在某一惯系中同时异地发生的两事件，相对于另一惯性系不是同时发生的**. 这一结论称为同时性的相对性(relativity of simultaneity).

如果在 S 系中的观测者观测时，两事件不仅同时（$t_2 = t_1$）而且同地（$x_2 = x_1$）发生，则有 $t'_1 = t'_2$. 即 S' 系中的观测者观测时，两事件也是同时发生的. 可见，在某一惯系中同时同地发生的两事件，相对于另一惯性系也是同时发生的.

例 12.2　北京与上海相距 1.00×10^6m，北京站的甲火车先于上海站的乙火车 1.0×10^{-3}s 发出，一飞船以 $0.6c$ 的速率沿自北京到上海的方向从高空掠过. 试求宇航员测得两火车发出的时间间隔，哪一列火车先发出？

解　设地面为 S 系，飞船为 S' 系. 取北京站为 S 系的坐标原点，北京到上海为 x 轴的正方向. 依题意，$\Delta t = 1.00 \times 10^{-3}$s，$\Delta x = 1.00 \times 10^6$m. 宇航员测得，两列火车发出的时间差为

$$\Delta t' = \frac{\Delta t - \frac{u}{c^2}\Delta x}{\sqrt{1 - u^2/c^2}} = \frac{1.00 \times 10^{-3} - \frac{0.6 \times 3 \times 10^8}{(3 \times 10^8)^2} \times 1.00 \times 10^6}{\sqrt{1 - (0.6 \times 3 \times 10^8)^2/(3 \times 10^8)^2}} = -1.25 \times 10^{-3}(\text{s})$$

$\Delta t' = t'_2 - t'_1 < 0$，即 $t'_2 < t'_1$. 可见，宇航员观测时，上海的列车先发出，北京的列车后发出.

12.3.2　时间间隔的相对性

若在某一惯性系中的观测者测得，两事件 1 和 2 在同一地点发生，则两事件发生的时间间隔称为**固有时间**（proper time）或**原时**，用 τ_0 表示. 在另一惯性系中的观测者测得，两事件 1 和 2 发生的时间间隔用 τ 表示. τ 与 τ_0 之间有什么关系呢？

假定 S' 系相对于 S 系以速度 u 沿 x 轴正方向运动，考虑在 S' 系中同一地点 x'_0 处，分别在 t'_1 和 t'_2 时刻发生了两事件 1 和 2，则 $t'_2 - t'_1$ 为原时，即

$$\tau_0 = \Delta t' = t'_2 - t'_1$$

在 S 系中的观测者观测时，两事件发生的时间间隔为

$$\tau = \Delta t = t_2 - t_1 = \frac{t'_2 - t'_1}{\sqrt{1 - u^2/c^2}} = \frac{\Delta t'}{\sqrt{1 - u^2/c^2}} = \frac{\tau_0}{\sqrt{1 - u^2/c^2}}$$

即

$$\tau = \frac{\tau_0}{\sqrt{1 - u^2/c^2}} \tag{12.11}$$

由于 $u < c$，所以 $\sqrt{1 - u^2/c^2} < 1$，因此，$\tau > \tau_0$. 在不同惯性系中测量同一过程所用时间不同，说明时间间隔具有的相对性. 可见，**相对于静止的惯性系而言，运动惯性系中发生的过程所用时间变长了**. 这一结论称为**时间延缓**（time dilation）.

当 $u \ll c$ 时，由式（12.11）可知，$\tau = \tau_0$，这就是经典力学中时间间隔的观念.

时间延缓效应是时空的一种属性，并不涉及时钟的任何机械原因. 时间延缓效应在基本粒子物理学中，已被大量的实验所验证.

例 12.3　宇宙射线中的 μ 子是一种不稳定粒子. 相对于 μ 子静止的观测者测得 μ 子的平均寿命为 2.15×10^{-6} s. 假定宇宙射线来自太空，在离地面 6.00×10^3 m 的高空产生的 μ 子，相对于地球以 $0.995c$ 的速率向着地面飞来，μ 子能否在衰变前到达地面？

解　设地面参考系为 S，与 μ 子固结的参考系为 S'. 依题意，S' 系相对 S 的运动速率 $u = 0.995c$，S' 系中测量 μ 子产生和衰变两事件是同地发生的，其时间间隔为原时，即平均寿命 $\tau_0 = 2.15 \times 10^{-6}$ s. 根据时间延缓效应，S 系中的观测者测得，μ 子产生和衰变两事件发生的时间间隔为

$$\tau = \frac{\tau_0}{\sqrt{1 - u^2/c^2}} = \frac{2.15 \times 10^{-6}}{\sqrt{1 - (0.995 \times 3 \times 10^8)^2/(3 \times 10^8)^2}} = 2.15 \times 10^{-5} \, (\text{s})$$

μ 子在衰变前在地面参考系中走过的平均距离为

$$l = u\tau = 0.995c\tau = 0.995 \times 3 \times 10^8 \times 2.15 \times 10^{-5} = 6.42 \times 10^3 \, (\text{m})$$

μ 子在离地面 6.00×10^3 m 的高空产生，所以 μ 子能在衰变前到达地面. 实验观测到很大一部分 μ 子能穿透大气层到达地面.

12.3.3　空间间隔的相对性

在狭义相对论中，时间间隔具有相对性，空间间隔是否也具有相对性呢？

考虑一直杆，在相对于杆静止的参考系中测得杆的长度称为杆的**固有长度**（proper length）或**原长**，用 l_0 表示. 在另一惯性系中测得杆的长度用 l 表示. l 与 l_0 之间有什么关系呢？

假定 S' 系相对于 S 系以速度 $\boldsymbol{u}$ 沿 x 轴正方向运动. 如图 12.4 所示,一杆固结在 S' 系中沿 x' 轴方向水平放置. 在 S' 系中,测得杆两端的坐标分别为 x'_1 和 x'_2,杆的长度为 $x'_2 - x'_1$. $x'_2 - x'_1$ 为原长,即 $l_0 = x'_2 - x'_1$. 在 S 系中测杆的长度时,观测者须同时测得杆两端的坐标. 设观测者在 t 时刻同时测得杆两端的坐标分别为 x_1 和 x_2,则杆的长度为

$$l = x_2 - x_1$$

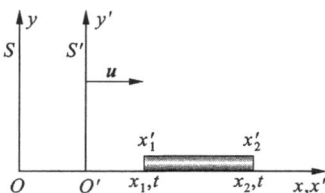

图 12.4

根据洛伦兹变换,杆的原长为

$$l_0 = x'_2 - x'_1 = \frac{x_2 - x_1}{\sqrt{1 - u^2/c^2}} = \frac{l}{\sqrt{1 - u^2/c^2}}$$

于是,在 S 系中测量时,杆的长度为

$$l = \sqrt{1 - u^2/c^2}\, l_0 \tag{12.12}$$

由于 $u < c$,所以 $\sqrt{1 - u^2/c^2} < 1$,因此,由式(12.12)可见,$l < l_0$. 在不同惯性系中测量同一尺的长度不同,说明空间间隔具有相对性. **相对于静止的惯性系而言,运动惯性系中的观测者测得物体在其平行于运动方向上的长度变小了**,这一效应称为**长度收缩**(length contraction).

当 $u \ll c$ 时,由式(12.12)可知,$l = l_0$,这就是经典力学中空间间隔的观念.

长度收缩效应也是时空的一种属性,而不是由于运动引起的物质之间的相互作用而产生的一种实在的收缩. 长度收缩效应在基本粒子物理学中,已被大量的实验所验证.

长度收缩效应与时间延缓效应是相关的. 例 12.3 题也可以用长度收缩效应求解. 对 S' 系中的观测者来说,μ 子不动,地球以 $0.995c$ 的速率向着 μ 子运动,在 μ 子的平均寿命 τ_0 时间内,地球运动的距离

$$d = u\tau_0 = 0.995c\tau_0 = 0.995 \times 3 \times 10^8 \times 2.15 \times 10^{-6} = 6.42 \times 10^3 (\text{m})$$

似乎 μ 子不能在衰变前到达地面. 然而,对 S' 系中的观测者来说,地面与 μ 子之间的距离存在着长度收缩效应,根据长度收缩效应,对 S' 系中的观测者来说,地面与 μ 子之间的距离为

$$l = \sqrt{1 - u^2/c^2}\, l_0 = \sqrt{1 - (0.995c)^2/c^2} \times 6.00 \times 10^3 = 5.99 \times 10^3 (\text{m})$$

所以 μ 子可以在衰变前到达地面.

例 12.4 地面上的观测者测得一跑道的长度为 100m,百米赛跑运动员从起点到终点所用时间为 10s. 一飞船以 $0.86c$ 速率沿跑道方向飞行,试求宇航员观测时跑道的长度.

解 跑道固定在地面 S 系上,100m 为原长,即 $l_0 = 100\text{m}$. 由于长度收缩效应,宇航员观测时,跑道的长度为

$$l = \sqrt{1 - u^2/c^2}\, l_0 = \sqrt{1 - (0.86c)^2/c^2} \times 100 = 51 (\text{m})$$

*12.4 狭义相对论的速度变换

由洛伦兹变换,可以得到两参考系之间的速度变换. 对洛伦兹正变换的各式求微分,有

$$\mathrm{d}x' = \frac{\mathrm{d}x - u\mathrm{d}t}{\sqrt{1 - u^2/c^2}}, \qquad \mathrm{d}y' = \mathrm{d}y, \mathrm{d}z' = \mathrm{d}z, \qquad \mathrm{d}t' = \frac{\mathrm{d}t - \dfrac{u}{c^2}\mathrm{d}x}{\sqrt{1 - u^2/c^2}}$$

根据速度的定义,以上式中的 dt' 分别除 dx'、dy' 和 dz',可得

$$\left.\begin{aligned}
v'_x &= \frac{dx'}{dt'} = \frac{v_x - u}{1 - \frac{u}{c^2}v_x} \\[2ex]
v'_y &= \frac{dy'}{dt'} = \frac{\sqrt{1 - \frac{u^2}{c^2}}v_y}{1 - \frac{u}{c^2}v_x} \\[2ex]
v'_z &= \frac{dz'}{dt'} = \frac{\sqrt{1 - \frac{u^2}{c^2}}v_z}{1 - \frac{u}{c^2}v_x}
\end{aligned}\right\} \tag{12.13}$$

上式称为狭义相对论的洛伦兹速度正变换.当 $u \ll c$ 时,上式变换转换为经典力学的速度变换式(12.2).

由式(12.13)可得

$$\left.\begin{aligned}
v_x &= \frac{dx}{dt} = \frac{v'_x + u}{1 + \frac{u}{c^2}v'_x} \\[2ex]
v_y &= \frac{dy}{dt} = \frac{\sqrt{1 - \frac{u^2}{c^2}}v'_y}{1 + \frac{u}{c^2}v'_x} \\[2ex]
v_z &= \frac{dz}{dt} = \frac{\sqrt{1 - \frac{u^2}{c^2}}v'_z}{1 + \frac{u}{c^2}v'_x}
\end{aligned}\right\} \tag{12.14}$$

上式称为狭义相对论的洛伦兹速度逆变换.当 $u \ll c$ 时,上式转换为经典力学的伽利略速度逆变换式(12.5).

在狭义相对论中,洛伦兹速度变换保证了光速的不变性.例如,若一束光沿 xx' 方向传播,已知光在 S' 系中的速度为 c,即 $v'_x = c, v'_y = 0, v'_z = 0$.根据狭义相对论的洛伦兹速度逆变换,光在 S 系中的速度为

$$v_x = \frac{v'_x + u}{1 + \frac{u}{c^2}v'_x} = \frac{c + u}{1 + \frac{u}{c^2}c} = \frac{c + u}{c + u}c = c$$

洛伦兹速度变换不仅与光速不变原理相符,也与实验事实一致.同时洛伦兹速度变换还表明,光速是绝对的,光速是一切物体运动速度的极限值.迄今为止,人们尚未发现过任何物体以超过光速 c 的速度运动.

12.5　狭义相对论动力学基础

由以上讨论可知,狭义相对论的时空观不同于经典力学的时空观,狭义相对论的运动学规律也不同于经典力学的运动学规律.在狭义相对论质点动力学中,描述质点运动的物理量,如质点的质量、动量和能量等需要重新定义.在重新定义了物理量后,还必须建立新的动力学基

本方程. 当然, 不论是重新定义的物理量还是重新建立的动力学基本方程, 不仅应符合狭义相对论的相对性原理, 即经洛伦兹变换其形式不变, 还必须在质点低速运动时, 与经典力学中相应的物理量或基本方程的形式相近似, 同时还应保持基本守恒定律仍然成立.

12.5.1　相对论质量和动量　相对论动力学基本方程

1. 相对论质量

在以牛顿定律为基础的经典力学中, 质点的质量与质点的运动速度无关, 是恒定不变的量. 质点动力学的基本方程牛顿第二定律 $F = ma$ 具有伽利略变换的不变性. 但是经洛伦兹变换后, $F = ma$ 不能保证在所有的惯性参考系中的形式不变. 即这一形式的牛顿第二定律不具有洛伦兹变换的不变性, 因而不满足狭义相对论的相对性原理. 另外, 如果质点的质量为常数, 当质点受到一个与速度方向相同的作用力时, 即使这个力不大, 只要作用的时间足够长, 质点的速率将不断增大, 最终将达到甚至超过光速, 这显然与狭义相对论的结论相悖.

在狭义相对论中, 质点的质量与速率之间有什么关系呢? 相对某一参考系静止的粒子, 其质量称为**静止质量**(rest mass), 用 m_0 表示. 相对某一参考系运动粒子的质量称为**运动质量**或**相对论质量**(relativistic mass), 用 m 表示. 理论和实验都表明, 静止质量为 m_0 的物体以速率 v 运动时的相对论质量为

$$m = \frac{m_0}{\sqrt{1 - v^2/c^2}} \tag{12.15}$$

上式称为**质速关系**. 质速关系是相对论力学的重要结论之一.

利用二项式定理, 有 $\frac{1}{\sqrt{1-v^2/c^2}} = 1 + \frac{1}{2}\frac{v^2}{c^2} + \frac{3}{8}\frac{v^4}{c^4} + \cdots$, 代入式(12.15), 当 $v \ll c$ 时, 近似有 $m = m_0$, 即低速运动物体的相对论质量近似为其静止质量, 这正是经典力学中质量的概念. 可见, 经典力学的质量是相对论力学质量在物体低速运动时的近似.

式(12.15)表明, 在狭义相对论中, 物体的质量与长度以及时间一样, 不再是与物体运动状态无关的绝对量, 而是与物体运动状态相关的相对量.

2. 相对论动量

经典力学中, 质点的质量与速度的乘积为质点的动量, 即

$$\boldsymbol{p} = m_0 \boldsymbol{v}$$

与经典力学中的一致, 在相对论中, 质点的质量与速度的乘积称为质点的动量, 即

$$\boldsymbol{p} = m\boldsymbol{v}$$

式中的质量 m 为质点的相对论质量. 将式(12.15)代入上式, 静止质量为 m_0 的质点以速度 $\boldsymbol{v}$ 运动时的动量为

$$\boldsymbol{p} = m\boldsymbol{v} = \frac{m_0}{\sqrt{1-v^2/c^2}}\boldsymbol{v} \tag{12.16}$$

上式就是相对论动量的表达式. 可以证明, 上式表示的动量能使动量守恒定律具有洛伦兹变换的不变性.

利用二项式定理, 有 $\frac{1}{\sqrt{1-v^2/c^2}} = 1 + \frac{1}{2}\frac{v^2}{c^2} + \frac{3}{8}\frac{v^4}{c^4} + \cdots$, 代入式(12.16), 当 $v \ll c$ 时,

近似有 $\boldsymbol{p} = m_0\boldsymbol{v}$,这正是经典力学中动量的表达式. 可见,经典力学的动量表达式是相对论力学动量表达式在物体低速运动时的近似.

在相对论中,如果系统不受外力或所受合外力为零时,系统动量守恒,即

$$\sum_i \frac{m_{0i}\boldsymbol{v}_i}{\sqrt{1 - v_i^2/c^2}} = 恒矢量$$

同理,当 $v \ll c$ 时,近似有 $\sum\limits_i m_{0i}\boldsymbol{v}_i = 恒矢量$,这正是经典力学中动量守恒的表达式. 可见,经典力学的动量守恒表达式是相对论力学动量守恒表达式在物体低速运动时的近似.

3. 相对论动力学的基本方程

经典力学中,质点动力学的基本方程是牛顿第二定律,即

$$\boldsymbol{F} = m_0\boldsymbol{a}$$

在相对论中,爱因斯坦认为,质点动量随时间的变化率等于质点所受的合外力,即

$$\boldsymbol{F} = \frac{\mathrm{d}\boldsymbol{p}}{\mathrm{d}t}$$

将式(12.16)表示的相对论动量代入上式,可得相对论动力学的基本方程

$$\boldsymbol{F} = \frac{\mathrm{d}}{\mathrm{d}t}\left(\frac{m_0}{\sqrt{1 - v^2/c^2}}\boldsymbol{v}\right) \tag{12.17}$$

式中 $\dfrac{m_0}{\sqrt{1 - v^2/c^2}}$ 为物体的相对论质量. 由于 $v \ll c$ 时, $m \to m_0$ 即近似有 $\boldsymbol{F} = m_0\dfrac{\mathrm{d}\boldsymbol{v}}{\mathrm{d}t} = m_0\boldsymbol{a}$,这正是经典力学中牛顿第二定律的表达式. 可见,经典力学中牛顿第二定律的表达式是相对论力学中牛顿第二定律表达式在物体低速运动时的近似. 上式就是狭义相对论中质点动力学的基本方程.

式(12.17)表明,由于相对论质量随速率的增大而增大,物体在恒力作用下的加速度并不恒定,加速度的大小会逐渐减小. 当物体的速率 $v \to c$ 时,物体的相对论质量 $m \to \infty$,这时无论物体受多大的力,加速度的大小 $a \to 0$,这就使得物体的速率不会因为外力的持续作用而增大,因此物体的速率不会超过光速.

12.5.2 相对论能量

1. 相对论动能

在经典力学中,根据动能定理,质点动能的增量等于合力对物体做的功. 质量为 m_0 的质点以速率 v 运动时的动能为

$$E_k = \frac{1}{2}m_0 v^2$$

在相对论力学中,质点的质量随速率变化,因此,质点的动能的表达式也应有相应的变化. 在相对论力学中,依据相对性原理,认为动能定理仍然适用. 因此,质量为 m 的质点以速度 $\boldsymbol{v}$ 运动时,质点动能的微分等于合力对质点做的元功,即

$$\mathrm{d}E_k = \mathrm{d}A = \boldsymbol{F} \cdot \mathrm{d}\boldsymbol{r} = \boldsymbol{F} \cdot \boldsymbol{v}\mathrm{d}t = \boldsymbol{v} \cdot \boldsymbol{F}\mathrm{d}t = \boldsymbol{v} \cdot \mathrm{d}(m\boldsymbol{v})$$

为简单起见,设质点自静止运动,且运动方向与所受合力方向相同. 则质点以速度 $\boldsymbol{v}$ 运动时的动能为

$$E_{\mathrm{k}} = \int_0^v v\,\mathrm{d}(mv) = \int_0^v (mv\,\mathrm{d}v + v^2\,\mathrm{d}m)$$

将质速关系式(12.15)先平方,再微分,可得 $mv\,\mathrm{d}v + v^2\,\mathrm{d}m = c^2\,\mathrm{d}m$. 代入上式,积分可得质点的动能

$$E_{\mathrm{k}} = mc^2 - m_0 c^2 \tag{12.18}$$

式中 m 为相对论质量. 上式就是相对论动能的表达式.

将式(12.15)代入式(12.18),整理可得相对论动能的另一种表达式

$$E_{\mathrm{k}} = \left(\frac{1}{\sqrt{1 - v^2/c^2}} - 1 \right) m_0 c^2 \tag{12.19}$$

利用二项式定理,有 $\dfrac{1}{\sqrt{1 - v^2/c^2}} = 1 + \dfrac{1}{2}\dfrac{v^2}{c^2} + \dfrac{3}{8}\dfrac{v^4}{c^4} + \cdots$,代入上式,当 $v \ll c$ 时,近似有 $E_{\mathrm{k}} = \dfrac{1}{2} m_0 v^2$,这正是经典力学中的动能表达式. 可见,经典力学的动能表达式是相对论力学动能表达式在物体低速运动时的近似.

2. 相对论能量

将式(12.18)改写为

$$mc^2 = E_{\mathrm{k}} + m_0 c^2$$

爱因斯坦认为,上式中的 $m_0 c^2$ 为物体静止时的能量,称为**静止能量**(rest energy),用 E_0 表示. 静止质量为 m_0 的物体,静止能量为

$$E_0 = m_0 c^2 \tag{12.20}$$

物体的动能与静止能量之和称为物体的**运动能量**或**相对论能量**(relativistic energy),用 E 表示. 相对论质量为 m 的物体,相对论能量为

$$E = mc^2 \tag{12.21}$$

式(12.20)和式(12.21)称为质能关系(mass-energy relation). 质能关系揭示了狭义相对论中质量和能量之间的联系,是相对论动力学的又一重要结论.

如果在一个物体或物体系统发生的某种变化过程中,物体或物体系统的相对论能量改变量为 ΔE ,则无论相对论能量的形式如何,质量必有相应的改变,其值为 Δm . 由式(12.21)可知,两者之间的关系为

$$\Delta E = (\Delta m) c^2 \tag{12.22}$$

可见,物体的相对论能量增加 ΔE ,必然伴随着质量增加 Δm . 例如,铜的比热容为 $389\mathrm{J} \cdot \mathrm{kg}^{-1} \cdot \mathrm{K}^{-1}$. 质量为 100kg 的铜块,温度升高 100K 时,能量增加

$$\Delta E = 100 \times 389 \times 100 = 3.89 \times 10^6 (\mathrm{J})$$

由式(12.22),铜块的质量增加

$$\Delta m = \frac{\Delta E}{c^2} = \frac{3.89 \times 10^6}{(3 \times 10^8)^2} = 4.32 \times 10^{-11} (\mathrm{kg})$$

结果表明,在日常现象中,系统能量变化较大,可以观测得到,而相应的质量变化则特别小,以至于不易观测,因而人们不易觉察到. 但是,在原子核反应过程中,质能关系得到了充分的验证. 在某些原子核反应过程中,系统的静止质量会减少,这一现象称为**质量亏损**. 根据式(12.22),系统的质量减少 Δm ,必然伴随着相对论能量减少 ΔE . 因此,核反应系统静止质量减少时,静止能量也相应减少,但相对论质量和相对论能量分别仍是守恒的. 这意味着静止

能量可以转化为反应后粒子具有的动能,而动能又可以转变为其他形式的能量释放出来,这就是某些核反应能释放出巨大能量的原因所在. 以质能关系为钥匙,人类打开了核能仓库. 原子弹和氢弹都是应用质能关系的成功实例,同时也验证了狭义相对论的正确性.

将式(12.20)和式(12.21)代入式(12.18),整理可得相对论能量与静止能量和相对论动能的关系为

$$E = E_0 + E_k \qquad (12.23)$$

12.5.3 相对论能量与动量的关系

经典力学中,质点的动能和动量之间关系为

$$E_k = \frac{1}{2} m_0 v^2 = \frac{(m_0 v)^2}{2m_0} = \frac{p^2}{2m_0}$$

在相对论中,质点的相对论能量 E 与动量 p 的关系如何呢? 由相对论质速关系式(12.15),可得

$$m^2 = \frac{v^2}{c^2} m^2 + m_0^2$$

上式两端同乘以 c^4,有

$$m^2 c^4 = (mv)^2 c^2 + m_0 c^4$$

于是,在相对论中,质点的相对论能量 E 与动量 p 的关系为

$$E^2 = (pc)^2 + E_0^2 \qquad (12.24)$$

由式(12.24)可知,对于静止质量为零的粒子,如光子、中微子等微观粒子,由于静止质量为零,因而静止能量为零. 根据式(12.24),静止质量为零的粒子,相对论能量为

$$E = pc$$

又由 $E = mc^2$. 于是,静止质量为零的粒子,动量为

$$p = \frac{E}{c} = \frac{mc^2}{c} = mc \qquad (12.25)$$

式(12.25)与相对论动量 $p = mv$ 相比可知,静止质量为零的粒子总是以光速 c 运动着. 因此,光子和中微子总是以光速 c 运动着.

例 12.5 一电子以 $0.80c$ 的速率运动,试求该电子的相对论能量、动能和动量的大小.

解 电子的静止质量 $m_0 = 9.11 \times 10^{-31}$ kg,静止能量为

$$E_0 = m_0 c^2 = 9.11 \times 10^{-31} \times (3 \times 10^8)^2 = 8.20 \times 10^{-14} (J)$$

电子的相对论能量

$$E = mc^2 = \frac{m_0 c^2}{\sqrt{1 - v^2/c^2}} = \frac{8.20 \times 10^{-14}}{\sqrt{1 - (0.80c)^2/c^2}} = 1.37 \times 10^{-13} (J)$$

电子的动能

$$E_k = E - E_0 = 1.37 \times 10^{-13} - 8.20 \times 10^{-14} = 5.50 \times 10^{-14} (J)$$

电子动量的大小

$$p = mv = \frac{m_0}{\sqrt{1 - v^2/c^2}} v = \frac{9.11 \times 10^{-31}}{\sqrt{1 - (0.80c)^2/c^2}} \times 0.80 \times 3 \times 10^8 = 3.64 \times 10^{-22} (kg \cdot m \cdot s^{-1})$$

或由式(12.24),电子动量的大小

$$p = \frac{\sqrt{E^2 - E_0^2}}{c} = \frac{\sqrt{(1.37 \times 10^{-13})^2 - (8.20 \times 10^{-14})^2}}{3 \times 10^8} = 3.64 \times 10^{-22} (\text{kg} \cdot \text{m} \cdot \text{s}^{-1})$$

思 考 题

12.1 伽利略变换反映经典力学的哪些基本时空观念？在经典力学中,时间间隔和空间间隔是否会随参考系的不同而变化？

12.2 在洛伦兹变换式中,哪些物理量与惯性系的选择无关？哪些物理量与惯性系的选择有关？

12.3 狭义相对论的相对性原理与经典力学的相对性原理有何异同？

12.4 在某一惯性系中观测时,两事件是同时异地发生的,按照狭义相对论的观点,在其他惯性系中观测时,这两事件是同时发生的吗？

12.5 宇宙飞船上有一个立方体的货箱.当飞船以接近光速的速率远离地球飞行时,宇航员和地面观测者观测到货箱的形状还是立方体的吗？

12.6 在狭义相对论中,物体的运动速率增大时,动量怎样变化？动能怎样变化？

习 题

12.1 S' 系相对于惯性系 S 沿 Ox 轴正方向以 $0.75c$ 的速率运动.若 S 系中的观测者观测到, $x = 3.0 \times 10^5 \text{m}, y = 2.0 \times 10^4 \text{m}, z = 1.0 \times 10^3 \text{m}$ 处的闪光灯在 $t = 4.0 \times 10^{-6} \text{s}$ 时发出一光信号,试求在 S' 系中观测者测得闪光灯发出光信号的时空坐标.

12.2 参考系 S' 相对于惯性系 S 沿 Ox 轴正方向以 $0.60c$ 的速率运动, S' 系中的观测者观测到,一运动质点的运动学方程为 $x' = \frac{c}{2} \left(\cos \frac{\pi}{3} \right) t', y' = \frac{c}{2} \left(\sin \frac{\pi}{3} \right) t' (\text{SI})$.试求 S 系中的观测者测得该运动质点的运动学方程.

12.3 π 介子静止时的平均寿命为 $2.60 \times 10^{-8} \text{s}$.实验室中的观测者测得经加速器加速后的 π 介子以 $0.80c$ 的速率飞行,试求实验室中的观测者测得 π 介子的平均飞行距离.

12.4 S' 系相对于惯性系 S 以 $0.90c$ 的速率沿 Ox 轴正方向运动. S' 系中的观测者观测到,沿 x' 轴相距 $1.0 \times 10^2 \text{m}$ 的两地先后相隔 $1.0 \times 10^{-6} \text{s}$ 发生了两事件,试求 S 系中观测时,这两事件发生的空间间隔和时间间隔.

12.5 一飞船相对地球以 $0.8c$ 的速率飞行,飞船内的旅客测得飞船长为 90m.设飞船尾部发出一光信号,飞船头部接收到光信号.试求地面上的观测者观测时,船尾发出光信号与船头接收到光信号两事件发生的空间间隔.

12.6 一根米尺静止在 S' 系中,与 $O'x'$ 轴正方向成 $30°$ 角.若在 S 系中测得该米尺与 Ox 轴正方向成 $45°$ 角,试求：

(1) 在 S 系中测量米尺的长度；

(2) S' 系相对 S 系运动的速率.

12.7 一静止电子,经 $1.0 \times 10^6 \text{V}$ 的电压加速,试求电子的运动速率.

12.8 一粒子,相对论质量为静止质量的 100 倍,粒子的运动速率多大？相对论能量为静止能量的多少倍？相对论动量的大小为静止能量的多少倍？相对论动能为静止能量的多少倍？

第 13 章　量子物理基础

到了 19 世纪末 20 世纪初,人们发现不能用经典物理理论和概念解释当时发现的一些物理现象的实验规律,正是这些重要的发现导致了量子物理的诞生. 描述微观粒子运动规律的理论称为**量子物理**(quantum physics).

本章先介绍作为量子物理创立基础的热辐射、光电效应、康普顿效应和原子光谱的实验规律及其量子解释,然后讨论量子物理的基本概念和原理,再通过几个典型实例说明量子物理解决具体问题的主要思路和一般方法,最后讨论多电子原子中的电子分布规律.

13.1　热辐射和普朗克能量子假设

13.1.1　热辐射

任何物体在任何温度下都不断地向周围空间发射电磁波. 物体的这种由其温度所决定的电磁辐射称为**热辐射**(thermal radiation). 物体由于热辐射向外发射的电磁能量称为**辐射能**. 通常,物体向外发射辐射能的同时,也从外界吸收其他物体发射的辐射能. 在相同时间内,如果物体向外发射的辐射能大于从外界吸收的辐射能,物体的温度降低;反之物体的温度升高. 在相同时间内,当物体向外发射的辐射能等于从外界吸收的辐射能时,物体的温度恒定不变,我们就说物体处在平衡状态. 处在平衡状态的物体的热辐射称为**平衡热辐射**. 下面我们先引入两个描述热辐射规律的物理量,然后讨论平衡热辐射的规律.

实验发现,不同的物体发射辐射能的本领不同,同一物体发射的辐射能与其波长有关. 温度为 T 的物体,单位时间内,单位表面积发射的波长在 $\lambda \sim \lambda + \mathrm{d}\lambda$ 内的辐射能 $\mathrm{d}M_\lambda$ 与波长间隔 $\mathrm{d}\lambda$ 的比值称为物体的**单色辐射出射度**,简称**单色辐出度**. 对于给定物体来说,单色辐出度是物体温度 T 和辐射能波长 λ 的函数,用 $M_\lambda(T)$ 表示,即

$$M_\lambda(T) = \frac{\mathrm{d}M_\lambda}{\mathrm{d}\lambda} \tag{13.1}$$

物体的单色辐出度反映物体热辐射的本领,$M_\lambda(T)$ 越大物体发射波长在 $\lambda \sim \lambda + \mathrm{d}\lambda$ 内辐射能的本领越高,反之越低. 物体单色辐出度 $M_\lambda(T)$ 随温度 T 和波长 λ 变化的实验曲线如图 13.1 所示. 图中显示,温度一定时,波长较短和波长较长的单色辐出度较小,而波长居中的单色辐出度较大. 可见,温度一定

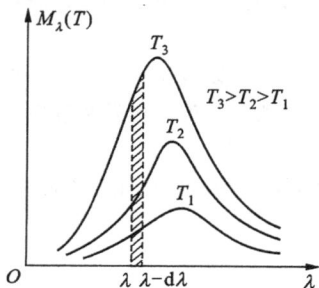

图 13.1

时,物体发射波长短和波长长的辐射能的本领低而发射波长居中的辐射能的本领高. 由图还可知,当温度高时 $M_\lambda(T)$ 大,温度低时 $M_\lambda(T)$ 小. 这表明,温度越高物体发射所有波长辐射能的本领越高,反之越低.

温度一定时,单位时间内,物体单位面积发射的所有波长的辐射能称为物体的**辐射出射度**,简称**辐出度**(radiant exitance). 对于给定的物体来说,辐出度仅由物体的温度 T 决定,用 $M(T)$ 表示. 式(13.1)在整个波长范围内积分,便得物体在温度为 T 时的辐出度

$$M(T) = \int_0^\infty M_\lambda(T)\,\mathrm{d}\lambda \qquad (13.2)$$

物体的辐出度反映物体热辐射的本领, $M(T)$ 越大,物体发射所有波长辐射能的本领越高,反之越低. 物体的辐出度在数值上等于图 13.1 中曲线下的面积.

在国际单位制中,单色辐出度的单位为瓦特·米$^{-3}$(W·m^{-3}),常用单位为瓦特·厘米$^{-2}$·微米$^{-1}$(W·cm^{-2}·μm^{-1});辐出度的单位为瓦特·米$^{-2}$(W·m^{-2}).

实际物体的单色辐出度和辐出度除了与物体的温度和辐射能的波长有关外,还与物体的材料及物体的表面状况(如粗糙程度及颜色)等因素有关.

在任何温度下,能够全部吸收任何波长辐射能的物体称为**绝对黑体**,简称**黑体**(black body).自然界中的一切实际物体都不可能全部吸收投射在其上的辐射能,即实际物体的吸收率总是小于 100% 的.例如,煤炭对可见光的吸收率也才近似为 95%,人体皮肤对红外波段的辐射能的吸收率为 97%~99%.可见,自然界中不存在黑体,黑体只是我们为了研究问题方便而建立的理想模型.如图 13.2 所示,在实验室中,通常用耐高温材料做成一个表面开有小孔的空腔.当外界辐射能从小孔进入后,经空腔内壁的多次反射,由小孔出来的概率非常之小,因此,可以认为进入空腔的辐射能全部被吸收.也就是说,空腔的小孔对投射在其上的辐射能的吸收率近似为 100%,即空腔小孔的表面就近似为黑体.**由于空腔小孔的表面相当于黑体的表面,因此,该黑体模型热辐射的规律与空腔壁的材料及空腔的表面状况无关.** 由于黑体热辐射的规律与黑体的材料及黑体表面状况无关,只是温度的函数,因此黑体为人们研究热辐射的规律提供了极大的便利.

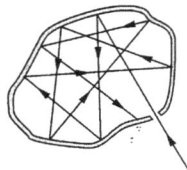

图 13.2

理伦和实验都表明,一切实际物体的辐射本领都低于相同温度时黑体的辐射本领.因此,研究黑体热辐射的规律是了解实际物体的热辐射规律的基础.

13.1.2　黑体辐射

利用仪器测量黑体在一定温度下发射的辐射能中各种不同波长 λ 相应的单色辐出度 $M_{\lambda B}(T)$,绘制成图 13.3 所示的黑体辐射能谱曲线.根据该曲线,人们总结出了两个黑体辐射的实验定律:

(1)**斯特藩-玻尔兹曼定律**.随着温度的升高,各种波长的单色辐出度都增大,这表明,温度越高黑体发射各种波长辐射能的本领越强,辐出度迅速增大.斯特藩和玻尔兹曼根据实验规律总结指出,温度为 T 的黑体的辐出度为

$$M(T) = \sigma T^4 \qquad (13.3)$$

式中比例系数 σ 称为斯特藩-玻尔兹曼常量, σ 近代实验测得 $\sigma = 5.670400(40) \times 10^{-8}$ W·m^{-2}·K^{-4}.上式表明,**在一定温度下,黑体的辐出度与温度的四次方成正比**.这一结论称为斯特藩-玻尔兹曼定律.

(2)**维恩位移定律**.温度一定时,波长较小或较大的单色辐出度都比较小,而波长居中的单色辐出度较大.单色辐出度随波长的变化有一个极大值,与这一极大值对应的波长称为峰值波长,用 λ_m 表示.维恩

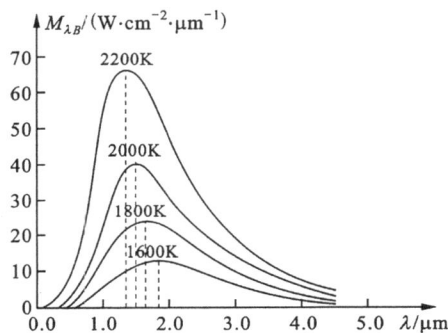

图 13.3

根据实验规律总结指出,温度为 T 的黑体的峰值波长为

$$\lambda_m = \frac{b}{T} \tag{13.4}$$

式中比例系数 b 称为维恩常数,近代实验测得 $b = 2.8977686(51) \times 10^{-3}\,\mathrm{m \cdot K}$. 上式表明,在一定温度下,**黑体热辐射的峰值波长与黑体的温度成反比**. 这一结论称为**维恩位移定律**.

13.1.3　热辐射的机理　普朗克能量子假设

实验得到的黑体热辐射能谱曲线反映了黑体热辐射的规律,怎样从理论上得到与实验曲线一致的单色辐出度与波长的函数关系呢? 当时的物理学家们试图用已有的经典理论来解释热辐射的实验规律,但都没有成功. 其中最具有代表意义的是维恩、瑞利和金斯,他们根据经典理论,把黑体空腔壁物质的原子、分子看成是带电的谐振子,服从经典的物理规律. 维恩认为,黑体热辐射能谱的分布类似于经典的气体分子速率分布,于 1896 年推导出了一个公式. 瑞利和金斯认为,黑体热辐射能谱的分布应遵守经典的能量按自由度均分原理. 瑞利和金斯于

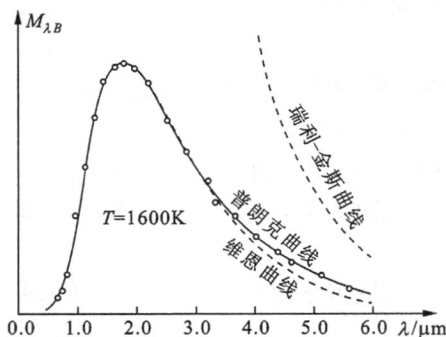

图 13.4

1890 年也推导出了一个公式. 如图 13.4 所示,与实验曲线比较,根据维恩的公式画出的维恩曲线在短波范围与实验结果一致,但长波部分却偏差较大. 而根据瑞利-金斯的公式画出的瑞利-金斯曲线在长波部分时与实验结果符合得较好,而在短波范围内,随着波长的减小单色辐出度逐渐增大,在紫外区域单色辐出度将趋于无穷大,这显然与实际不符.

根据经典物理理论,物体由大量带电的谐振子组成. 谐振子处在能量为任意值的状态,即谐振子的能量是连续的. 谐振子与外界交换能量时,谐振子能量的改变也是连续的. 基于这一观点,用经典的理论得到的维恩公式和瑞利-金斯公式都不能圆满解释热辐射的规律,可见,经典理论在解释黑体热辐射规律时遇到了困难.

分析了维恩和瑞利-金斯的成功之处,普朗克于 1900 年提出了如下的公式

$$M_{b\lambda}(T) = \frac{2\pi h c^2}{(e^{hc/k\lambda T} - 1)\lambda^5} \tag{13.5}$$

式中 c 为光速、k 为玻尔兹曼常量;h 称为**普朗克常量**(Planck constant),近代实验测得 $h = 6.62606876(52) \times 10^{-34}\,\mathrm{J \cdot s}$,上式称为**普朗克公式**.

如图 13.4 中所示,根据普朗克公式画出的普朗克曲线与实验曲线符合得很好.

普朗克公式的理论依据是什么呢? 普朗克也认为,物体由大量带电谐振子组成. 不同于经典理论的是,普朗克假设,谐振子并不能处在能量为任意值的状态,而是只能处在某些特定的能量状态. 频率为 ν 的谐振子的能量为最小能量单元 $h\nu$ 的整数倍,即谐振子的能量为

$$E_n = nh\nu, \qquad n = 1,2,3,\cdots \tag{13.6}$$

式中正整数 n 称为**量子数**, $h\nu$ 称为**能量子**(energy quantum),用 ε 表示,即 $\varepsilon = h\nu$.

经典物理中认为谐振子的能量可连续取任意值,普朗克关于能量子的假设与经典理论完全不同. 普朗克假设告诉人们,微观世界中能量是不连续的. 根据这一假设,普朗克推导出了普朗克公式,成功地解释了热辐射的实验规律. 普朗克的伟大贡献具有划时代意义,是对经典

物理学的重大突破,首次揭示了微观领域内能量是不连续的. 普朗克也因此成为量子理论的奠基人,并荣获 1918 年的诺贝尔物理学奖.

13.1.4　热辐射的应用

热辐射的规律广泛应用于现代科学技术中,是高温测量及遥测温度、红外跟踪等技术的物理基础. 冶炼炉、太阳等高温物体的温度通常很难直接测量或无法直接测量. 如果把冶炼炉炉口视为黑体,只要测出炉口的辐出度,根据斯特藩-玻尔兹曼定律就可以求得炉口的温度,光测高温计就是根据这一原理制成的. 维恩位移定律也可以用来测量冶炼炉、太阳等高温物体的温度. 例如,测得太阳发射辐射能的峰值波长为 $0.471\mu m$,根据维恩位移定律,可以求得太阳表面的温度为 6153K.

物体发射的辐射能随波长的分布称为热辐射光谱,不同物体的热辐射光谱不同. 固态和液态物质的热辐射光谱是连续的,气态物质的热辐射光谱在高压状态时是连续的,而在低压状态时是线状的. 通过测量物质的热辐射光谱,可以了解物质的微观结构特征及其微观粒子的运动规律. 利用热辐射光谱可以鉴别物质或确定物质的组成成分,还可以对微量元素与人体作用进行研究.

热辐射物体可以作为光源使用,太阳就是一种天然的热辐射光源. 将太阳近似看成黑体,测得大气上层太阳发射辐射能谱的峰值波长为 465nm. 实际上,由于大气热层中的氧原子、平流层中的臭氧以及对流层中的水汽和二氧化碳等对辐射能的选择吸收,地面附近处,太阳辐射光谱的峰值波长变成了 556nm. 太阳发射的辐射能中,可见光、红外光和包括 X 射线以及 γ 射线的紫外光分别为总辐射能的 50%、43% 和 7%. 在人类发展的漫长岁月里,我们的眼睛已适应太阳光,因而对太阳发射的峰值波长 556nm 的黄绿光最敏感,在该波长附近 400~760nm 范围内的光就是可见光. 白炽灯、碘钨灯和溴钨灯、红外线灯都是人工热辐射光源. 碘钨灯和溴钨灯常用作纤镜和幻灯机的光源. 除了用作照明光源外,在医学中,碘钨灯和溴钨灯还作为红外光源产生近红外线. 红外线灯产生的红外线的热效应非常显著,当红外线照射物质时,物质分子的热运动加剧但不会电离或激发,因此常用于加热或干燥. 临床上利用红外线的热效应,可以治疗神经炎、关节炎以及循环障碍等疾病. 人体受红外线照射时,受照射部位温度升高,血管舒张血流加快,从而促进组织的新陈代谢,使得病变部位或组织的病情缓解以至痊愈,从而达到治疗疾病的目的.

人体也是一种热辐射源. 人体体表温度以 32℃ 计,将人体看成黑体,根据维恩位移定律,求得人体发射辐射能的峰值波长为 $9.5\mu m$,波长主要集中在 $4\sim40\mu m$ 的远红外波段. 实际上,不论人体处在正常的生理条件还是异常的病理状态,人体体表各处温度不完全相同,其差异取决于体内的新陈代谢过程、靠近皮肤处血液循环情况以及体外环境. 病理状态时人体体表的温度分布不同于正常生理条件时的温度分布. 可见,人体是一种特殊的热辐射源. 利用热像仪,对人体体表逐点进行扫描探测,将接收到的人体体表发出的红外电磁辐射能转换为电信号,经计算机处理后得到的反映体表温度分布的图像,称为热像图. 图 13.5 是人体头部的热像图。人体浅表部位的某些病变可导致相应处温度改变,例如癌变处的体表温度升

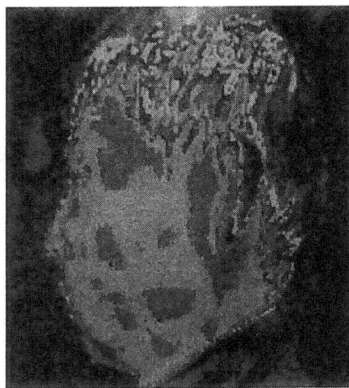

图 13.5

高约 0.5℃.热像图的温度分辨率很高,能分辨 0.01℃的温度差异,因而在临床上应用非常广泛.例如利用热像图可以检测像乳腺癌等人体浅表部位的癌变.热像图还可以用于监测脉管炎的治疗效果,观察断肢再植后的功能恢复,烧冻伤植皮手术后皮肤的生长情况,了解心脏舒缩功能、血液循环系统及新陈代谢方面有无障碍,以及获取血管是否栓塞、痉挛或狭窄等信息.

13.2 光电效应和爱因斯坦光子理论

普朗克的能量子假设,圆满地解释了黑体热辐射的实验规律,揭示了物质能量具有量子化的特征,物体是以能量子为单位向外发射辐射能的.在普朗克能量子的启发下,爱因斯坦建立了光子理论,并成功地解释了光电效应的实验规律,同时揭示了光的波粒子二象性.

13.2.1 光电效应及其实验规律

光照射金属时,金属中的电子逸出金属表面的现象称为**光电效应**(photoelectric effect).1887 年,赫兹发现了光电效应.观测光电效应的实验装置如图 13.6 所示,光照射在金属阴极 K 上时,金属 K 表面发射出电子(称为光电子).光电子在阳极 A 和阴极 K 之间电势差 U 的作用下到达阳极 A,形成光电流 i.图 13.7 为实验得到的光强分别为 I_1 和 I_2、频率均为 ν 的单色平行光照射金属时,光电流 i 随电势差 U 变化的伏安特性曲线.

实验表明光电效应有如下的规律:

(1) **饱和光电流与入射光强成正比**.由图 13.7 可知,入射光强一定时,随着电势差的增大光电流增大.当电势差增大到某一值时,光电流不再增大趋于定值 i_s,i_s 称为饱和光电流.实验表明,饱和光电流与入射光强成正比.这是由于入射光强增大时,单位时间内从阴极 K 逸出的光电子增多,因而饱和光电流增大.

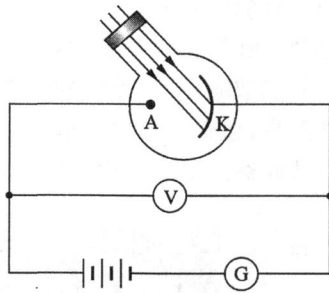

图 13.6

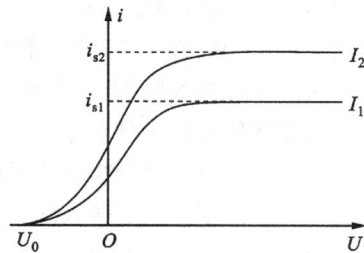

图 13.7

(2) **入射光的频率大于金属的截止频率时才产生光电效应**,频率为 ν 的单色光照射某种金属时,实验发现,当 ν 小于某一频率 ν_0,即 $\nu < \nu_0$ 时,无论入射光的强度多大,照射时间多长,都不会产生光电效应.只有当 $\nu \geqslant \nu_0$ 时才产生光电效应.ν_0 由金属性质决定,称为金属的**截止频率或红限**.不同的金属截止频率不同.例如铯、钠和钨的截止频率分别为 4.69×10^{14} Hz、5.53×10^{14} Hz 和 10.95×10^{14} Hz.

(3) **光电子的最大初动能取决于遏止电压而与入射光强无关**.由图 13.7 可知,电势差 U 为零时光电流 i 并不为零,这说明光电子逸出时具有初动能.只有当电势差反向增大到一定值 U_0 时光电流才为零,U_0 称为**遏止电压**.

遏止电压的存在意味着光电子逸出金属表面时的速度有一定的上限. 设光电子逸出金属表面时的最大速度为 v_m ,则光电子的最大初动能等于反向电场对光电子做的功,即

$$\frac{1}{2}mv_{\mathrm{m}}^2 = eU_0 \tag{13.7}$$

式中 m 为电子的质量、e 是电子的电荷量.

实验还发现,对于给定的金属,遏止电压 U_0 与入射光的强度无关,而与入射光的频率 ν 成如下的线性关系

$$U_0 = k(\nu - \nu_0) \tag{13.8}$$

式中 k 是与金属性质无关的常数.

几种金属遏止电压与入射光频率的关系如图 13.8 所示,式(13.8)中的 k 就是直线的斜率,直线在横轴上的截距就是相应金属的截止频率 ν_0.

（4）**光电效应具有瞬时性**. 实验表明,只要入射光的频率等于或大于金属的截止频率,不论入射光多么微弱,从光照射金属到光电子逸出,滞后时间不超过 10^{-9} s. 因此,光电效应具有瞬时性.

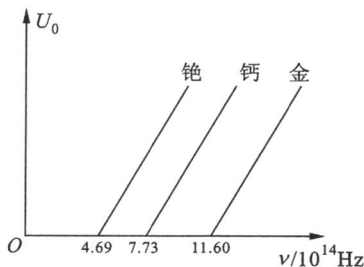

图 13.8

13.2.2　光电效应的机理　爱因斯坦光子理论

怎样从理论上解释实验得到的光电效应的规律呢? 按照经典的电磁理论,当光照射金属时,金属中的电子吸收入射光的能量. 无论入射光的频率多么低,只要光强足够大或照射时间足够长,电子就能从入射光获得足够的能量挣脱原子核的束缚逸出金属表面. 入射光强越大,电子获得的能量越大,相应光电子的初动能越大. 因此,光电子的初动能应由入射光的强度决定. 只要有入射光照射就可能产生光电效应,不会存在截止频率. 如果光强较小,则金属中的电子必须经过较长时间的累积,才会有足够的能量逸出其表面,因而光电子的发射不可能具有瞬时性. 可见,经典理论不能解释光电效应的实验规律.

为了解释光电效应的实验规律,爱因斯坦于 1905 年建立了光子理论. 爱因斯坦认为,光不仅在发射和吸收时具有粒子性,在传播过程中也具有粒子性. 频率为 ν 的单色光是由能量为 $\varepsilon = h\nu$ 的粒子组成的粒子流,这种粒子称为**光量子**,简称**光子**(photon). 光的强度则取决于单位时间内通过光传播方向上单位面积的光子数.

按照爱因斯坦的光子理论,对于一定频率的单色光来说,光强越大则相应的光子数越多. 因此,只要入射光的频率大于金属的截止频率,光强越大,单位时间内产生的光电子越多,饱和光电流就越大. 所以饱和光电流应与入射光强成正比.

根据爱因斯坦的光子理论,频率为 ν 的单色光,光子的能量为 $h\nu$. 当频率为 ν 的单色光照射金属时,由于一个电子同时吸引两个光子的概率很小,金属中的一个电子吸收一个光子的能量 $h\nu$. 若获得的能量 $h\nu$ 足以克服金属的逸出功 A ,该电子就可逸出金属表面. 因此,光电子数正比于被吸收的光子数,即正比于光的强度. 如果光子的能量大于金属的逸出功 A ,电子就能逸出金属表面并具有一定的初动能 $\frac{1}{2}mv^2$. 根据能量转换与守恒定律,有

$$h\nu = \frac{1}{2}mv^2 + A \tag{13.9}$$

上式表明,**光电子的初动能与入射光的频率呈线性关系**.上式称为**爱因斯坦光电效应方程**.

由爱因斯坦光电效应方程可知,当光子的能量小于电子的逸出功,即 $h\nu < A$ 时,电子不会逸出金属表面.所以存在截止频率.若 $\frac{1}{2}mv^2 = 0$,则 $A = h\nu_0$,ν_0 即为截止频率,$\nu_0 = \frac{A}{h}$.

表 13.1 给出了几种常见金属的逸出功.

表 13.1   金属的逸出功

金属	铯 Cs	钾 K	钠 Na	钙 Ca	铝 Al	锌 Zn	钨 W	铜 Cu	银 Ag	铂 Pt
逸出功/eV	1.94	2.25	2.28	3.20	4.08	4.31	4.54	4.70	4.73	6.35

入射光光强小只不过是光子数少,因此,即使入射光很微弱,仍会有少量电子吸收光子的能量立即逸出金属表面,并不需要累积能量的过程.因此光电效应具有瞬时性.

光电效应的实验规律在爱因斯坦光子理论的基础上得到了圆满的解释.密立根通过实验也间接证明了爱因斯坦光子理论的正确性.

例 13.1   若用波长为 200nm 的单色光照射金属铝表面,试求:

(1) 由铝表面发出光电子的初动能;

(2) 铝的遏止电势差和截止波长.

解   入射光的频率为

$$\nu = \frac{c}{\lambda} = \frac{3 \times 10^8}{200 \times 10^{-9}} = 1.50 \times 10^{15}(\text{Hz})$$

光子的能量

$$\varepsilon = h\nu = 6.63 \times 10^{-34} \times 1.50 \times 10^{15} = 9.95 \times 10^{-19}(\text{J}) = 6.22(\text{eV})$$

(1) 查表 13.1 可知,铝的逸出功 $A = 4.08\text{eV}$.根据式(13.9),光电子的初动能

$$\frac{1}{2}mv^2 = h\nu - A = 6.22 - 4.08 = 2.14(\text{eV})$$

(2) 铝的遏止电压

$$U_0 = \frac{1}{2}mv^2 = \frac{h\nu - A}{e} = \frac{2.14}{e} = 2.14(\text{V})$$

由 $\nu_0 = \frac{A}{h}$,铝的截止波长

$$\lambda_0 = \frac{c}{\nu_0} = \frac{hc}{A} = \frac{6.63 \times 10^{-34} \times 3 \times 10^8}{4.08 \times 1.6 \times 10^{-19}} = 305 \times 10^{-9}\text{m} = 305(\text{nm})$$

13.2.3   光的波粒二象性

光的干涉、衍射等现象说明光在传播中具有波动性,光电效应则说明光与物质相互作用时表现出粒子性.可见光具有波粒二象性.光的波动性和粒子性是怎样联系起来的呢?

根据爱因斯坦的光子理论和相对论中能量的概念,频率为 ν、波长为 λ 的单色光,光子的能量为

$$E = mc^2 = h\nu \tag{13.10}$$

光子的动量为

$$p = mc = \frac{h\nu}{c} = \frac{h}{\lambda} \tag{13.11}$$

光子具有质量和动量的理论结论已被观察实验所证实. 天文观测发现, 来自遥远星球的光经过大星球(如太阳)附近时光线将发生弯曲. 这是由于大星球的质量很大, 具有质量和动量的光子, 受到大星球作用的万有引力足以使光子偏离原来的行进方向. 所以当光经过大星球附近时, 光线是弯曲的.

式(13.11)将描述光粒子性的动量 p 与反映光波动性的波长 λ 通过普朗克常量 h 联系在了一起, 从而揭示了光的本质, 使人们认识到了光既具有波动性, 又具有粒子性, 即光具有波粒二象性.

13.3 康普顿效应

爱因斯坦的光子理论成功地解释了光电效应的实验规律. 在光电效应中, 光子与金属中的自由电子相互作用, 一个自由电子吸收一个光子的全部能量逸出金属表面成为光电子. 康普顿效应是光子与物质中电子相互作用的另一种情形. 康普顿效应进一步证明了光的粒子性.

13.3.1 康普顿效应及其实验规律

1922 年, 康普顿发现, X 射线照射物质时, 散射 X 射线中除了有与入射线波长相同的 X 射线外, 还有波长比入射线长的 X 射线, 这一现象称为**康普顿效应**(Compton effect). 观测康普顿效应的实验装置如图 13.9 所示, 由 X 射线管发出的单色 X 射线由光阑限束后照射到散射物(如石墨)上形成散射 X 射线. 用探测器探测散射 X 射线.

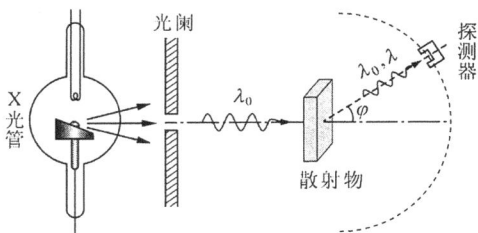

图 13.9

实验表明, 康普顿效应有如下的规律:

(1) **散射 X 射线波长的改变量随散射角的增大而增大**. 设入射 X 射线的波长为 λ_0, 散射 X 射线中, 波长变长的 X 射线的波长用 λ 表示, 波长的改变量用 $\Delta\lambda$ 表示, 则 $\Delta\lambda = \lambda - \lambda_0$. 散射 X 射线与入射 X 射线延长线之间的夹角称为散射角, 用 φ 表示. 实验发现, 波长的改变量可以用下式表示

$$\Delta\lambda = 4.86 \times 10^{-3} \sin^2 \frac{\varphi}{2} (\text{nm}) \tag{13.12}$$

可见, 散射 X 射线波长的改变量随散射角的增大而增大, 而与散射物质的性质无关.

(2) **波长变长的散射 X 射线的强度取决于散射物质的性质**. 实验还发现, 波长为 λ_0 的散射 X 射线的强度随着散射物质原子序数的增大而增大, 而波长为 λ 的散射 X 射线的强度随着散射物质原子序数的增大而减小.

可见, 波长变长的散射 X 射线的强度取决于散射物质的性质.

13.3.2 康普顿效应的机理

按照经典的电磁理论, 当单色 X 射线照射物质时, 由于 X 射线是电磁波, 物质中的带电粒子吸收电磁波的能量, 做与电磁波同频率的受迫振动, 向外发射同频率的电磁波. 因此, 散射 X

射线的波长应与入射 X 射线的波长相同. 可见, 经典理论只能解释散射 X 线中波长不变的散射, 而不能解释波长变长的散射.

　　为了解释康普顿效应的实验规律, 根据爱因斯坦的光子理论, 康普顿认为, 波长为 λ_0 的单色 X 射线就是能量为 $\dfrac{hc}{\lambda_0}$ 的 X 光子流. X 射线通过物质的散射就是 X 光子与物质中电子的弹性碰撞所致. 而物质中的电子可以分为两类: 一类是受原子核束缚较弱的电子或不受原子核束缚的自由电子, 另一类是受原子核束缚较强的内层电子. 当 X 光子与物质的外层电子弹性碰撞时, 入射 X 光子能量的一部分转化为电子的动能, 另一部分成为散射 X 光子的能量, 即散射 X 光子的能量小于入射 X 光子的能量. 因此, 散射 X 射线的波长大于入射 X 射线的波长. 当 X 光子与物质的内层电子弹性碰撞时, 由于内层电子受原子核的束缚较强, X 光子与内层电子的碰撞就相当于与整个原子的碰撞. 而原子的质量较光子的大得多, 所以碰撞后, 散射 X 光子的能量几乎没有损失. 因此散射 X 射线的波长与入射 X 射线的波长相同.

　　根据光子理论, 康普顿推导出了波长改变量的公式, 圆满解释了康普顿效应的实验规律. 如图 13.10 所示, 波长为 λ_0 的单色 X 射线照射物质时, X 光子与物质中的自由电子碰撞. 设自由电子静止, 质量为 m_0. 碰撞后的电子称为反冲电子, 反冲电子的质量为 m、以速度 $\boldsymbol{v}$ 沿偏离原方向为 α 角的方向运动; 散射 X 射线的波长为 λ、沿散射角 φ 散射. 则碰撞前, 入射 X 光子的能量为 $\dfrac{hc}{\lambda_0}$、动量为 $\dfrac{h}{\lambda_0}\boldsymbol{i}$. 自由电子静止, 能量为 m_0c^2、动量为零. 碰撞后, 散射 X 光子的能量为

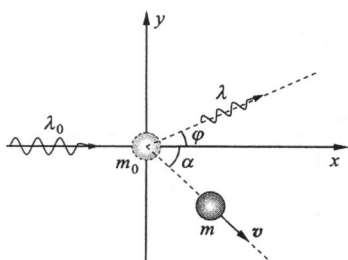

图 13.10

$\dfrac{hc}{\lambda}$、动量为 $\dfrac{h}{\lambda}\cos\varphi\boldsymbol{i} + \dfrac{h}{\lambda}\sin\varphi\boldsymbol{j}$. 反冲电子的能量为 mc^2, 动量为 $mv\cos\alpha\boldsymbol{i} - mv\sin\alpha\boldsymbol{j}$.

　　由于是弹性碰撞, 能量守恒, 有

$$\frac{hc}{\lambda_0} + m_0c^2 = \frac{hc}{\lambda} + mc^2$$

两端平方, 整理可得

$$\frac{h^2}{\lambda_0^2} - \frac{2h^2}{\lambda_0\lambda} + \frac{h^2}{\lambda^2} = m^2c^2 - 2m_0mc^2 + m_0^2c^2$$

又因为动量守恒, 有 $\dfrac{h}{\lambda_0} = \dfrac{h}{\lambda}\cos\varphi + mv\cos\alpha$, $\dfrac{h}{\lambda}\sin\varphi = mv\sin\alpha$, 消去 α 可得

$$\frac{h^2}{\lambda_0^2} + \frac{h^2}{\lambda^2} - \frac{2h^2}{\lambda_0\lambda}\cos\varphi = m^2v^2$$

以上两式相减, 并考虑到反冲电子以高速运动, 以 $m = \dfrac{m_0}{\sqrt{1 - v^2/c^2}}$ 代入, 整理可得散射 X 射线波长的改变量

$$\Delta\lambda = 2\lambda_C\sin^2\frac{\varphi}{2} \tag{13.13}$$

式中 λ_C 称为电子的康普顿波长, $\lambda_C = \dfrac{h}{m_0c}$. 将各量代入可得 $\lambda_C = 2.42 \times 10^{-12}$ m. 近代实验测得 $\lambda_C = 2.426310215(18) \times 10^{-12}$ m.

　　由于轻物质的多数电子处在弱束缚状态, 而重物质的电子受原子核束缚较强, 因此散射物质为轻物质时, 波长变长的散射 X 射线的强度大, 而散射物质为重物质时, 波长变长的散射 X 射线的强度小. 这与实验结论一致.

理论结论式(13.13)与实验结果式(13.12)符合得很好,可见爱因斯坦理论学说圆满地解释了康普顿效应的实验规律.康普顿效应不仅证明了爱因斯坦光子理论的正确性,同时还证实了在微观粒子的相互作用过程中,能量守恒定律和动量守恒定律仍然是成立的.

例 13.2 波长为 0.100nm 的 X 射线照射石墨,测得波长变长的散射 X 射线的散射角为 60°.试求:

(1) 散射 X 射线的波长;

(2) 反冲电子的动能;

(3) 在碰撞过程中,光子损失的能量.

解 (1) 波长变长的散射 X 射线波长的改变量

$$\Delta\lambda = 4.86 \times 10^{-12} \sin^2 \frac{\varphi}{2}(\text{nm}) = 4.86 \times 10^{-12} \sin^2 30° = 1.215 \times 10^{-12}(\text{m}) = 0.001215(\text{nm})$$

散射 X 射线的波长分别为 $\lambda_0 = 0.100$nm 和 $\lambda = \lambda_0 + \Delta\lambda = 0.100 + 0.001215 = 0.101215$nm 两种.

(2) 碰撞过程中,电子的质量减小能量增大.反冲电子的动能应等于由于电子质量减小而增加的能量.碰撞过程中能量守恒,有 $mc^2 - m_0c^2 = \frac{hc}{\lambda_0} - \frac{hc}{\lambda}$.反冲电子的动能

$$E_k = \Delta mc^2 = mc^2 - m_0c^2 = \frac{hc}{\lambda_0} - \frac{hc}{\lambda} = hc\left(\frac{1}{\lambda_0} - \frac{1}{\lambda}\right)$$

$$= 6.63 \times 10^{-34} \times 3 \times 10^8 \left(\frac{1}{0.100 \times 10^{-9}} - \frac{1}{0.101215 \times 10^{-9}}\right)$$

$$= 2.39 \times 10^{-17}(\text{J}) = 149(\text{eV})$$

(3) 碰撞过程中,反冲电子的动能是由光子损失的能量转化的.因此光子损失的能量为 2.39×10^{-17}J$= 149$eV.

13.4 实物粒子的波动性 不确定原理

13.4.1 实物粒子的波动性

光具有波粒二象性,由于普朗克和爱因斯坦引入了光粒子性的概念,使得人们成功地解释了经典理论不能解释的黑体热辐射、光电效应和康普顿效应的实验规律.在光的波粒二象性的启发下,德布罗意于 1924 年提出实物粒子也具有波动性假设.

质量为 m 的实物粒子以速度 v 运动时,不仅具有能量 E 和动量 p,还具有波长 λ 和频率 ν.这些描述粒子性的物理量与波动性的物理量之间的关系与光的相应关系完全相同,即粒子的能量为

$$E = mc^2 = h\nu \tag{13.14}$$

粒子的动量为

$$p = mc = \frac{h\nu}{c} = \frac{h}{\lambda} \tag{13.15}$$

于是,静止质量为 m_0 的实物粒子以速度 v 运动时,与该粒子相联系的波的波长为

$$\lambda = \frac{h}{p} = \frac{h}{mv} = \frac{h}{m_0 v}\sqrt{1 - \frac{v^2}{c^2}} \tag{13.16}$$

上式称为**德布罗意**公式.德布罗意公式将描述实物粒子波动性的波长 λ 与反映实物粒子

粒子性的动量 p 通过普朗克常量 h 联系在了一起,使得人们对物质的本质有了更深入的认识.

静止质量为 m_0 的实物粒子以低速 v 运动时,即 $v \to 0$ 时,$\sqrt{1 - \dfrac{v^2}{c^2}} \to 1$. 与粒子相联系的波的波长为

$$\lambda = \frac{h}{m_0 v} \tag{13.17}$$

德布罗意公式描述的与物质运动相联系的波通常称为**德布罗意波**.

例 13.3 (1)静止质量为 m_0 的粒子的动能为 E_k. 试求粒子分别以高速和低速运动时,与粒子相联系的德布罗意波的波长;

(2)静止质量为 m_0 的粒子由静止经电势差为 U(单位为 V)的电场加速后,假定 U 不是很高,粒子获得的动能远比静止能量小. 试求粒子德布罗意波的波长.

解 (1)粒子以高速运动时,应考虑相对论效应. 由相对论中能量与动量的关系 $E^2 = p^2 c^2 + E_0^2$,而 $E = E_k + E_0$,$E_0 = m_0 c^2$,可得粒子的动量

$$p = \sqrt{2\left(1 + \frac{E_k}{2 m_0 c^2}\right) m_0 E_k}$$

德布罗意波的波长

$$\lambda = \frac{h}{p} = \frac{h}{\sqrt{2\left(1 + \dfrac{E_k}{2 m_0 c^2}\right) m_0 E_k}}$$

粒子低速运动时,$E_k \ll m_0 c^2$,德布罗意波的波长为

$$\lambda = \frac{h}{\sqrt{2 m_0 E_k}}$$

(2)粒子的动能 $E_k = eU$. 依题意粒子以低速运动,德布罗意波的波长为

$$\lambda = \frac{h}{\sqrt{2 m_0 E_k}} = \frac{h}{\sqrt{2 m_0 eU}}$$

表 13.2 给出了根据式(13.17)和例 13.3 所得结论式,得到的一些粒子德布罗意波的波长.

表 13.2 粒子德布罗意波的波长

粒 子	能量或质量和速度		波长/m
电 子	1 eV		12.3×10^{-10}
电 子	100 eV		1.23×10^{-10}
电 子	10000 eV		0.123×10^{-10}
尘 埃	10^{-13} kg	10^{-2} m·s^{-1}	10^{-18}
子 弹	20×10^{-3} kg	500 m·s^{-1}	6.63×10^{-35}

由表中数据可知,质量越大的粒子德布罗意波的波长越短. 例如,子弹德布罗意波的波长比电子的短得多. 由于实物粒子德布罗意波的波长非常短,一般观察不到,以至于其波动性长期没有被人们认识到.

13.4.2　实物粒子波动性的实验验证

光的干涉、衍射现象表明光具有波动性. 德布罗意关于实物粒子波动性的假设是否正确呢? 1927 年,戴维孙和革末用晶体作为天然光栅,首次观测到了电子束照射到晶体上时产生的衍射现象. 1928 年,汤姆孙利用电子束通过金属箔片,得到了电子的衍射图样(图 13.11)戴维孙、革末和汤姆孙还根据实验测量了电子射线的波长,与德布罗意公式计算所得的波长相符. 因此,电子的衍射实验证实了德布罗意假设的正确性. 人们又进行了电子和中子的双缝干涉和单缝衍射实验,相继观察到了质子、原子和分子等的干涉、衍射现象,德布罗意公式同样正确. 可见,一切微观粒子都具有波动性.

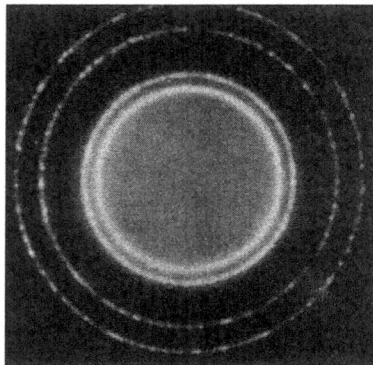

图 13.11

德布罗意还用波的概念,分析得到了玻尔的电子轨道角动量量子化条件. 德布罗意认为,只有在稳定轨道上运动的电子才处在稳定状态. 电子在稳定轨道上做圆周运动时,电子的德布罗意波沿着圆轨道传播. 只有当电子的德布罗意波在轨道上首尾刚好相接时才形成驻波. 因此,稳定圆轨道的周长必定等于电子德布罗意波波长的整数倍. 设稳定轨道的半径为 r、电子德布罗意波的波长为 λ,则形成驻波的条件为

$$2\pi r = n\lambda, \quad n = 1,2,3,\cdots$$

设电子的速度为 v,则动量 $p = mv$. 电子德布罗意的波长为 $\lambda = \dfrac{h}{p} = \dfrac{h}{mv}$. 代入上式,整理可得

$$L = mvr = n\frac{h}{2\pi}, \quad n = 1,2,3,\cdots$$

这正是玻尔氢原子理论中的角动量量子化的假设.

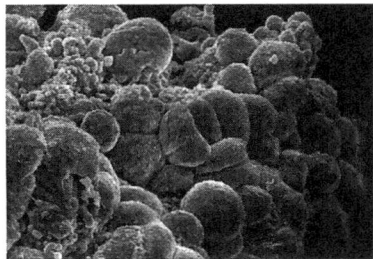

图 13.12

微观粒子的波动性不仅在量子物理的建立中具有非常重要的意义,而且在现代科学技术中也得到了非常广泛的应用. 例如电子显微镜就是一个实例. 因为仪器的分辨本领与所用射线的波长成反比. 而电子德布罗意波的波长一般很小,数量级为 $10^{-3} \sim 10^{-2}$ nm. 因此,用电子线束替代可见光制成的电子显微镜,其分辨本领比光学显微镜的高,可达 0.1nm 的数量级. 在生物医学中,利用电子显微镜可以研究蛋白质及其他有机物质的分子结构,病毒和细胞的精细结构等. 图 13.12 为电子显微镜下的乳腺癌细胞.

13.4.3　不确定原理

在经典物理中认为粒子没有波动性,粒子在任意时刻的位置坐标和动量是可以同时准确确定的. 因此,可以用位置坐标和动量描述粒子的运动状态. 一组给定的位置坐标和动量,表征粒子的一个确定的运动状态. 在量子物理中,粒子同时具有波动性和粒子性两种性质,能否用经典物理的方法描述实物粒子的运动状态呢? 下面我们利用电子的单缝衍射实验结果对这一问题进行讨论.

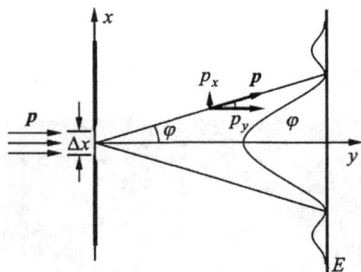

图 13.13

如图 13.13 所示,一束单色电子射线沿 y 方向入射到单缝上,透过单缝的电子射线在像屏 E 上叠加形成衍射图样. 设电子束的波长为 λ 、动量为 p,单缝宽度为 Δx. 以缝所在处竖直向上为 x 轴正方向. 考虑一个电子通过缝时,我们不能确切地说电子从缝的何处通过,即不能确定电子通过缝时的具体位置坐标 x,只知道电子是从宽为 Δx 的缝中通过的. 因此,电子通过缝时的位置坐标 x 的范围为 $0 \sim \Delta x$,所以电子在 x 方向位置的不确定量为 Δx.

由于衍射效应,电子通过缝时动量的大小不变但方向发生了变化. 先只考虑落在中央明条纹范围内的电子. 设一级暗条纹的衍射角为 φ,则根据光的单缝衍射理论,有 $\sin \varphi = \dfrac{\lambda}{\Delta x}$. 电子从宽为 Δx 的缝中通过缝时的动量 p 沿 x 方向分量 p_x 的范围为 $0 \leqslant p_x \leqslant p\sin \varphi$. 电子动量在 x 方向上的分量 p_x 的不确定量为

$$\Delta p_x = p\sin \varphi = p\frac{\lambda}{\Delta x}$$

将 $p = h/\lambda$ 代入,可得

$$\Delta x \Delta p_x = h$$

考虑到其他衍射明条纹,则 $\Delta p_x \geqslant p\sin \varphi$. 因此,上式应改写为

$$\Delta x \Delta p_x \geqslant h$$

上式只是由一个特例粗略估算的,更精确的形式由海森伯给出.

电子的单缝衍射实验表明,缝越窄时电子的衍射越显著,电子在像屏上的落点距像屏中心的距离越大,因此,电子动量的不确定量也就越大. 可见,如果粒子的位置确定得越精确,则粒子的动量就确定得越不精确. 可见对于具有波动性的粒子,位置和动量的确定相互制约.

1927 年,海森伯根据量子理论推导得出,任意时刻,粒子在 x、y 和 z 方向上位置的不确定量 Δx、Δy 和 Δz 与该方向动量的不确定量 Δp_x 、Δp_y 和 Δp_z 之间满足如下的关系

$$\Delta x \Delta p_x \geqslant \frac{h}{4\pi} \tag{13.18}$$

上式表明,**微观粒子不可能同时具有确定的位置和动量**. 这一结论称为**海森伯位置和动量的不确定原理**.

在处理实际问题时,若粒子的位置与位置的不确定量满足 $x \gg \Delta x, y \gg \Delta y, z \gg \Delta z$,粒子的动量与动量的不确定量满足 $p_x \gg \Delta p_x, p_y \gg \Delta p_y, p_z \gg \Delta p_z$,粒子的位置和动量就可以近似看成是确定的. 这时粒子的波动性不显著,可以近似看成是经典意义上的粒子,从而运用牛顿力学的方法研究其运动规律.

例 13.4 质量为 25g 的子弹和电子均以 $300\mathrm{m \cdot s^{-1}}$ 的速度飞行,设子弹和电子动量的不确定量均为各自动量的 0.01%,试求:

(1) 子弹位置的不确定量;

(2) 电子位置的不确定量.

解 (1) 子弹的动量

$$p = mv = 25 \times 10^{-3} \times 300 = 7.50(\mathrm{kg \cdot m \cdot s^{-1}})$$

子弹动量的不确定量

$$\Delta p = 0.01\% p = 1.0 \times 10^{-4} \times 7.50 = 7.50 \times 10^{-4} (\text{kg} \cdot \text{m} \cdot \text{s}^{-1})$$

子弹位置的不确定量

$$\Delta x \geqslant \frac{h}{4\pi \Delta p} = \frac{6.63 \times 10^{-34}}{4 \times 3.14 \times 7.50 \times 10^{-4}} = 7.04 \times 10^{-32} (\text{m})$$

（2）电子的动量

$$p = mv = 9.11 \times 10^{-31} \times 300 = 2.73 \times 10^{-28} (\text{kg} \cdot \text{m} \cdot \text{s}^{-1})$$

电子动量的不确定量

$$\Delta p = 0.01\% p = 1.0 \times 10^{-4} \times 2.73 \times 10^{-28} = 2.73 \times 10^{-32} (\text{kg} \cdot \text{m} \cdot \text{s}^{-1})$$

电子位置的不确定量

$$\Delta x \geqslant \frac{h}{4\pi \Delta p} = \frac{6.63 \times 10^{-34}}{4 \times 3.14 \times 2.73 \times 10^{-32}} = 1.93 \times 10^{-3} (\text{m})$$

此题的计算结果表明,子弹(宏观粒子)位置的不确定量远远小于实际测量的精度,即子弹的位置和动量都可以准确确定.但是,电子(微观粒子)位置的不确定量远远大于实际测量的精度,即电子的位置和动量都不能精确确定.可见,不确定性是微观粒子的一种特性.

不仅位置和动量之间遵循着不确定原理,能量和时间之间也遵循着不确定原理.如果微观粒子系统处在某一能量状态 E 的时间为 t,若时间的不确定量为 Δt,则能量也必然是不确定的,能量的不确定量为 ΔE.海森伯根据量子理论推导得出,任意时刻,粒子处在某一能量状态的时间的不确定量 Δt 与粒子能量的不确定量 ΔE 之间满足如下的关系

$$\Delta t \Delta E \geqslant \frac{h}{4\pi} \tag{13.19}$$

上式表明,**微观粒子不可能同时具有确定的时间和能量**.这一结论称为**海森伯时间和能量的不确定原理**.

在处理实际问题时,若粒子的能量为 E 的时间与时间的不确定量满足 $t \gg \Delta t$,能量与能量 不确定量满足 $E \gg \Delta E$,粒子的时间和能量就可以近似看成是确定的,这时粒子的波动性不显著,可以近似看成是经典意义上的粒子,从而运用牛顿力学的方法研究其运动规律.

利用式(13.19),可以解释原子光谱的谱线具有一定宽度的实验事实.原子处在某一能态的平均时间称为原子的平均寿命.原子处在能量低的基态的平均寿命 $\Delta t = \infty$.原子基态能量的不确定量,即原子基态的能级宽度 $\Delta E = 0$.原子处在能量高的激发态的平均寿命 $\Delta t = 10^{-8}\text{s}$.原子激发态能量的不确定量,即原子激发态的能级宽度 $\Delta E \geqslant 10^{-8}\text{eV}$.因此,即便是原子从某一激发态跃迁到基态,发出的谱线也不是单一的,而是具有一定的宽度.

13.5 波函数 薛定谔方程

13.5.1 波函数

由于微观粒子具有波动性,不能用位置坐标和动量等经典方法描述微观粒子的运动状态.那么怎样描述微观粒子的运动状态呢? 薛定谔将描述微观粒子波动性的德布罗意波称为**物质波**(matter wave),并在 1925 年提出,用物质波的波函数描述微观粒子的运动状态.下面我们从机械波的波函数出发,分析得到描述微观粒子的波函数.

1. 自由粒子的波函数

根据波动理论,频率为 ν、波长为 λ、沿 x 轴正方向传播的单色平面机械波的波函数为

$$y(x,t) = A\cos 2\pi\left(\nu t - \frac{x}{\lambda}\right)$$

将上式写成复数形式,且只取其实部,有

$$y(x,t) = A\mathrm{e}^{-\mathrm{i}2\pi\left(\nu t - \frac{x}{\lambda}\right)}, \quad \mathrm{i} = \sqrt{-1}$$

沿 x 轴正方向运动且不受外力作用的自由粒子在运动过程中能量和动量都保持恒定. 设自由粒子的能量为 E、动量为 p,则与自由粒子相联系的物质波的波长 $\lambda = \dfrac{h}{p}$ 和频率 $\nu = \dfrac{E}{h}$ 也都保持不变. 因此,可以认为自由粒子的物质波是一列单色平面波. 于是,能量为 E、动量为 p,沿 Ox 轴正方向运动的自由粒子物质波的波函数为

$$\Psi(x,t) = \Psi_0 \mathrm{e}^{-\mathrm{i}\frac{2\pi}{h}(Et - px)} \tag{13.20}$$

式中 Ψ_0 为待定常数,$\Psi_0 \mathrm{e}^{\mathrm{i}\frac{2\pi}{h}px}$ 称为 x 处波函数的复振幅;$\mathrm{e}^{-\mathrm{i}\frac{2\pi}{h}Et}$ 反映波函数随时间的变化. 上式反映具有波粒二象性的自由粒子的运动状态.

通常,粒子物质波波函数的形式比较复杂,不是平面简谐波. 一般来说,物质波的波函数是空间和时间的函数,用 $\Psi(x,y,z,t)$ 表示. 为了简化讨论,在特定情况下,我们只研究波函数随空间的变化.

2. 波函数的统计解释

我们知道,机械波的波函数反映传播机械波的介质质点的位移随时空的变化规律,电磁波的波函数表示电场强度和磁场强度随时空的变化规律. 可见,经典波函数的意义十分明显. 而物质波的波函数本身却没有直接的物理含义,波函数本身并不代表任何可观测的物理量.

怎样理解微观粒子的波动性?物质波波函数的物理意义是什么?现在我们从波动性和粒子性两种观点来解释干涉、衍射现象. 从波动的观点看,明条纹亮度大处波的强度大,而暗条纹亮度小处波的强度小. 从粒子的观点看,落在明条纹处的光子数多,即光子到达该处的概率大,而落在暗条纹处的光子数少,即光子到达该处的概率小. 那么用波函数描述微观粒子运动状态时,对于大量粒子来说,某一时刻空间物质波强度大处单位体积内粒子多. 对单个粒子而言,虽然不能根据波函数预言一个粒子在某一时刻出现在空间何处,但是物质波的强度分布却给出了粒子在空间各处出现的概率. 物质波强度大处即波函数模的平方大处,粒子出现的概率大. 物质波强度小即波函数模的平方小处,粒子出现的概率小.

玻恩认为,在物质的粒子性和波动性中,表现在粒子性中的粒子在空间某处出现的概率,与波动性中的该处波的强度一致. 1926 年,玻恩指出,任意时刻 t,粒子在空间 (x,y,z) 处的体积元 $\mathrm{d}V$ 内出现的概率 $\mathrm{d}w$,与该处波函数模的平方 $|\Psi(x,y,z)|^2$ 成正比. 对于自由粒子,以 $\Psi^*(x,y,z)$ 表示 $\Psi(x,y,z)$ 的共轭复数,则波函数模的平方 $|\Psi(x,y,z)|^2 = \Psi(x,y,z) \cdot \Psi^*(x,y,z)$. 因此有

$$\mathrm{d}w = |\Psi(x,y,z)|^2 \mathrm{d}V = \Psi(x,y,z) \cdot \Psi^*(x,y,z)\mathrm{d}V$$

粒子在单位体积内出现的概率称为**概率密度**,用 ρ 表示. 则任意时刻 t,自由粒子在空间任意位置 (x,y,z) 处的概率密度为

$$\rho = \frac{\mathrm{d}w}{\mathrm{d}V} = |\Psi(x,y,z)|^2 \tag{13.21}$$

可见,粒子在空间某处出现的概率密度与该处物质波振幅的平方即物质波的强度成正比.这就是玻恩对物质波波函数的统计解释.由此可见,**物质波是一种概率波.**

3. 波函数的性质

物质波的波函数描述微观粒子的运动状态.因此,具有统计意义的波函数必须具有满足标准条件和归一化条件的性质.

由于某一时刻,粒子在空间某一点出现的概率唯一确定且应为小于 1 的有限值;同时在整个空间范围内的各点,粒子出现的概率分布应该是连续变化的,不能出现跃变,否则将不能给出正确的统计描述.可见,整个空间范围内,波函数必须是**单值**、**有限**和**连续**的,这称为波函数的标准条件.

任意时刻 t,所有粒子必然出现在整个空间.因此粒子在整个空间出现的总概率必然等于 1,即有

$$\iiint_V |\Psi(x,y,z)|^2 \mathrm{d}V = \iiint_V \Psi(x,y,z) \cdot \Psi^*(x,y,z)\mathrm{d}V = 1 \tag{13.22}$$

上式称为波函数的**归一化条件.**

13.5.2 薛定谔方程

一维机械波的波函数 $y(x,t) = A\cos 2\pi\nu\left(t - \frac{x}{u}\right)$ 满足微分方程 $\frac{\partial^2 y(x,t)}{\partial x^2} - \frac{1}{u^2}\frac{\partial^2 y(x,t)}{\partial t^2} = 0$. 物质波的波函数满足的微分方程是什么呢? 物质波波函数满足的微分方程是薛定谔建立的,称为**薛定谔方程.**

1. 自由粒子的薛定谔方程

1926 年,薛定谔建立了微观粒子低速运动时的薛定谔方程.

自由粒子的波函数式(13.20)就是自由粒子薛定谔方程的实数解.式(13.20)对 x 求二阶偏导数 $\frac{\partial^2 \Psi(x,t)}{\partial x^2} = -\frac{4\pi^2}{h^2}p^2\Psi(x,t)$,并考虑到自由粒子低速运动时 $p^2 = 2mE$,代入有

$$\frac{\partial^2 \Psi(x,t)}{\partial x^2} = -\frac{8\pi^2 m}{h^2}E\Psi(x,t)$$

式(13.20)对 t 求一阶偏导数

$$\frac{\partial \Psi(x,t)}{\partial t} = -\mathrm{i}\frac{2\pi}{h}E\Psi(x,t)$$

由以上两式,可得一维低速运动自由粒子的薛定谔方程

$$\frac{\partial^2 \Psi(x,t)}{\partial x^2} + \mathrm{i}\frac{4\pi m}{h}\frac{\partial \Psi(x,t)}{\partial t} = 0 \tag{13.23}$$

2. 力场中粒子的薛定谔方程

在力场中运动的粒子,动能 $E_k = \frac{p^2}{2m}$、势能为 E_p,总能量 $E = E_k + E_p = \frac{p^2}{2m} + E_p$. 代入

$\dfrac{\partial \Psi(x,t)}{\partial t}=-\mathrm{i}\dfrac{2\pi}{h}E\Psi(x,t)$，并利用 $\dfrac{\partial^{2}\Psi(x,t)}{\partial x^{2}}=-\dfrac{8\pi^{2}m}{h^{2}}E\Psi(x,t)$，可得力场中一维低速运动粒子的薛定谔方程

$$\frac{\partial^{2}\Psi(x,t)}{\partial x^{2}}+\mathrm{i}\frac{4\pi m}{h}\frac{\partial \Psi(x,t)}{\partial t}-\frac{8\pi^{2}m}{h^{2}}E_{\mathrm{p}}\Psi(x,t)=0 \tag{13.24}$$

通常粒子的势能随空间和时间变化，式(13.24)中的势能 E_{p} 为时空的函数，即 $E_{\mathrm{p}}=E_{\mathrm{p}}(x,t)$．当粒子的势能只是空间坐标的函数而与时间无关，即 $E_{\mathrm{p}}=E_{\mathrm{p}}(x)$ 时，将式(13.20)写成坐标函数和时间函数乘积的形式，即

$$\Psi(x,t)=\Psi_{0}\mathrm{e}^{\mathrm{i}\frac{2\pi}{h}px}\mathrm{e}^{-\mathrm{i}\frac{2\pi}{h}Et}=\Psi(x)\mathrm{e}^{-\mathrm{i}\frac{2\pi}{h}Et} \tag{13.25}$$

式中 $\Psi(x)=\Psi_{0}\mathrm{e}^{\mathrm{i}\frac{2\pi}{h}px}$ 与时间无关，即波函数的复振幅与时间无关．复振幅与时间无关的波函数所描写的状态称为**定态**．上式中的常数 E 就是定态粒子的能量．$\Psi(x)$ 也称为波函数．定态时，$|\Psi(x,t)|^{2}=|\Psi(x)|^{2}$ 与时间无关，因此定态粒子的概率密度 $\Psi\Psi^{*}$ 不随时间改变．

将式(13.25)代入式(13.24)，可得力场中一维运动粒子的定态薛定谔方程

$$\frac{\mathrm{d}^{2}\Psi(x)}{\mathrm{d}x^{2}}+\frac{8\pi^{2}m}{h^{2}}(E-E_{\mathrm{p}})\Psi(x)=0 \tag{13.26}$$

由式(13.25)可知，当粒子处在定态时，只要求出式(13.26)的解 $\Psi(x)$，就可以得到波函数 $\Psi(x,t)$．

当力场中的粒子做三维运动时，定态薛定谔方程为

$$\frac{\partial^{2}\Psi(x,y,z)}{\partial x^{2}}+\frac{\partial^{2}\Psi(x,y,z)}{\partial y^{2}}+\frac{\partial^{2}\Psi(x,y,z)}{\partial z^{2}}+\frac{8\pi^{2}m}{h^{2}}(E-E_{\mathrm{p}})\Psi(x,y,z)=0$$
$$\tag{13.27}$$

13.6　薛定谔方程的应用

13.6.1　一维无限深势阱

无限深势阱是金属中自由电子的一种简化模型，其规律是理解金属物理性质的基础．应用薛定谔方程，可以求解一维无限深势阱中粒子的波函数，从而得到粒子量子化的能量以及粒子在势阱内出现规律等结论．

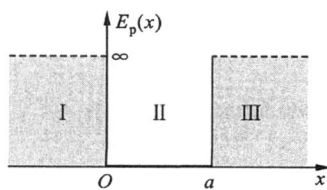

图 13.14

设粒子在如图 13.14 所示的力场中沿 Ox 方向运动，势能函数为

$$E_{\mathrm{p}}(x)=\begin{cases}0, & 0<x<a\\ \infty, & x\leqslant 0, x\geqslant a\end{cases}$$

这种势能分布场称为**一维无限深势阱**，$E_{\mathrm{p}}=\infty$ 为势阱的高度、a 为势阱的宽度．

由于势能函数与时间无关，所以粒子处在定态．势阱外 $x\leqslant 0$ 和 $x\geqslant a$ 的 I 区和Ⅲ区，势能 $E_{\mathrm{p}}(x)=\infty$，具有有限能量的电子不可能出现．而波函数应连续，因此 $\Psi(0)=0,\Psi(a)=0$，这就是边界条件．设粒子的质量为 m、能量为 E．在势阱内 $0<x<a$ 的Ⅱ区，势能 $E_{\mathrm{p}}(x)=0$．根据式(13.23)，力场中一维运动粒子的定态薛定谔方程为

$$\frac{\mathrm{d}^{2}\Psi(x)}{\mathrm{d}x^{2}}+\frac{8\pi^{2}m}{h^{2}}E\Psi(x)=0$$

令 $k^2 = \dfrac{8\pi^2 m}{h^2}E$,则上式可写作

$$\frac{\mathrm{d}^2 \Psi(x)}{\mathrm{d}x^2} + k^2 \Psi(x) = 0$$

设上式的通解为

$$\Psi(x) = A\sin kx + B\cos kx$$

式中 A、B 为待定常数. 由边界条件

$$\Psi(0) = A\sin(0) + B\cos(0) = 0$$
$$\Psi(a) = A\sin ka + B\cos ka = 0$$

分别解得 $B = 0$ 和 $k = \dfrac{n\pi}{a}, n = 1,2,3,\cdots$. 再根据归一化条件

$$\int_{-\infty}^{+\infty} A^2 \sin^2 \frac{n\pi}{2}x\mathrm{d}x = A^2 \times \frac{a}{2} = 1$$

解得 $|A| = \sqrt{\dfrac{2}{a}}$.

由 $k^2 = \dfrac{8\pi^2 m}{h^2}E$ 和 $k = \dfrac{n\pi}{a}, k \neq 0$,并考虑到能量与 n 有关,用 E_n 表示,可得粒子的能量为

$$E_n = n^2 \frac{h^2}{8ma^2} = n^2 E_1, \quad n = 1,2,3,\cdots \tag{13.28}$$

式中 n 称为量子数;E_1 是 $n = 1$ 时粒子的能量,即粒子的最小能量,$E_1 = \dfrac{h^2}{8ma^2}$. $n=1$ 的最低能量状态称为**基态. 基态能量** E_1 又称为零点能量. 如果零点能量为零,则粒子处在 $n = 1$ 的状态时动量的不确定量也将为零,于是有 $\Delta x\Delta p = 0$,显然这违反了不确定原理. 可见,零点能量不为零是不确定原理所要求的.

式(13.28)表明,粒子的能量只能取 $E_1, 4E_1, 9E_1, 16E_1, \cdots$ 一系列量子化的值. 粒子量子化的能量值称为**能级.** 一维无限深势阱中粒子的能级如图 13.15(a)所示,处在基态的原子能量最低,所以最稳定. 随着量子数 n 的增大,原子的能量增高.

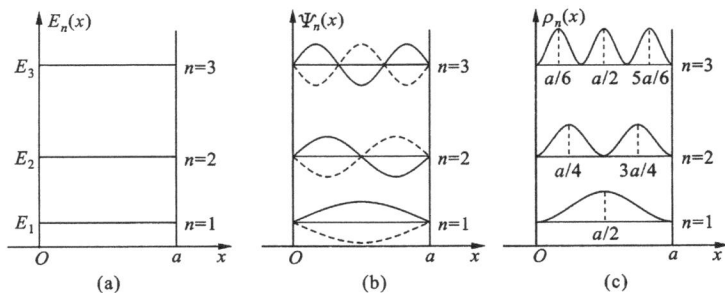

图 13.15

由式(13.28)可得,相邻能级的能量差 $\Delta E \approx 2n\dfrac{h^2}{8ma^2}$,相对能量差为

$$\frac{\Delta E}{E_n} \approx \frac{2n\dfrac{h^2}{8ma^2}}{n^2 \dfrac{h^2}{8ma^2}} = \frac{2}{n}$$

可见,当 $n \to \infty$ 时,$\dfrac{\Delta E}{E_n} \to 0$,即 $\Delta E \to 0$,能量量子化效应不显著,可以认为能量是连续的. 因此,经典理论是量子理论在量子数 $n \to \infty$ 时的极限情况.

将 $|A| = \sqrt{\dfrac{2}{a}}$，$B = 0$ 和 $k = \dfrac{n\pi}{a}$，$k \neq 0$ 代入波函数的通解 $\Psi(x) = A\sin kx + B\cos kx$，并考虑到波函数与 n 有关，用 $\Psi_n(x)$ 表示，可得量子数为 n 时粒子的波函数为

$$\Psi_n(x) = \pm\sqrt{\frac{2}{a}}\sin\frac{n\pi}{a}x, \quad n = 1, 2, 3, \cdots \tag{13.29}$$

由波函数的统计解释可知，量子数为 n 时，粒子的概率密度

$$\rho_n(x) = |\Psi_n(x)|^2 = \frac{2}{a}\sin^2\frac{n\pi}{a}x, \quad n = 1, 2, 3, \cdots \tag{13.30}$$

按照经典观念，粒子在势阱内任何地方出现的概率均等．根据由量子理论，粒子不会出现在势阱外，粒子在势阱内以概率密度函数式（13.29）引导的规律出现．图 13.15（b）为根据式（13.29）所得的量子数分别为 $1, 2, 3$ 三个量子态对应的波函数 $\Psi_n(x)$ 随 x 变化的曲线，图 13.15（c）为根据式（13.30）所得的量子数分别为 $1, 2, 3$ 三个量子态对应的概率密度 $\rho_n(x)$ 随 x 变化的曲线．图中显示，在最低能级 E_1 时，粒子在势阱中间出现的概率最大，而在势阱壁处出现的概率为零．可见，量子结论与经典的完全不同．然而，由图中还可以看出，当粒子的能量 $E_n(x)$ 随着量子数 n 的增大而增大时，概率密度 $\rho_n(x)$ 曲线的最大值与最小值之间的间距 Δx 减小．当 $n \to \infty$ 时，$\Delta x \to 0$，此时粒子趋向于均匀分布，即粒子在势阱中各处出现的概率相等．可见，经典理论是量子理论在量子数 $n \to \infty$ 时的极限情况．

例 13.5 宽度 $a = 5.0 \times 10^{-10}\,\mathrm{m}$ 的一维无限深势阱中的电子，处在 $n = 2$ 的定态．试求：

（1）电子的能量；

（2）电子在哪些位置处出现的概率密度最大？哪些位置处出现的概率密度最小？

（3）电子在 $0 \leqslant x \leqslant \dfrac{1}{3}a$ 区域内出现的概率．

解 （1）量子数 $n = 2$ 的定态，电子的能量为

$$\begin{aligned}
E_2 &= 2^2 \times \frac{h^2}{8ma^2} = 4 \times \frac{(6.63 \times 10^{-34})^2}{8 \times 9.11 \times 10^{-31} \times (5.0 \times 10^{-10})^2} \\
&= 9.65 \times 10^{-19}(\mathrm{J}) = 6.03(\mathrm{eV})
\end{aligned}$$

（2）量子数 $n = 2$ 的定态，电子的波函数 $\Psi_2(x) = \sqrt{\dfrac{2}{a}}\sin\dfrac{2\pi}{a}x$，电子的概率密度

$$\rho_2(x) = |\Psi_2(x)|^2 = \frac{2}{a}\sin^2\frac{2\pi}{a}x$$

当 $\sin^2\dfrac{2\pi}{a}x = 1$，即 $\dfrac{2\pi}{a}x = (2k+1)\dfrac{\pi}{2}$，$k = 0, 1$ 时，概率密度为极大值．可得概率密度为极大值的位置

$$x = (2k+1)\frac{a}{4}$$

式中 $k = 0, 1$．$k = 0$ 时，$x = \dfrac{a}{4}$；$k = 1$ 时，$x = \dfrac{3}{4}a$．因此，电子在 $x = \dfrac{a}{4}$ 和 $x = \dfrac{3}{4}a$ 处出现的概率密度最大．

当 $\sin^2\dfrac{2\pi}{a}x = 0$，即 $\dfrac{2\pi}{a}x = k\pi$ 时，概率密度为极小值．可得概率密度为极小值的位置

$$x = k\frac{a}{2}$$

式中 $k = 1$．$k = 1$ 时，$x = \dfrac{a}{2}$．因此，电子在 $x = \dfrac{a}{2}$ 处出现的概率密度最小．

（3）电子在 $0 \leqslant x \leqslant \dfrac{1}{3}a$ 区域内出现的概率为

$$w = \int \mathrm{d}w = \int_0^{a/3} \rho_2(x)\mathrm{d}x = \int_0^{a/3} \frac{2}{a}\sin^2\frac{2\pi}{a}x\,\mathrm{d}x = \int_0^{a/3} \frac{1}{a}\left(1 - \cos\frac{4\pi}{a}x\right)\mathrm{d}x$$

$$= \frac{1}{3} - \frac{1}{4\pi}\sin\frac{4}{3}\pi = 40.2\%$$

*13.6.2　一维有限高势垒　隧道效应

设粒子在图 13.16 所示的力场中沿 Ox 方向运动,势能函数为

$$E_\mathrm{p}(x) = \begin{cases} 0, & x \leqslant 0, x \geqslant a \\ E_{\mathrm{p}0}, & 0 < x < a \end{cases}$$

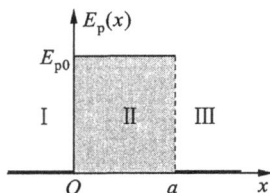

图 13.16

这种势能分布场称为**一维有限高势垒**. a 称为势垒的宽度,$E_{\mathrm{p}0}$ 称为
势垒的高度.

假定在 $x \leqslant 0$ 的 I 区的粒子的能量为 E,且粒子的能量 E 小于势垒的高度 $E_{\mathrm{p}0}$,即 $E < E_{\mathrm{p}0}$. 根据经典观点,在 $x \leqslant 0$ 的 I 区的粒子,无法越过高度为 $E_{\mathrm{p}0}$ 的势垒进入 $x > 0$ 的 II 区,更不能穿过宽度为 a 的势垒进入 $x \geqslant a$ 的 III 区.

按照量子观点结果又将怎样呢? 在 $x \leqslant 0$ 的 I 区,粒子的动能为 E,令 $k_1^2 = \dfrac{8\pi^2 mE}{h^2}$;在 $0 < x < a$ 的 II 区,粒子的动能为 $E - E_{\mathrm{p}0}$,令 $k_2^2 = \dfrac{8\pi^2 m(E - E_{\mathrm{p}0})}{h^2}$;在 $x \geqslant a$ 的 III 区,粒子的动能也为 E,令 $k_1^2 = \dfrac{8\pi^2 mE}{h^2}$. 则三个区的定态薛定谔方程分别为

$$\frac{\mathrm{d}^2 \boldsymbol{\varPsi}_1(x)}{\mathrm{d}x^2} + k_1^2 \boldsymbol{\varPsi}_1(x) = 0, \quad \frac{\mathrm{d}^2 \boldsymbol{\varPsi}_2(x)}{\mathrm{d}x^2} + k_2^2 \boldsymbol{\varPsi}_2(x) = 0, \quad \frac{\mathrm{d}^2 \boldsymbol{\varPsi}_2(x)}{\mathrm{d}x^2} + k_1^2 \boldsymbol{\varPsi}_3(x) = 0$$

设其通解分别为

$$\boldsymbol{\varPsi}_1(x) = A_1 \mathrm{e}^{\mathrm{i}k_1 x} + B_1 \mathrm{e}^{-\mathrm{i}k_1 x}, \quad \boldsymbol{\varPsi}_2(x) = A_2 \mathrm{e}^{\mathrm{i}k_2 x} + B_2 \mathrm{e}^{-\mathrm{i}k_2 x}, \quad \boldsymbol{\varPsi}_3(x) = A_3 \mathrm{e}^{\mathrm{i}k_1 x}$$

式中 A_1、B_1、A_2、B_2 和 A_3 为待定常数. 根据波函数在 $x = 0$ 和 $x = a$ 处连续以及波函数的归一化条件,可以得到 4 个方程,求出 A_1、B_1、A_2、B_2 和 A_3 间的关系. 从而得到入射粒子在 $x = 0$ 处的反射系数为

$$R = \frac{|B_1|^2}{|A_1|^2} = \frac{(k_1^2 - k_2^2)^2 \sin^2(k_2 a)}{(k_1^2 - k_2^2)\sin^2(k_2 a) + 4k_1^2 k_2^2}$$

透射系数为

$$T = \frac{|A_3|^2}{|A_1|^2} = \frac{4k_1^2 k_2^2}{(k_1^2 - k_2^2)\sin^2(k_2 a) + 4k_1^2 k_2^2}$$

根据粒子数守恒,应有 $R + T = 1$. 而 $R \neq 0$,$T \neq 0$,可见,入射粒子的一部分被势垒反射回 I 区,另一部分透过势垒到达 III 区. 微观粒子入射到势垒上时与光入射到两种介质的分界面上一样,会发生反射和折射现象. 可见,按照量子观点所得结论与经典的截然不同.

如图 13.17 所示,**即使粒子的能量低于势垒高度,粒子也以一定的概率穿透有限高势垒进入邻区**,这一现象称为**隧道效应**(tunnel effect). 隧道效应是粒子具有波动性的必然结果,是一种量子效应. 微观粒子的隧道效应已被许多实验证实. 例如在原子核 α 粒子的衰变、电子的场致发射等实验中都已经观察到了隧道效应. 隧道效应也广泛应用于生产实践中. 例如利用隧道

效应原理制成的半导体隧道二极管广泛应用于电子技术中.利用隧道效应原理制成的扫描隧道显微镜可以实时地观察物质表面原子的分布及其行为.扫描隧道显微镜在材料科学、生命科学以及生物医学等研究领域中有着重大意义.

图 13.17 为扫描隧道显微镜.

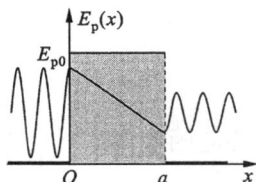

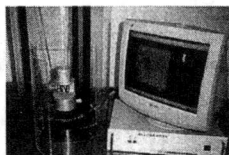

图 13.16   图 13.17

13.6.3 氢原子的量子理论

在量子物理建立以后,薛定谔用量子理论重新处理了氢原子问题.求解氢原子定态薛定谔方程的过程中,根据波函数的条件,可以自然地导出能量、轨道角动量及其在外磁场方向分量的量子化公式,并严谨地得到波函数以及电子在原子核周围的分布概率密度,从而圆满地解决了氢原子问题.

虽然氢原子是量子力学中很少几个能精确求解的问题,但是求解过程仍然非常繁杂,下面我们只做一些简要介绍.

设氢原子中的电子质量为 m、电荷量为 e.电子与原子核中心的距离为 r.以原子核中心为坐标原点,电子的位置坐标为 (x,y,z).电子在原子核产生的静电场中的势能为

$$E_p(x,y,z) = -\frac{e^2}{4\pi\varepsilon_0\sqrt{x^2+y^2+z^2}} = -\frac{e^2}{4\pi\varepsilon_0 r}$$

由于势能与时间无关,只是位置坐标的函数,氢原子系统处在定态.根据式(13.27),可得氢原子的定态薛定谔方程

$$\frac{\partial^2\Psi(x,y,z)}{\partial x^2} + \frac{\partial^2\Psi(x,y,z)}{\partial y^2} + \frac{\partial^2\Psi(x,y,z)}{\partial z^2} + \frac{8\pi^2 m}{h^2}\left(E + \frac{e^2}{4\pi\varepsilon_0 r}\right)\Psi(x,y,z) = 0$$

1.能量量子化和角动量量子化

在求解氢原子定态薛定谔方程的过程中,为了使波函数满足其标准条件,氢原子必须具有如下量子化的能量

$$E_n = -\frac{1}{n^2}\frac{me^4}{8\varepsilon_0^2 h^2}, \quad n = 1,2,3,\cdots \tag{13.31}$$

式中 n 称为**主量子数**.可见,**氢原子的能量是量子化的**.上式与实验结论相符.

在求解氢原子定态薛定谔方程的过程中,为了使方程具有确定的解,电子角动量 L_l 的取值必须满足如下的量子化条件

$$L_l = \sqrt{l(l+1)}\frac{h}{2\pi}, \quad l = 0,1,2,\cdots,n-1 \tag{13.32}$$

式中 l 称为**角量子数**.可见,**电子绕核运动的轨道角动量的大小是量子化的**.实验表明,上式的结论是正确的.角动量取值不同的电子的运动状态不同,主量子数为 n 时,l 可取 n 个值,电子

可以处在 n 种不同的状态. 习惯上用 s,p,d,f,$\cdots$ 分别表示 $l=0,1,2,3,\cdots$,而将电子处在主量子数 n、角量子数 l 的状态用 nl 表示. 例如 $n=1$、$l=0$ 记作 1s,$n=2$、$l=3$ 记作 2f.

在求解氢原子定态薛定谔方程的过程中,波函数所必须满足的条件要求,电子角动量在空间的取向也必须满足量子化条件. 设电子角动量 L_l 在外磁场 B 方向(设为 z 轴方向)的分量为 L_{lz} ,则 L_{lz} 必须满足如下的量子化条件

$$L_{lz} = m_l \frac{h}{2\pi}, \quad m_l = 0,\pm 1,\pm 2,\cdots,\pm l \tag{13.33}$$

式中 m_l 称为**磁量子数**. 可见,**角动量的取向也是量子化的**. 这一结论称为**角动量的空间量子化**. 角动量取向不同的电子的运动状态不同,当磁量子数 l 一定时,m_l 可取 $2l+1$ 个值,电子可以处在 $2l+1$ 种不同的状态. 例如当角量子数 $l=2$ 时,角动量的大小为

$$L_l = \sqrt{l(l+1)} \frac{h}{2\pi} = \sqrt{2\times(2+1)} \frac{h}{2\pi} = \sqrt{6} \frac{h}{2\pi}$$

m_l 可能的取值为 $0,\pm 1,\pm 2$,L_{lz} 可能的取值为 $0,\pm \frac{h}{2\pi},\pm 2\times\frac{h}{2\pi}$ 共 5 个.

轨道角动量空间量子化与相应电子运动状态可形象地用图 13.19 所示.

早在量子物理建立之前的 1896 年,塞曼通过实验发现,当光源处在外磁场中时,光源发出的一条光谱线将分裂为三条,这一现象称为**塞曼效应**(Zeeman effect). 例如波长为 422.673nm 的钙光谱线,分裂成了 422.656nm、422.673nm 和 422.690nm 等间距的三条光谱线. 塞曼效应的机理用电子轨道运动角动量空间量子化的概念才能解释,因而塞曼效应证实了空间量子化概念的正确性.

例 13.6　氢原子的电子,轨道磁矩与轨道角动量的关系为 $m_m = -\frac{e}{2m}L_l$,其中 e 为电子的电荷量、m 为电子的质量.

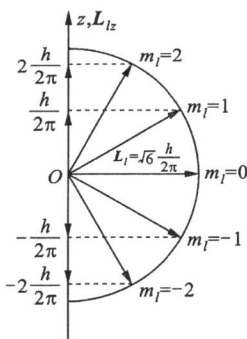
图 13.19

(1) 试求氢原子处在磁感应强度为 B 的外磁场中时的附加能量;

(2) 解释塞曼效应的机理.

解　(1) 如图 13.20 所示,设电子轨道角动量 L_l 与外磁场 B 方向(即 z 正方向)间的夹角为 φ ,则

$$\cos \varphi = \frac{L_{lz}}{L_l}$$

将式(13.32)和式(13.33)代入,整理可得

$$\cos \varphi = \frac{m_l}{\sqrt{l(l+1)}}$$

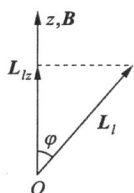
图 13.20

根据电磁学原理,磁矩为 m_m 的磁偶极子处在磁感应强度为 B 的外磁场中时的附加能量

$$E = -\boldsymbol{m}_m \cdot \boldsymbol{B} = -m_m B\cos \varphi = \frac{e}{2m}L_l B \frac{m_l}{\sqrt{l(l+1)}}$$

将式(13.32)代入,整理得

$$E = \frac{eh}{4\pi m}m_l B = m_B m_l B$$

式中常数 m_B 称为玻尔磁子, $m_B = \dfrac{eh}{4\pi m}$, 近代实验测得 $m_B = 927.400899(37) \times 10^{-26} \text{A} \cdot \text{m}^2$. 由于 m_l 有 $2l+1$ 个取值, 因此附加能量有 $2l+1$ 个不同值.

（2）由于原子处在外磁场中时的附加能量有 $2l+1$ 个不同值, 因此当原子处在外磁场中时, 原先的一个能级将分裂成 $2l+1$ 个不同的能级. 例如处在外磁场中的氢原子, $n=2$ 时, $l=0, 1$, $m_l = 0, \pm 1$. 附加能量有 $2l+1=3$ 种不同值, 第一激发能级将分裂成三个能级. 因此, 原来由 $n=2$ 的激发态跃迁到 $n=1$ 的基态时发出一条光谱线, 当氢原子处在外磁场中时发出三条光谱线. 这就是塞曼效应的机理.

2. 电子的空间分布

一组主量子数 n, 角量子数 l 和磁量子数 m_l 值对应氢原子的一个定态, 即氢原子定态薛定谔方程的一个解. 知道了电子的定态波函数, 就可以了解电子的空间分布.

根据求解氢原子定态薛定谔方程得到的径向波函数, 就可以求出电子沿径向分布的概率密度. 例如氢原子处在基态时, 主量子数 $n=1$, 角量子数 $l=0$, 径向波函数为

$$\Psi_{1s}(r) = \frac{2}{\sqrt{a_0^3}} \mathrm{e}^{-r/a_0}$$

式中 a_0 与玻尔半径一致.

电子在距原子核为 r 处、厚度为 $\mathrm{d}r$ 的空间内出现的概率

$$w_{1s} = |\Psi_{1s}(r)|^2 4\pi r^2 \mathrm{d}r = \frac{16\pi}{a_0^3} r^2 \mathrm{e}^{-\frac{2r}{a_0}} \mathrm{d}r$$

则电子沿径向的概率密度

$$\rho(r) = \frac{\mathrm{d}w_{1s}}{\mathrm{d}r} = \frac{16\pi}{a_0^3} r^2 \mathrm{e}^{-\frac{2r}{a_0}}$$

上式对 r 求一阶导数, 电子沿径向的概率密度

$$\frac{\mathrm{d}\rho(r)}{\mathrm{d}r} = \frac{32\pi}{a_0^3} \left(r\mathrm{e}^{-\frac{2r}{a_0}} - \frac{1}{a_0} r^2 \mathrm{e}^{-\frac{2r}{a_0}} \right)$$

令 $\dfrac{\mathrm{d}\rho(r)}{\mathrm{d}r} = 0$, 可得 $r = a_0$. 即沿径向 $r = a_0$ 处电子出现的概率密度最大. 而 $r = a_0 = r_1$ 正是玻尔氢原子理论中的玻尔轨道. 可见, 量子物理的结论是, 处在基态的氢原子, 电子在玻尔理论中的玻尔轨道 r_1 上出现的概率最大, 而在偏离轨道处出现的概率小, 如图 13.21 所示.

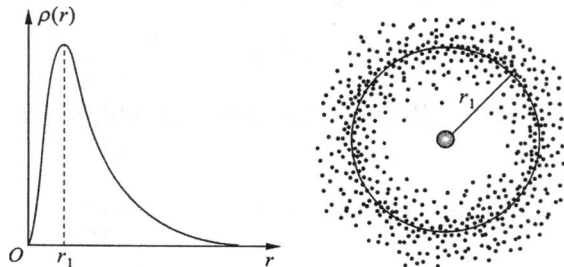

图 13.21

同理可求得 $2p,3d,4f,\cdots$ 态,电子出现概率最大的位置分别为 $4a_0,9a_0,16a_0,\cdots$. 电子在玻尔理论中的轨道上出现的概率最大.

应该注意的是,量子物理只给出电子在轨道上出现的概率大,偏离轨道处出现的概率小,却不能断定电子一定出现在轨道上.

13.7　电子的自旋　原子的壳层结构

13.7.1　电子的自旋　四个量子数

原子中的电子在绕核轨道运动的同时还有自旋运动.1921 年,斯特恩和格拉赫由实验发现了原子中电子的自旋运动. 实验装置如图 13.21 所示,银原子源 S 产生的银原子射线,由狭缝限束后经过非均匀磁场打在底板 E 上,整个装置放在真空容器中.实验发现,当没有磁场时,底板 E 上为一条银原子沉积线.加上磁场后,底板 E 上为两条银原子沉积线.银原子射线在外磁场作用下分裂为上下的两条,这一现象表明原子具有空间量子化的磁矩,磁矩在外磁场中只有两种可能的取向.

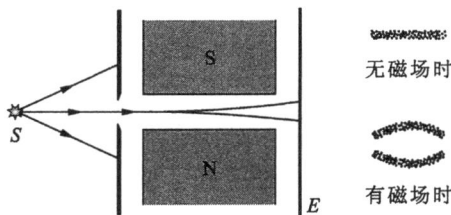

图 13.21

实验观察到的磁矩是电子的什么运动产生的呢? 我们知道,原子中的电子轨道角动量具有空间量子化的特征,因而轨道磁矩也具有空间量子化的特征. 当 l 一定时,m_l 可取 $2l+1$ 个值,即轨道磁矩有 $2l+1$ 个不同的空间取向. 所以,如果实验观察到的磁矩是电子的轨道运动产生的,那么,应该观察到 $2l+1$(奇数)条银原子沉积线,而不是实验观测到的两(偶数)条. 实际上,实验中的银原子处在 $n=1,l=0$ 的基态,轨道磁矩是为零的. 因此,实验观察到的磁矩不是由电子的轨道运动产生的.

轨道磁矩的概念无法解释上述实验结果.1925 年,乌伦贝克和哥德斯密特提出了电子具有自旋运动的假设,他们认为,原子中的电子在绕核轨道运动的同时还有自旋运动.电子自旋运动的自旋角动量为 L_s ,其大小为

$$L_s = \sqrt{s(s+1)}\,\frac{h}{2\pi}$$

式中 s 称为**自旋量子数**.

自旋角动量在外磁场中的取向也是量子化的,即

$$L_{sz} = m_s\,\frac{h}{2\pi}$$

式中 m_s 称为**自旋磁量子数**. 与电子轨道运动的磁量子数 m_l 类比,自旋磁量子数 m_s 可取 $2s+1$ 个值.而由实验可知 s 只能取一个值,即 $2s+1=2$,因此,$s=\frac{1}{2}$,则 $m_s=\pm\frac{1}{2}$.于是,自旋角动量的大小为

$$L_s = \sqrt{s(s+1)}\,\frac{h}{2\pi} = \frac{\sqrt{3}}{2}\times\frac{h}{2\pi} \tag{13.34}$$

自旋角动量在外磁场方向的分量为

$$L_{sz} = m_s \frac{h}{2\pi} = \pm \frac{1}{2} \times \frac{h}{2\pi} \tag{13.35}$$

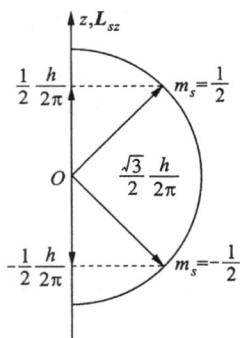

电子自旋角动量空间量子化与相应的电子自旋运动状态如图 13.23 所示.

综上所述,氢原子中的电子,轨道运动状态应由主量子数 n、角量子数 l 和磁量子数 m_l 描述,自旋运动状态由自旋磁量子数 m_s 描述. 因此,氢原子中电子的运动状态应由 n、l、m_l 和 m_s 四个量子数描述. 其中,主量子数 n 主要决定电子的能量, $n = 1,2,3,\cdots$;角量子数 l 决定电子轨道运动的角动量,同时对能量也有影响, $l = 0,1,2,\cdots,n-1$;轨道磁量子数 m_l 决定轨道角动量在外磁场方向上的分量, $m_l = 0, \pm 1, \pm 2, \cdots, \pm l$;自旋磁量子数 m_s 决定自旋角动量在外磁场方向上的分量, $m_s = \pm \frac{1}{2}$.

图 13.23

电子的自旋运动产生的磁矩称为电子的**自旋磁矩**. 理论分析表明,电子的自旋磁矩与自旋角动量的方向相反.

13.7.2　原子的壳层结构　多电子原子的电子分布

除了氢和类氢原子只有一个电子外,其他原子都有两个或两个以上电子. 对于多电子原子,电子的运动状态还要受电子之间相互作用的影响,所以定态薛定谔方程更难严格求解,通常都采用近似方法研究多电子原子中电子的分布问题. 一般认为,与氢原子中的电子类似,多电子原子中的电子的运动有轨道运动和自旋运动两种,电子的运动状态仍然用四个量子数描述,只不过与氢原子不同的是,多电子原子的电子,能量不仅取决于主量子数 n,还与角量子数 l 有关.

多电子原子中的电子分布在四个量子数所描述的量子态上,其规律遵循泡利不相容原理和能量最小原理.

1925 年,泡利提出,**在同一原子中,不可能同时有两个或两个以上的电子具有完全相同的运动状态**. 这一结论称为**泡利不相容原理**(Pauli exclusion principle). 由于原子中电子的运动状态可用一组四个量子数描述,根据泡利不相容原理,在一个原子中,不可能有两个或两个以上的电子具有完全相同的一组量子数.

处在正常状态的原子系统,每个电子总是尽可能占据最低的能量状态,从而使整个原子系统处在能量最小的稳定状态. 这一结论称为**能量最小原理**.

按照泡利不相容原理,每一个量子态只能填充一个电子. 根据能量最小原理,电子的填充是由低能级到高能级逐级进行的. 由于能量主要由主量子数 n 决定, n 相同的电子所在的区域称为主壳层. $n = 1,2,3,4,5,6,\cdots$ 对应的主壳层分别用 K,L,M,N,O,P,$\cdots$ 表示. 同时能量还与角量子数 l 有关, l 相同的电子所在的区域称为分壳层. $l = 0,1,2,3,4,5,\cdots$ 对应的分壳层分别用 s,p,d,f,g,h,$\cdots$ 表示. 一个主壳层由角量子数相同的若干分壳层组成. 多电子原子中的电子是以原子核为中心按空间壳层分布的,原子中的电子的这种壳层模型称为**原子的壳层结构**.

原子中的电子只能处在一些特定的运动状态,因此某一壳层上就只能容纳一定数量的电子. 当主量子数为 n 时,角量子数 l 有 n 个可能的取值;当角量子数 l 给定时,轨道磁量子数 m_l 有 $2l+1$ 个可能的取值;而自旋磁量子数 m_s 有两个可能的取值. 所以角量子数为 l 的支壳层最多可以

容纳的电子数为 $2(2l+1)$ 个. 主量子数为 n 的主壳层最多可以容纳的电子数为

$$z_n = \sum_{l=0}^{n-1} 2(2l+1) = 2n^2 \tag{13.36}$$

通常用 nl^{z_n} 表示主量子数为 n、角量子数为 l、最多可以容纳 $z_n = 2n^2$ 个的电子，nl^{z_n} 称为电子组态. 例如在 $n=1$ 的 K 壳层最多可以容纳的电子数 $z_1 = 2 \times 1^2 = 2$，由于主量子数都为 1 角量子数都为零，即 $n=1$、$l=0$，两个电子的组态相同均为 $1s^2$；在 $n=3$ 的壳层最多可以容纳的电子数 $z_3 = 2 \times 3^2 = 18$，其中两个电子的 $l=0$，电子组态为 $3s^2$，6 个电子的 $l=1$，电子组态为 $3p^6$，其余 10 个电子的 $l=2$，电子组态为 $3d^{10}$. 表 13.3 给出了多电子原子中各壳层上最多可以容纳的电子数.

原子中的电子的能量高低主要由主量子数 n 决定，通常 n 越小能级越低. 原子中的电子按照能量最小原理填充壳层，一般来说，电子总是先填充离原子核最近的壳层. 但是由于能量还与角量子数 l 有关，因此有时 n 较小的壳层还未填满，电子就开始填充下一个壳层了. 所以，实际多电子原子中电子的分布，并非每一个主壳层的实际电子数都与式(13.36)给出的完全一致. 对于这一 n 和 l 有确定的不同值时相应能级高低的问题，我国科学工作者徐光宪总结指出：能级的高低由 $(n+0.7l)$ 的大小确定，$(n+0.7l)$ 越大相应的能级越高. 因此，多电子原子中各分壳层的能量由低到高的顺序为 1s, 2s, 2p, 3s, 3p, 4s, 3d, 4p, 5s, 4d, 5p, 6s, 4f, 5d, 6p, 7s, 5f, 6d, …. 电子先填充 4s 分壳层后填充 3d 分壳层是由于 3d 能级的能量比 4s 能级的能量高，即 $E_{4s} < E_{3d}$. 例如，钾原子的 19 个电子，前 18 个电子填充在 1s, 2s, 2p, 3s 和 3p 分壳层，余下的 1 个电子填充在 4s 分壳层而不是 3d 分壳层. 因此处在基态的钾原子，19 个电子的组态为 $1s^2$，$2s^2$, $2p^6$, $3s^2$, $3p^6$, $4s^1$. 钙原子的 20 个电子，前 18 个电子分别填充在 1s, 2s, 2p, 3s 和 3p 分壳层，余下的 2 个电子填充在 4s 分壳层而不是 3d 分壳层. 因此处在基态的钙原子，20 个电子的组态为 $1s^2$, $2s^2$, $2p^6$, $3s^2$, $3p^6$, $4s^2$. 观察表明，实际多电子原子中电子的填充与这一规律基本一致.

表 13.3　原子中各壳层最多可容纳的电子数

n ＼ l	0 s	1 p	2 d	3 f	4 g	5 h	6 i	z_n ($2n^2$)
1　K	2	—	—	—	—	—	—	2
2　L	2	6	—	—	—	—	—	8
3　M	2	6	10	—	—	—	—	18
4　N	2	6	10	14	—	—	—	32
5　O	2	6	10	14	18	—	—	50
6　P	2	6	10	14	18	22	—	72
7　Q	2	6	10	14	18	22	26	98

表 13.4 给出了元素周期表中前四个周期 36 种元素的原子处在基态时电子的填充情况.

元素周期表反映化学元素的周期性规律，而这种规律可以用原子中电子的壳层结构的概念解释. 因此元素性质具有周期性的事实证明了原子结构理论的正确性.

表 13.4 原子中电子的壳层分布

周期	原子序数 元素名称	化学符号	各壳层的电子数											
			K	L		M			N				O	
			1s	2s	2p	3s	3p	3d	4s	4p	4d	4f	5s	5p
I	1 氢	H	1											
	2 氦	He	2											
II	3 锂	Li	2	1										
	4 铍	Be	2	2										
	5 硼	B	2	2	1									
	6 碳	C	2	2	2									
	7 氮	N	2	2	3									
	8 氧	O	2	2	4									
	9 氟	F	2	2	5									
	10 氖	Ne	2	2	6									
III	11 钠	Na	2	2	6	1								
	12 镁	Mg	2	2	6	2								
	13 铝	Al	2	2	6	2	1							
	14 硅	Si	2	2	6	2	2							
	15 磷	P	2	2	6	2	3							
	16 硫	S	2	2	6	2	4							
	17 氯	Cl	2	2	6	2	5							
	18 氩	Ar	2	2	6	2	6							
IV	19 钾	K	2	2	6	2	6		1					
	20 钙	Ca	2	2	6	2	6		2					
	21 钪	Sc	2	2	6	2	6	1	2					
	22 钛	Ti	2	2	6	2	6	2	2					
	23 钒	V	2	2	6	2	6	3	2					
	24 铬	Cr	2	2	6	2	6	5	1					
	25 锰	Mn	2	2	6	2	6	5	2					
	26 铁	Fe	2	2	6	2	6	6	2					
	27 钴	Co	2	2	6	2	6	7	2					
	28 镍	Ni	2	2	6	2	6	8	2					
	29 铜	Cu	2	2	6	2	6	10	1					
	30 锌	Zn	2	2	6	2	6	10	2					
	31 镓	Ga	2	2	6	2	6	10	2	1				
	32 锗	Ge	2	2	6	2	6	10	2	2				
	33 砷	As	2	2	6	2	6	10	2	3				
	34 硒	Se	2	2	6	2	6	10	2	4				
	35 溴	Br	2	2	6	2	6	10	2	5				
	36 氪	Kr	2	2	6	2	6	10	2	6				

思 考 题

13.1 何为普朗克能量子假设? 在物理学发展史上普朗克能量子假设有什么意义?

13.2 光电效应的实验规律是什么? 经典理论在解释光电效应的实验规律时遇到了什么困难?

13.3　为什么要用 X 射线做康普顿效应实验？能用可见光做康普顿效应实验吗？康普顿效应证明了什么？

13.4　德布罗意假设的内容是什么？德布罗意波的波长由什么因素决定？如何理解实物粒子的波粒二象性？

13.5　不确定原理的物理意义是什么？

13.6　波函数的物理意义是什么？波函数必须满足哪些条件？

13.7　一维无限深势阱中粒子的能量具有什么特点？粒子在势阱中何处出现具有什么规律？

13.8　什么是隧道效应？隧道效应证明了微观粒子的什么性质？

13.9　描述氢原子中的定态电子的运动状态，需要哪几个量子数？各个量子数的取值范围如何？

13.10　何为原子的壳层结构？多电子原子中的电子是怎样分布的？

习　　题

13.1　人类皮肤对波长在红外范围内的辐射能的吸收率为 98%，因此对于红外波段的热辐射而言，可以将人体看成黑体. 设人体体表温度为 33℃，成人体表面积以 $1.73m^2$ 计.

(1) 试求人体发射红外辐射能的辐出度；

(2) 热力学的论证表明，当黑体的温度与周围环境的温度不同时，黑体的辐出度为 $M = \sigma(T^4 - T_0^4)$，式中 T 是黑体的温度，T_0 为环境温度. 设一成人处在温度为 20℃ 的环境中，试求此人发射红外辐射能的辐出度.

13.2　一谐振子，由质量为 0.30kg 的小球和劲度系数为 $3.0\,N \cdot m^{-1}$ 的弹簧组成. 由于阻尼的影响，谐振子的振幅由 10cm 开始不断衰减. 试求：

(1) 谐振子的初始能量及不连续衰减的能量子；

(2) 谐振子初始能量状态的量子数.

13.3　用波长为 600nm 的单色光照射金属铜表面，求：

(1) 由铜表面发出的光电子的初动能；

(2) 铜的遏止电势差；

(3) 铜的截止波长.

13.4　用波长为 0.0150nm 的 X 射线做康普顿效应实验，测得波长变长的散射 X 射线的波长为 0.01743nm. 试求：

(1) 散射角；

(2) 在碰撞过程中，光子损失的能量.

13.5　在康普顿效应实验中，在与入射方向成90°的方向上观测时，波长变长的散射 X 射线的波长为0.01243nm，试求：

(1) 入射 X 射线的波长；

(2) 反冲电子的动能和能量.

13.6　一光子，能量等于电子的静止能量，试求该光子的频率和波长、质量和动量.

13.7　中子的静止质量为 $1.67 \times 10^{-27}kg$. 动能等于热运动平均平动动能的中子称为慢中子. 一慢中子源的温度为 25℃，试求：

(1) 中子的动量；

(2) 中子德布罗意波的波长.

13.8　人类血液中的红细胞质量的数量级为 $10^{-13}kg$，近似呈直径为 $8\mu m$ 的薄圆盘. 假定测量红细胞位置的不确定量为 $0.1\mu m$，

（1）试求红细胞速度的不确定量；

（2）怎样描述红细胞的运动状态？

13.9　原子中的电子,试求处在下列能态时能级宽度的最小值：

（1）平均寿命约为 10^{-8}s 的激发态；

（2）平均寿命约为 10^{-2}s 的亚稳态；

（3）平均寿命约为 ∞ 的基态.

13.10　氢原子由能量为 -0.85eV 的能级跃迁到比基态能量高 10.2eV 的另一能级上,试求：

（1）发射光子的能量；

（2）这两个能级对应的主量子数.

13.11　宽度为 a 的一维无限深势阱中的粒子处在 $n=2$ 的定态. 试求：

（1）粒子在哪些位置处出现的概率密度最大？哪些位置处出现的概率密度最小？

（2）粒子在 $0\sim\dfrac{a}{3}$ 之间出现的概率.

13.12　线度为 1.0×10^{-5}m 的细胞中,有许多质量为 1.0×10^{-7}kg 的生物粒子,试估算这种粒子分别处在 $n=100$ 和 $n=101$ 的定态时的能量及能量差.

13.13　一电子被限制在宽度为 1.0×10^{-10}m 的一维无限深势阱中,试求：

（1）电子从基态跃迁到第一激发态所需的最小能量；

（2）在基态时,电子在 $0.090\times10^{-10}\sim0.110\times10^{-10}$m 之间出现的概率；

（3）在第一激发态时,电子在 $0.090\times10^{-10}\sim0.110\times10^{-10}$m 之间出现的概率.

13.14　描述原子中电子轨道运动状态的量子数 n、l 和 m_l 中,试求：

（1）$n=5$ 时,l 的可能值；

（2）$l=5$ 时,m_l 的可能值；

（3）$l=4$ 时,n 的最小可能值；

（4）$l=4$ 时,电子可能的状态数.

13.15　原子中的电子处在 $n=4$、$l=3$ 的状态,试求：

（1）电子的角动量；

（2）电子角动量在 z 轴上的分量；

（3）电子角动量与 z 轴之间夹角的可能值.

第 14 章　激光　X 射线及 X 射线成像

1917 年,爱因斯坦建立了受激辐射的理论.利用受激辐射光放大产生的光称为激光(Laser).1895 年,伦琴发现了 X 射线(X-ray).激光的产生和 X 射线的发现极大地推动了科技和生产的发展,为物质微观结构理论的深入研究开辟了新方向,给医学诊断和治疗疾病提供了新方法.

本章先讨论激光的产生及其特性,再介绍几种医用激光器的结构、激光的生物效应和医学应用,然后介绍 X 射线的产生、X 射线谱和 X 射线的特性以及 X 射线的衰减规律,最后讨论 X 射线计算机断层成像的物理原理和医学应用.

14.1　激　　光

14.1.1　激光的产生

1.粒子数的正常态分布

在热平衡状态下,物质系统中的粒子按能级的分布遵从玻尔兹曼能量分布定律,即

$$N_n = N_0 e^{-\frac{E_n}{kT}}$$

式中 k 为玻尔兹曼常量,T 为热力学温度,N_0 为粒子总数,N_n 能量为 E_n 的粒子数.上式表明,**热平衡状态下,粒子数随能级的增高按指数规律减小,即高能级的粒子数少而低能级的粒子数多**.粒子数按能级的这种分布规律称为粒子数的正常态分布.

2.自发辐射　受激吸收　受激辐射

爱因斯坦对光与物质的相互作用进行了深入细致的研究,于 1917 年指出光与物质相互作用有自发辐射、受激吸收和受激辐射三种基本过程.下面我们讨论这三种基本过程的特点和规律.

1)自发辐射

如图 14.1(a)所示,物质中处在高能级 E_2 的粒子由于能量高而不稳定,就会自发地跃迁到低能级 E_1,同时以发射一个光子的形式释放能量而趋于稳定,这种作用过程称为**自发辐射**(spontaneous radiation).自发辐射光子的频率为

$$\nu = \frac{E_2 - E_1}{h} \tag{14.1}$$

式中 h 为普朗克常量.

自发辐射过程是自发进行的,不需要外界作用.由于自发辐射光子的频率、相位、传播方向以及偏振状态都是随机的,因此自发辐射产生的光不是相干光.又由于大量粒子系统的能级不尽相同,自发辐射光子的频率各不相同,因此自发辐射产生的光频率范围很宽,单色性不好.

普通光源的发光机理是以自发辐射为主的,所以普通光源不是相干光源.

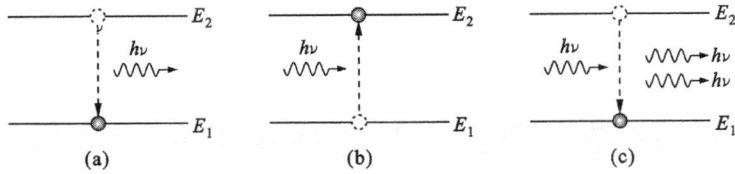

图 14.1

2）受激吸收

如图 14.1(b)所示,能量为 $h\nu$ 的外界光子照射物质系统时,处在低能级 E_1 的粒子吸收光子的能量后跃迁到高能级 E_2,这种作用过程称为**受激吸收**(stimulated absorption).

受激吸收不是自发进行的,需要有外界光子的作用,且外界光子的能量必须等于粒子在两能级的能量差,即入射光子的频率满足式(14.1).

3）受激辐射

如图 14.1(c)所示,能量为 $h\nu$ 的外界光子照射物质系统时,处在高能级 E_2 的粒子跃迁到低能级 E_1,同时发射一个与外界光子频率、相位、传播方向以及偏振状态都完全相同的光子,这种作用过程称为**受激辐射**(stimulated radiation).

受激辐射不是自发进行的,需要有外界光子的作用,且外界光子的能量必须等于粒子在两能级的能量差,即入射光子的频率满足(14.1).

在受激辐射过程中,一个入射光子变成两个完全相同的光子,两个光子又变成四个光子,……可见,**受激辐射具有光放大的作用**.

受激辐射产生的光是相干光.

综上所述,光与物质的相互作用时会产生自发辐射、受激吸收和受激辐射三种基本过程.在实际物质系统中,这三种基本过程是同时存在的.

3. 粒子数的反转态分布　光学谐振腔

由以上讨论可知,能量为 E_2-E_1 的外界光子作用于相应能级的物质系统时,高能级 E_2 的粒子会发生受激辐射,而低能级 E_1 的粒子会发生受激吸收.哪一种作用占优势由粒子系统中处在高能级和处在低能级的粒子数决定.由于热平衡状态时高能级的粒子数远小于低能级的粒子数,当外界光子与物质系统相互作用时,受激吸收总是占主导地位.欲使受激辐射占优势,必须将粒子数的正常态分布颠倒过来,即使高能级的粒子数大于低能级的粒子数.这种高能级的粒子数多而低能级的粒子数少的与正常态分布相反的分布称为**粒子数的反转态分布**.能够实现粒子数反转态分布的物质称为**工作物质**.

要实现粒子数的反转态分布,就要给物质系统输入必要的能量,让更多的粒子吸收能量由低能级跃迁到高能级,这一过程称为**激励**(stimulate).然而处在普通高能级的粒子寿命很短(约为 10^{-8} s),跃迁到高能级的粒子很快会自发辐射返回低能级.粒子处在亚稳态能级的寿命较长(如 10^{-3} s).因此可以利用具有亚稳态能级的物质实现粒子数的反转态分布.而工作物质必须具有适当的高能量的亚稳态能级结构.例如,氦、氖和氩等原子都有较高能量的亚稳态能级.当光子与此类物质作用时,就有可能使亚稳态上的粒子数大于较亚稳态能量低的低能级上的粒子数,从而在亚稳态和较亚稳态能量低的低能级之间实现粒子数的反转态分布.工作物质在外界持续激励下,实现粒子数反转分布,从而使受激辐射占优势.下面分别以三能级结构和四能级结构为例,说明如何实现粒子数反转分布.

如图 14.2(a)所示,在三能级结构物质系统中,粒子受到激励由低能级 E_1 跃迁到普通高能级 E_3,很快通过自发辐射到寿命较长的亚稳态能级 E_2,从而在亚稳态能级 E_2 和低能级 E_1 之间实现粒子数反转分布.由于被激励到高能级 E_3 的粒子很快跃迁到亚稳态能级 E_2,能级 E_3 几乎是空级,可以继续接受来自低能级 E_1 的粒子,使系统持续保持粒子数反转分布.如图 14.2(b)所示,在四能级结构物质系统中,粒子受到激励由低能级 E_1 跃迁到普通高能级 E_4,很快通过自发辐射到寿命较长的亚稳态能级 E_3,从而在亚稳态能级 E_3 和低能级 E_2 之间实现粒子数反转分布.由于在普通能级 E_2 的粒子不稳定,很快通过自发辐射跃迁到低能级 E_1,能级 E_2 几乎是空级,从而更有利于在能级 E_3 和 E_2 之间保持粒子数反转分布.

实现了粒子数反转分布的工作物质,自发辐射向各个方向发射光子.自发辐射的光子激励其他处在亚稳态的粒子产生受激辐射.由于自发辐射是随机的,因而在自发辐射光子激励下发生的受激辐射,所辐射的光子的频率、相位、传播方向以及偏振状态等都是随机的.为了得到激光还需要使用光学谐振腔.如图 14.3 所示,光学谐振腔通常由相互平行且垂直于轴向、分别安装在工作物质两端的两块反射镜组成.左端为全反射镜,右端为部分反射镜.传播方向与光学谐振腔轴向不平行的光子很快通过光学谐振腔侧面逸出腔外,而传播方向与光学谐振腔轴向平行的光子,遇到全反射镜时被全部反射回工作物质中继续参与光放大,遇到部分反射镜时大部分反射回工作物质中继续参与光放大,小部分由部分反射镜上的小孔输出.由小孔输出的方向性好的强相干光就是激光.

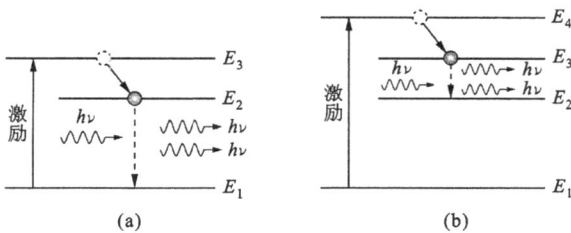

图 14.2

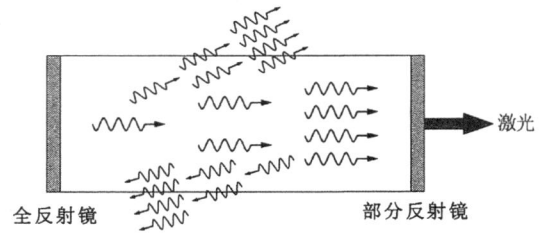

图 14.3

可见粒子数反转分布和光学谐振腔是产生激光必须满足的两个条件.

14.1.2　激光光源的特性及其应用

产生激光的光源称为激光光源.由于发光机理不同,与普通光源比较,激光光源具有以下主要特性:

(1)单色性好.光源的单色性用光源发出光谱线的相对宽度 $\frac{\Delta\lambda}{\lambda}$ 表示,其值越小光源的单色性越好,反之越不好.普通光源自发辐射发出的普通光的谱线是连续的,谱线的相对宽度特别大,单色性特别差.激光光源受激辐射发出的激光的谱线是单一的,谱线的相对宽度非常小,单色性非常好.例如,普通单色光源中单色性最好的氪(^{86}Kr)灯发出的单色光,谱线相对宽度的数量级约为 10^{-6},而一般激光光源发出的激光,谱线相对宽度的数量级约为 $10^{-13}\sim10^{-10}$.可见,激光光源的单色性比普通光源的好得多.

　　激光光源单色性好的特性具有广泛的应用. 例如, 在计量科学中, 激光可以用于精密测量介质的折射率、物体的微小长度和微小角度等. 在临床上, 由于人类皮肤中的色素细胞以及恶性肿瘤对特定频率的光吸收强, 用某一波长的激光照射皮肤或恶性肿瘤, 可以治疗色素疾病或恶性肿瘤.

　　(2)方向性好. 光源的方向性用光源发出的光能在空间分布的发散角(即立体角)表示, 发散角越小光源的方向性越好, 反之越不好. 普通光源发出的普通光通常是沿着各个方向传播的, 发散角特别大, 方向性特别差. 激光光源发出的激光是沿光学谐振腔轴线方向传播的, 发散角非常小, 方向性非常好. 例如普通点光源的发散角为 4π sr(球面度), 而一般激光光源发散角的数量级为 $10^{-8}\sim10^{-5}$ sr. 可见, 激光光源的方向性比普通光源的好得多.

　　激光光源方向性好的特性具有广泛的应用. 例如, 工业上, 激光可以用于包括打孔、焊接、切割、弯曲成形以及表面处理等材料的加工过程. 在建筑、开采和交通行业以及军事上, 激光可以用于进行准直和定位、测距和制导等. 在生物工程中, 激光可以用于细胞融合技术中. 在医学研究中, 激光可以用于对病灶进行定向瞄准, 以便细胞内部的手术能够顺利进行. 在临床上, 激光可以用于虹膜切除、视网膜裂孔的修复等.

　　(3)亮度高. 单位面积光源表面, 在单位时间内垂直于表面方向的单位立体角内发出的光能称为光源的亮度. 光源的亮度越大表征光源定向发光的能力越强, 反之越弱. 光源的亮度与光源发光的方向性有关, 发散角越小的光源亮度越高, 反之越低. 由于普通光源的发散角特别大, 因而普通光源的亮度特别低. 激光光源的发散角非常小, 且脉冲式激光的能量可以在很短的时间内集中释放, 因而激光光源的亮度非常高. 例如, 常见光源中亮度最高的太阳光源亮度的数量级约为 10^3 W · cm^{-2} · sr^{-1}, 而功率仅为毫瓦数量级的氦-氖激光器亮度的数量级约为 10^5 W · cm^{-2} · sr^{-1}, 大功率激光光源亮度的数量级可达 $10^{10}\sim10^{17}$ W · cm^{-2} · sr^{-1}. 可见, 激光光源的亮度比普通光源的高得多.

　　激光光源亮度高的特性具有广泛的应用. 在工业上, 激光可以用于包括打孔、切割、焊接、弯曲成形以及表面处理等材料的加工过程. 在建筑、开采和交通行业以及军事上, 激光可以用于进行准直和定位、测距和制导等. 在临床上, 激光可以用于对生物组织进行汽化、切割和热凝等, 以达到治疗某些疾病的目的.

　　(4)相干性好. 光源的相干性反映光源发出光的相干程度. 光源物质粒子的发光是独立的、随机且间歇性的, 一切实际光源发出的光都是一个个的波列, 每一个波列都有一定的长度. 由同一光源的同一波列分成的两波列在空间相遇时, 当两光路的光程差不太大时, 才能发生干涉现象. 由同一光源的同一部分发出的光束分成的两光束产生干涉效应的最大光程差(即波列长度)称为光源的相干长度. 相干长度越大的光源相干性越好, 反之越不好. 普通光源自发辐射发出普通光的相干长度特别小, 相干性特别不好. 激光光源受激辐射发出激光的相干长度非常大, 相干性非常好. 例如从普通光源得到的相干光的相干长度只有几十厘米, 而激光光源的相干长度可达几十千米. 可见, 激光光源的相干性比普通光源的好得多.

　　激光光源相干性好的特性具有广泛的应用. 在计量科学中, 激光可以用于精密测量介质的折射率、物体的微小长度和微小角度等. 在通信技术中, 激光可以用于信息的发送和传输、储存和接收等. 在医学研究中, 激光可以用于光谱分析、骨的应力以及医用材料性质的测定等, 激光全息术可以用于记录活细胞的三维图像及其微结构.

14.1.3　医用激光器

1. 激光器的结构和类型

激光器主要由工作物质、激励源和光学谐振腔三部分组成.

工作物质通常为气体、液体、固体或半导体.目前激光工作物质有近千种,输出激光的波长从紫外到远红外范围非常广.

激励源可采用气体放电的方法来获得具有动能的电子激励工作物质的粒子(称为电激励);也可采用脉冲光源照射激励工作物质的粒子(称为光激励);还可以采用热激励、化学激励等.各种激励方式被形象化地称为泵浦(或抽运).为了持续获得激光输出,必须不断地泵浦(或抽运),以维持粒子数反转分布.

有了合适的工作物质和激励源后,就可以实现粒子数的反转分布.实现了粒子数反转分布的工作物质就可以产生受激辐射了.利用光学谐振腔对受激辐射产生的光进行放大并控制方向,就可以得到激光.

2. 医用激光器

1) 氦-氖激光器

氦-氖(He-Ne)激光器是一种原子气体激光器.如图 14.4 所示,氦-氖激光器的激光管管中心是一根直径约为 1mm 称为放电管的玻璃毛细管,钨棒作为阳极,钼或铝制成的圆筒作为阴极.两端贴有两块与放电管垂直并相互平行的反射镜构成光学谐振腔.左端的全反射镜通常镀 17 层膜.右端的部分反射镜通常镀 7 层或 9 层膜.毛细管内充入氦气和氖气的混合气体,其混合气压比大致为 5:1~10:1.

氦-氖激光器的能级结构如图 14.5 所示,2^3s 和 2^1s 为氦原子的两个高能级,分别与氖原子的两个亚稳态能级 2s 和 3s 相近.气体放电管中由电场加速获得一定动能的电子,与处在基态 1^1s_0 的氦原子碰撞,使其获得能量从基态能级跃迁到高能级 2^3s 和 2^1s 上.处在 2^3s、2^1s 高能级的氦原子与处在基态能级 $1s_0$ 的氖原子碰撞,使其获得能量从基态能级跃迁到亚稳态能级 2s 和 3s 上.于是,氖原子在亚稳态能级 3s 与低能级 3p 和 2p、亚稳态能级 2s 与低能级 2p 之间实现形成粒子数的反转态分布.由此受激辐射发射出 $3.39\mu m$、632.8nm 和 $1.15\mu m$ 三种波长的单色光.采取一定的措施,将波长为 $3.39\mu m$ 和 $1.15\mu m$ 的两种光滤掉,再经光学谐振腔的作用后,输出一束波长为 632.8nm 的红色激光.

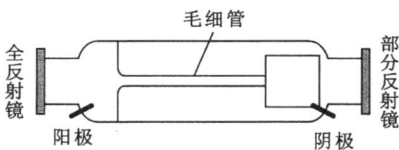

图 14.4

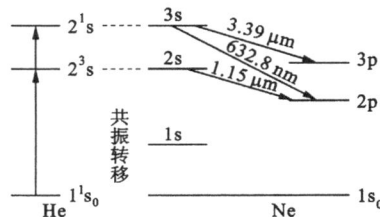

图 14.5

由以上讨论可知,氦-氖激光器中氦气为辅助气体,氖气为工作气体.

氦-氖激光器结构简单,能耗低,性能稳定,使用方便,性能稳定的特性常用于精密测量.临床上利用能耗低和性能稳定的特性,对组织产生刺激作用以治疗某些疾病.例如,对脊髓损伤、皮肤溃疡和急性喉炎等病症进行修复消炎等.

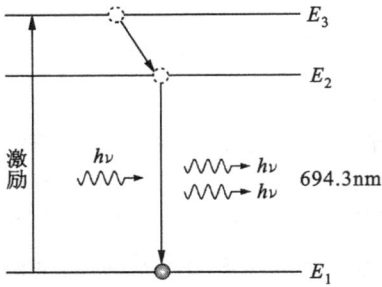

图 14.6

2)红宝石激光器

红宝石激光器是一种固体激光器.红宝石激光器是 1960 年梅曼等成功研制成的世界上第一台激光器.

红宝石激光器的工作物质是具有三能级结构的金属铬离子.如图 14.6 所示,氙灯发出的单色光照射红宝石,红宝石晶体中原来处在基态 E_1 的铬离子吸收光子的能量跃迁到普通高能级 E_3 上.E_3 上的铬离子通过自发辐射到亚稳态能级 E_2,在 E_2 能级上积累大量铬离子,从而在 E_2 和 E_1 之间实现铬离子数的反转态分布,从而输出波长为 694.3nm 的激光.

红宝石激光器采用发光效率较高的脉冲氙灯作为激励.脉冲氙灯用石英管制成,灯管由高压充电电源和高压触发器控制点燃.

红宝石激光器具有功率高、输出能量大、结构紧凑且使用方便等优点,广泛应用于工业打孔、动态全息以及信息储存等.临床上用红宝石激光治疗机治疗色素性皮肤病,疗效较好.

3)准分子激光器

准分子激光器是一种脉冲激光器.准分子激光器的工作物质为稀有气体、稀有气体卤化物和稀有气体氧化物等.这些物质是不稳定分子,所以称为准分子.通常基态的稀有气体分子的原子壳层全被电子填满,不可能与其他原子结合成稳定分子,因此化学性质稳定.但是当受到激发时,稀有气体原子从基态跃迁到激发态甚至电离,此时很容易与另一个原子结合形成寿命极短的准分子.由于处在激发态的准分子不稳定,分子键断裂迅速离解成两个原子,准分子消失,于是低能的基态总是空级.因此,只要激发态准分子的形成速率大于激发态准分子的消失速率,就可以在激发态和基态之间实现准分子数的反转态分布,从而产生激光.

1970 年诞生的第一台准分子激光器,是利用强电子束激励液态氙,从而获得氙准分子产生激光的.

准分子激光器的特点是功率大,产生激光的波长短且波长范围大(从紫外到可见区域).准分子激光光子的能量大约为 6.4eV,而角膜组织中肽键与碳分子键的结合能仅为 3.6eV.当大功率高能准分子激光照射角膜时,角膜组织的分子键可能断裂,致使组织破碎而达到消融切割组织的目的,这种切割技术精度可达微米级,刀口损伤范围仅达纳米级,而且由于无热效应而不会损伤邻近组织.因此准分子激光切割技术广泛用于眼屈光不正的矫正.此外,准分子激光在同位素分离、高分辨率全息术、激光武器研制、物质结构研究以及光通信等方面已获得比较广泛的应用,而且可望发展成为用于核聚变的激光器件.

14.2 X 射线 X 射线成像

14.2.1 X 射线的产生和 X 射线谱

1.X 射线的产生

产生 X 射线的装置称为 X 射线机.小功率 X 射线机的原理如图 14.7 所示,X 射线管是高真空的硬质球形玻璃管,管内封有阴极和阳极两个电极,阴极是用不易蒸发且熔点高的钨丝绕成螺旋状;电源 $\mathcal{E}_1$ 通过可调电阻 R_1 给阴极供电.阳极是以铜制圆柱体为基底,在其上面镶某种金属板制成的.直流高压电源 $\mathcal{E}_2$ 通过可调电阻 R_2 使阴、阳两极间形成强电场.

当阴极通电时,由于温度升高向外发射热电子. 热电子在阴、阳两极间强电场作用下,加速向阳极运动. 在到达阳极之前,热电子的速度很高,动能很大. 高速电子打在阳极上受到阻止产生 X 射线. 通常阳极也称为靶.

阴、阳两极间的直流高压称为**管电压**,直流电流称为**管电流**. 管电压较高,用千伏计(kV)测量. 管电流较小,用毫安计(mA)测量.

由于 X 射线是由高速运动的电子受到物体阻止时产生的,因此,产生 X 射线必须具备两个条件:一是高速运动的电子流,二是能够阻止电子运动的阻碍物即靶.

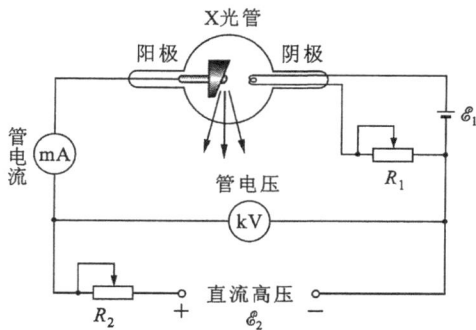

图 14.7

实际上,高速电子受阻时,电子的能量仅有约 0.2% 转变为 X 射线的能量,其余约 99.8% 的能量全部经阳极转变成热能,使阳极温度升高. 因此阳极必须选用耐高温且导热好的材料. 实验表明,原子序数大的材料易于产生 X 射线. 因此阳极基底采用导热良好的铜,而基底上镶的金属板通常采用钨或钼. 功率较大的 X 射线管多采用旋转阳极,不断改变电子的撞击面使得热量分散,并有循环油冷却装置以降低阳极的温度,同时采用断续的工作方式.

对于大功率的 X 射线机,供给阴极的直流低压是将市电降压整流后得到的,阴、阳两极间的直流高压则是将市电升压整流后得到的. 因此,对于大功率的 X 射线机除了 X 射线管外,通常还有降压和升压变压器及整流部分.

2. X 射线谱

X 射线的强度随波长的分布称为 X 射线谱. 1913 年,英国物理学家布拉格父子用晶体作为光栅,利用 X 射线通过晶体时的衍射现象获得了 X 射线谱. 测量 X 射线谱的实验装置称为 X 射线摄谱仪,其原理如图 14.8 所示. X 光管发出的 X 射线经狭缝 S 投射到晶体上,转动晶体以改变掠射角 θ,使不同波长的 X 射线在不同方向上得以加强. 往复转动晶体,X 射线使圆弧形照相底片从一端到另一端反复感光. 底片经过冲洗后就获得了 X 射线谱.

图 14.9(a) 为实验得到的冲洗后钨靶的 X 射线衍射底片,对应的 X 射线谱的相对强度与波长的关系如图 14.9(b) 所示. 可见,X 射线谱是连续分布的背景谱(曲线下用斜线表示的平

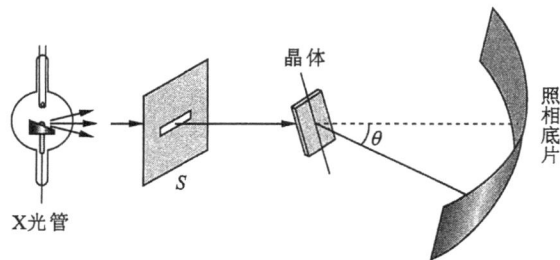

图 14.8

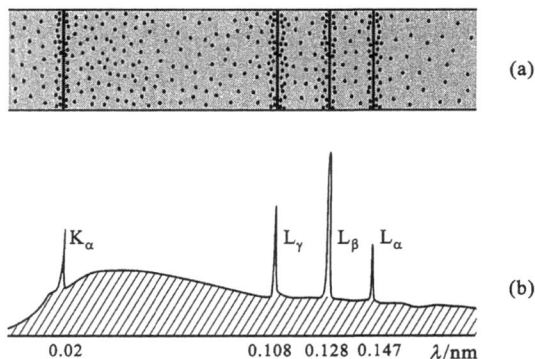

图 14.9

缓部分)上,叠加着不连续的线状谱(曲线上凸出的尖端部分). 在 X 射线谱中,背景谱对应着的各种不同波长的 X 射线称为**连续 X 射线谱**(continuous X-ray).线状谱对应着的波长分立的 X 射线称为**标识 X 射线谱**(characteristic X-ray). X 射线谱由连续 X 射线谱和标识 X 射线谱两部分组成,下面我们分别讨论两种 X 射线谱的产生机理.

1) 连续 X 射线谱

当高速电子接近靶物质的原子核时,在原子核产生的静电场的作用下急剧减速.电子失去的动能转化为 X 射线的能量,以 X 光子的形式辐射出来,这一现象称为**轫致辐射**(bremsstrahlung). 由于各个电子在原子核产生的静电场中受阻情况不尽相同,所以失去的能量多少不一,因此辐射出光子的能量高低不同,从而形成波长连续分布的连续 X 射线谱.

实验表明,当管电压较低时,产生的 X 射线只有连续 X 射线谱没有标识 X 射线谱.例如,钨靶 X 射线管,当管电压低于 70kV 时,只有连续 X 射线谱.如图 14.10 所示为实验得到的钨靶 X 射线管的连续 X 射线谱.由图 14.10 可见,不同管电压时连续 X 射线谱的形状大致相同但最短波长不同.最短波长 λ_{min} 对应的频率称为最高频率,用 ν_{max} 表示.

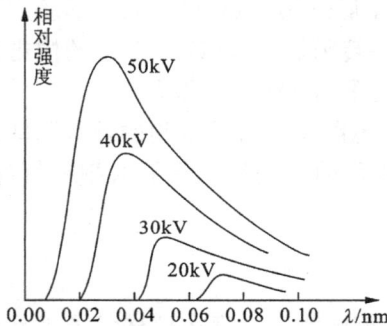

图 14.10

连续 X 射线谱的最短波长 λ_{min} 由什么因素决定呢?考虑高速电子中那些动能全部转换为 X 光子能量的电子,相应 X 光子的能量最高,即频率最高波长最短.设管电压为 U、电子的电荷量为 e. 根据功能关系,在电子由阴极出发到达阳极的加速过程中,电场对电子做的功 eU 全部转化为 X 光子的能量,该 X 光子的频率最高为 ν_{max},相应的波长最短为 λ_{min},有

$$eU = h\nu_{max} = h\frac{c}{\lambda_{min}}$$

可得最短波长

$$\lambda_{min} = \frac{hc}{eU}$$

将 h、c 和 e 值代入,最短波长可表示为

$$\lambda_{min} = \frac{1.242}{U}(nm) \tag{14.2}$$

式中管电压 U 的单位取 kV.上式表明,**连续 X 射线谱中最短波长与管电压成反比**.因此,选取适当的管电压,就可以得到不同最短波长的连续 X 射线谱.

2) 标识 X 射线谱

管电压较低时只有连续 X 射线谱,当管电压较高时才会产生标识 X 射线谱.例如钨靶 X 射线管,当管电压高于 100kV 时,在波长为 0.02nm 的连续 X 射线谱附近明显有 4 条线状谱线.当管电压继续升高,虽然连续 X 射线谱有很大改变,但这四条线状谱线的位置即波长却始终不变,如图 14.11 所示.

当管电压较高时,高速电子的能量更高,高速电子流撞击阳极靶时,高能电子就有可能穿过原子外层使原子内层的电子电离. 原子内层电子电离后空出的位置由外层电子填充.原子由外层高能级向内层低能级跃迁的过程中,辐射出 X 光子形成标识 X 射线谱. X 光子的能量等于原子两能级间能量的差值. 可见,标识 X 射线谱的形成是原子内层电子跃迁的结果.当原子的 K 层电子电离,则空出的位置就会被 L、M、N 等外层电子填充,发射的标识 X 射线谱称为 K 线系.由于离原子核越远,能级间的能量差值越小,发射的标识 X 射线的波长越长,所以 L 线系谱线的波长要比 K 线系谱线的波长长.图 14.11 中是钨的 K 系标识 X 射线谱.图 14.12 是这类跃迁的原子壳层示意图.这些跃迁并不同时在同一个原子内发生.

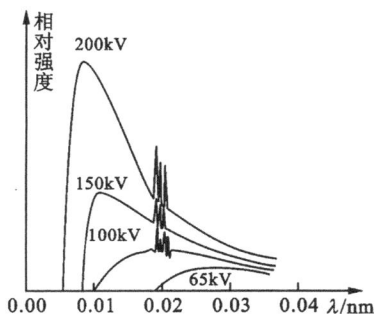

图 14.11

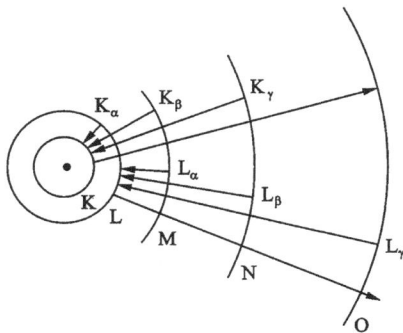

图 14.12

原子序数越大的元素,相应标识 X 射线谱的波长越短.因为原子内各内层轨道间能量差是随着原子序数的增大而增加的.

标识 X 射线谱是靶物质原子中电子的能级跃迁形成的,而能级结构与靶的材料有关.可见,标识 X 射线的波长反映了靶材料微观结构特征,这就是标识 X 射线名称的原因.因此物质的标识 X 射线对研究物质的微观性质具有重要的意义.

临床上所用的 X 射线主要是连续 X 射线,标识 X 射线对医疗无用甚至有害,应将其滤掉.

14.2.2　X 射线的特性　X 射线的强度和硬度

1.X 射线的特性

实验表明,X 射线是波长在 $10^{-3} \sim 10^1$ nm 范围内的电磁波.由于波长短、频率高,因此 X 射线不仅具有电磁波的反射、折射、干涉、衍射和偏振等一般性质,还具有以下特性:

(1)电离作用.X 射线使物质的原子或分子电离这称为 X 射线的电离作用.例如气体在 X 射线照射下电离而导电.由于有电离损失,因此可以通过观测电离情况,间接测量 X 射线的强度.

(2)荧光作用.X 射线使荧光物质发出荧光或磷光的作用称为 X 射线的荧光作用.这是由于物质的原子或分子吸收 X 光子的能量处在激发态,由激发态跃迁到基态过程中产生荧光.利用 X 射线的荧光作用,可以观察物体内部的结构及其变化情况,例如医学中的 X 射线透视就是利用 X 射线的荧光作用,通过观察 X 射线透过人体组织或器官后使荧光屏上的荧光物质发光情况,了解人体组织或器官内部的结构及其变化情况的.

(3)感光作用.X 射线使照相底片感光的作用称为 X 射线的感光作用.当 X 射线照射照相底片时,照相底片物质的原子或分子吸收 X 光子的能量,发生相应的化学反应使照相底片感光.利用 X 射线的感光作用,可以得到反映物体内部的结构及其变化的影像.临床上利用 X 射线照片,就可以了解人体骨骼形态及其变化情况的.

(4)贯穿作用.X 射线贯穿物质的作用称为 X 射线的贯穿作用.由于 X 射线的波长短,光子能量大,因而 X 射线对物质的贯穿作用很强. X 射线对物质的贯穿作用与 X 射线的波长、物质的性质有关,波长一定的 X 射线对物质的贯穿作用取决于物质的性质.实验表明,原子序数大的物质(如钙和铅等)对 X 射线的吸收强,所以 X 射线对原子序数大的物质的贯穿作用弱,X 射线不易贯穿此类物质,例如骨骼.

2. X 射线的强度和硬度

单位时间内通过与 X 射线传播方向垂直的单位面积的 X 射线能量称为 X 射线的强度.单位时间内打到靶上的电子数越多,转化的光子数也越多,X 射线的强度就越大.而单位时间内打到靶上的电子数由管电流的大小决定.管电流越大,单位时间内打到靶上的电子数越多.因此 X 射线的强度与管电流成正比.但是管电流又受管电压的影响,所以通常是在一定的管电压下,用管电流的毫安数(mA)表示 X 射线的强度.

设组成 X 射线的 X 光子的频率分别为 $\nu_1, \nu_2, \cdots, \nu_i, \cdots, \nu_n$.单位时间内垂直通过 X 射线传播方向上单位面积具有相应频率的光子数分别为 $N_1, N_2, \cdots, N_i, \cdots, N_n$.则组成 X 射线的所有 X 光子的能量之和就是 X 射线的强度,用 I 表示,即

$$I = N_1 h\nu_1 + N_2 h\nu_2 + \cdots + N_i h\nu_i + \cdots + N_n h\nu_n = \sum_{i=1}^{n} N_i h\nu_i \tag{14.3}$$

可见,增加 X 射线强度可采用两种方法,一是增大管电流,使单位时间内打在阳极靶上的电子数增多,使产生的光子数(N_i)增大,从而增加 X 射线强度;二是升高管电压,使每个光子能量($h\nu_i$)增大,从而增加 X 射线强度.

在国际单位制中,X 射线强度的单位为瓦特·米$^{-2}$(W·m^{-2}).

波长相同的 X 射线对不同物质的贯穿作用不同. X 射线对物质的贯穿作用越强,我们就说 X 射线的硬度越大. X 射线的硬度仅取决于 X 光子的能量而与光子数目无关.由于 X 光子的能量与管电压成正比,管电压越高 X 光子能量越大,因此管电压越高的 X 光管产生的 X 射线的贯穿作用越强,X 射线的硬度就越大.可见改变管电压即可得到不同硬度的 X 射线.医学上一般用管电压的千伏值(kV)表示 X 射线的硬度,并根据不同使用目的和要求,将 X 射线按硬度分类.表 14.1 给出了 X 射线的硬度分类,以及相应的管电压、最短波长和用途.

表 14.1 X 射线的硬度分类

X 射线的硬度	管电压/kV	最短波长/nm	用　　途
极软	5~20	0.25~0.062	软组织摄影、浅部治疗
软	20~100	0.062~0.012	透视、摄影
硬	100~250	0.012~0.005	较深部治疗
极硬	>250	<0.005	深部治疗

值得注意的是,当管电压升高时,单位时间内打在靶上的电子数增多 X 射线的强度增大,同时由于各个光子的能量增大 X 射线的硬度也增大.而 X 射线的强度反映 X 射线的量,硬度反映 X 射线的质.在利用 X 射线得到人体组织和器官的影像时,X 射线的强度即 X 射线的量决定影像的明亮程度,X 射线的硬度即 X 射线的质决定影像的清晰程度.所以在临床应用时,应合理的选择 X 射线的管电压和管电流,才能得到高质量的影像.

14.2.3 X 射线的吸收 X 射线的生物效应及其医学应用

1. X 射线的吸收

X 射线通过物质时,X 光子与物质的原子分子相互作用,一部分光子被吸收,将能量转化为其他形式的能量,另一部分光子被散射而改变原来的行进方向,也损失一部分能量. 其结果沿原方向行进的光子数不断减少,使得 X 射线的强度随物质厚度的增大而减小,这一现象称为 X 射线的吸收. X 射线的吸收具有什么规律呢? 实验表明,强度为 I_0 的单色 X 射线,通过厚度为 x 的某种物质后,透射 X 射线的强度为

$$I = I_0 e^{-\mu x} \tag{14.4}$$

式中 μ 取决于物质的性质,称为物质对 X 射线的**线性吸收系数**,简称**吸收系数**(absorption coefficient). 由上式可知,物质对 X 射线的线性吸收系数越大,X 射线在物质中衰减得越快,反之越慢.

在国际单位制中,线性吸收系数的单位为 m^{-1}. 线性吸收系数的常用单位为 cm^{-1}.

由于密度越大的物质,单位体积中与 X 射线作用的原子、分子数越多,X 射线在单位距离上被吸收的概率越大. 因此对一定的物质而言,线性吸收系数 μ 与物质的密度 ρ 成正比. 物质的线性吸收系数与物质的密度之比称为物质对 X 射线的质量吸收系数,用 μ_m 表示,即

$$\mu_m = \frac{\mu}{\rho} \tag{14.5}$$

质量吸收系数与物质的密度无关,用于比较不同物质对 X 射线的吸收本领. 例如,一种物质由液态或固态转变成为气态时,虽然密度变化很大,但是质量吸收系数不变.

用质量吸收系数表示时,强度为 I_0 的单色 X 射线通过厚度为 x、质量吸收系数为 μ_m 的某种物质后,透射 X 射线的强度为

$$I = I_0 e^{-\mu_m x_m} \tag{14.6}$$

式中 x_m 为单位面积中厚度为 x 的物质层的质量,称为质量厚度,$x_m = \rho x$.

质量厚度 x_m 的常用单位是 $g \cdot cm^{-2}$,质量吸收系数 μ_m 的常用单位为 $cm^2 \cdot g^{-1}$.

X 射线通过物质,强度减为入射强度的一半时,相应物质的厚度称为物质的半价层,用 X 表示. 将 $I = \frac{1}{2} I_0$ 代入式(14.4),物质的线性半价层为

$$X = \frac{\ln 2}{\mu} = \frac{0.693}{\mu} \tag{14.7}$$

同理,将 $I = \frac{1}{2} I_0$ 代入式(14.6),物质的质量半价层为

$$X_m = \frac{\ln 2}{\mu_m} = \frac{0.693}{\mu_m} \tag{14.8}$$

各种物质的吸收系数都与 X 射线的波长有关,对于低能 X 射线,物质各种元素的质量吸收系数可以用下面的经验公式表示

$$\mu_m = kZ^\alpha \lambda^3 \tag{14.9}$$

式中 k 为常数,Z 是物质的原子序数,λ 为 X 射线的波长,指数 α 由物质的性质和 X 射线的波长决定,通常在 3~4 之间. 对于医学上使用的低能 X 射线,α 取 3.5.

对于多种元素组成的物质,质量吸收系数大约等于组成物质的各元素的质量吸收系数按物质中所含质量比例计算的平均值.

式(14.9)表明,Z 越大的物质 μ_m 越大,对 X 射线吸收本领越强,这正是临床上利用 X 射线诊断疾病的物理基础;λ 越长的 X 射线 μ_m 越大,越易被吸收,也就是说,X 射线的波长越短,对物质的作用越强,X 射线的硬度越大.因此,浅部治疗时管电压应较低而深部治疗时管电压应较高.

2. X 射线的生物效应

X 射线与生物组织相互作用,使得生物机体的活动及生理、生化过程发生改变的现象称为 **X 射线的生物效应**. X 射线的生物效应是 X 射线医学应用的物理基础.

X 射线对组织细胞核内的生物效应最为显著,细胞各部分变化的结果可能导致细胞死亡.X 射线对血液中的红细胞、白细胞和血小板等都会发生作用.过量的 X 射线照射,可能引起永久性伤害,引起白血病或再生障碍性贫血;X 射线照射可能引起皮肤发红至红斑,严重者出现脱屑,继而高度充血形成水肿、水泡和糜粒,还有渗出液,成为湿性皮炎,最后发生浅表溃疡或纤维组织增生.若再加大照射剂量,反应更强烈,会出现坏死.因此 X 射线对生物体的照射剂量应严格按照专业规定使用.

3. X 射线的医学应用

X 射线在临床医学中的应用,主要是诊断和治疗疾病.

1) 诊断疾病

X 射线诊断疾病是医学诊断的一种常规方法.由于人体不同组织和脏器对 X 射线的吸收不同,如肌肉的吸收系数小对 X 射线吸收弱,骨骼的吸收系数大对 X 射线的吸收强.用一束强度均匀的 X 射线照射人体待测部位时,透射 X 射线的强度不同.从肌肉透射出的 X 射线强而从骨骼透射出的 X 射线弱.强度不同的透射 X 射线投射在荧光屏上时,在荧光屏幕上就可以观察到明暗不同的像,这种技术称为 X 射线透视术.强度不同的 X 射线投射在照相底片上时,经过显影就可以得到明暗不同的像,这种称为 X 射线摄影术. X 射线透视术和 X 射线摄影术都可以获取骨骼骨折、肺结核的病灶、体内肿瘤位置和大小、脏器形状以及体内异物位置等信息.由于普通荧光屏将 X 射线转换成可见光的效率很低($5\% \sim 7\%$),普通 X 射线透视图像很暗,只能在暗室中观察,因此人眼对普通 X 射线图像的分辨率和对比度的识别能力很差.而采用影像增强管、电视摄相机和电视监视器等组成的 X 射线透视设备,不仅可以降低患者接受的 X 射线照射量,还减轻了医务人员的劳动强度.另外人体中相对于周围物质对 X 射线的吸收差异不大的组织脏器或病灶,通常采用人工造影法以增强影像的对比度.例如在检查消化道系统时,让患者吞服吸收系数较大的物质(硫酸钡造影剂,称为"钡餐").当硫酸钡通过食道和胃肠的同时用 X 射线透视或照相,就可以把此类组织脏器或病灶显示出来.而在做关节检查时,在关节腔内注入密度很小的空气,再用 X 射线进行透视或照相,从而得到关节周围组织结构的影像.

对于原子序数差异特别小的软组织,除利用人工造影外,还可以采用软 X 射线摄影.由于物质对 X 射线的吸收除了与物质原子序数有关以外,还与 X 射线波长的立方成正比.根据这一规律可知,一定的软组织对 X 射线的吸收随 X 射线波长的增大而显著增强,因此可以利用软 X 射线得到此类软组织的影像. 例如,临床上用钼(标识 K_α 线的波长约为 0.07nm)靶 X 光机产生的软 X 射线拍摄乳腺的影像,为乳腺疾病的早期诊断提供科学依据.

2)治疗疾病

X 射线的生物效应是其用于治疗疾病的依据. X 射线对组织细胞有破坏作用,尤其是对分裂活动旺盛和生长能力强的细胞的破坏作用更大. 细胞分裂旺盛是癌细胞的特点,因此 X 射线可以用于治疗各种癌症和一些其他疾病,但是由于 X 射线有诱发癌症的可能,所以一般疾病的治疗还是采用其他方法为好.

不同肿瘤对 X 射线的敏感程度差别很大. 恶性淋巴瘤和白血病等对 X 射线很敏感,皮肤和粘膜鳞状细胞瘤等对 X 射线不太敏感,肉瘤和神经胶质瘤等对 X 射线不敏感. X 射线对其敏感的肿瘤有较好的疗效,可以限制此类肿瘤的生长. 不过肿瘤对 X 射线的敏感程度与疗效并不完全一致. 对 X 射线不太敏感或不敏感的肿瘤,一般不宜用 X 射线治疗. 疗效好的一般都是那些中等敏感的肿瘤.

14. 2. 4　X 射线计算机断层扫描成像及其医学应用

利用 X 射线得到物体内部结构特征及其结构变化图像的技术称为 **X 射线成像**(X ray imaging). X 射线透视术和 X 射线摄影术是普通 X 射线成像技术. 由于操作简便,普通 X 射线成像技术是临床上常用的一种得到患者病情信息的方法. 但是普通 X 射线成像是将人体立体器官的像成在一个平面上,体内深度不同的各种组织影像重叠,需要观察的病灶模糊不清. 虽然普通 X 射线成像技术采取了一定措施,使得影像重叠问题得到了改善,但是并没有根本解决问题. 为了得到病灶的清晰图像,人们发明了 X 射线断层扫描成像技术.

1. X 射线计算机断层扫描成像

1972 年,英国 EMI 公司研制成了 X 射线计算机断层扫描成像装置(X ray computed tomography,X-CT). X-CT 的诞生是自 X 射线发现以来放射诊断学上取得的又一重大成就,从此医学影像技术发生了重大的变革. 1979 年,X-CT 的发明者英国电子工程师洪斯菲尔德和创立数据重建图像方法的美国物理学家柯马克共同获得了诺贝尔医学生理学奖.

与普通 X 射线成像方法不同,X-CT 是利用扫描机作为发射器产生 X 射线束,围绕患者的受检部位进行断层扫描,同时用高度灵敏的接收器从各个方向接收透射 X 射线,经计算机求解得到该断层各区域物质对 X 射线的吸收系数,从而重建该断层的解剖图像的. X-CT 从根本上解决了影像重叠问题,而且能将 0.5% 的组织密度差异区分开来(普通 X 射线成像只能测出 5%~7% 的密度差异),为诊断与形态变化和密度变化相关的病变提供了有利的依据,在临床上得到了广泛的应用.

1)X-CT 的物理原理

由式(14.4)可得物质的吸收系数

$$\mu = \frac{1}{x} \ln \frac{I_0}{I} \tag{14.10}$$

人体由不同物质组成,不同物质对 X 射线的吸收系数不同. 如图 14.13 所示,设强度为 I_0 的单色 X 射线进入人体,将人体物质看成是由许多体积元构成,这些体积元称为体素. 各个体素沿 X 射线传播方向上的厚度均为 x. 则强度为 I_0 的单色 X 射线通过第一个体素后,透射 X

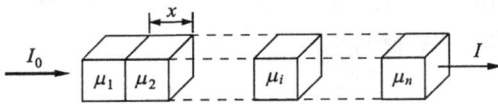

图 14.13

射线的强度为

$$I_1 = I_0 e^{-\mu_1 x}$$

通过第二个体素后,透射 X 射线的强度为

$$I_2 = I_1 e^{-\mu_2 x} = I_0 e^{-(\mu_1 + \mu_2)x}$$

通过 n 个体素,透射 X 射线的强度为

$$I = I_0 e^{-(\mu_1 + \mu_2 + \cdots + \mu_i + \cdots + \mu_n)x}$$

对上式移项并取对数,可得

$$\mu_1 + \mu_2 + \cdots + \mu_i + \cdots + \mu_n = \sum_{i=1}^{n} \mu_i = \frac{1}{x} \ln \frac{I_0}{I} = P \tag{14.11}$$

上式左端是沿 X 射线传播方向上各体素对 X 射线吸收系数的总和称为投影值,用 P 表示.

通常体素厚度 x 和入射 X 射线强度 I_0 是已知的.利用接收器测得透射 X 射线强度 I 就可以得到投影值 P,根据式(14.11)就可以列出关于沿 X 射线传播方向上各个体素对 X 射线吸收系数之和的方程.显然,通过一次测量得到的投影值列出的方程不能求出各个体素的吸收系数.如图 14.14(a)所示,为了得到受检体断层所有体素的吸收系数,将断层看成是 $n \times n$ 个体素构成的二维矩阵.如图 14.14(b)所示,用互成 180° 的 X 射线发射器和接收器对受检体断层进行直线平移扫描.每扫描一次,就可以得到一个投影值,列出一个方程.多次扫描后,就可以得到多个投影值,列出多个方程.再保持相对位置不变,将 X 射线发射器和接收器旋转一小角度,对受检体断层进行直线平移扫描,可获得第二视角下的多个投影值和多个方程.当扫描的次数足够多时,列出的独立方程个数等于断层体素的个数时,就可以将各个体素的吸收系数计算出来,得到受检体断层吸收系数分布的二维图像.

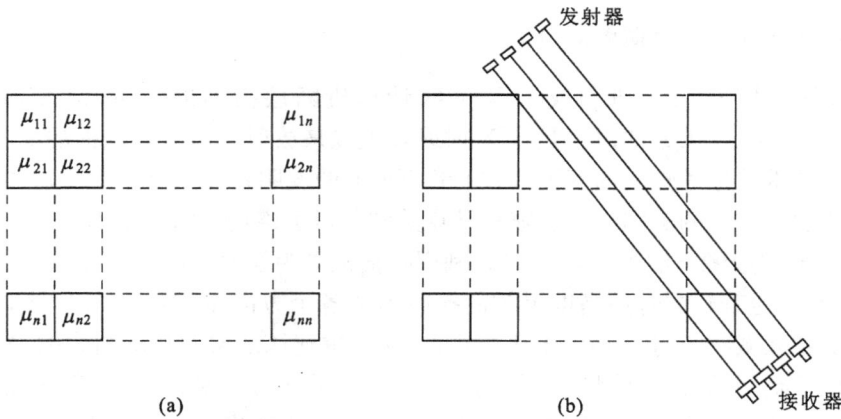

(a)　　　　　　　　　　　　　　(b)

图 14.14

2)X-CT 的图像重建

图像重建就是利用扫描测得的受检体断层在各个方向上的投影值,重建受检体断层吸收系数分布的二维图像.图像重建的方法很多,如联立方程法、迭代法、反投影法、傅里叶变换法和滤波反投影法等.下面以联立方程法为例介绍图像重建过程.

联立方程法如图 14.15(a)所示,假定体素矩阵由 2×2 个体素组成.四个体素对 X 射线的吸收系数分别为 μ_{11}、μ_{12}、μ_{21} 和 μ_{22}.为了求出四个吸收系数,我们沿水平方向和竖直方向对矩阵扫描,可得四个方程

$$\mu_{11} + \mu_{12} = 3 \quad ①$$
$$\mu_{21} + \mu_{22} = 7 \quad ②$$
$$\mu_{11} + \mu_{21} = 4 \quad ③$$
$$\mu_{12} + \mu_{22} = 6 \quad ④$$

由于以上方程①+②-③=④,即四个方程中只有三个是独立的,无法解出四个吸收系数. 我们再沿左上方至右下方的对角线方向对矩阵扫描,可得

$$\mu_{11} + \mu_{22} = 5 \quad ⑤$$

方程⑤和前四个方程中的任意三个联立求解,可得四个体素的吸收系数 $\mu_{11} = 1$、$\mu_{12} = 2$、$\mu_{21} = 3$ 和 $\mu_{22} = 4$,如图 14.15(b)所示.

通常一个断层的体素矩阵是 256×256、512×512 等,而不是 2×2 矩阵. 因此使用计算机解方程得到几十万到上百万个断层体素的吸收系数值,以实现图像重建.

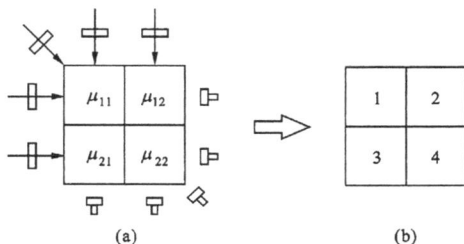

图 14.15

3)CT 值和窗口技术

X-CT 图像上与受检体断层的体素对应的面积元称为 X-CT 图像的像素. 在图像重建过程中,计算机对经过扫描采集的数据进行处理,计算出每个体素的吸收系数后,还须将体素的吸收系数换算成对应图像的像素值. 某种组织对 X 射线的吸收系数 μ 减去水对 X 射线的吸收系数 $\mu_\text{水}$ 后,除以水的吸收系数 $\mu_\text{水}$,再乘以 1000,所得的值就是图像的像素值,称为图像的 CT 值,用 CT 表示,单位为 H. 即

$$\text{CT} = 1000 \frac{\mu - \mu_\text{水}}{\mu_\text{水}} \quad (\text{H}) \tag{14.12}$$

通常以水的吸收系数作为参考标准,令 $\mu_\text{水} = 1$. 则水的 CT 值等于零. 人体组织中,骨骼的吸收系数最大近似为 2,空气的吸收系数最小近似为 0. 取 $\mu_\text{骨} = 2$,$\mu_\text{气} = 0$. 则骨骼和空气的 CT 值分别为 +1000H 和 -1000H. 于是人体组织的 CT 值的范围为 -1000~+1000H.

X-CT 图像是黑白的. 对于黑白图像,通常将其按深浅分成 16 份,每一份称为一个灰度级. 一般人眼只能分辨 16 个灰度级. 人体组织 2000 个 CT 值分成 16 个灰度级,则每个灰度级包含的 CT 值为 $\frac{2000}{16} = 125\text{H}$,则人眼只能分辨 CT 值相差 125H 以上的组织,对于那些 CT 值差小于 125H 的两种组织,人眼就不能分辨了. 为了解决这一问题,采用窗口技术. 所谓窗口技术是任意设定一个 CT 值为中心(称为窗位),再适当选择 CT 值的范围(即要显示的 CT 值的范围,称为窗宽). 窗宽的上限和下限所包含的范围称为窗口. 将此窗口的 CT 值用荧光屏或胶片的全部 16 个灰度级显示,从而提高图像的分辨率. 例如窗位为 40H、窗宽为 80H 时,利用窗口技术,仅显示 CT 值在 0~80H 之间的灰度级变化,即把这 80H 的 CT

值用 16 个灰度级显示,则每个灰度级只包含$\frac{80}{16}=5H$. 因此,只要两种组织的 CT 值相差 5 H 人眼就可以分辨了. 通常医生可以根据需要适当调节窗宽和窗位,以便于对病变进行搜索,提高诊断的准确性.

2. 医学应用

X-CT 是一种准确可靠且无损伤诊断疾病的方法. X-CT 尤其是对脑肿瘤的定位与诊断既准确又迅速,对脑出血、脑梗塞、颅内血肿、脑挫伤、大脑退化等疾病的诊断和鉴别很有效,几乎可以代替脑血流图、脑摄影术和血管摄影等有损检查方法. 对其他部位肿瘤性质的鉴别可以应用全身 CT 扫描法. X-CT 还可以用于腹膜活组织病变和胸组织病变的检测,纵膈、肺、肝、胰和肾组织结块及腹内脓肿的确诊等.

X-CT 还可以用于指导放射性治疗. 通过 X-CT 检测,确定体内肿瘤的位置、大小以及与周围组织的几何关系,然后计算得出最佳放疗照射区和等剂量曲线,为科学合理放疗提供依据,使得既能最大限度地杀死肿瘤细胞,又尽量减少对正常组织的损伤.

X-CT 成像技术也存在一些不足,例如全身 X-CT 对血液循环系统和消化系统的动态检查、妇科病和心脏病等的诊断不如其他方法.

思 考 题

14.1 什么是自发辐射? 什么是受激吸收? 什么是受激辐射?

14.2 激光是怎样产生的? 激光有哪些主要特性?

14.3 什么是连续 X 射线谱? 连续 X 射线谱的产生机理是什么? 什么是标识 X 射线谱? 标识 X 射线的产生机理是什么?

14.4 物质对 X 射线的吸收规律是什么?

14.5 X-CT 的基本原理是什么?

14.6 何谓 CT 值? 何谓窗口技术? 窗宽和窗位的关系是什么?

习 题

14.1 X 射线通过物质时,经过多少个半价层强度减为入射时的 0.1‰?

14.2 当管电压为何值时,才能获得最高频率为 6×10^{19} Hz 的 X 射线? 此时电子到达靶上的动能多大?

14.3 设密度为 $3g\cdot cm^{-3}$ 的物质对某种单色 X 射线的质量吸收系数为 $0.03cm^{-3}\cdot g^{-1}$,试求此 X 射线分别通过厚度为 1mm、5mm 和 10mm 的该物质层后,透射 X 射线强度分别为入射 X 射线强度的百分数.

14.4 铝、镍和铅对波长为 0.154nm 的 X 射线的线性吸收系数分别为 $132cm^{-1}$、$427cm^{-1}$ 和 $2610cm^{-1}$. 波长为 0.154nm 的 X 射线分别通过铝、镍和铅,欲使透射 X 射线强度为入射 X 射线强度的 10%,试分别求铝、镍和铅的厚度.

第 15 章　原子核　磁共振成像　放射性核素成像

原子的核心称为**原子核**(nucleus). 人们关于原子核结构、特性及其相互转变规律理论研究的成果,使得生产实践和科学技术飞速发展,导致了放射性核素的应用,给基础医学的研究开辟了新的途径,为疾病的诊断和治疗提供了新的手段.

本章先介绍原子核的结构及其特性,然后讨论原子核放射性衰变的规律和放射性射线与物质相互作用的规律,最后讨论磁共振成像与放射性核素成像的物理原理.

15.1　原子核的组成及其基本性质

15.1.1　原子核的组成　电荷量和质量

实验表明,原子核由质子和中子组成. 质子就是氢原子核,用 p 表示. 质子带一个单位正电荷. 中子是一种不带电的中性粒子,用 n 表示. 质子稳定而自由中子不稳定. 质子和中子统称为**核子**. 原子核的核子数用 A 表示,则质子数为 Z、中子数为 N 的原子核的核子数 $A=Z+N$.

原子核的电荷量就是组成原子核的所有质子所带电荷量的总和. 用 e 表示基本电荷,则质子数为 Z 的原子核的电荷量为 $q=Ze$.

原子核的核外电子数称为原子核的电荷数. 在中性原子中,原子核内的质子数与核外的电子数即原子核的电荷数相同. 具有相同质子数(即电荷数)的同类原子核称为**元素**. 由于 Z 值决定元素在周期表中的位置,所以 Z 也称为元素的原子序数. 即原子核的电荷数与元素周期表中的原子序数一致.

在原子核物理中,原子核的质量用原子质量单位量度. 国际上统一规定,一个处在基态的中性碳原子核静止质量的 $\frac{1}{12}$ 作为原子质量单位,用 m_u 表示,近代实验测得 $1m_u=1.660\,538728(83)\times10^{-27}$kg.

用原子质量单位表示时,质子的质量 $m_p=1.007\,2764(05)m_u$,中子的质量 $m_n=1.008\,6648(63)m_u$. 用原子质量单位量度时,质子和中子的质量都接近整数 1,而各种原子核的质量也都近似为一整数,该整数称为质子和中子或原子核的质量数,用 A 表示.

由于质子和中子的质量数相同都为 1,所以原子核的质量数 A 就是组成原子核的质子数和中子数之和即原子核的核子数,而原子核的电荷数 Z 也就是质子数 N.

电荷数为 Z、质量数为 A 的某种原子核用 $^A_Z X$ 表示. 其中 X 表示与 Z 相应的化学元素符号. 例如,氢、氦和氧分别用 $^1_1 H$、$^4_2 He$ 和 $^{16}_8 O$ 表示. 电荷数相同而质量数不同的原子核称为**同位素**(isotope),例如氢有三种同位素 $^1_1 H$、$^2_1 H$ 和 $^3_1 H$(分别称为氢、氘和氚). 中子数相同而质子数不同的原子核称为**同中异位素**,如磷 $^{31}_{15} P$ 和硫 $^{32}_{16} S$. 质量数相同而质子数、中子数不同的原子核称为**同量异位素**,如氩 $^{40}_{18} Ar$ 和钙 $^{40}_{20} Ca$..

质子数和中子数均为偶数的原子核称为偶偶核,如氦 $^4_2 He$、铍 $^8_4 Be$、碳 $^{12}_6 C$、氧 $^{16}_8 O$、氖 $^{20}_{10} Ne$ 和镁 $^{24}_{12} Mg$ 等. 质子数以及中子数均为奇数的原子核称为即奇奇核,如锂 $^6_3 Li$、硼 $^{10}_5 B$ 和氮 $^{14}_7 N$ 等.

电荷数和质量数都相同的原子核称为**核素**（nuclide），如氢的三种同位素 $^1_1$H、$^2_1$H 和 $^3_1$H 就是三种不同的核素. 迄今已知的元素有 112 种，而核素有 2000 多种.

对于某种原子核而言，电荷数 Z 是已知的，因此符号 ^A_ZX 可以简写为 ^{A}X，如磷 ^{32}P、铁 ^{59}Fe 和碘 ^{131}I 等.

表 15.1 给出了用原子质量 m_u 单位表示时，一些原子核的质量.

表 15.1　原子核的质量

原子核	质　量/m_u	原子核	质　量/m_u
$^1_1$H	1.007 276	$^{16}_8$O	15.994 915
$^2_1$H	2.014 102	$^{17}_8$O	16.999 133
$^3_1$H	3.016 050	$^{19}_9$F	18.998 405
$^4_2$He	4.002 603	$^{23}_{11}$Na	22.989 773
$^6_3$Li	6.015 126	$^{27}_{13}$Al	26.981 541
$^7_3$Li	7.016 005	$^{39}_{19}$K	38.963 708
$^9_4$Be	9.012 186	$^{57}_{26}$Fe	56.935 396
$^{12}_6$C	12.000 000	$^{63}_{29}$Cu	62.929 594
$^{13}_6$C	13.003 354	$^{120}_{50}$Sn	119.902 198
$^{14}_7$N	14.003 074	$^{235}_{92}$U	235.043 944
$^{15}_7$N	15.000 108	$^{238}_{92}$U	238.050 816

质量数为 A 的原子核的质量 $m = A$u.

15.1.2　原子核的形状　大小和密度

实验发现，原子核的体积与其质量数成正比. 将原子核视为球形，半径 R 与其质量数 A 成正比，即

$$R = R_0 A^{1/3}$$

式中 R_0 为对所有原子核都适用的常数，实验测得 $R_0 = 1.2 \times 10^{-15}$ m $= 1.2$fm. 上式表明，质量数越大的原子核的半径越大. 例如，质量数分别为 12、16 和 238 的碳 $^{12}_6$C、氧 $^{16}_8$O 和铀 $^{238}_{92}$U，原子核的半径分别为 2.7fm、3.1fm 和 7.4fm. 由此可见，原子核非常小.

质量为 m、半径为 R 的原子核，核物质的平均密度为

$$\rho = \frac{m}{V} = \frac{A m_u}{\frac{4}{3}\pi R^3} = \frac{3 m_u}{4\pi R_0^3} = \frac{3 \times 1.66 \times 10^{-27}}{4 \times 3.14 \times (1.2 \times 10^{-15})^3} = 2.3 \times 10^{17} (\text{kg} \cdot \text{m}^{-3})$$

可见，原子核内核物质的平均密度非常大，且各种原子核核物质的平均密度基本相同，接近常数 2.3×10^{17}kg $\cdot$ m^{-3}.

15.1.3　原子核的稳定性　质量亏损和结合能

实验表明，原子核的静止质量小于组成原子核的核子的静止质量的总和，其差值称为原子核的**质量亏损**（mass defect），用 Δm 表示. 以 m_p 和 m_n 分别表示质子和中子的质量、M_A 为质量数为 A、质子数为 Z 的原子核的质量，则 $\Delta m = Z m_p + N m_n - M_A$.

实验表明,核子组成原子核的过程静止质量会减少 Δm,则相应静止能量减少 Δmc^2.根据相对论质能关系,质量减小表明有能量放出.核子组成原子核的过程释放的能量称为原子核的**结合能**(binding energy),用 ΔE 表示.即有

$$\Delta E = \Delta mc^2 \tag{15.1}$$

例 15.1　氦核由两个质子和两个中子组成的.试求:

(1)氦核的质量亏损;

(2)两个质子和两个中子结合成氦核的过程中释放出的能量.

解　(1)质子和中子的质量分别取 $m_p = 1.007276m_u$ 和 $m_n = 1.008665m_u$;查表 15.1 可知,氦核的质量 $m_{^4_2He} = 4.002603m_u$.氦核的质量亏损

$$\begin{aligned}
\Delta m &= Zm_p + Nm_n - M_A \\
&= 2 \times (1.007276m_u + 1.008665m_u) - 4.002603m_u \\
&= 0.029279m_u
\end{aligned}$$

(2)两个质子和两个中子结合成氦原子核的过程中释放出的能量为

$$\Delta E = \Delta mc^2 = 931.49\Delta m = 931.49 \times 0.029279 = 27.273(\text{MeV})$$

原子核的结合能也等于把组成原子核的核子完全分解为自由核子需要供给原子核的最小能量.因此,原子核的结合能决定原子核的稳定性.结合能越大的原子核越稳定,反之越不稳定.

原子核的结合能与组成原子核的核子数之比称为原子核的**平均结合能**,用 ε 表示

$$\varepsilon = \frac{\Delta E}{A} = \frac{\Delta mc^2}{A} \tag{15.2}$$

原子核的平均结合能反映把一个组成原子核的核子完全分解为自由核子所需要的平均能量.可见,原子核的平均结合能也反映原子核的稳定性.平均结合能越大的原子核越稳定,反之越不稳定.

表 15.2 给出了一些原子核的结合能和平均结合能.

表 15.2　原子核的结合能和平均结合能

原子核	结合能/MeV	平均结合能/MeV	原子核	结合能/MeV	平均结合能/MeV
^2_1H	2.23	1.12	$^{16}_8O$	127.62	7.98
^3_2He	7.72	2.57	$^{19}_9F$	147.75	7.78
^4_2He	28.30	7.08	$^{20}_{10}Ne$	160.60	8.03
^6_3Li	31.99	5.33	$^{23}_{11}Na$	186.49	8.11
^7_3Li	39.25	5.61	$^{24}_{12}Mg$	198.21	8.26
^9_4Be	58.00	6.45	$^{56}_{26}Fe$	492.20	8.79
$^{11}_5B$	76.19	6.93	$^{120}_{50}Sn$	1020.00	8.50
$^{12}_6C$	92.16	7.67	$^{130}_{54}Xe$	1096.91	8.44
$^{13}_6C$	97.11	7.47	$^{208}_{82}Pb$	1636.45	7.87
$^{14}_7N$	104.63	7.47	$^{235}_{92}U$	1783.90	7.59
$^{15}_7N$	115.47	7.70	$^{238}_{92}U$	1801.73	7.57

原子核的平均结合能 ε 与质量数 A 的关系如图 15.1 所示.由图可见,原子核的平均结合能与质量数的关系具有如下的规律:

(1)**轻核和重核的稳定性较差**.质量数小于 30 的轻核和质量数大于 200 的重核的平均结合能较小,因此,轻核和重核的稳定性较差.

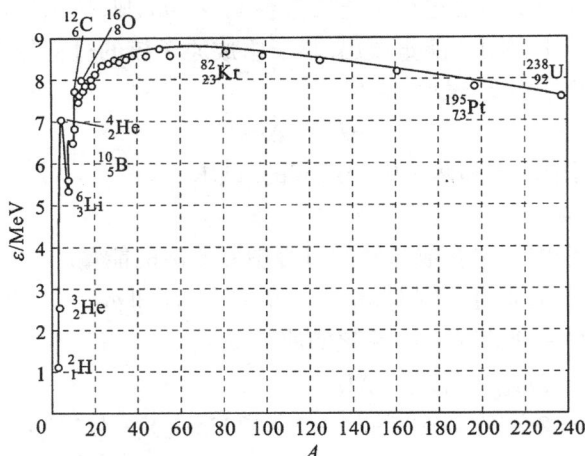

图 15.1

（2）**轻核的平均结合能随着质量数的增大起伏增大呈周期性变化**. 质量数在小于 30 的轻核, 如氮 $^4_2$He、铍 $^8_4$Be、碳 $^{12}_6$C、氧 $^{16}_8$O、氖 $^{20}_{10}$Ne 和镁 $^{24}_{12}$Mg 等质量数为 4 的整数倍的原子核, 与邻近核相比, 平均结合能为极大值. 这表明由两个质子和两个中子即四个核子构成的偶偶核的稳定性较好. 而锂 $^6_3$Li、硼 $^{10}_5$B 和氮 $^{14}_7$N 等质子数和中子数相等的原子核, 与邻近核相比, 平均结合能为极小值. 这表明奇奇核的稳定较差.

（3）**中等质量的原子核比较稳定**. 质量数在 40～120 的原子核的平均结合能明显较大且近似相等, 约为 8.6MeV. 因此, 中等质量的原子核比较稳定.

根据轻核和重核的平均结合能较小稳定性差的特性, 两个轻核聚合成较重核, 或一个重核分裂成两个或两个以上中等质量核的过程中, 由于平均结合能增大, 都将释放出巨大的能量. 这两种使原子核释放能量的方法, 前者称为**核聚变**, 后者称为**核裂变**. 原子核在核裂变与核聚变过程中释放的能量称为**核能**(nuclear energy).

15.1.4　原子核的核力　自旋和磁矩

实验表明, 组成原子核的质子和中子都有自旋运动, 同时原子核内的质子和中子又在做复杂的相对运动. 核子的自旋运动产生自旋角动量, 相对运动产生角动量. 组成原子核的所有核子的各种运动相应角动量的矢量和称为原子核的**角动量**, 用 L_I 表示. 理论和实验表明, 原子核角动量的大小为

$$L_I = \sqrt{I(I+1)}\,\frac{h}{2\pi} \tag{15.3}$$

式中 h 为普朗克常量; I 为组成原子核的质子数和中子数决定的量子数, 称为原子核的**核自旋**.

原子核具有角动量, 因而原子核也具有磁矩. 组成原子核的所有核子的各种运动相应磁矩的矢量和称为原子核的**核磁矩**, 用 m_m 表示. 与原子类比, 原子核核磁矩的大小为

$$m_m = g\,\frac{e}{2m_p}L_I$$

式中, e 为电子的电荷量, m_p 为质子的质量, g 是由原子核性质决定的常数, 称为原子核的**朗德因子**. 例如, 氢 $^1_1$H、氮 $^{14}_7$N 和钠 $^{23}_{11}$Na 的朗德因子分别为 5.5854、0.4036 和 1.4783.

将式(15.3)代入 $m_{\mathrm{m}} = g \dfrac{e}{2m_{\mathrm{p}}}L_I$,可得原子核核磁矩的大小

$$m_{\mathrm{m}} = g\,\sqrt{I(I+1)}\,m_{\mathrm{N}} \tag{15.4}$$

式中 m_{N} 是核磁矩的最小值,称为**核磁子**,$m_{\mathrm{N}} = \dfrac{eh}{4\pi m_{\mathrm{p}}}$,近代实验测得 $m_{\mathrm{N}} = 5.050\,783\,17(20) \times$ $10^{-27}\,\mathrm{A \cdot m^2}$.原子核的核磁矩通常以核磁子为单位,用 m_{N} 表示.

实验表明,处在基态的原子核,核自旋具有以下规律:

(1) 质子数和中子数都是偶数的原子核,$I=0$.如氦${}_2^4\mathrm{He}$、碳${}_6^{12}\mathrm{C}$、氧${}_8^{16}\mathrm{O}$ 和硅${}_{14}^{28}\mathrm{Si}$.

(2) 质子数和中子数都是奇数的原子核,$I=k$,$k=1,2,3,\cdots$.如氢${}_1^2\mathrm{H}$、锂${}_3^6\mathrm{Li}$ 和氮${}_7^{14}\mathrm{N}$,$I=1$;硼${}_5^{10}\mathrm{B}$,$I=3$.

(3) 质子数或中子数中一个为奇数而另一个为偶数的原子核,$I=\dfrac{k}{2}$,$k=0,1,2,\cdots$.如氢${}_1^1\mathrm{H}$、碳${}_6^{13}\mathrm{C}$、氮${}_7^{15}\mathrm{N}$、${}_9^{19}\mathrm{F}$、磷${}_{15}^{31}\mathrm{P}$ 等原子核,$I=\dfrac{1}{2}$;锂${}_3^7\mathrm{Li}$、钠${}_{11}^{23}\mathrm{Na}$ 和钾${}_{19}^{39}\mathrm{K}$,$I=\dfrac{3}{2}$;铟${}_{49}^{113}\mathrm{In}$,$I=\dfrac{9}{2}$.

表 15.3 给出了几种原子核的核自旋和最大核磁矩值.

表 15.3　原子核的核自旋和最大核磁矩

原子核	自　旋	磁矩/m_{N}	原子核	自　旋	磁矩/m_{N}
${}_1^1\mathrm{H}$	1/2	2.792	${}_8^{16}\mathrm{O}$	0	0
${}_1^2\mathrm{H}$	1	0.857	${}_8^{17}\mathrm{O}$	5/2	-1.894
${}_2^4\mathrm{He}$	0	0	${}_{11}^{23}\mathrm{Na}$	3/2	2.215
${}_3^6\mathrm{Li}$	1	-0.821	${}_{15}^{31}\mathrm{P}$	1/2	1.1312
${}_3^7\mathrm{Li}$	3/2	3.253	${}_{19}^{39}\mathrm{K}$	3/2	1.136
${}_7^{14}\mathrm{N}$	1	0.404	${}_{19}^{40}\mathrm{K}$	4	1.291
${}_7^{15}\mathrm{N}$	1/2	-0.283	${}_{49}^{113}\mathrm{In}$	9/2	5.49

核自旋不为零的原子核称**自旋核**.自旋核的核磁矩不为零,称为**磁性核**.

15.2　原子核的放射性衰变

有的核素是稳定的,有的则不稳定.不稳定核素自发地放出放射性射线,转变成另一种核素的现象称为原子核的放射性衰变,简称**核衰变**(nuclear decay).不稳定核素又称为**放射性核素**.目前发现的核素(天然的和人工的)有 2000 多种,其中约 1600 多种都是不稳定的.大多数人工核素都是放射性核素.

核衰变是放射性核素趋于稳定的一种自发变化过程.与自然界中一切物理过程一样,核衰变过程遵守能量守恒、动量守恒、质量守恒和电荷量守恒定律等普遍规律,同时还遵守核子数守恒的规律.

核衰变过程中,衰变前的原子核称为母核,用 X 表示,衰变后的原子核称为子核,用 Y 表示.根据电荷量守恒和质量守恒以及核子数守恒定律,子核与放出射线相应粒子的电荷数和质量数之和应分别对应等于母核的电荷数与质量数.

实验表明,核衰变过程静止质量会减小.可见,核衰变过程是一种释放能量的过程.核衰变过程释放的能量称为**衰变能**(decay energy),用 Q 表示.

15.2.1　核衰变的类型

核衰变有 γ 衰变和内转换衰变、α 衰变、β 衰变以及电子俘获衰变共四种主要类型.

1. γ 衰变和内转换衰变

处在激发态的原子核不稳定,在由激发态向低能态跃迁时,将多余的能量以光子的形式辐射出来,原子核的这一衰变过程称为 **γ 衰变**(γ decay). γ 衰变过程辐射出的光子称为 γ 光子,γ 光子流称为 γ 射线.

发生 γ 衰变的放射性核素,子核的质量数和电荷数与母核的完全相同,两者的差异是母核处在激发态,而子核处在低能态. 质量数和电荷数相同而处在不同能量状态的同一种原子核称为**同质异能素**(isomes). 在同质异能素原子核符号的右上角加符号 m 表示处在激发态的原子核,以示区别. 例如,锝^{99}Tc^{m}和锝^{99}Tc 是一对同质异能素,锝^{99}Tc^{m}通过发生 γ 衰变成为锝^{99}Tc.

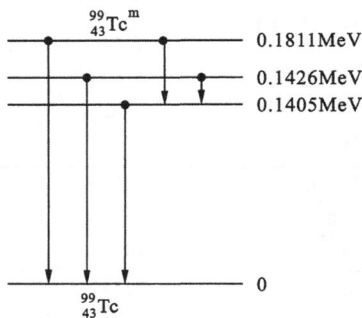

图 15.2

表示原子核发生核衰变过程规律的图称为衰变图. 锝^{99}Tc^{m}的 γ 衰变图如图 15.2 所示.

处在激发态的原子核,在由激发态向低能态跃迁时,释放能量的另一种方式是将多余的能量传递给核外电子使其电离,原子核的这一衰变过程称为**内转换衰变**(internal canversion decay). 内转换衰变过程发出的电子称为内转换电子. 内转换电子主要是原子的 K 层电子,只有少数是 L 层或其他外层电子.

处在激发态的原子核,在由激发态向低能态跃迁时,可能同时发生 γ 衰变和内转换衰变. 例如,锝^{99}Tc^{m}向基态跃迁时,发射的 γ 射线约占 89%,内转换电子约占 11%. 内转换电子中,来自原子的 K 层的大约是 L 层的 9 倍.

2. α 衰变

原子核自发放射出 α 粒子转变成另一种原子核的过程称为 **α 衰变**(α decay). α 粒子就是氦核($_2^4$He). α 粒子流就是氦核流,称为 α 射线.

由于 α 衰变过程使子核的原子序数比母核的减小 2,子核在元素周期表中的位置较母核前移两位,子核的质量数比母核的减小 4. α 衰变可表示为

$$_Z^A X \longrightarrow {}_{Z-2}^{A-4}Y + {}_2^4He + Q$$

式中 Q 为 α 衰变过程中释放的衰变能. 上式就是 α 衰变的衰变式.

例如,镭$_{88}^{226}$Ra 发生 α 衰变的衰变式为$_{88}^{226}$Ra $\longrightarrow$ $_{86}^{222}$Rn $+ _2^4$He$+ Q$.

当原子核发生 α 衰变产生的子核处在激发态时,在子核由激发态向低能态跃迁时,会发生 γ 衰变. 例如,镭$_{88}^{226}$Ra 发生 α 衰变产生的氡$_{86}^{222}$Rn 分别处在两种激发态. 氡$_{86}^{222}$Rn 由激发态向基态跃迁时,可能发射出三种 γ 光子. 图 15.3 为镭$_{88}^{226}$Ra 的 α 衰变图.

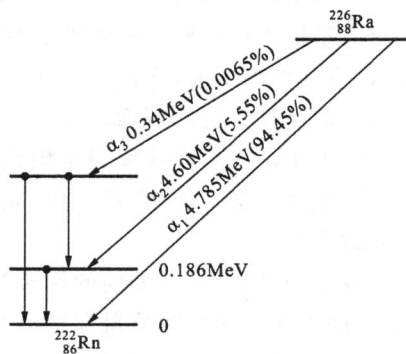

图 15.3

3. β 衰变

原子核自发放射出 β 粒子转变成另一种原子核的过程称为 β **衰变**(β decay). β 衰变有 β⁻ 衰变和 β⁺ 衰变两种. β⁻ 衰变原子核放射出的是负电子(electron). β⁻ 粒子就是负电子, β⁻ 粒子流就是负电子流, 称为 β⁻ 射线. β⁺ 衰变原子核放射出的是正电子(positron). β⁺ 粒子就是正电子, β⁺ 粒子流就是正电子流, 称为 β⁺ 射线.

研究表明, 在原子核的 β⁻ 衰变过程中, 核内的一个中子转变为一个质子, 同时释放出一个负电子和一个反中微子. 反中微子是一种质量比电子质量小得多的不带电的中性粒子, 用 $\bar{\nu}$ 表示. β⁻ 衰变可表示为

$$^{A}_{Z}X \longrightarrow ^{A}_{Z+1}Y + ^{0}_{-1}e + \bar{\nu} + Q$$

式中 Q 为 β⁻ 衰变过程中释放的衰变能. 上式就是 β⁻ 衰变的衰变式.

例如, 钴 $^{60}_{27}$Co 发生 β⁻ 衰变的衰变式为

$$^{60}_{27}\text{Co} \longrightarrow ^{60}_{28}\text{Ni} + ^{0}_{-1}e + \bar{\nu} + Q$$

研究表明, 在原子核的 β⁺ 衰变过程中, 核内的一个质子转变为中子, 同时释放出一个正电子和一个中微子. 中微子是一种质量比电子质量小得多的不带电的中性粒子, 用 ν 表示. β⁺ 衰变可表示为

$$^{A}_{Z}X \longrightarrow ^{A}_{Z-1}Y + ^{0}_{1}e + \nu + Q$$

式中 Q 为 β⁺ 衰变过程中释放的衰变能. 上式称为 β⁺ 衰变的衰变式.

例如, 铁 $^{52}_{26}$Fe 发生 β⁺ 衰变的衰变式为

$$^{52}_{26}\text{Fe} \longrightarrow ^{52}_{25}\text{Mn} + ^{0}_{1}e + \nu + Q$$

原子核发生 β 衰变产生的子核可能处在基态(例如磷 $^{32}_{15}$P), 也可能处在激发态(例如钴 $^{60}_{27}$Co 和铁 $^{52}_{26}$Fe). 当子核处在激发态时, 在由激发态向低能态跃迁的过程中, 会发生 γ 衰变. 例如, 钴 $^{60}_{27}$Co 发生 β⁻ 衰变产生的子核镍 $^{60}_{28}$Ni 处在两种不同的激发态. 由能量较高的激发态向能量较低的激发态或由能量较低的激发态向基态跃迁时, 可能发射三种 γ 光子. 图 15.4(a) 为磷 $^{32}_{15}$P 发生 β⁻ 衰变的衰变图, 图 15.4(b) 为钴 $^{60}_{27}$Co 发生 β⁻ 衰变的衰变图, 图 15.4(c) 为铁 $^{52}_{26}$Fe 发生 β⁺ 衰变的衰变图.

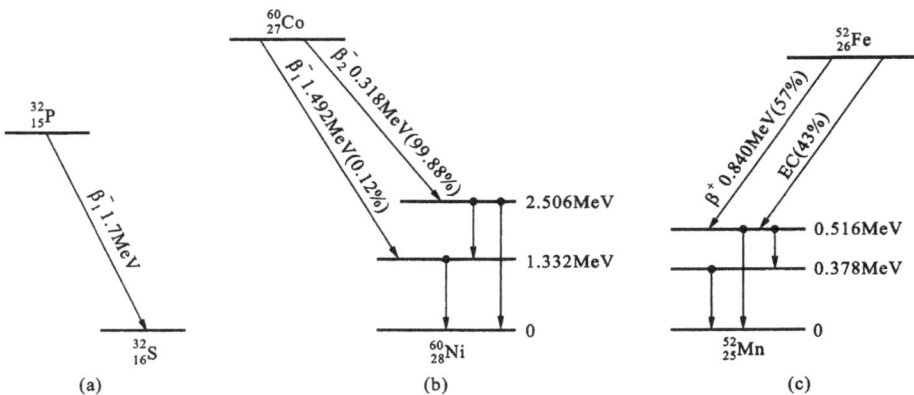

图 15.4

4. 电子俘获衰变

原子核俘获一个核外的内层电子, 同时发射一个中微子而转变成另一种原子核的过程称为**电子俘获**(electron capture, EC)衰变.

研究表明,在原子核的电子俘获衰变过程中,核内的一个质子转变为一个中子,同时释放出一个中微子.电子俘获衰变可表示为

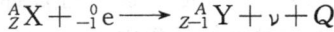

式中 Q 为电子俘获衰变过程中释放的衰变能.上式就是电子俘获衰变的衰变式.

例如,锡 $^{113}_{50}\mathrm{Sn}$ 发生电子俘获衰变的衰变式为

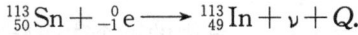

原子核发生电子俘获衰变产生的子核可能在基态(如锗 $^{71}_{32}\mathrm{Ge}$),也可能处在激发态(如锡 $^{113}_{50}\mathrm{Sn}$).当子核处在激发态时,在由激发态向低能态跃迁的过程中,会发生 γ 衰变.例如,锡 $^{113}_{50}\mathrm{Sn}$ 发生电子俘获衰变产生的子核铟 $^{113}_{49}\mathrm{In}$ 处在两种不同的激发态.铟 $^{113}_{49}\mathrm{In}$ 由激发态向基态跃迁时,可能发射三种 γ 光子.图 15.5(a)为锗 $^{71}_{32}\mathrm{Ge}$ 的电子俘获衰变图,图 15.5(b)为锡 $^{113}_{50}\mathrm{Sn}$ 的电子俘获衰变图.

一种原子核可能会同时发生几种核衰变,子核还可能处在不同的能量状态.例如图 15.4(b)所示,铁 $^{52}_{26}\mathrm{Fe}$ 同时发生 β^{+} 衰变和电子俘获衰变两种核衰变,产生的子核锰 $^{52}_{25}\mathrm{Mn}$ 分别处在两种激发态和基态.如图 15.6 所示,金 $^{40}_{19}\mathrm{K}$ 同时发生 β^{+} 衰变、β^{-} 衰变和电子俘获衰变三种核衰变.

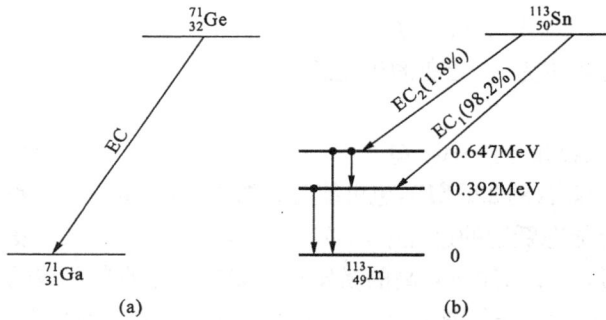
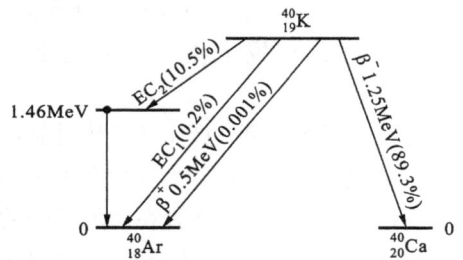

图 15.5　　　　　　　　　　　　　　　　　　　图 15.6

15.2.2　核衰变的规律

核衰变过程是放射性核素的原子核由不稳定状态趋于稳定状态的一种自发过程.随着衰变过程的进行,母核数逐渐减少而子核数不断增多.衰变产生的子核有的是稳定的,有的不稳定.具有放射性的子核继续衰变,直到成为稳定的核素.

放射性核素的所有原子核都会发生衰变,但是原子核的衰变不是同时进行的而是有先有后的.单个原子核何时衰变具有随机性且无法预知,而由大量同种原子核构成的放射物质系统,核衰变过程遵循着一定的统计规律.

1. 核衰变定律

对于单独存在的放射性物质,随着核衰变过程的进行,原子核数逐渐减小.设核衰变过程进行中的任意时刻 t,原子核数为 N;经过 dt 时间,在 $t+dt$ 时刻,原子核数为 $N+dN$.即在 dt 时间内,发生衰变的原子核数为 dN.则 dN 与 dt 成正比,且与 t 时刻还没有衰变的原子核数 N 成正比,写成等式,有

$$-dN = \lambda N dt$$

式中比例系数 λ 称为**衰变常数**（decay coustant）. 式中的"一"号表示随着 t 的增长 N 是减小的. 对上式积分，并令 $t=0$ 时原子核数为 N_0，可得 t 时刻尚存的原子核数为

$$N = N_0 e^{-\lambda t} \tag{15.5}$$

上式表明，**放射性物质的原子核数随核衰变过程进行时间的增长按指数规律减少**. 上式称为**衰变定律**（decay law）. 图 15.7 为根据衰变定律得到的 N-t 曲线称为衰变曲线.

衰变常数 λ 表征核衰变过程进行的快慢，衰变常数大衰变过程进行得快而衰变常数小衰变过程进行得慢. 衰变常数取决于核素的种类，而与核素的化学性质无关，也不受环境因素的影响，即核衰变过程不随外界条件的改变而改变，是一种原子核系统自发产生的现象. 由 $-\mathrm{d}N = \lambda N \mathrm{d}t$ 可得衰变常数

$$\lambda = \frac{-\mathrm{d}N/\mathrm{d}t}{N}$$

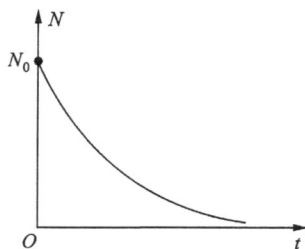

图 15.7

可见，衰变常数的物理意义是，单位时间内原子核发生衰变的概率.

理论和实验都表明，若某种放射性核素能进行几种类型的核衰变或子核处在几种不同的能量状态，对应于每一种类型的核衰变或子核的每种能量状态，各个衰变常数为 $\lambda_1, \lambda_2, \cdots, \lambda_i, \cdots, \lambda_n$，则总衰变常数为

$$\lambda = \lambda_1 + \lambda_2 + \cdots + \lambda_i + \cdots + \lambda_n \tag{15.6}$$

2. 半衰期

在核衰变过程中，放射性核素的原子核数减少到初始的一半所经历的时间称为放射性核素的**半衰期**（half-life），用 T 表示. 由衰变定律，当 $t=T$ 时，$N = \frac{N_0}{2}$，可得半衰期与衰变常数之间的关系为

$$T = \frac{\ln 2}{\lambda} = \frac{0.693}{\lambda} \tag{15.7}$$

上式表明，**半衰期与衰变常数成反比**. 因此，衰变常数越大则半衰期越小，衰变过程进行得越快，反之越慢.

表 15.4 给出了一些放射性核素的半衰期.

表 15.4　放射性核素的半衰期

核素	衰变类型	半衰期	核素	衰变类型	半衰期
$^{11}_{6}C$	β^+(99.75%)，EC(0.24%)	20.4min	$^{68}_{31}Ga$	β^+(90%)，EC(10%)，γ	68min
$^{14}_{6}C$	β^-	$5.7 \times 10^3 a$	$^{85}_{36}Kr^m$	β^-(79%)，γ(27%)	4.5h
$^{18}_{9}F$	β^+(96.9%)，EC(3.1%)	15h	$^{99}_{43}Tc^m$	γ	6h
$^{24}_{11}Na$	β^-，γ	14.8h	$^{113}_{49}In^m$	γ	99.5min
$^{32}_{15}P$	β^-	14.3d	$^{131}_{53}I$	β^-，γ	8.04d
$^{40}_{19}K$	β^-(89.33%)，β^+(0.001%)，EC(10.67%)，γ	$1.28 \times 10^9 a$	$^{137}_{55}Cs$	β^-，γ	30a
$^{57}_{26}Fe^m$	γ	$1.1 \times 10^{-7} s$	$^{198}_{79}Au$	β^-，γ	2.7d
$^{59}_{26}Fe$	β^-，γ	44.6d	$^{201}_{81}Tl$	EC，γ	73h
$^{57}_{27}Co$	β^+，γ	271d	$^{222}_{86}Rn$	α，γ	3.8d
$^{60}_{27}Co$	β^-，γ	5.27a	$^{226}_{88}Ra$	α，γ	$1.6 \times 10^3 a$
$^{67}_{31}Gu$	EC，γ	78h	$^{238}_{92}U$	α，γ	$4.5 \times 10^9 a$

用半衰期表示的衰变定律为

$$N = N_0 \left(\frac{1}{2}\right)^{\frac{t}{T}} \tag{15.8}$$

3. 平均寿命

原子核存在的时间称为原子核的寿命. 放射性核素的原子核有的先衰变而有的后衰变, 因此, 原子核的寿命各不相同. 放射性核素的所有原子核寿命的平均值称为该放射性核素的**平均寿命**(mean life time), 用 τ 表示.

放射性核素的集合体称为**放射源**. 对于一定的放射源, 设 $t=0$ 时刻的原子核数为 N_0、t 时刻的原子核数为 N. 在 t 到 $t+dt$ 时间内衰变的原子核数为 dN, 这些原子核的寿命均为 t, 则该放射性核素的平均寿命

$$\tau = \frac{1}{N_0}\int t(-dN) = \frac{1}{N_0}\int_0^\infty t\lambda N dt = \frac{1}{N_0}\int_0^\infty t\lambda N e^{-\lambda t}dt = \frac{1}{\lambda} = \frac{T}{\ln 2} = 1.44T$$

即平均寿命与衰变常数或半衰期的关系为

$$\tau = \frac{1}{\lambda} = \frac{T}{\ln 2} = 1.44T \tag{15.9}$$

平均寿命和衰变常数以及半衰期都是表征核衰变过程进行快慢的物理量.

4. 有效半衰期

式(15.8)中的半衰期 T 是只考虑放射性核素自身衰变而引入的表征衰变快慢的物理量, 通常称为**物理半衰期**(physical half-time), 用 T_p 表示. 相应的衰变常数称为**物理衰变常数**, 用 λ_p 表示. 对于引入生物体内的放射性核素, 其原子核数除了由于自身的衰减而减少外, 还由于生物体的新陈代谢和排泄而减少. 假定由于生物体的新陈代谢和排泄作用使原子核数也遵从指数规律衰减, 则相应的衰变定律为

$$N = N_0 e^{-\lambda_b t}$$

式中 λ_b 称为**生物衰变常数**.

引入生物体内的放射性核素的总衰变常数称为**有效衰变常数**, 用 λ_e 表示, 则有

$$\lambda_e = \lambda_p + \lambda_b \tag{15.10}$$

与生物衰变常数 λ_b 相应的半衰期称为**生物半衰期**(biological half-time), 用 T_b 表示. 两者之间的关系为

$$T_b = \frac{\ln 2}{\lambda_b} = \frac{0.693}{\lambda_b} \tag{15.11}$$

生物半衰期反映生物体的吸收和排泄状况, 在基础医学研究和临床诊断中具有重要意义.

有效半衰期、物理半衰期和生物半衰期之间的关系

$$\frac{1}{T_e} = \frac{1}{T_p} + \frac{1}{T_b} \tag{15.12}$$

与有效衰变常数 λ_e 对应的半衰期称为**有效半衰期**(effective half-time), 用 T_e 表示. 两者之间的关系为

$$T_e = \frac{\ln 2}{\lambda_e} = \frac{0.693}{\lambda_e} \tag{15.13}$$

引入生物体内的放射性核素的衰变定律为

$$N = N_0 e^{-\lambda_e t} = N_0 \left(\frac{1}{2}\right)^{\frac{t}{T_e}} \qquad (15.14)$$

表 15.5 给出了一些医学中常用的放射性核素的物理半衰期和生物半衰期.

表 15.5 放射性核素的物理半衰期和生物半衰期

核 素	浓聚器官	物理半衰期	生物半衰期	核 素	浓聚器官	物理半衰期	生物半衰期
$^{3}_{1}\text{H}$	全身	12.6a	19d	$^{36}_{17}\text{Cl}$	全身	4.38×10^5a	29d
$^{14}_{6}\text{C}$	脂肪	5.7×10^3a	35d	$^{42}_{19}\text{K}$	肌肉	12.48h	43d
	骨骼	5.7×10^3a	180d	$^{45}_{20}\text{Ca}$	骨骼	152d	49.3a
$^{24}_{11}\text{Na}$	全身	0.62d	29d	$^{59}_{26}\text{Fe}$	血液	46.3d	65d
$^{32}_{15}\text{P}$	骨骼	14.3d	3.3a	$^{64}_{29}\text{Cu}$	肝脏	0.54d	39d
$^{35}_{16}\text{S}$	皮肤	81.7d	22da	$^{131}_{51}\text{I}$	甲状腺	8.04d	180d

例 15.2 将质量为 $1.0\mu g$ 的放射性核素钙^{45}Ca 引入人体,试求在 10d 时间内人体骨骼中,钙^{45}Ca 减少的原子核数.

解 质量为 $1.0\mu g$ 的钙^{45}Ca,原子核数为

$$N_0 = \frac{m}{\mu}N_A = \frac{1.0\times10^{-6}}{45}\times6.02\times10^{23} = 1.34\times10^{16}(\text{个})$$

查表 15.5 可知,^{45}Ca 的物理半衰期为 152d,生物半衰期为 49.3a=1.80×10^4d. 有

$$\frac{1}{T_e} = \frac{1}{T_p} + \frac{1}{T_b} = \frac{1}{152} + \frac{1}{1.80\times10^4}$$

可得钙^{45}Ca 的有效半衰期

$$T_e = 150.7\text{d}.$$

在 10d 时间内人体骨骼中钙^{45}Ca 减少的原子核数

$$\Delta N = N_0 - N = N_0 - N_0 e^{-\frac{0.693}{T_e}t} = N_0\left(1 - e^{-\frac{0.693}{T_e}t}\right)$$

$$= 1.34\times10^{16}\times\left(1 - e^{-\frac{0.693}{150.7}\times10}\right) = 6.31\times10^{14}(\text{个})$$

15.2.3 放射性活度

核衰变过程中发出放射性射线.一个放射源,若单位时间内发生衰变的原子核越多,则放射源发出的射线越多,该放射源的放射性就越强.放射源在单位时间内衰变的母核数称为**放射性活度**(radioactivity),用 A 表示.设一个放射源在 dt 时间内衰变的母核数为 dN,放射性活度为

$$A = -\frac{dN}{dt}$$

将衰变定律式(15.5)代入上式可得

$$A = A_0 e^{-\lambda t} \qquad (15.15)$$

式中 A_0 是 $t=0$ 时的放射性活度,$A_0 = \lambda N_0$.上式表明,**放射性活度随原子核衰变过程进行时间的增长按指数规律减小.**

用半衰期表示时放射性活度为

$$A = A_0 \left(\frac{1}{2}\right)^{\frac{t}{T}} \tag{15.16}$$

引入生物体内的放射性物质,放射性活度为

$$A = A_0 e^{-\lambda_e t} = A_0 \left(\frac{1}{2}\right)^{\frac{t}{T_e}} \tag{15.17}$$

测量体内残留放射性活度的衰减情况,根据式(15.17)可以求得有效半衰期,从而得到生物半衰期.

在国际单位制中,放射性活度的单位为贝可(Becquerel,Bq),1Bq=1 个核衰变·秒$^{-1}$(1s^{-1}).

放射性活度的常用单位是居里(Curie,Ci),1Ci=3.7×10^{10} Bq. 在核医学中通常用 mCi 和 μCi. 表 15.6 给出了几种放射源发出的放射性粒子和放射性活度.

表 15.6　放射源的放射性粒子和放射性活度

放　射　源	放射性粒子	放射性活度/Ci
原子弹裂变(20 万吨级)	α, β	6×10^{11}
核反应堆	α, β	10^{10}
^{60}Co(工业用)	β	10^6
^{60}Co(临床医学用)	β	10^3
^{131}I(临床医学用)	β	10^{-1}
^{40}K(人体内)	β	10^{-7}

例 15.3　利用放射性铜^{64}Cu 可以进行肝功能检测。将活度为 1.00mCi 的^{64}Cu 注入患者的肝脏,试求注入后 12.78h 时,患者肝脏内铜^{64}Cu 的活度?

解　查表 15.5 可知,铜^{64}Cu 的物理半衰期 T_p=0.54d=12.96h,生物半衰期 T_e=39d. 代入式(15.12),有

$$\frac{1}{T_e} = \frac{1}{T_p} + \frac{1}{T_b} = \frac{1}{12.96} + \frac{1}{39 \times 24}$$

可得铜^{64}Cu 的有效半衰期

$$T_e = 12.78(\mathrm{h})$$

注入后 12.78h 时,患者肝脏内铜^{64}Cu 的活度

$$A = A_0 \left(\frac{1}{2}\right)^{\frac{t}{T_e}} = 1.00 \times \left(\frac{1}{2}\right)^{\frac{12.78}{12.78}} = 0.50(\mathrm{mCi})$$

15.3　放射性射线与物质的相互作用

放射性核素的核衰变过程发射的 α 射线和 β 射线、X 射线和 γ 射线以及中子射线称为放射线射线,简称射线. 当射线通过物质时,射线粒子与物质相互作用. 研究射线粒子与物质相互作用的规律,不仅有助于了解射线的性质,更是研究辐射的生物效应以及射线在医学中应用的理论基础.

不同射线的本质和特性不同,因此,各种射线与物质相互作用有着各自的特点,同时也遵循着共同的规律. 由于 γ 射线与 X 射线一样,都是高能光子流. 而 X 射线与物质相互作用的方式及其规律在前一章已经讨论过了,本节只讨论 α 射线和 β 射线以及中子射线与物质相互作用的方式及其规律.

15.3.1 带电粒子射线与物质的相互作用

1. 作用方式

放射性衰变过程发射出的 α 射线和 β 射线都是高速带电粒子流. 因此, α 射线和 β 射线与物质的相互作用就是高速带电粒子与物质的相互作用. 其相互作用主要有电离、散射和韧致辐射三种.

1) 电离

当带电粒子通过物质时, 与物质的原子相互作用, 将能量传给原子的电子, 使原子由原来的低能态跃迁到高能态, 即原子被激发. 如果原子的电子得到了足够多的能量脱离原子成为自由电子, 这一现象称为 **电离**(ionization). 带电粒子由于电离作用损失的能量称为电离损失. 由带电粒子直接引起的电离作用称为直接电离. 由直接电离形成的电子称为次级电子. 具有一定能量的次级电子还会引起其他原子的电子电离. 由次级电子引起的电离称为次级电离. α 粒子的电离作用有 $60\%\sim80\%$ 是次级电离的贡献, β 粒子的电离作用有 $70\%\sim80\%$ 是次级电离的贡献. 在标准大气中, α 粒子生成一对离子平均消耗的能量约为 32.5eV.

电离过程形成的带负电的自由电子与失去电子成为带正电的原子形成一对正、负离子. 在带电粒子行进的路径上, 单位长度上的离子对数称为 **电离比值**. 电离比值表征带电粒子电离作用的强弱. 电离比值大电离作用强, 而电离比值小电离作用弱. 电离比值由带电粒子的电荷量、速度以及被照射物质的密度决定. 粒子的电荷量大、速度小, 物质的密度大, 则电离比值大. 这是因为粒子电荷量大, 对原子外层电子的作用强; 粒子速度小则与电子相互作用的时间长; 物质密度大, 则原子电子的密度大, 粒子与电子作用的机会多, 因而电离作用强, 故电离比值大.

β 粒子的电荷量较 α 粒子的小, β 粒子的速度比 α 粒子的大得多. 因此, 在同种物质内, 能量相同的两种粒子, β 粒子的电离比值比 α 粒子的小得多. 例如, 能量均为 1MeV 的 α 粒子在空气中的电离比值约为 4×10^4 对・cm^{-1}, β 粒子约为 50 对・cm^{-1}. 另外, 能量相同的 $β^+$ 粒子和 $β^-$ 粒子对同种物质的电离作用基本相同.

2) 散射

带电粒子通过物质时, 在物质原子核静电场的作用下改变行进方向的现象称为 **散射**(scattering). 带电粒子由于散射作用损失的能量称为散射损失. 与电离作用类似, 散射也有直接散射和间接散射. 散射作用的强弱由粒子的质量决定, 粒子的质量小则散射效应强, 反之弱. α 粒子的质量比 β 粒子的质量大, 因此 α 粒子的散射作用弱, 其径迹基本是直线, β 粒子的散射作用强, 其径迹通常为曲线.

3) 韧致辐射

高速带电粒子通过物质时在物质原子核静电场的作用下迅速减速, 将多余的能量以光子的形式辐射出, 这一现象称为 **韧致辐射**. 粒子由于韧致辐射损失的能量称为辐射损失. 韧致辐射作用的强弱与物质原子序数的平方成正比, 与粒子质量的平方成反比, 且随粒子能量的增大而增强. 因此在原子序数较大的重物质内, 带电粒子的韧致辐射作用较强; β 粒子的辐射作用通常比 α 粒子的强. 例如, 在铅或钨中, β 粒子的辐射损失可达总能量损失的 1%, 而相同能量的 α 粒子的辐射损失则很小可以忽略.

2. 作用规律

1) 射程

带电粒子在物质中通过的最大厚度称为**射程**. 射程取决于粒子能量损失的情况,因此,通常用射程描述 α 射线或 β 射线与物质的相互作用规律.

粒子能量损失的主要原因是电离作用. 电离比值越大的粒子能量损失越快,相应的射程就越短. α 粒子的电离比值远大于 β 粒子,所以相同能量的两种粒子,α 粒子的射程较 β 粒子的要短得多. 例如,能量均为 1MeV 的两种粒子在空气中的射程,α 粒子的为数 cm,而 β 粒子的可达数 m. 射程还与物质的性质有关,如能量均为 1MeV 的两种粒子在生物体内的射程,α 粒子的为 0.03~0.13mm,而 β 粒子的为数 mm~数 10mm. β 粒子具有连续能谱,只有少数粒子具有最大能量 E_m. 通常,β 粒子的射程是指具有最大能量 E_m 的粒子的射程(即最大射程). 由于 β 粒子在物质中的径迹是曲线,其实际路程通常是射程的 1.5~4 倍. 表 15.7 给出了具有不同能量的 β 粒子在几种物质中的射程.

表 15.7　β 粒子的射程(单位:mm)

最大能量/MeV ＼ 物质	铝	组织或水	空　气
0.01	$6.0×10^{-4}$	0.02	0.13
0.10	0.05	0.16	10.1
1.0	1.52	4.80	306
3.0	5.50	17.4	$1.1×10^3$
5.0	9.42	29.8	$1.9×10^3$

带电粒子在某种物质中的射程长就意味着带电粒子对该物质的贯穿作用强,相同能量的两种粒子在同种物质中,β 粒子的射程比 α 粒子的长得多,因此,β 粒子对物质的贯穿作用比 α 粒子的强得多.

2) 吸收

带电粒子通过物质时,由于电离、散射和韧致辐射等作用而损失能量,其结果使得在入射方向上的粒子数减少,这一现象称为物质对带电粒子的**吸收**. 由于同一放射源发射的 α 粒子的能量是单一的或几种分立的值而 β 粒子的能量是连续的,且 α 粒子的径迹是直线而 β 粒子的是曲线,因此,物质对 α 粒子和 β 粒子的吸收具有不同的规律.

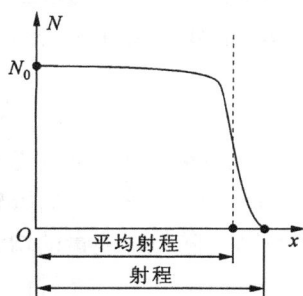

图 15.8

空气对单一能量的 α 粒子的吸收曲线如图 15.8 所示,横坐标 x 为空气层的厚度,纵坐标 N 是 α 粒子数;N_0 为入射 α 粒子数. 图 15.8 中显示,当 x 在一定范围内时,$N=N_0$,即粒子数不随空气层厚度的增大而减小;当 x 大于某一值时,N 随 x 的增大迅速减小并很快降为零. 这表明一定能量的 α 粒子在空气中的射程基本相同. α 粒子数降到零时相应空气层的厚度称为 α 粒子在空气中的射程. 同一能量的 α 粒子的射程基本相等,因此,常用平均射程反映 α 粒子的能量.

铝片对 β 粒子的吸收曲线如图 15.9 所示,横坐标 x 为铝片

的厚度,纵坐标 N 是 β 粒子数;N_0 为入射 β 粒子数. 图 15.9 中显
示,曲线形状近似呈负指数规律. 曲线与 x 轴的交点处相应的物
质层的厚度就是 β 粒子的射程. 可见,物质对 β 粒子的吸收规律
与对 α 粒子的大不相同. 其主要原因是由于同一放射源发射的 β
粒子具有各种不同的能量,能量小的先被吸收,能量大的经过较厚
的物质层才被吸收. 而同一放射源发射的 α 粒子则只具有一种或
几种能量值. 此外,α 粒子在物质中的径迹是直线的,而 β 粒子的是
曲线. 路程相同时,曲折的径迹较直线径迹射程当然要小些.

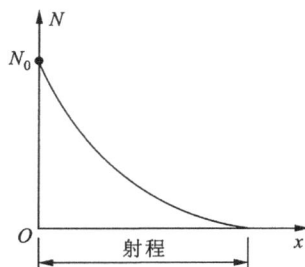

图 15.9

15.3.2　中子射线与物质的相互作用

天然放射性核素一般不发射中子.原子核内的中子是稳定的,自由中子具有放射性.自由
中子以 11min 的半衰期衰变成质子,同时放出一个电子和一个反中微子.因此中子都是人为
获得的且须及时使用.以产生方法分,中子源可以分为两类:一类是利用加速器使原子核发生
核反应产生中子,这类中子源称为加速器中子源.例如,利用镭 $^{226}_{88}$Ra 放出的 α 粒子轰击铍 $^{9}_{4}$Be,
放出平均能量为 3.9MeV 的中子;加速器将氢核、氘核或氚核等带电粒子加速后,轰击某些原
子核使其产生核反应放出中子.另一类是利用反应堆使重核发生核裂变产生中子.这类中子源
称为反应堆中子源.例如,铀 $^{235}_{92}$U 的核裂变.此外,个别原子核的自发核裂变反应过程也可以
产生中子,如锎 $^{252}_{98}$Cf 的自发裂变.

不同的方法得到的中子的速度差异很大.速度达光速的 $\frac{1}{10}$ 的高速中子称为快中子,速度
与分子热运动速度相当的低速中子称为热中子,速度介于快中子和热中子之间中等速度的中
子称为慢中子.

中子不带电,当它通过物质时,不会直接产生电离作用.因此,中子的贯穿本领很强,能穿
透很厚的物质,如快中子在空气中的射程可达 300m. 所以,中子对生物体的危害性很大.中子
与物质相互作用的方式,主要是中子受原子核作用产生的散射和中子进入原子核内引起的核
反应两种.

(1) **散射**. 速度较高的快中子通过物质时,与物质原子的原子核碰撞,将部分能量传给原
子核,使其成为摆脱壳层单独运动的反冲核,同时中子的速度减小且行进方向改变,这一现象
称为**中子的散射**. 尽管中子本身不会使物质电离,但反冲核由于速度高而具有很强的电离作
用.中子与和它质量接近的原子核(如氢核,即质子)碰撞时损失的能量较多(约 50%),同时质
子获得的能量最多.因此中子射线不容易通过原子序数低含氢多的较轻元素物质,而容易通过
原子序数较高含氢少的重元素物质(如铅),所以较轻元素物质吸收中子射线的效果较好. 对中
子射线的防护通常选用原子序数低的较元素材料,如水、石蜡或石墨等含氢物质.此外,生物体
中的一些轻元素,如碳、氮、氧等,由于含氢量高,所以,中子能量的大部分传给这些核,再通过
反冲核传递给生物分子.

(2) **核反应**. 中子所致的核反应有(n,γ)、(n,p)、(n,α)和(n,2n)四种. (n,γ)反应如 $^{1}_{1}$H(n,γ)
$^{2}_{1}$H 和 $^{113}_{48}$Cd(n,γ)$^{114}_{48}$Cd,这是两个对原子能事业有着重要意义的(n,γ)反应. 而 $^{23}_{11}$Na(n,γ)$^{24}_{11}$Na 和
$^{59}_{27}$Co(n,γ)$^{60}_{27}$Co 两个(n,γ)反应的产物 $^{24}_{11}$Na 和 $^{60}_{27}$Co 都是医学上常用的人工放射性核素. (n,p)反应
如 $^{28}_{13}$Al(n,p)$^{28}_{12}$Mg、$^{14}_{7}$N(n,p)$^{14}_{6}$C 和 $^{35}_{17}$Cl(n,p)$^{35}_{16}$S 等. (n,α)反应如 $^{10}_{5}$B(n,α)$^{7}_{3}$Li、$^{28}_{13}$Al(n,α)$^{24}_{11}$Na 等. 此

类反应可以用来探测中子. 中子不带电没有电离作用,因此必须利用中子的间接作用才能探测它,(n,α)反应发射出的α粒子具有电离作用,从而间接显示中子的存在. $(n,2n)$的反应如${}^9_4Be(n,2n){}^8_4Be$、${}^{28}_{13}Al(n,2n){}^{26}_{13}Al$ 和${}^{63}_{29}Cu(n,2n){}^{62}_{29}Cu$ 等. $(n,2n)$反应可使中子增值.

速度较低的慢中子通过物质时,易使物质引起各种核反应. 反应产物如果是放射性核素,还会发生放射性衰变. 衰变过程产生的放射性射线可以产生电离作用.

生物组织中含有大量的氢${}^1_1H$ 和氮${}^{14}_7N$元素,因此,中子射线通过生物组织时,会发生如下的核反应

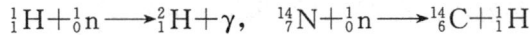

$$\,{}^1_1H+{}^1_0n \longrightarrow {}^2_1H+\gamma, \qquad {}^{14}_7N+{}^1_0n \longrightarrow {}^{14}_6C+{}^1_1H$$

反应产物${}^{14}_6C$ 是放射性核素,其半衰期为 5692y,衰变式为

$$\,{}^{14}_6C \longrightarrow {}^{14}_7N+{}_{-1}e$$

这些核反应形成的γ光子和质子以及β^-粒子,能引起较强的电离作用.

生物组织中还含有钠、磷、硫、氧和氯等其他元素. 这些元素在中子的作用下也会发生核反应,如钠${}^{23}_{11}Na$ 和磷${}^{31}_{15}P$ 在中子的作用下的核反应分别为

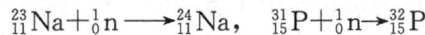

$$\,{}^{23}_{11}Na+{}^1_0n \longrightarrow {}^{24}_{11}Na, \qquad {}^{31}_{15}P+{}^1_0n \longrightarrow {}^{32}_{15}P$$

反应产物${}^{24}_{11}Na$ 和${}^{32}_{15}P$ 都是放射性核素,其衰变式分别为

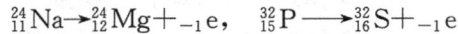

$$\,{}^{24}_{11}Na \longrightarrow {}^{24}_{12}Mg+{}_{-1}e, \qquad {}^{32}_{15}P \longrightarrow {}^{32}_{16}S+{}_{-1}e$$

中子的核反应或由中子的核反应引发的原子核衰变过程产生的射线粒子、X 射线以及γ光子、质子等,也能引起生物组织的电离,从而造成辐射损伤.

中子射线通过物质时强度衰减近似遵从指数规律.

* 15.3.3　放射性核素的医学应用

放射性核素在基础医学研究和临床医学诊断和治疗中,都有着广泛的应用.

1. 示踪原子的医学应用

放射性核素作为示踪原子在医学中的应用非常广泛. 通过探测放射性核素发射出的各种射线,得到放射性核素踪迹的方法称为**放射性示踪法**,所用的原子称为**示踪原子**或**标记原子**.

在基础医学研究中,利用放射性示踪法,可以了解人的某些生理活动以及相应机体内发生的生化过程的规律. 如将氟${}^{18}F$ 为标记原子的去氧葡萄糖注入体内后,在体外检测脑组织中氟${}^{18}F$ 的分布. 脑部${}^{18}F$ 放射性强弱的分布反映相应部位脑组织利用葡萄糖的情况. 当人进行某种生理活动时,与该生理活动相关的脑皮层区域的氟${}^{18}F$ 放射性强弱会发生变化. 检测这种变化,就可以了解与该生理活动相联系的脑组织中相应部位葡萄糖代谢的生化过程.

利用放射性示踪法,可以判断组织器官的功能. 如将碘${}^{131}I$ 为标记原子的马尿酸钠示踪剂由静脉注入后,用仪器测量并描记肝脏内碘${}^{131}I$ 的活度随时间的变化曲线,从而判断肾功能以及尿路的通畅情况. 又如静脉注射以锝${}^{99}Tc^m$ 为标记原子的植酸钠,测定血液中的锝${}^{99}Tc^m$ 的活度随时间的变化率,可以判断肝血流量的大小,以评价肝功能.

利用放射性示踪法,可以检测微量物质,如血、尿、脑脊液及组织中的激素、维生素、药物、毒物等. 放射性示踪法的检测灵敏度远高于光谱分析法,能够检测出 $10^{-18} \sim 10^{-14}$ g 的超微量物质,一般的光谱分析法只能检测出 10^{-9} g 的微量物质.

2. 放射性射线的医学应用

在临床医学中,利用放射性核素诊断疾病的方法称为放射诊断法. 甲状腺的功能是摄取食物里的碘,制造甲状腺素. 因此甲状腺的功能与甲状腺对碘的吸收代谢密切相关. 通常用甲状腺对碘的吸收率反映甲状腺的功能. 先测定正常人的吸碘率,正常人口服 $2\mu Ci$ 的碘 ^{131}I 后,分别在不同时刻,测定其甲状腺部位碘 ^{131}I 的放射性活度,同时测定碘 ^{131}I $2\mu Ci$ 的参考源的活度. 正常人甲状腺部位碘 ^{131}I 的活度与参考源同一时刻的活度之比,就是正常人甲状腺在不同时间的吸碘率. 患者口服 $2\mu Ci$ 碘 ^{131}I 后,分别在不同时刻测定患者甲状腺部位的放射性活度,并与参考液相应时间的活度之比,就可以得患者甲状腺在不同时间的吸碘率. 甲状腺机能亢进患者的吸碘率较正常人高,而甲状腺功能衰减患者的吸碘率比正常人的低. 通过测量比较,可以诊断甲状腺疾病.

利用放射性射线,或采用加速器加速的某些射线治疗疾病的方法称为放射疗法. 不同的射线对肿瘤细胞的杀伤能力不同. 目前使用较多的是 X 射线和 γ 射线,也有使用快中子、负 π 介子和某些重离子的. 利用放射性射线治疗肿瘤的一个典型的例子是,用钴 ^{60}Co 放射源(俗称钴炮)产生的 γ 射线束由体外沿几种不同的方向对准体内肿瘤部位进行照射,从而使正常组织受到的损伤最小,而使病变组织处产生足够大的剂量,以破坏肿瘤组织杀死癌细胞. 也可以将放射源引入患者病变体腔内或肿瘤组织中,直接对病变部位进行照射. 引入体内的一般是 β 放射源,这是因为 β 射线的贯穿作用弱,不会穿过病变组织对正常组织产生损伤.

有些组织器官对某些放射性核素具有浓聚作用. 根据这一特性,将某种放射性核素引入患者体内后,就会浓聚于病变器官内,放射性核素发出的射线对病变组织进行照射治疗. 例如,甲状腺肿瘤患者服用含碘的放射性药物,可以收到很好的疗效. 某些慢性白血患者服用含 ^{32}P 的放射性药物,也有一定的疗效.

利用放射性示踪法,可以进行某些恶性肿瘤的诊断. 例如,将放射性胶体 ^{198}Au 由静脉注入患者体内,由于肝脏的内皮细胞的 90% 被胶体颗粒吞噬,因而正常的肝组织对胶体 ^{198}Au 有很强的聚积作用. 从体外探测由体内金 ^{198}Au 发出的 γ 射线. 由于 γ 射线的强度反映体内相应部位金 ^{198}Au 的放射性活度,在待检范围内进行扫描检测,将扫描测量结果记录下来,并以某种标志反映各检测部位相应点的放射性活度,便得到肝脏放射性活度分布的扫描图. 当肝脏有脓肿或癌变时,脓肿或病变部位失去对胶体金 ^{198}Au 的聚积作用,扫描图像上相应区域的放射性活度大大减弱或出现缺损,通过对扫描图变化的分析比较,可以诊断并确定脓肿或病变的部位及其范围.

放射疗法在目前仍是肿瘤特别是恶性肿瘤的一种有效治疗方法,因而在临床上被广泛使用.

钴 ^{60}Co 发射的 γ 射线可以对器械、药品及食品等进行消毒. 磷 ^{32}P 制成的敷贴剂利用 ^{32}P 发射的 β 射线,可以治疗某些皮肤病,如神经性皮炎、毛细血管瘤以及一些增生性皮肤病;或治疗眼科良性疾病如结膜炎、翼状胬肉、角膜溃疡、青光眼等.

*15.4　放射生物效应　辐射剂量与辐射防护

15.4.1　放射生物效应

放射性衰变过程和核反应过程发出的各种放射性射线通过物质时都能直接或间接地产生电离作用,相应的辐射称为**电离辐射**(ionizing radiation). 放射性射线与生物组织相互作用,使得生物体的活动及其生理、生化过程发生改变的现象称为**放射生物效应**(radioactive biological effects).放射生物效应是放射性射线医学应用的基础.

放射生物效应不仅取决于放射物质本身的强弱,还与射线的性质以及接受射线物质的性质有关.

射线与生物物质相互作用产生放射生物效应,放射生物效应的结果与接受射线物质的性质有关.

电离辐射作用于生物体的有机大分子时,可以引起分子的结构和功能发生变化.特别是对射线敏感的大分子,可使线粒体的氧化磷酸化过程受到抑制,脱氧核糖核蛋白及蛋白质的生物合成受到抑制.电离辐射还可使放射敏感组织中的 DNA 含量减小,分解产物增多,使蛋白质分解代谢增强,出现负氧平衡.

电离辐射可以引起细胞膜结构发生明显的变化,使膜的通透性增强,致使许多酶移位,造成酶与底的相互作用,其结果将导致细胞结构被损坏,功能受影响.

电离辐射对造血细胞的影响主要是使造血细胞的增殖功能受到抑制或破坏,但对造血细胞的分化、成熟功能影响较小.

15.4.2　辐射剂量

放射生物效应的强弱与生物组织在电离辐射过程中吸收的辐射能量有关.反映生物组织接收放射电离辐射的辐射能量称为剂量.常用的剂量有以下三种.

1.照射剂量

在受 X 射线或 γ 射线辐照的干燥空气中,某处质量为 dm 的空气在受辐照时间内,由于电离作用产生的离子(正或负)电量的绝对值为 dQ,则 dQ 与 dm 之比称为 X 射线或 γ 射线的**照射剂量**(exposure dose),用 X 表示,即

$$X = \frac{\mathrm{d}Q}{\mathrm{d}m} \qquad (15.18)$$

可见,照射剂量在数值上等于 X 射线或 γ 射线在单位质量的干燥空气中引起电离而形成离子电量的绝对值.

在国际单位制中,照射剂量的单位为库仑·千克$^{-1}$(C·kg^{-1}).当 X 射线或 γ 射线在每千克干燥空气中产生电量为 1C 的离子(正或负)时,其照射剂量为 1C·kg^{-1}.照射剂量单位的习惯名称为伦琴(Roentgen,R).X 射线或 γ 射线在 1kg 干燥空气中引起电离而形成离子电量的绝对值为 2.58×10^{-4} C 时,吸收剂量为 1 伦琴,即 1R$=2.58 \times 10^{-4}$ C·kg^{-1}.

照射剂量仅适用于 X 射线或 γ 射线,其值反映放射源辐射 X 射线或 γ 射线的能力.

2.吸收剂量

在受放射性射线照射的物质内,质量为 dm 的物质在辐照时间内,吸收的辐射能为 dE,则 dE 与 dm 之比称为该物质对入射线的**吸收剂量**(absorbed dose),用 D 表示,即

$$D = \frac{\mathrm{d}E}{\mathrm{d}m} \qquad (15.19)$$

可见,吸收剂量在数值上等于单位质量的被照射物质吸收的辐射能.

在国际单位制中,吸收剂量的单位为**戈瑞**(Gray,Gy).1kg 物质吸收 1J 的辐射能量时吸收剂量为 1Gy,即 1Gy$=$1J·kg^{-1}.

吸收剂量适用于带电粒子射线、光子射线以及中子射线,其值反映被辐射物体吸收投射在其上的辐射能的能力.

3. 剂量当量

机体受到不适当的过量照射而引起的各种有害于身体健康的生物效应称为放射损伤. 放射损伤不仅与被照射机体对电离辐射的吸收剂量有关,还与电离辐射的类型有关. 相同的吸收剂量而电离辐射类型不同,放射损伤的程度不同. 例如,相同吸收剂量的 β 射线与质子射线(或中子射线),质子射线(或中子射线)对机体的损伤要比 β 射线严重得多.

通常用放射性射线的品质因数反映不同类型的电离辐射对机体放射损伤的程度. 对机体造成相同的电离辐射效应所需的 X 射线的吸收剂量与所需的某种放射性射线的吸收剂量之比称为该放射性射线的**品质因素**(quality factor),用 Q 表示,即

$$Q = \frac{\text{X 射线照射时产生一定效应所需的吸收剂量}}{\text{某种放射性射线照射时产生相同效应所需的吸收剂量}}$$

品质因数越大的放射性射线产生的生物效应越强.

表 15.8 给出了以 200 keV 的 X 射线作为比较基准,各种类型的电离辐射相应射线的品质因数.

放射性射线的品质因数与被照射物质对射线吸收剂量的乘积称为**剂量当量**(dose equioalent equivalent),用 H 表示,即

$$H = QD \qquad (15.20)$$

在国际单位制中,剂量当量的单位称为希沃特(Sievert,Sv). $1Sv = 1J \cdot kg^{-1}$. 吸收剂量为 1Gy 时,剂量当量与射线的品质因数的数值相等.

表 15.8　放射性射线的品质因数

射　　线	品质因数 Q
X 射线、β 射线和 γ 射线	1
慢中子射线	1～5
快中子射线和快质子射线	10
α 射线、反冲核	20

剂量当量表征机体受电离辐射造成的损伤程度,其值越大机体受电离辐射的损伤越严重.

15.4.3　辐射的防护

放射性核素在各个领域内都得到了广泛的应用. 在临床医学中,利用放射性射线可以诊断和治疗某些疾病,同时由于射线对正常组织有损伤作用,因此在应用射线时应加强对射线的辐射防护,以尽量减少对人体不必要的照射.

1. 作用于人体的放射性辐射及其对人体的效应

自然界中存在着天然的放射性物质,受天然放射性照射,相应的辐射称为本地辐射. 本地辐射的 30%～40% 为来自地球外空间的宇宙射线,20% 为人体内的 ^{40}K 等天然放射性核素. 空气中的氡气是环境中的天然放射性射线的主要来源. 氡核以 4d 的半衰期衰变后附着在它所遇到的任何物体如尘埃上,随着人们的呼吸而进入并黏附在肺壁上. 因此,肺部受到的辐射最强,是身体其他部位的近 10 倍. 建筑物里空气中的氡含量与建筑材料密切相关. 在木质房里,人体肺部所受氡的照射剂量仅为砖质房的 $\frac{1}{2}$,为混泥土质房的 $\frac{1}{3}$. 此外,某些物质可以集聚放射性,如烟叶. 因此,吸烟者受到的放射性照射剂量比不吸烟者高.

为了某种目的而人为进行放射性照射,相应的辐射称为照射辐射. 例如,利用 X 射线进行乳腺癌的检查,利用钴^{60}Co 治疗癌症等.

放射性射线作用于人体时,可能使人形成白内障、毛发脱落、皮肤红斑、肺组织纤维化、白细胞减少、组织器官病变甚至癌变、生殖细胞发生突变而引起遗传变异等.

2. 最大容许剂量

由于存在着天然辐射源,而人工辐射源应用的也日益广泛,人们总要接收放射性照射. 放射性工作人员也不可避免地会受到职业性的放射性照射. 目前,放射性工作人员的平均剂量当量约为 5mSv·a^{-1}. 核物质的使用(如医学诊断或治疗)使环境污染,也是增加人们辐射剂量负担的另一因素.

实际上,只有当剂量超过一定限度时,放射性损伤才会对人体造成危害. 国际上规定,长期照射积累或一次照射对机体无损害且不会产生遗传性危害的最大剂量称为最大容许剂量. 我国现行的最大容许剂量规定,放射工作人员全身或一些重要器官(如性腺、骨髓、眼晶状体等)年最大容许剂量为 50mSv·a^{-1},其他组织和器官(如皮肤、骨、甲状腺、手、前臂、足踝等)为 150～750mSv·a^{-1}. 放射性工作地区附近居民全身或一些重要器官(如性腺、骨髓、眼晶状体等)年最大容许剂量为 5mSv·a^{-1},其他组织和器官(如皮肤、骨、甲状腺、手、前臂、足踝等)为 15～75mSv·a^{-1}. 一般居民还应低些. 上述规定不包括天然本底,医疗照射也不受这一限制.

例 15.4　甲、乙两人的肺组织都受到放射性射线的照射,甲受 α 射线照射,吸收剂量为 2mGy. 乙受 X 射线照射,吸收剂量为 1mGy,同时还受 β 射线照射,吸收剂量也是 1mGy. 比较两人所受放射损伤的程度.

解　两人的吸收剂量相同,而受放射照射影响的情况仅从吸收剂量无法判断. 应借助于剂量当量来衡量. 由表 15.8 可知,α 射线的品质因数为 20、β 射线的为 1. 甲的肺组织受到的剂量当量为

$$H_1 = D_{1\alpha}Q_{1\alpha} = 2 \times 10^{-3} \times 20 = 40 \times 10^{-3}(\text{Sv})$$

乙的肺组织受到的剂量当量为

$$H_2 = D_{2\alpha}Q_{2\alpha} + D_{2\beta}Q_{2\beta} = 1 \times 10^{-3} \times 20 + 1 \times 10^{-3} \times 1 = 21 \times 10^{-3}(\text{Sv})$$

$H_1 > H_2$,所以甲受到的放射损伤比乙的大.

3. 辐射防护

辐射防护的目的是尽量避免不必要的放射性照射,同时尽可能降低必要放射性照射的辐射剂量,以降低放射损伤,使放射性射线更好地为人类服务.

不同的射线具有不同的性质,因此对于不同的射线的防护方法不同.

(1) **外照射的防护**. 放射源在体外对人体的照射称为外照射. 在放射源与工作人员之间放置适当的吸收屏,尽可能远离放射源,尽量缩短在放射源附近停留时间,都可以减小工作人员受辐射的剂量. 此外,α 粒子的射程短,工作时戴上手套就能防护外照射. β 粒子的射程长,应加强其外照射的防护. 原子序数高的物质对 β 射线的吸收虽强,但容易引起韧致射辐,因此不宜用重物质做 β 射线的吸收材料. 通常用有机玻璃、塑料或铝等中等原子序数的物质先吸收 β 射线,然后再用重物质材料吸收韧致辐射. X 射线和 γ 射线的射程更长,多采用铅或混凝土作为吸收材料.

对于外照射产生的中子射线的防护,通常是先使快中子减速(慢化),然后再将其吸收(俘获).一般用铁、铅等材料使快中子慢化.由于这些材料的原子序数高,慢化效果并不好,但可以吸收 γ 射线.再用水、石蜡或石墨等含氢材料进一步使中子慢化为热中子,然后用含硼或锂的材料吸收热中子.

(2) **内照射的防护**.将放射源引入体内对人体进行的照射称为内照射.由于 α 粒子的电离比值很大,α 粒子内照射的放射损伤比 β 射线和 γ 射线要严重,因而不容忽视 α 粒子的内照射的防护.应尽量避免不必要的任何射线的内照射.为此,工作人员工作时不得抽烟、进食等,如有外伤应采取必要的保护措施,以防止放射性物质由呼吸道、食道或外伤处进入体内,从而避免内照射对人体的放射损伤.

中子射线通过物质时,中子与物质原子核碰撞形成的反冲核,中子引发的核反应产生的光子、质子和反冲核都可以引起物质电离.此外,由核反应产生的新核素可能具有放射性,作为新的放射源,会在人体内引起辐射损伤.所以,对于内照射产生的中子射线的防护尤为重要.实际上,只要严格遵守规章制度,按程序操作,细心谨慎,不必要的内照射是可以避免的.

15.5　磁共振成像

利用磁共振的原理,借助于现代电子技术和计算机技术建立的一种显示人体内部结构的医学影像技术简称为**磁共振成像**(magnetic resonance imaging,MRI).

15.5.1　磁共振的物理原理

1. 原子核的能级分裂

核磁矩不为零的原子核称为磁性核.核自旋为 I、角动量为 L_I 的磁性核处在外加均匀磁场 B_0 中时,设 B_0 的方向与 z 轴正方向一致,则角动量 L_I 在外磁场方向上的分量为

$$L_{Iz} = m_I \frac{h}{2\pi} \tag{15.21}$$

式中 m_I 为由原子核性质决定的整数或半整数,称为原子核的**磁量子数**. $m_I = -I, -I+1, \cdots, 0, I-1, I$. 即 m_I 共有 $2I+1$ 个可能的取值.

将式(15.21)代入核磁矩 m_m 在外磁场 z 方向上的分量 $m_{mz} = g \frac{e}{2m_p} L_{Iz}$ 中,可得核磁矩的大小

$$m_{mz} = m_I g m_N \tag{15.22}$$

上式表明,**磁性核的核磁矩在外磁场中有 $2I+1$ 种可能的取向**,即核磁矩具有空间量子化的特征.例如,氢核 $I = \frac{1}{2}$,根据式(15.4),$m_m = g\sqrt{I(I+1)}m_N = \sqrt{\frac{3}{4}}gm_N$. $m_I = \pm\frac{1}{2}$. 根据式(15.22),$m_{mz} = m_I g m_N = \pm\frac{1}{2}gm_N$.氢核核磁矩的空间量子化特征如图 15.10(a)所示.

磁性核在外磁场 B_0 中时,在外磁场施予的磁力矩的作用下,原子核自旋的同时,绕 B_0 进动.根据电磁场理论可知,核磁矩为 m_m 的原子核在外磁场 B_0 中的势能,也就是附加能量为

$$E = -m_m \cdot B_0 = -m_m \cos\varphi B_0 = -m_{mz} B_0$$

式中 φ 为核磁矩与外磁场方向之间的夹角，$m_{mz} = m_m\cos\varphi$ 为核磁矩 $\boldsymbol{m}_m$ 在外磁场 $\boldsymbol{B}_0$ 方向上的分量.将式(15.22)代入上式,可得

$$E = -m_I g m_N B_0 \tag{15.23}$$

对于核自旋为 I 的磁性核,由于 m_I 有 $2I+1$ 个可能的值,因此磁性核无外磁场时的每一个能级,在外磁场中都将分裂为 $2I+1$ 个子能级.磁性核处在外磁场中时,一个能级分裂为几个能级的现象称为原子核的**塞曼效应**(zeeman effect).

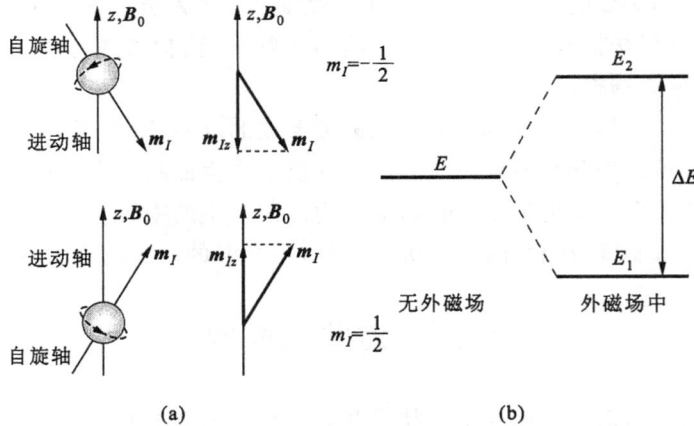

图 15.10

量子物理的研究表明,原子核的跃迁只能发生在 $\Delta m_I = \pm 1$ 的能级之间,满足这一跃迁选择定则的两能级的能量差为

$$\Delta E = g m_N B_0 \tag{15.24}$$

对于 $I = \dfrac{1}{2}$ 的氢核,$m_I = \pm\dfrac{1}{2}$,其附加能量分别为 $m_I = \dfrac{1}{2}$：$E_1 = -\dfrac{1}{2}g m_N B_0$ 和 $m_I = -\dfrac{1}{2}$：$E_2 = \dfrac{1}{2}g m_N B_0$.即氢核的自旋有两种不同的能量状态,两能级的能量差为

$$\Delta E = E_2 - E_1 = g m_N B_0$$

氢核的塞曼效应如图 15.10(b)所示.

2.磁共振现象

如图 15.11 所示,处在外磁场 $\boldsymbol{B}_0$ 中的磁性核,在自旋的同时绕外磁场方向即 z 轴做进动.

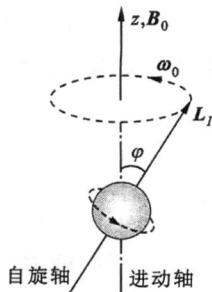

图 15.11

设磁性核在外磁场 $\boldsymbol{B}_0$ 中角动量 L_I 在 z 轴方向上的分量为 L_{Iz},所受磁力矩为 M_z.根据第 2 章关于刚体进动的理论,磁性核在磁力矩 M_z 的作用下绕 z 轴进动的角速度为

$$\omega_0 = \frac{M_z}{L_I \sin\varphi}$$

式中 φ 为角动量 L_I 与外磁场 z 正方向之间的夹角.由于磁力矩 $\boldsymbol{M}_z = \boldsymbol{m}_m \times \boldsymbol{B}_0$,其大小 $M_z = m_m B_0 \sin\varphi$.因此有

$$\omega_0 = \frac{m_m}{L_I} B_0$$

将式(15.3)和式(15.4)代入上式,可得进动的角速度和频率分别为

$$\omega_0 = \frac{2\pi}{h}gm_NB_0, \qquad \nu_0 = \frac{1}{h}gm_NB_0 \tag{15.25}$$

原子核核磁矩大小与自旋角动量大小之比为由原子核性质决定的常数,称为原子核的**旋磁比**,用 γ 表示.考虑到 $\omega_0 = \frac{m_m}{L_I}B_0$,原子核的旋磁比为

$$\gamma = \frac{m_m}{L_I} = \frac{\omega_0}{B_0} = \frac{2\pi\nu_0}{B_0} \tag{15.26}$$

不同的原子核,γ 值不同.例如氢 ^{1}H、钠 ^{23}Na 和磷 ^{31}P 的 γ 值分别为 42.58MHz·T^{-1}、11.26MHz·T^{-1} 和 17.24MHz·T^{-1}.

核自旋为 I 的磁性核在外磁场 B_0 中分裂为 $2I+1$ 个子能级.对于 $I = \frac{1}{2}$ 的氢核,相邻两子能级的能量差 $\Delta E = g\mu_NB_0$.根据玻尔兹曼能量分布定律,热平衡状态下的磁性核系统,处在高能级上的磁性核数少而低能级的磁性核数多.此时如果给磁性核系统加一交变磁场(称为射频场)B,B 在垂直于 B 的平面内以角速度 ω 绕 z 轴旋转.当射频场的频率 ν 满足 $h\nu = \Delta E$,即射频场的能量 $h\nu$ 正好等于磁性核在外磁场中分裂成的相邻两子能级的能量差 ΔE 时,磁性核与射频场产生共振,处在低能级的磁性核吸收射频场的能量跃迁到高能级上去,这一现象称为**磁共振**(nuclear magnetic resonce,MR).

将式(15.24)代入 $h\nu = \Delta E$,可得使磁性核发生磁共振,外加射频场的频率

$$\nu = \frac{1}{h}gm_NB_0 \tag{15.27}$$

上式所表达的频率称为磁性核的**共振频率**.可见,磁性核的共振频率式(15.27)与式(15.25)所表达的进动频率对应相等,不仅与磁性核的性质有关,还与外磁场成正比.当外磁场相同时,不同的磁性核的共振频率不同.例如当 $B_0=1$T 时,氢 ^{1}H 核、磷 ^{23}Na 核和钠 ^{31}P 核的共振频率分别为 42.58MHz、11.26MHz 和 17.24MHz.

表 15.9 给出了人体内磁性核磁共振特性的一些参数.

表 15.9　磁性核磁共振特性参数

原子核	相对含量/%	相对灵敏度	旋磁比/(MHz·T^{-1})
^{1}H	99.8	1	42.58
^{12}C	1.1	0.016	10.71
^{15}N	0.36	0.001	4.32
^{17}O	0.04	0.029	5.77
^{19}F	100	0.830	40.05
^{23}Na	100	0.093	11.26
^{31}P	100	0.066	17.24
^{35}Cl	75.53	0.047	4.17
^{39}K	93.1	0.0005	1.99

由以上讨论可知,当射频场频率 ν 与磁性核的进动频率 ν_0 相等时,磁性核系统产生磁共振现象.

例 15.5　核自旋为 $\frac{1}{2}$、朗德因子为 1.4048 的碳 ^{13}C,处在磁感应强度为 1.5T 的磁场中.试求:

（1）碳^{13}C 的附加能量；

（2）碳^{13}C 的相邻两个分裂能级间的能量差；

（3）使碳^{13}C 产生磁共振的射频场的频率.

解 （1）附加能量 $E = -m_I g m_N B_0 = -1.4048 \times 5.051 \times 10^{-27} \times 1.5 m_I = -10.64 \times 10^{-27} m_I$. 碳^{13}C 的核自旋 $I = \frac{1}{2}$，$m_I = -\frac{1}{2}, \frac{1}{2}$，碳^{13}C 的附加能量分别为

$$E_1 = -5.32 \times 10^{-27} \mathrm{J}, \quad E_2 = 5.32 \times 10^{-27} (\mathrm{J})$$

（2）碳^{13}C 的相邻两个分裂能级间的能量差

$$\Delta E = E_2 - E_1 = g \mu_N B_0 = 1.4048 \times 5.051 \times 10^{-27} \times 1.5 = 10.64 \times 10^{-27} (\mathrm{J})$$

（3）使碳^{13}C 产生磁共振的射频场的频率为

$$\nu = \frac{\Delta E}{h} = \frac{10.64 \times 10^{-27}}{6.626 \times 10^{-34}} = 16.1 (\mathrm{MHz})$$

磁性核系统核磁矩的矢量和称为核系统的**磁化强度**，用 $\boldsymbol{M}$ 表示，即

$$\boldsymbol{M} = \sum \boldsymbol{m}_I$$

由大量磁性核组成的核系统，在无外磁场时，由于热运动，各个核磁矩的方向随机分布，整个核系统核磁矩的矢量和为零，即 $\sum \boldsymbol{m}_I = 0$，所以 $\boldsymbol{M} = 0$，系统处在未磁化状态. 当在核系统的 z 轴方向上加一恒定外磁场 $\boldsymbol{B}_0$ 时，核磁矩受外磁场施于磁力矩的作用，自旋的同时绕 $\boldsymbol{B}_0$ 进动. 其结果，核磁矩趋向 $\boldsymbol{B}_0$ 的方向，磁性核的能量有趋于最低的趋势. 同时由于热运动，核磁矩在高、低不同的能级上的分布趋于均匀. 两种作用的综合效果，使核系统处在热平衡态，磁性核数按能量的分布遵从玻尔兹曼分布定律，即低能级上的磁性核数多而高能级上的磁性核数少. 由于低能级上的磁性核的核磁矩与外磁场方向一致而高能级上的磁性核的核磁矩与外磁场方向相反，核磁矩不能完全抵消，核系统的磁化强度 $\boldsymbol{M} \neq 0$，即核系统被磁化.

核磁矩进动轴的取向和进动频率由外磁场决定. 对于由大量磁性核组成的核系统，核磁矩进动的相位是随机的，以各种相位进动的原子核数是均等的. 因此，把处在一定的外磁场中的核系统内，所有进动相位相同的核磁矩相应的磁化矢量和用一矢量表示并将其平移至坐标原点，则处在热平衡态的核系统，磁化矢量的空间分布构成上、下两个圆锥，如图 15.12 所示. 系统的磁化强度矢量 $\boldsymbol{M}$ 与 $\boldsymbol{B}_0$ 的正方向（称为纵向）一致，其大小用 M_0 表示. 由于均匀分布且具有对称性，磁化强度矢量在 xy 平面上的投影相互抵消，所以在垂直 z 轴正方向（称为横向）的横向分量 $M_{xy} = 0$. 可见，处在热平衡态的核系统，磁化强度矢量的大小就等于其纵向分量，即 $M = M_0 = M_z$，如图 15.13(a) 所示. 处在平衡态的磁性核系统，由于能量最低而最稳定.

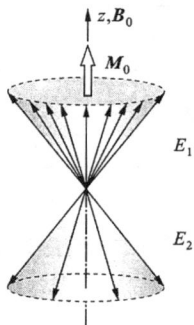

图 15.12

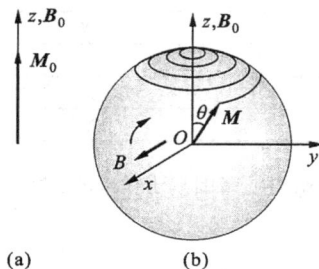

(a)   (b)

图 15.13

　　对于处在平衡态的磁性核系统,若在垂直于 $\boldsymbol{B}_0$ 的 xy 平面内施加绕 $\boldsymbol{B}_0$ 的进动轴同步旋转的射频脉冲磁场(简称射频场) $\boldsymbol{B}$ 时,在射频场的作用下,磁性核吸收射频场的能量,核系统由低能的平衡态($M_{xy}=0$,$M_z=M_0$)向高能的非平衡态($M_z=0$,$M_{xy}=M_0$)过渡,这一过程称为共振吸收过程. 在共振吸收过程中,由于均匀磁场 $\boldsymbol{B}_0$ 和射频场 $\boldsymbol{B}$ 两种磁场同时存在,从宏观上看,磁化 $\boldsymbol{M}$ 既绕 $\boldsymbol{B}_0$ 又绕 $\boldsymbol{B}$ 进动,且两种进动是同步的,其结果使得 $\boldsymbol{M}$ 的顶端在一球面上沿着一条半径逐渐增大的球形螺旋线运动,直至 $\boldsymbol{M}$ 与 z 轴正方向的夹角为 θ ,如图 15.13(b)所示. 使 $\boldsymbol{M}$ 与 z 轴正方向的夹角为 θ 的射频脉冲场称为 θ 度脉冲. 90°的射频脉冲场使 $\boldsymbol{M}$ 正好转到 xy 平面内,180°的射频脉冲则使 $\boldsymbol{M}$ 正好转到 z 轴负方向上.

3. 弛豫过程

　　外加射频脉冲场的作用使处在平衡态的核系统由平衡态过渡到非平衡态. 如图 15.14(a)所示,在 θ 度脉冲作用后,处在非平衡态的核系统的磁化强度矢量 $\boldsymbol{M}$ 与 z 轴正方向的夹角为 θ . 处在非平衡态的核系统能量高不稳定,当射频场停止作用后,核系统自发由非平衡态逐渐向平衡态过渡,最终回到平衡态,这一过程称为**弛豫过程**(relaxation process). 弛豫过程具有什么规律呢?

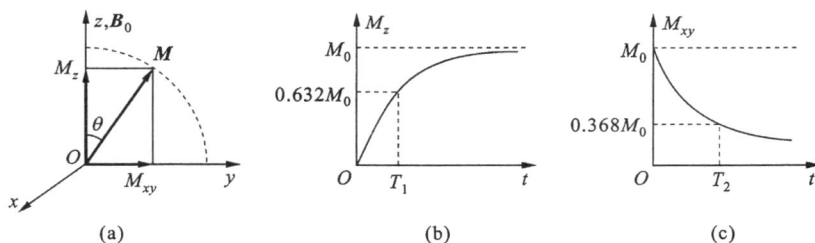

图 15.14

　　由图 15.14(a)中可见,磁化强度矢量 $\boldsymbol{M}$ 的纵向分量 M_z 逐渐增长,而横向分量 M_{xy} 逐渐衰减. 纵向分量逐渐增长的过程称为纵向弛豫过程,横向分量逐渐衰减的过程称为横向弛豫过程. 如图 15.14(b)和(c)所示,弛豫过程可以看作纵向弛豫过程和横向弛豫过程两个分过程组成.

　　在纵向弛豫过程中,纵向分量 M_z 向平衡位置恢复的速度与 $\boldsymbol{M}$ 偏离平衡位置的程度 M_z-M_0 成正比. 因此,纵向分量 M_z 随时间的变化率可以写作

$$\frac{\mathrm{d}M_z}{\mathrm{d}t} = -\frac{M_z - M_0}{T_1}$$

式中比例系数 T_1 称为**纵向弛豫时间**,其值随物质种类的不同而异;"−"号表示随着时间的增长 M_z-M_0 是减小的.

　　对于90°的射频脉冲而言,磁化强度矢量 $\boldsymbol{M}$ 正好转到 xy 平面上. 对上式积分,并考虑到 $t=0$ 时,$M_z=0$,可得

$$M_z = M_0(1 - \mathrm{e}^{-t/T_1}) \tag{15.28}$$

　　可见,**在弛豫过程中,纵向分量 M_z 随时间按指数规律增长**. 如图 15.14(b)所示,当纵向弛豫过程进行到 $t=T_1$ 时,纵向分量 M_z 减小为最大值的 0.632 倍,即 $M_z=0.632M_0$. 可见,纵向弛豫时间表征纵向弛豫过程进行的快慢. T_1 越大,纵向弛豫过程进行得越慢,反之越快.

　　同理,磁化强度 M 的横向分量 M_{xy} 向平衡位置恢复的速度与 M 偏离平衡位置的程度 M_{xy} 成正比.因此,横向分量 M_{xy} 随时间的变化率可以写作

$$\frac{\mathrm{d}M_{xy}}{\mathrm{d}t} = -\frac{M_{xy}}{T_2}$$

式中比例系数 T_2 称为**横向弛豫时间**,其值随物质种类的不同而异;"—"号表示随着时间的增长 M_{xy} 是减小的.

　　对于90°的射频脉冲而言,磁化强度矢量 M 正好转到 xy 平面上.对上式积分,并考虑到 $t=0$ 时, $M_{xy}=M_0$,可得

$$M_{xy} = M_0 \mathrm{e}^{-t/T_2} \tag{15.29}$$

　　可见,**在弛豫过程中,横向分量 M_{xy} 随时间按指数规律衰减**.如图 15.14(c)所示,当横向弛豫过程进行到 $t=T_2$ 时,横向分量 M_{xy} 减小为最大值的 0.368 倍,即 $M_{xy}=0.368M_0$.可见,横向弛豫时间表征横向弛豫过程进行的快慢. T_2 越大,横向弛豫过程进行得越慢,反之越快.

　　由以上讨论可知,组成弛豫过程的纵向弛豫过程和横向弛豫过程两个分过程同时进行且都遵从指数规律变化.纵向弛豫时间 T_1 反映纵向分量 M_z 增长的规律,横向弛豫时间 T_2 表征横向分量 M_{xy} 减小的规律.

　　弛豫过程是核系统向外释放能量的过程.纵向弛豫过程是磁性核与周围其他物质晶格之间相互作用,进行能量交换,磁性核释放能量,即整个核系统能量减小的过程.因此,纵向弛豫过程又称为自旋晶格弛豫过程.横向弛豫过程是同类磁性核之间相互作用,进行能量交换,即整个核系统能量减小的过程.因此,横向弛豫过程又称为自旋自旋弛豫过程.

　　在弛豫过程中,磁性核与物质晶格之间、同类磁性核之间进行能量交换,形成纵向弛豫过程和横向弛豫过程,使得磁性核在射频场作用期间的共振吸收过程中从射频场吸收的能量释放出来.从宏观上看,磁化强度 M 继续绕 B_0 以频率 ν_0 进动,但其横向分量 M_{xy} 随时间的增长而衰减,最终为零.因此, M 的顶端在一球面上沿着一条半径逐渐减小的球形螺旋线运动,直至 M 与 z 轴正方向的夹角为零,即 $M=M_0$,回到平衡位置.射频脉冲为90°时的弛豫过程中如 15.15(a)所示.在弛豫过程中,由于 M 的运动,空间形成交变磁场.如果在 y 轴方向上使线圈平面垂直于 y 轴放置一接收线圈,由于线圈所在处的磁场变化,线圈的两端就感应出一个电动势,这个很小且随时间增长而振荡衰减的电动势就是磁共振信号.磁共振信号的强度随时间的变化,称为**自由感应衰减信号**(free induction decay signal,FIDS).自由感应衰减信号的强度随时间增长按指数规律衰减,如氢核的 FIDS 如图 15.15(b)所示.FIDS 强度衰减得快慢由纵向弛豫时间 T_1 和横向弛豫时间 T_2 决定,且与样品中磁性核的密度有关.

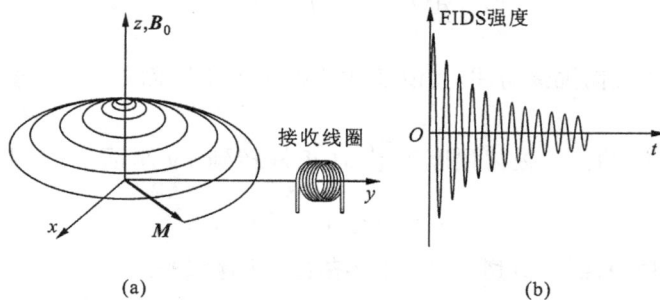

(a)　　　　　　　　　　　　　　　　(b)

图 15.15

15.5.2 磁共振成像技术

磁共振成像就是通过人为控制射频脉冲的强度及其作用时间,使处在均匀磁场中不同位置的磁性核吸收射频场的能量,按一定的时间顺序产生磁共振. 射频场停止作用后,磁性核释放能量,产生磁共振信号. 通过接受系统检测磁共振信号,再经过计算机进行处理后,重建一幅受检体的断层磁共振图像.

磁共振成像技术通常是在外加均匀磁场的基础上,再施加随位置变化的线性梯度磁场,对受检体内不同磁性核所在的空间位置进行标定的. 由于磁性核的共振频率与外磁场有关,因此利用梯度磁场就可以确定受检体内各点发出的核共振信号与相应点所在空间位置的对应关系,从而进行断层图像的重建. 将受检体看成是称为体素的许多小体积元构成,通过对组成受检体的各个体素进行空间位置的编码对组成受检体的共振核进行空间位置的标记. 这一目标的实现是在 X-CT 重建图像的基础上建立起来的,具体过程为:

(1) **受检体内层面的选择**. 给处在均匀外磁场 **B**。中的受检体再施加一个沿 z 轴正方向上由小到大线性增加的梯度磁场,使受检体中 z 轴正方向上同一层面处磁场相同而不同层面处磁场不同,这样一来,在同一层面内各体素的共振频率相同而不同层面内各体素的共振频率不同. 因此,用不同频率的射频脉冲激励时,就可以得到不同层面的核磁共振信号. 这一过程称为**层面选择**.

(2) **同一层面内不同体素条的选择**. 经过层面选择后,由于同一层面内各处磁场相同,因此,同一层面内所有体素磁共振信号的频率和相位均相同. 为了区分同一层面内不同 x 值体素条的磁共振信号,在沿 x 方向上施加一由小到大线性增加的梯度磁场,使 x 方向上同一 x 值的体素条处磁场相同而不同 x 值的体素条处磁场不同,这样一来,不同 x 值的体素条内核磁矩进动的速度不同,从而使不同 x 值的体素条内核磁矩进动的相位各不相同,利用这一相位差异作为标记,以识别沿 x 方向上的各体素条的核磁共振信号. 这一过程称为**相位编码**.

(3) **同一体素条内不同体素的选择**. 经过相位编码后,可以分别得到 x 方向上各体素条的磁共振信号. 然而同一体素条内所有体素磁共振信号的频率和相位均相同. 为了区分同一体素条内不同体素的磁共振信号,沿 y 方向上施加一由小到大线性增加的梯度磁场,使 y 方向上不同 y 值处的体素处磁场不同,从而使不同体素的磁矩进动的频率各不相同,利用这一频率差异作为标记,以识别沿 y 轴方向上各个体素产生的核磁共振信号. 这一过程称为**频率编码**.

(4) **图像重建**. 经过层面选择、相位编码和频率编码,对受检体的整个层面的各个体素进行了标定. 在射频场的作用下,受检体内给定层面上各个体素内磁性核按照一定的时间顺序发生磁共振,产生磁共振信号. 利用计算机把检测到的反映相应体素特征的磁共振信号处理转换成与之对应的像素的亮度,用不同灰度表示其信号的强弱,得到一幅以灰度表示磁共振信号强弱,反映受检体某一层面上各个体素特征的断层图像. 这一过程称为**图像重建**.

15.5.3 磁共振成像技术的医学应用

1. 人体的磁共振成像

人体组织内含有大量的水,因此人体组织的含氢量很高. 所以利用人体内的氢核产生磁共振的灵敏度高且信号强,氢核是人体磁共振成像的首选核种. 考虑到生物体内元素的组成特点及其分布规律以及医学意义,目前用于医学磁共振技术中的主要是人体内 $I=\frac{1}{2}$ 的氢核.含水量不同的物质氢核密度不同.人体不同组织的含水比例不同.例如,脑灰质的含水比例最大为 83%,肺和肾脏为 81%,心脏为 80%,肌肉和脾脏为 79%,脑白质 72%,皮肤为 69%,骨骼的最小为 13%.氢核密度不同的物质,产生的磁共振信号强度不同.氢核密度越大,磁共振信号越强.不同的组织中氢核密度不同,因此磁共振信号的强度不同,利用这种密度差异就可以形成对比度,将不同的组织区分开.

人体不同组织的弛豫时间不同,同种组织在正常生理条件下和异常病理状态时的弛豫时间不同.利用人体组织的这种差异成像,图像就可以显示出病变组织以及病变的不同发展阶段的信息,为临床诊断疾病提供科学的依据.表 15.10 给出了几种正常组织的弛豫时间范围.表 15.11 给出了几种病变组织的弛豫时间范围.

表 15.10　正常组织的弛豫时间($B_0=0.5T$)

组　织	T_1/ms	T_2/ms
脂　肪	220~260	50~70
骨　髓	330~430	50~90
主动脉	350~1370	40~140
肌　肉	360~440	30~70
肝	360~400	20~60
胰	378~418	20~100
肾	610~730	70~90
胆　道	750~1030	60~100
尿　液	1590~2910	340~800

表 15.11　病变组织的弛豫时间($B_0=0.5T$)

组　织	T_1/ms	T_2/ms
膀胱癌	320~880	30~250
肝　癌	380~760	30~50
肾上腺癌	410~730	70~150
肺　癌	480~1400	10~30
前列腺癌	550~670	50~230
胰腺癌	710~970	30~50
骨髓炎	750~790	180~260

人体组织的磁共振信号的强度取决于组织内氢核的密度和由人体组织结构及生化病理状态所决定的氢核周围的环境.不同组织之间及正常组织与相应病理组织之间氢核密度 ρ、纵向弛豫时间 T_1 和横向弛豫时间 T_2 三个参数的差异,是磁共振成像用于临床医学诊断疾病的物理基础.

磁共振图像就是受检体内某一感兴趣的层面内氢核密度 ρ、纵向弛豫时间 T_1 和横向弛豫时间 T_2 的平面分布图像. ρ、T_1 和 T_2 就是磁共振成像的参数.人为突出某个参数所形成的图像称为加权图像.怎样产生不同参数的加权图像呢? 磁共振技术中把从层面选择到信号采集的成像过程编成称为序列的程序.如图 15.16(a)所示,常用的序列是由一个 90°脉冲和多个 180°脉冲以适当的时间间隔构成的射频脉冲,称为自旋回波脉冲序列.当自旋回波序列作为射频脉冲加在核系统的 x 轴方向上时,90°脉冲使磁化强度转至 xy 平面.由于磁场不均匀,同一层面内的磁性核处在稍有差别的磁场中而具有不同的共振频率,致使核磁矩相应的进动速度也略微不同,故核磁矩相位发生错乱而散开,最终核磁矩在 xy 平面内完全错乱分布.90°脉冲过后经过一定的时间,第一个 180°脉冲使所有原来错乱分布的核磁矩翻转 180°,但进动的速度和方向不变.于是,原来错乱分布的核磁矩重新聚集.随后由于磁场不均匀,核磁矩又彼此分散开.可见,每一个 180°脉冲都使 xy 平面内散乱的核磁矩聚集起来.在核磁矩由散乱到聚集的过程中,磁化强度值由零增大到最大值,随后又减小为零,所产生的磁共振信号称为自旋-回波信号.图 15.16(b)为用自旋-回波序列射频脉冲激励时的自旋-回波信号.该信号的强度与180°脉冲的作用时间有关,且随时间的增长按指数规律衰减,其时间常数为 T_2.自旋-回波序列中,90°脉冲与第一个 180°脉冲之间的时间间隔称为回波时间,用 T_E 表示.自旋-回波序列的重复周期称为重复时间,用 T_R 表示.在 T_R 时间内,磁化强度矢量完成纵向弛豫过程.

理论分析表明,在自旋回波脉冲序列作用下,磁共振信号的强度由氢核密度 ρ、纵向弛豫时间 T_1 和横向弛豫时间 T_2 以及重复时间 T_R 与回波时间 T_E 决定.对于一定的组织,适当选择 T_R 和 T_E,便可改变氢核密度 ρ、纵向弛豫时间 T_1 和或横向弛豫时间 T_2 对图像亮度的贡献,得到不同参数的加权图像.例如,当 $T_R \gg T_1$,$T_E \ll T_2$ 时,磁共振信号的强度取决于 ρ,用这种信号重建的图像的亮度取决于 ρ,称为**密度图像**.当 $T_R \leqslant T_1$,$T_E \ll T_2$ 时,磁共振信号的强度取决于 T_1 和 ρ,用这种信号重建的图像的亮度取决于纵向弛豫时间 T_1 和氢核密度 ρ,称为 T_1 **加权图像**.当 $T_R \gg T_1$,$T_E \geqslant T_2$ 时,磁共振信号的强度取决于 T_2 和 ρ,用这种信号重建的图像的亮度取决于横向弛豫时间 T_2 和氢核密度 ρ,称为 T_2 **加权图像**.

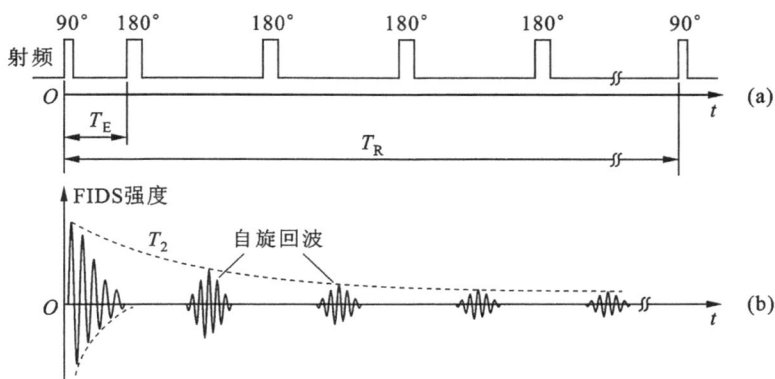

图 15.16

由于 T_1 加权图像和 T_2 加权图像中,氢核密度对图像的作用依然存在,因此,T_1 加权图像实际上是 ρ 和 T_1 两个参数的加权图像,而 T_2 加权图像实际上是 ρ 和 T_2 两个参数的加权图像.

采用自旋-回波序列射频脉冲激励核系统时,操作者通过选择适当的 T_R 和 T_E 值,便可获得氢核密度图像、T_1 加权图像或 T_2 加权图像.在实际操作中,通常取 $T_R \geqslant 1500$ms、$T_E \leqslant 30$ms,便可获得氢核密度图像.取 $T_R \leqslant 300$ms、$T_E \leqslant 30$ms,便可得 T_1 加权图像;取 $T_E \geqslant 60$ms、$T_R \geqslant 1500$ms,便可获得 T_2 加权图像.

2. 磁共振成像技术的医学应用

一般的医学成像技术中,成像参数都是单一的,如 X-CT 是利用人体不同组织对 X 射线吸收系数 μ 差异的空间分布成像的.单一参数成像,所得的图像通常只能给出人体组织或脏器结构方面的解剖学信息.然而,任何活体组织在功能上的变化总是发生在其结构变化之前.由于 MR-CT 是 ρ、T_1 和 T_2 多参数成像,因此可以提供丰富的诊断信息.由于磁共振信号的强度与参与磁共振的氢核密度成正比,所以密度图像主要反映受检层面内组织或脏器的大小、范围和位置.纵向弛豫时间 T_1 和 T_2 则携带着丰富且敏感的生理,生化特征信息,因此用 ρ、T_1 和 T_2 三个参数按需要进行某一个参数或某两个参数的加权成像,便可得到活体组织特征和功能以及代谢过程等疾病发生前的重要信息.因此,利用磁共振成像技术,可以进行疾病的早期诊断.

（1）**脑和心脏及心脑血管疾病的诊断**. 由于处在不同物质环境中的氢核的 T_1 值与存在于脂肪中的脑白质中的氢核的 T_1 值不同,因此,磁共振成像技术不用造影剂就可以清晰地鉴别脑灰质和脑白质,为某些脑发育疾病提供诊断依据. 由于磁共振成像技术在强磁场下,可以实现其他在人体化合物中具有相当重要作用的核种(如磷核)的成像,因此,磁共振成像技术可以进行脑的代谢活动和心脏机能的检测. 可以用以鉴别组织的病症为炎症、良性还是恶性病变,从而为癌症、急性心肌梗塞等疾病的早期诊断提供重要的依据.

图 15.17 为患者正准备做头部的 MR 成像检查图,图 15.18 为人体头部的 MR 图片.

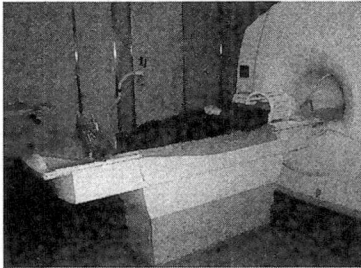
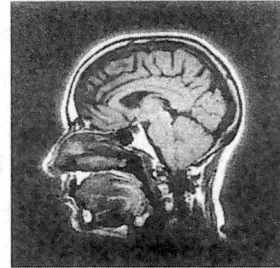

图 15.17　　　　　　　　　　　　　　　图 15.18

处在活动的流体中的氢核,磁共振信号的强度与流体的流速有关. 流体流速大时信号弱而流速小时信号强. 故活体内血管壁以及心室的磁共振信号较血管内的血液的强,所以磁共振成像技术不用造影剂便能清楚显示血管的解剖结构. 若血管内有血栓、动脉瘤或血管发生畸变,血液流速将变小,就可以检测到磁共振信号,图像就显示出血管阻塞或病变的程度及其准确部位. 因此磁共振成像技术特别适用心脑血管系统的检测,有望取代血管造影技术成为研究血液循环系统功能,进行心脑血管疾病的早期诊断的有力手段.

（2）**骨骼和脊髓疾病的诊断**. 人体骨骼中氢核密度特别小,所以骨骼的磁共振信号非常弱,即磁共振成像不受骨骼的影响,可以显示骨结构的形态改变,骨髓成分的改变,骨肿瘤髓质成分的改变,骨内钙成分和椎间盘内胶质成分改变、椎管内肿瘤等.

（3）**肝脏、胆、肾脏、胃、肺脏和肌肉等疾病的诊断**. 由于人体不同脏器的纵向弛豫时间 T_1 有不同的范围,很少有重叠. 而同一脏器发生病变时,T_1 都会有相应的改变. 因此,磁共振技术对软组织的分辨率很高,不仅可以对人体脏器显像而且可以进行肝脏、胆、肾脏、胃、肺脏等脏器,鼻咽部、眼眶内等部位的疾病以及肌肉疾病的诊断,还能发现膝关节半月板及韧带损伤等关节病.

3. 磁共振成像技术的主要优缺点

由于磁共振成像技术是通过电子计算机调节三维梯度磁场方向的,因而不受机械方面的限制,除了可以像 X-CT 那样获得与身体长轴垂直的横断层像外,还可以通过调节梯度磁场的方向而获得与身体长轴成任意角度的切面像,如矢状像、冠状像等纵断层像. 因此,磁共振成像技术可以得到其他成像技术不能接近或难以接近部位的图像.

此外,与 X-CT 比较,由于磁场没有电离作用,所以 MR-CT 检查对机体没有电离损伤.

磁共振成像的不足之处在于以下几个方面:

（1）成像速度慢,不能坚持长时间的病人无法做磁共振检查.

（2）设置成本及其维护费昂贵，不宜推广使用.

（3）对钙化及骨皮质病等食钙结构显示不良，对运动性脏器的显像尽管采用了多层面快速成像技术但效果不是很理想.需要不受外界电磁场干扰的特殊环境.

（4）由于磁共振设备是工作在磁场环境中的，其强磁场和射频磁场可能会使心脏起搏器等植入型心脏器械工作异常而对患者造成严重后果.另外对体内装有金属物体的作用，可能使金属物体移位而使组织或脏器受损伤.因此，装有植入型心脏器械、金属物件的病人不能做磁共振检查.

（5）由于胚胎在发育期对磁场的反应敏感，电磁场对有心肌梗塞和癫痫病史者，可能会有诱发作用.故孕妇特别是妊娠前三个月的孕妇以及有心肌梗塞和癫痫病史的人，不宜做核磁共振检查.

15.6　放射性核素成像

利用放射性示踪原理，借助于现代电子技术和计算机技术建立的一种显示人体内部结构的医学影像技术称为**放射性核素成像**（radio nuclide imaging，RNI）.

放射性核素成像是根据人体组织和脏器对某些放射性核素具有浓聚作用的特性，将用某种放射性核制成的标记化合物作为示踪剂注入人体，体内的放射性核素便形成按某种规律的分布.根据放射性核素发出射线的特征，在体外用探测器对射线进行探测，就可以获得脏器的影像以及放射性核素在人体组织和脏器中的分布及其随时间变化的动态图像.

放射性核素成像技术有发射型计算机断层（emission computed tomograpty，ECT）和 γ 照相机两类.ECT 又有单光子和正电子两种.我们只介绍下面两种 ECT.

15.6.1　单光子 ECT

单光子发射型计算机断层（single photon emission computed tomograpty，SPECT）成像技术中，常用的示踪原子主要是 ^{201}Tl、^{133}Xe、^{131}I、^{99}Tc^m 和 ^{67}Ga 等发射 γ 射线的放射性核素.SPECT 的成像原理与 X-CT 相似，人体具有立体层，立体层又由许多体素组成.如图 15.19 所示，将探头置于体外某处，先对准待测断层做直线扫描，测量该方向上的各条投影线上 γ 射线的放射性强度分布的投影值.然后将探头绕人体旋转一周做角度扫描.得到所有方向上所有投影线的投影值，将数据输入计算机进行处理后重建图像，便可获得脏器的影像以及放射性核素在人体内分布及其随时间变化的动态图像.

可以通过对待测组织或脏器进行多个断层的扫描成像，然后将多张断层图像按序组合便形成立体图像.

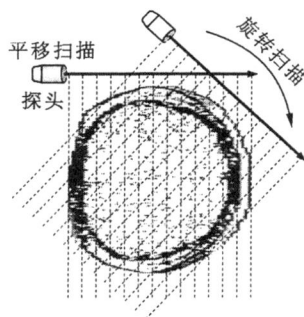
图 15.19

SPECT 是利用引入人体内待测组织和脏器内放射性核素的密度这一参数成像的，而放射性核素密度的分布则与待测组织或脏器与对引入的放射性核素的吸收程度相应的生理和生化过程的特征及其变化相关.因此，利用单光子 ECT 成像技术可以观察研究人体组织和脏器的功能性动态变化以及药物在组织和脏器内的代谢情况.

SPECT 成像技术对疾病诊断的准确率明显高于 γ 照相技术，对病变的定位更准确.如对肝肿瘤定位准确率比γ照相技术的高,相当或优于超声和 X-CT. 对不同程度的冠心病及心肌梗塞都有较高的诊断价值,其诊断效果也明显比心电图、γ照相等技术好.

SPECT 成像技术的不足之处是空间分辨率和灵敏度较低,而且成像速度慢. 空间分辨率低是由于探头在做旋转扫描时,不易始终紧贴患者,旋转半径大所致. 灵敏度低是因为要保证能准确获得沿某一投影线上的 γ 光子,必须采用准直器,而使用铅准直器后,大部分光子不能进入探头而只有很少数光子能被探测到. 成像速度慢是由采集数据需要时间较长所致.

15.6.2 正电子 ECT

通过探测注入体内发射正电子的放射性核素放射出的正电子射线产生的湮没光子实现断层成像的技术称为**正电子发射型计算机断层**(positron emission computed tomograpty, PECT)成像. 常用的示踪原子主要是 ^{18}F、^{15}O、^{13}N 和 ^{11}C 等发射正电子的放射性核素. 正电子的寿命短,在人体组织中的射程只有几个毫米,很快便与组织中的负电子结合,这一现象称为电子对湮没辐射. 在电子对湮没辐射过程中,放出两个能量均为 0.511MeV、飞行方向相反的光子. 如图 15.20 所示,PECT 是利用一对探头同时接收湮没辐射产生的两个光子工作的. 两探头都接收到湮没辐射光子对,称为符合事件测量. 测得的表征湮没辐射光子对数的信号称为符合信号. 有符合信号产生,就表明两探头之间的断层内有湮没辐射光子对产生即符合事件发生. 由符合事件发生的地点即湮没点,就可以推知放射源(衰变核)在断层内的位置,因为湮没点离放射源(衰变核)的位置仅仅相差几毫米.

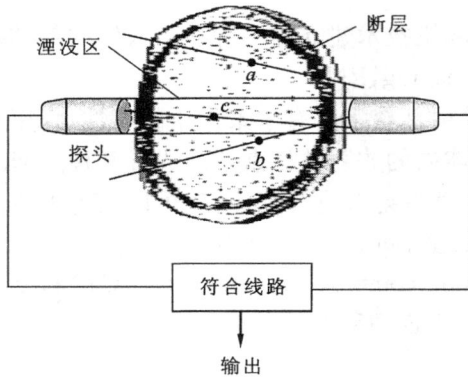

图 15.20

由于放射现象具有各向同性,所以待测断层上某一点的放射性强度与该点处各个方向处符合事件计数的总和成正比. 因此,必须将待测断层上各湮没点处各个方向上湮没辐射的信号都探测到. 为此,PECT 成像装置的探测系统用彼此相差 180° 的许多对探头连接成圆环形的探头阵列作为探测器. 这种圆环形探头阵列能对扫描断层提供均匀的覆盖面和最高的探测效率. 探测器上某一对特定的探头测的是两探头联线方向上即该特定视角下符合事件的计数和,也就是该投影线上的投影值. 探测器上所有的成对探头就可以探测所有投影线上的投影值. 这些投影数据就是反映待测断层放射性核素分布的基本信息. 将其输入计算机处理后进行图像重建,便可获得体内放射性核素分布的断层图像.

由于 PECT 图像反映人体的生理、病理以及代谢功能,并能进行定量分析. 因此,PECT 技术可以用于研究人的大脑的功能情况,例如用 $^{15}O_2$ 测定氧代谢,用 ^{11}CO 和 $^{11}CO_2$ 测血流量,用 ^{11}C 测葡萄糖代谢等,从而对中风、癫痫、精神紊乱、老年性痴呆等疾病进行诊断与研究. PECT 成像技术还可以用来观察和测量脑部或心肌梗塞的部位及梗塞程度,动态情况以及治疗后疗效的观察和评价. 此外,用 ^{18}F 标记可以显示骨骼结构,用 $H_2^{15}O$ 标记可以显示软组织,用 $^{13}NH_3$ 标记可以显示肝脏等.

PECT 成像技术的分辨率高,均匀性好;探测效率高. 其不足之处是所使用的与人体组织成分相同的元素必须由回旋加速器产生,使得设备价格昂贵,且由于此类放射性核素的半衰期短而使用不便,因此,PECT 的使用和推广受到一定的限制. 随着超小型回旋加速器的研制,以及新型示踪剂的开发,PECT 在基础医学研究和临床医学应用中将会发挥越来越重要的作用.

思　考　题

15.1　原子核具有哪些基本性质?

15.2　为什么核子结合成原子核时能释放出结合能?

15.3　核衰变有哪几种类型? 遵守哪些物理定律? 具有什么规律? 有效半衰期的物理意义是什么?

15.4　放射源的放射性活度由什么因素决定?

15.5　带电粒子射线与物质相互作用方式有哪几种? 具有怎样的作用规律?

15.6　什么是电离辐射? 什么是放射生物效应? 什么是剂量? 常用剂量有哪几种?

15.7　什么是磁共振现象? 怎样使原子核产生磁共振现象? 磁共振成像的物理原理是什么?

15.8　SPECT 成像的物理原理是什么? PECT 成像的物理原理是什么? 为什么 PECT 能获得人体脏器的代谢功能方面的信息?

习　　题

15.1　镭^{226}Ra 放射的 α 粒子的动能为 4.7825MeV,试求子核的反冲能量和释放出的衰变能.

15.2　试求活度为 1mCi 的氡^{222}Rn 的质量.

15.3　试求质量为 1mg 的钴^{60}Co 一昼夜发射的 β$^-$ 粒子数.

15.4　试求:

(1) 镭^{226}Ra 的衰变常数;

(2) 质量为 1g 镭^{226}Ra 的活度;

(3) 质量为 1g 镭^{226}Ra 放置 1.6×10^3a 时的活度.

15.5　利用^{131}I 可以检测甲状腺功能,若则出厂时满足测试要求的注射量为 0.5ml. 试求:

(1) 用存放 11d 的试剂做同样的测试所需的注射量;

(2) 若每次注射量不能超过 8mL,试剂出厂后的使用期.

15.6　给某患者服用含有活度为 1500μCi 的磷^{32}P 制剂 600mg 后,在患者第一昼夜的排泄物中测得活度为 540μCi,第二昼夜的排泄物中测得活度为 72μCi. 试求该患者服用磷^{32}P 两昼夜时体内磷^{32}P 的活度.

15.7　将活度为 300kBq 的放射性核素铁^{59}Fe 注入某人的静脉中,第 18d 测得此人每 cm^3 血液中铁^{59}Fe 的活度为 30Bq,试求此人体内血液的量.

15.8　利用放射性核素铁^{59}Fe 可以进行血液检测. 试求患者服用 18d 时,残留在体内的铁^{59}Fe 的相对量?

15.9　内服碘^{131}I 可治疗甲状腺功能亢进疾患. 若患者服用碘^{131}I 后,每克甲状腺实际吸收活度为 100μCi 的碘^{131}I. 设碘^{131}I 衰变时发射的 β$^-$ 射线的平均能量为 200keV 全部被甲状腺吸收,且γ射线的能量吸收可忽略,试求甲状腺接受的辐射剂量.

15.10　核自旋为 1、朗德因子为 0.8219 的锂^{6}Li,处在磁感应强度为 1.5T 的磁场中. 试求:

(1) 锂^{6}Li 的附加能量;

(2) 锂^{7}Li 的相邻两个分裂能级间的能量差;

(3) 使锂核^{7}Li 产生磁共振的射频场的频率.

附录 基本常数[①]

物理常数	符号	数值	单位	相对标准不确定度
真空中光速	c	299 792 458	$m \cdot s^{-1}$	（精确）
真空磁导率	μ_0	$4\pi \times 10^{-7} = 12.566\ 370\ 614 \cdots \times 10^{-7}$	$N \cdot A^{-2}$	（精确）
真空电容率	ε_0	$8.854\ 187\ 817 \cdots \times 10^{-12}$	$F \cdot m^{-1}$	（精确）
万有引力常数	G	$6.673(10) \times 10^{-11}$	$m^3 \cdot kg^{-1} \cdot s^{-2}$	1.5×10^{-3}
普朗克常量	h	$6.626\ 068\ 76(52) \times 10^{-34}$	$J \cdot s$	7.8×10^{-8}
基本电荷	e	$1.602\ 176\ 462(63) \times 10^{-19}$	C	3.9×10^{-8}
玻尔磁子	m_B	$927.400\ 899(37) \times 10^{-26}$	$A \cdot m^2$	4.0×10^{-8}
核磁子	m_N	$5.050\ 783\ 17(20) \times 10^{-27}$	$A \cdot m^2$	4.0×10^{-8}
里德伯常量	R_∞	$10\ 973\ 731\ 568\ 549(83)$	m^{-1}	7.6×10^{-12}
玻尔半径	a_0	$0.529\ 177\ 208\ 3(19) \times 10^{-10}$	m	3.7×10^{-9}
电子质量	m_e	$9.109\ 381\ 88(72) \times 10^{-31}$	kg	7.9×10^{-8}
电子康普顿波长	λ_C	$2.426\ 310\ 215(18) \times 10^{-12}$	m	7.3×10^{-9}
质子质量	m_p	$1.672\ 621\ 58(13) \times 10^{-27}$	kg	7.9×10^{-8}
质子 g 因子	g_p	$5.585\ 694\ 675(57)$		1.0×10^{-8}
中子质量	m_n	$1.674\ 927\ 16(13) \times 10^{-27}$	kg	7.9×10^{-8}
α 粒子质量	m_α	$6.644\ 655\ 98(52) \times 10^{-27}$	kg	7.9×10^{-8}
阿伏伽德罗常量	N_A	$6.022\ 141\ 99(47) \times 10^{23}$	mol^{-1}	7.9×10^{-8}
原子质量常数	m_u	$1.660\ 538\ 73(13) \times 10^{-27}$	kg	7.9×10^{-8}
摩尔气体常数	R	$8.314\ 472(15)$	$J \cdot mol^{-1} \cdot K^{-1}$	1.7×10^{-6}
玻尔兹曼常量	k	$1.380\ 650\ 3(24) \times 10^{-23}$	$J \cdot K^{-1}$	1.7×10^{-6}
斯特藩-玻尔兹曼常量	σ	$5.670\ 400(40) \times 10^{-8}$	$W \cdot m^{-2} \cdot K^{-4}$	7.0×10^{-6}
维恩位移定律常量	b	$2.897\ 768\ 6(51) \times 10^{-3}$	$m \cdot K$	1.7×10^{-6}

---

① 摘自国际科技数据委员会(CODATA)推荐物理和化学基本常数 1998 年平差值全表.